瑜伽體位教科書

針對體型的高矮胖瘦，有不同的指導和動作解說！

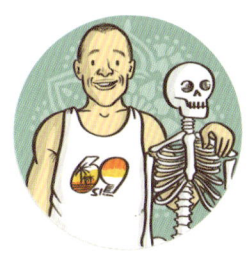

作者／Author
斯圖・吉爾林
STU GIRLING

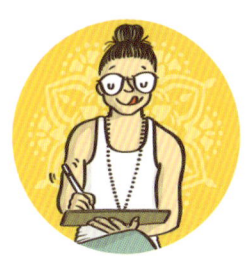

插畫家／Illustrator
巴格・福西特
BUG FAWCETT

晨星出版

醫療免責聲明：以下資訊，僅供一般參考。在實施本書提出的任何建議之前，個人應諮詢其醫療保健提供者。讀者應自行決定，是否應用以下頁面中的任何內容，並自行承擔全部責任。

佳評如潮／

最近讀了什麼好書嗎？我有！

我正在深入研究剛剛出版的《瑜伽的體位教科書》，是斯圖・吉爾林的新書，插圖由巴格・福西特繪製。

多年來我一直是斯圖的粉絲，但這本書達到了一個新高度！

由於身體的分割與劃分方式，瑜伽界中的許多人，都在與傳統解剖學拼搏而苦惱。身體被視為一台機器，有無數的零件和部件，我們必須記住它們（拉丁文也不少）。對於整體瑜伽思維來說，它並不總是有意義的。但顯然這本書是瑜伽練習者寫的。巴格和斯圖提出了一個綜合模型，使解剖學更加人性化，並清晰地將這些點與瑜伽聯繫起來。這可不是一件容易的事！

我對這本書有高度評價，我強烈推薦！

阿達希・威廉斯（Adarsh Williams）老師

Read any good books lately? I have!

Hot off the presses, I'm digging into Illustrated Yoga Anatomy, the new book by Stu Girling with illustrations by Bug Fawcett.

I've been a Stu fan for many years now, but this book is next level!

Many of us in the yoga world struggle with conventional anatomy because of how the body is compartmentalized. The body is treated as a machine with an infinite amount of parts and pieces that we have to memorize (in Latin no less). To the holistic yoga brain, it doesn't always make sense.

Clearly this book was written by yoga practitioners.

Bug and Stu present an integrated model that humanizes anatomy and clearly connects the dots to yoga. No easy task!

This book gets BIG thumbs up from me. Highly recommended.

Adarsh Williams

佳評如潮╱

我很樂意對斯圖的書進行介紹，我購買了 2021 年的 Kindle 版本。

當我閱讀《瑜伽的體位教科書》時，我感到很高興、有趣並且學習到很多。這些插圖具有精彩的描述性且易於理解。知識的廣度令人印象深刻。將這些知識應用到我們的瑜伽練習中是非常寶貴的。

伯尼·克拉克（Bernie Clark）老師，
《陰瑜伽與你的身體、你的瑜伽練習完全指南》的作者

    I would be happy to offer a blurb on Stu's book. I purchased the Kindle Version in 2021. How is this?

    I was delighted, entertained and educated when I read Yoga Anatomy Made Simple. The illustrations are wonderfully descriptive and easy to understand. The breadth of knowledge is impressive. And the application of this knowledge to our yoga practice is invaluable.

Bernie Clark, author of The Complete Guide to
Yin Yoga and Your Body, Your Yoga

佳評如潮／

在過去的幾年裡，瑜伽界已經成為解剖醫學模式的犧牲品，將其奉為瑜伽之神。

這本書更令人耳目一新，因為它匯集了解剖學和運動及動作的基本模式，並將其結合在一起，而不堅持認為這是看待及觀察瑜伽體位法的唯一方法。這些插圖很清晰，也足夠簡潔，當你從體式中退出並檢查一些細節時，可以快速瀏覽。

實用知識具有易於理解的格式來呈現。對於熟練的瑜伽老師和新手練習者來說，都是一個很好的資源。

哈特‧拉澤爾（Hart Lazer）老師

Over the past few years the yoga world has fallen victim to the anatomy medical model as the god of yoga.

This book is more refreshing as it brings together the basic model of anatomy and movement without an insistence that this is the only way to look at yoga asana. The illustrations are clear and yet consice enough to be scanned quickly as you come out of your asana and check a few details.

Practical knowledge with an accessible easy to follow format. A great resource for the skilled yoga teacher as well as the novice practitioner.

Hart Lazer

佳評如潮／台灣專業瑜伽老師推薦

「瑜伽」是一門現代維持健康的預防醫學，整合身心平衡的練習法門；越來越多人投入瑜伽練習，大量爆炸性的瑜伽資訊讓人難以快速吸收。

這本快易通的《瑜伽體位教科書》，整合現代瑜伽練習的小百科；清晰、簡潔、有力的實用知識，書中以生動的插圖使體位法、解剖圖……增加活潑性的感官刺激有助於吸收，適合每位練習者與瑜伽老師。

Ann Huang 老師

終於看到一本解剖書，是針對不同體型來解析適合自己安全練習的方式，這對於瑜伽愛好者絕對是一本非常棒的書！

在我練習與教學的旅途，從一開始以為大家都有相同身體，別人能做到的動作，我們應該也能做得到，常常會有學生問為何這樣練習，身體卻不舒服，明明都在老師要求的正位裡練習，卻還是練出一身傷。但也有人在受傷後是透過瑜伽練習而康復，明明都是一樣的體位法，卻像雙刃劍一般。

而這本書的出現，剛好讓我們再次正視不同體態在練習時需要的細微變化，絕不是一個動作適合所有人，而是每個人的獨特身體都能展現出獨一無二的標準體位法！

Vincent 老師, Space yoga

給台灣讀者

我非常高興看到我們精彩的書被翻譯成中文，讓許多不同的新讀者群及更多人，有機會從書裡提出的概念中受益。對許多人來說，解剖學可能是難以理解的一門學科，如果你是其中一員，那麼你絕對不孤單。即使是那些已經掌握了新術語的人，也會發現將這些想法應用到移動及活動的人體上，是相當令人畏懼的。幸運的是，無論我們來自哪裡，也無論我們使用什麼語言；我們都有相同的解剖結構，並且可以應用相同的運動原理。我們編寫這本書的目的是，消除許多充斥在其他書籍中雜亂和枯燥的雜訊，讓你專注於可直接應用於進行身體瑜伽的訊息。這些訊息概念以有趣而直接的方式呈現，讓你清楚了解，如何將這些想法概念，應用到你或學生的練習實踐中。請一起加入我們的行列，讓我們幫助你發揮自己的潛能，更安全地練習，並自信地了解，為什麼你要以某種特定的方式進行瑜伽體位練習。

It makes me extremely happy to see our wonderful book being translated into Mandarin, giving the opportunity for so many new people to benefit from the concepts presented. Anatomy is a subject that many may struggle to understand, so you are certainly not alone if you are one of these. Even those that get to grips with the new terminology can find applying the ideas to a moving human body quite daunting. Luckily, no matter where we are from, or what language we speak, we all have the same anatomy and the same movement principles can be applied. Our aim with this book is to remove the noise, clutter and dryness that fills many other books, allowing you to focus on the information that can be directly applied to performing physical yoga. The concepts are presented in a fun and straightforward way allowing you to see clearly how to implement the ideas into your practice or that of your students. Jump in and let us help you realise your potential, practice more safely, and be confident knowing why you are performing yoga postures in a particular way.

目錄

佳評如潮 3
給台灣讀者 7
簡介 11
縮寫表 13

第一部：概念要點

第 1 章：瑜伽姿勢的基本知識 16
瑜伽姿勢的形成 16
個別性 18
重力 21
正位 25
與自身侷限對抗 33
平衡 36

第 2 章：動作基礎知識 46
關節活動度 46
柔軟度 52
伸展 59
多肢段運動 70
模式化動作 73
壓縮 75
基礎動作 78
相對運動 81

第 3 章：肌肉和筋膜 84
神經生理學 84
開放式與閉鎖式動力鏈運動 88
多關節肌 92
肌力力量 95
多樣性 101
對立肌肉的侷限 105
肌肉次要動作 108
筋膜考量 111

推薦閱讀清單 117

第 4 章：呼吸 118
呼吸 118
呼吸與姿勢 122
呼吸與創傷 126
參考資料 132

第 5 章：其他個人因素 134
環境影響 134
生活方式 137
個人歷史 138
心理學 139
風險因素 141

第二部：身體部位

第 6 章：足部和踝關節 152
足部和踝關節的構造 152
活動足部和踝關節的肌肉 154
足弓 156
足部正位對齊 159
那麼，我們該如何開始練習呢？ 161
結合實際情況 162

第 7 章：膝關節 166
膝關節的構造 166
活動膝關節的肌肉 167
結合實際情況 169

第 8 章：髖關節 176
髖關節的構造 178
活動髖關節的肌肉 180
結合實際情況 185

第 9 章：脊椎	**189**
脊椎的構造	189
活動脊椎的肌肉	200
結合實際情況	202
第 10 章：薦髂關節	**205**
薦髂關節的構造	205
活動薦骨的肌肉	206
結合實際情況	207
第 11 章：肩關節	**210**
肩關節的構造	210
活動肩關節的肌肉	212
結合實際情況	221
關於移動頭部的一些知識	225
結合實際情況	225
第 12 章：肘部和腕部	**227**
肘部的構造	227
活動肘部的肌肉	229
結合實際情況	231
腕部的構造	233
活動腕部的肌肉	234
結合實際情況	234

第三部：體位法分類

第 13 章：前彎體位	**238**
第 14 章：髖關節旋轉體位	**258**
第 15 章：後彎體位	**274**
第 16 章：扭轉體位	**290**
第 17 章：肩關節相關體位	**298**
第 18 章：倒立式體位	**316**
第 19 章：手平衡體位	**323**

APPENDICES 附錄

附錄 1：解剖學語言和動作術語	**338**
附錄 2：斯圖的無限複雜性之簡單模組	**353**
附錄 3：體位法梵文名稱／英文譯名	**372**

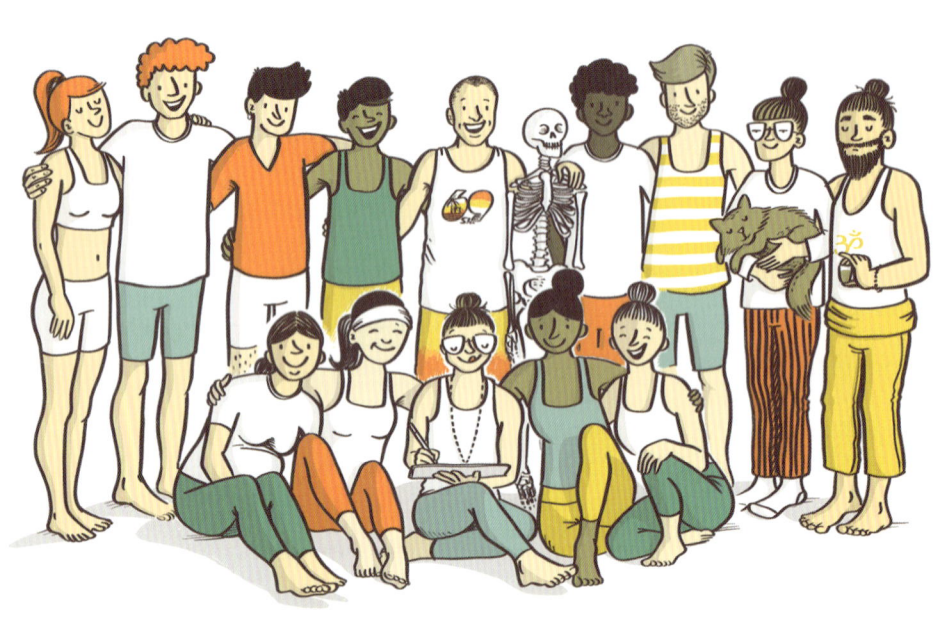

我們這幫瑜伽示範者——請注意，我們的身材和體型各不相同。
後排左至右：維多利亞、道格、戴夫、維漢、斯圖、史凱利、阿倫、班、貝蒂、贊恩。
前排：溫蒂、茉莉、巴格、邁拉、薩沙。

簡介

本書的重點是以通俗易懂的方式，介紹我所認為功能性瑜伽解剖學的「概念要點」，將為你提供工具，讓你或你的學生在練習時，做出明智的決定。我與才華洋溢的視覺藝術家巴格‧福西特（Bug Fawcett）合作，她將透過大量令人驚嘆的輔助圖像，把這些想法直接傳遞到你的額葉皮質！

天呐！解剖學會是一門枯燥乏味的學科，如果掌握不好，很容易讓人對這門學科望而卻步，以至於寧願完全依賴直覺。雖然這樣也能帶我們前進，但只要增加一些有幫助的額外訊息，就會有巨大的可能性產生。

人體既令人驚奇又無比複雜，要想成功地與之打交道的關鍵在於，不要迷失在不必要的細節中，而要保持專注於我們所熱愛的事物——瑜伽。我希望這本書，盡可能通俗易懂，因此，我在書中，既會使用簡單的語言，也會使用更符合解剖學原理的語言。本書的風格將會是輕鬆，但又有足夠的細節能夠讓你理解要點，以及如何實現所給出的想法。

如果你能清楚地理解這些概念，你就能從身體角度分析瑜伽體式，更有效地排列體位順序，理解練習者的侷限性，並體會了解在姿勢瑜伽體驗中個別性的重要。

內容結構

本書分為四個主要部分：〈概念要點〉、〈身體部位〉、〈體位法分類〉和〈附錄〉包括〈斯圖的無限複雜性之簡單模組〉。

為了方便閱讀，我在全書使用了每個瑜伽體式的梵文名稱，但在書本後頁，附有每個體式的完整英文翻譯名稱。這些譯名根據你使用的資料來源，會略有不同，但我選擇了日常使用中最常見的譯名。

那麼，我們要做一些與平常稍微不同的事。許多解剖學書籍一開始就提供了大量關於人體的資訊，有時在進入精華部分之前，對這些訊息你已經無法消化了。相反地，在〈概念要點〉中，我們將直接思考人體的構成，以及它如何影響動作和我們創造瑜伽體式的能力。這些概念為你提供了工具，讓你了解如何在瑜伽體式框架內，從身體的角度與身體合作。我們將考慮個別性、模式、侷制、多樣性、呼吸和肌力量等主題，當然，所有這些都是在瑜伽的背景下進行的。

一開始，你不需要知道骨骼和肌肉的名稱，但你會希望在某個階段，將它們和一些關節動作，記入你的腦子裡。我們將這些內

容，放在附錄 1 中，因為有些人已經知道足夠多了。大約 20 塊左右肌肉和骨骼的細節，以及一些相關動作，將為你提供所需的語言。這有點像是在你第一次去巴黎旅行並發現自己不會用法語點早餐之前，先學習一些法語會話片段！

雖然理想情況下，我們在學習身體知識時，希望從整體的角度，來看待我們完整一體的身體。但若一次只看一個部位，似乎會讓學習任務，更加簡單明瞭。為此，在〈身體部位〉中，我們將把身體，分為幾個主要關節：髖關節、肩關節、脊椎、膝關節、踝關節和腕關節。我們將考量它們的構造可能產生的任何影響，並將活動每個關節的肌肉考慮在內。

繼〈身體部位〉之後，是〈體位法分類〉，我們將學習「前彎體位」、「髖關節旋轉體位」、「後彎體位」、「扭轉體位」、「肩關節相關體位」、「倒立式體位」和「手平衡體位」等體位法。我們將把最初的概念，與在上一部分中學到有關主要關節的知識結合起來，並將其應用到身體的不同部位和相關的動作組別中。所有內容都與實例結合在一起，因此你可以使用相同的想法，來考量任何體位或體位順序排列。

在附錄 1 中，你可以找到術語的定義、學習工具及問題與解答資訊。

在附錄 2〈斯圖的無限複雜性之簡單模組〉中，我們將努力把所有內容，整合到一個更全面的框架中，考慮到生活方式和環境的影響，以及學生直到目前現在的生活。

附錄 3 是書中所有提到體位／姿勢的列

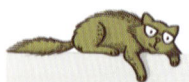

每當我親自授課時，我都會嘗試將理論與實踐大約各占 50%，相結合在教學上，因為我發現，對許多人來說，親身體驗能極大地提高理解能力。因此，我在書中加入了很多實體練習資訊供大家嘗試，如果是適合自己的身體狀況，我絕對建議大家親自嘗試一下。此外，我還為解剖學技客，添加了一些額外的細節，但如果這些細節，會讓你的大腦沸騰，你也不必覺得你必須要消化這些內容。

這些部分會有彩色背景，以將其與周圍的文字敘述區分開來，而且使其便於查找。我有預感貝蒂的貓咪傑拉爾德也會出現。如果是技客部分，它就會戴上眼鏡。

表，附有插圖、梵文名稱（斜體）和翻譯。

這本書也沒有索引！這是故意的。我希望人們能好好地讀完這本書，而不是隨便翻翻，只讀片段。了解所有內容的來龍去脈，是非常有用的。

在封面內頁，你會看到有關身體活動和本書所提觀點的常見免責聲明。如今，我們已經太習慣看到這樣的內容，以至於幾乎都不記得了。然而，無論是在閱讀本書時，還是在參加運動鍛鍊時，不管是有人帶領還是自我引導，對自己的身體負責，都是極度重要的。

本書的目的是幫助你如何練習瑜伽，做出明智的決定，但這些並不是適用於所有情況的建議。如果你對瑜伽的適宜性或醫學問題有任何疑問，請尋求專業的醫學建議，請不要冒險。

List of Abbreviations - 縮寫表

ACJ	acromioclavicular joint	肩峰鎖骨關節
ACL	anterior cruciate ligament	前十字韌帶
AIIS	anterior inferior iliac spine	前下髂棘
ALL	anterior longitudinal ligament	前縱韌帶
ANS	autonomic nervous system	自律神經系統
APA	anticipatory postural adjustments	預期姿勢調整
ASIS	anterior superior iliac spine	前上髂棘
BOS	base of support	支撐基底
CAR	controlled articular rotation	受控的關節旋轉
CNS	central nervous system	中樞神經系統
COG	center of gravity	重心
CPA	compensatory postural adjustments	補償性姿勢調整
DOMS	delayed onset muscle soreness	延遲性肌肉痠痛
GHJ	glenohumeral joint	盂肱關節
Gmax	gluteus maximus	臀大肌
Gmed	gluteus mediu	臀中肌
Gmin	gluteus minimus	臀小肌
GTO	Golgi tendon organ	高爾基肌腱反射
HRV	heart rate variabi	心率變異性
ITB	iliotibial band	髂脛束
LCL	lateral collateral ligament	外側副韌帶
MCL	medial collateral ligament	內側副韌帶
MTU	musculotendinous unit	肌肉肌腱單位
PCL	posterior cruciate ligament	後十字韌帶
PIIS	posterior inferior iliac spine	後下髂棘
PLL	posterior longitudinal ligament	後縱韌帶
PNF	proprioceptive neuromuscular facilitation	本體感覺神經肌肉促進
PSIS	posterior superior iliac spine	後上髂棘
PSNS	parasympathetic nervous system	副交感神經系統
PTSD	post-traumatic stress disorder	創傷後壓力症候群
QL	quadratus lumborum	腰方肌
ROM	range of motion unit	關節活動度
SCJ	sternoclavicular joint	胸鎖關節
SCM	sternocleidomastoid	胸鎖乳突肌
SIJ	sacroiliac joint	薦髂關節
SNS	sympathetic nervous system	交感神經系統
STJ	scapulothoracic joint	肩胛胸廓關節
TFL	tensor fasciae latae	闊張筋膜肌
UHP	Utthita Hasta Padangushtasana	手抓腳趾單腿站立式

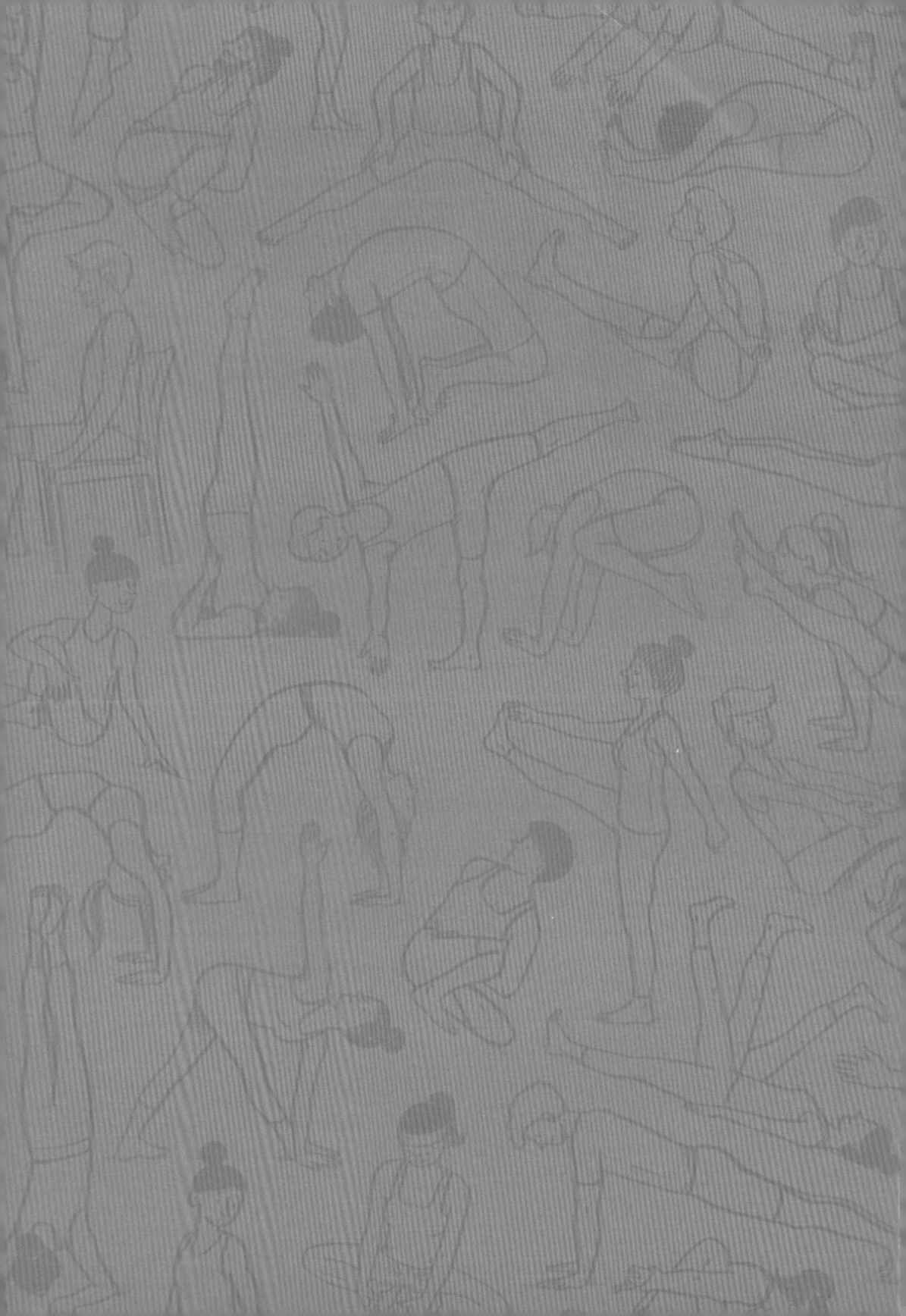

第一部

概念要點

「概念要點會產生不同的互動及相互影響力，
視乎姿勢及每個個體的要求（並應如何調整姿勢）。
這種互動也會隨著時間的推移而改變。」

CHAPTER 1

瑜伽姿勢的基本知識

瑜伽姿勢的形成

我們如何用我們的身體，建立與塑造出瑜伽姿勢呢？首先，我們得把我們的身體，移入一個三維空間位置，而這位置姿勢，可能與我們腦海中的圖像、書本上或老師指示的姿勢非常相似。包括將我們的身體各部分，放置於在一個特定不同關係中，以及瑜伽墊和周圍環境中。手臂伸向天花板，兩條腿相距甚遠，當前腿在做這動作時，後腿在做動作，無論是站立、坐著、臉朝下、臉朝上、單腿、使用雙手都無所謂，我們都在塑造出各種瑜伽姿勢。也許不止在能量方面或心理方面；在身體上，也正在塑造各種姿勢。這些對我們會帶來什麼影響，是取決於我們在塑造什麼瑜伽姿勢，當我們在做姿勢時，覺察性有多少，我們是否身體上，有任何脆弱性，以及我們能保持姿勢多久，我們的基礎、意圖、我們是主動還是被動，還有瑜伽姿勢是發生在什麼背景環境之下。

現在，這可能聽起來很像「正位對齊」，當然也有關聯。然而，正位對齊是透過最合適的身體定位，來實現姿勢的精髓本質（請參閱〈正位〉章節）。塑造姿勢則是指，你必須從哪裡移動，才能塑造姿勢形狀或實現特定的正位排列。透過對姿勢的理解，你可以確定，那些必要動作是必須、主動創造這些動作的肌肉，以及可能來自身體何處的限制。

你可能已經注意到，我們並不總是能夠按照你設想的方式，創造出一種身體形狀或姿勢，也可能會存有一些變化，來改變你的體驗方式。有些姿勢可能令人感到很舒服，而有些姿勢卻很困難，甚至看起來似乎不可能達成。這在很大程度上，與每個體型的組成部分有關。你可能會認為自己擅長於某一組姿勢類別，而另一些姿勢，則是持續的挑戰。

要塑造這些姿勢形狀，我們需要活動的部位是關節，有幾個因素能影響我們，是否在必要的部位進行所需的活動量。像是身體比例、柔軟度、肌力力量、穩定性、協調性、骨骼結構和相關技術知識，而這些只是其中的一些考慮因素，我們將會在後面進行探討。

我們可以更進一步地說，每個姿勢都是子次要姿勢形狀的集合，因為我們存活在一個綜合完整的身體中，所以這些子次要姿勢形狀，彼此之間存在著關係（圖 1.1）。簡而言之，如果我們不能在身體某一個區域，充分使力活動產生運動，我們時常自然而然地會嘗試在身體其他地方彌補這個差距。這通

第 1 章：瑜伽姿勢的基本知識　17

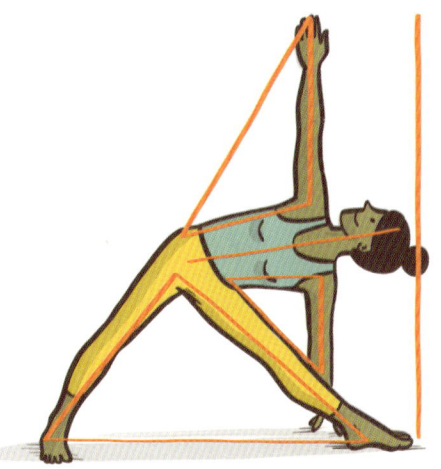

圖 1.1　每個瑜伽姿勢，都是由子次要姿勢所構成的。

常是鄰近的子姿勢形狀，但並非總是如此。無論是由於缺乏關注而下意識地發生，還是自願發生，我們都很可能逃脫了姿勢的意圖，或者更糟糕的對身體某個特定區域施加壓力。

在圖 1.2 舞王式（Natarajasana）中，你能判斷出，我們的瑜伽修行者在身體的哪個部位，做了最大的代償嗎？如果你看一下她骨盆的角度，你會發現，它仍然指向下方，而且髖關節的伸展量很小（腿相對於髖關節，向後移動）。她主要會是在腰部和肩部這兩個區域上，進行彌補代償作用。正如你

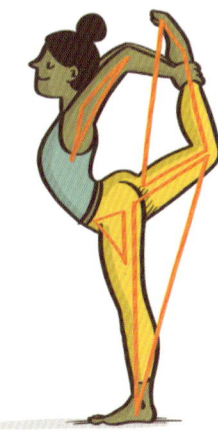

圖 1.2　舞王式（Natarajasana）及其子次要姿勢。

稍後會發現的那樣，對於我們大多數人來說，髖關節的伸展量並不多，這就意味著，像這樣的體位法，身體總有一個區域，需要為促進達成此動作而大量運動。從這個角度來看，我們可能會認為，要做到這種體位法的完整表達姿勢，對每個人來說並不是都是明智的。

若學生在關節活動度（ROM）的某一特定部位受限或在另一部位過度自由，往往會在許多相關體位中，表現出代償模式。例如，在戰士一式（Virabhadrasana A）中，如果學生發現，腰椎的伸展（向後彎曲）很容易，他們往往會透過骨盆前傾來補償和增加後彎，避免後腿髖關節的伸展工作（圖1.3）。由於脊椎位於臀部和肩部之間，因此往往會是代償的部位。當學生的肩部屈曲（即手臂舉過頭頂）受到限制時，類似的腰部曲線，也經常出現誇張地現象。

許多你覺得困難或容易的身體形狀或姿

圖 1.3　骨盆前傾，誇張的腰部曲線。

勢，都會因為要求你移動的身體部位之共同性，而聯繫在一起。要想成功完成一個達到特定深度的姿勢，需要做一些基本動作，而不同的姿勢，也需要不同程度的基本動作，從少到多不等。舉例來說，如果你想在站立或坐姿時，在伸直的雙腿上，塑造出平坦的

軀幹形狀,你就會需要大量的屈髖動作(圖1.4)。創造這種特定形狀的能力,可能是使大多數身體姿勢得以實現的基本動作之一。

現在你可以看到,我們也希望能夠透過一個瑜伽姿勢所包含的基本基礎動作,來考慮這個姿勢。

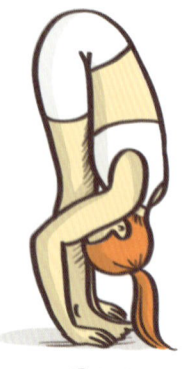

圖1.4 直腿屈髖的動作,是基本動作之一。

好、人際關係、種族以及你能想到的任何其他因素,只考慮身體的組成部分,我們仍然不一樣。試想一下你的朋友們、家人和同事之間的差異。高個子、矮個子、寬身軀、瘦身軀、長胳膊、短胳膊、長軀幹、粗腿、寬軀幹、窄肩膀、運動型、沙發型、長脖子、無脖子,這些巨大的潛在組合。

讓我們再加上一些屬性:強壯、虛弱、協調、笨拙、靈活、僵硬、精力充沛、懶惰、健康、不健康、平靜、放鬆、緊張、焦躁等(圖1.6和1.7)。

個別性

我們所有人可能看起來很相似,但我們並不是彼此的複製人(圖1.5)。即使我們拋開心理、工作、飲食和睡眠習慣、運動偏

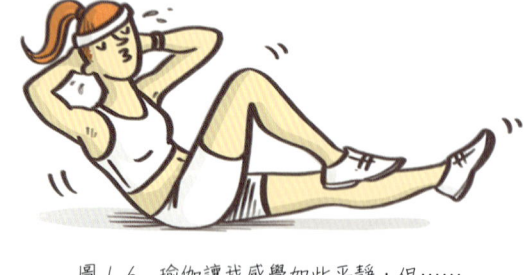

圖1.6 瑜伽讓我感覺如此平靜,但……

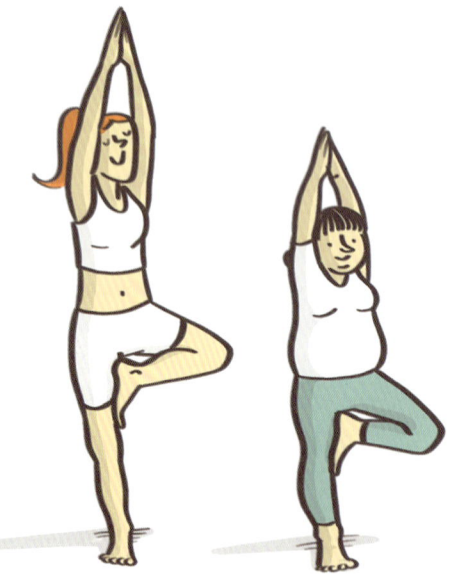

圖1.5 我們不盡相同。

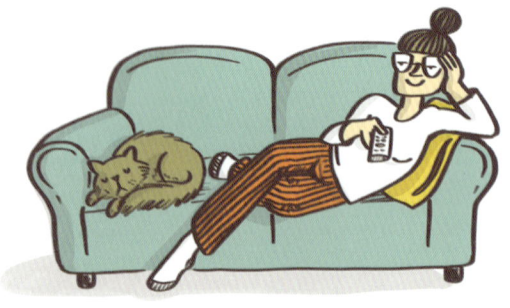

圖1.7 也許我今天就不練瑜伽了,而是和傑拉爾德坐在這裡。

人體是神奇的,我們不想低估自己的潛能,但我們並不是天生都能以同樣的方式做同樣的事情。

第 1 章：瑜伽姿勢的基本知識

> 試試這個簡單的實驗：如果雙手扣住手腕，你能讓食指和拇指相遇碰到一起嗎？我沒有辦法做到。

這是一種比例關係。我既沒有鋼琴家的手指，也沒有粗壯的手腕，無論怎樣重複或每天練習，都不會改變結果。這種身體部位的關係，在任何地方都會重複出現，有些會對瑜伽體式有益，有些則有害，其餘的影響微乎其微。

我們經常看到的一個比例範例是，臂長相對於軀幹長度（圖1.8）。這可能會增加L型坐姿和穿跳等動作的難度，因為自然間隙會減少。這在很大程度上，是可以透過腹部和肩帶部位的良好配合來彌補這一點，但難度會較大。較短的手臂，也與頭倒立式（Sirsasana）中，頭部可能承受到的壓力有一定的相關性，我們將在稍後討論這一點。

圖 1.8 道格的軀幹很長，但手臂卻不長。

任何特定的瑜伽姿勢，本身都可能強調對特定比例的需求，或許也可能無關緊要。如果我們想到龜式（Kurmasana）這個體式，當練習這個體式時，那麼其他部位就不會受到任何阻礙。雙腿是分開的，如果臀部有行使空間的自由度，軀幹就會落在雙腿之間向下。特定比例需求並不占太多成份，如果你身材高大，腿有多長並不重要。

另一方面，如果你的大腿很粗，軀幹很寬，手臂很短，那麼你的雙手就無法互相接觸到，當練習像臥龜式（Supta Kurmasana）這樣的姿勢。你的臀部和肩部可能仍有足夠的關節活動度，但你的身體比例，卻阻礙了你（圖1.9）。因此，你當然應該握住條輔具帶子。在許多瑜伽綑綁動作姿勢中，都很容易遇到類似的障礙。相反地，手臂修長、身體纖細的學生，往往可以在這類體式中，擺脫困境，因為他們的身體比例，彌補了所缺少的關節活動度。

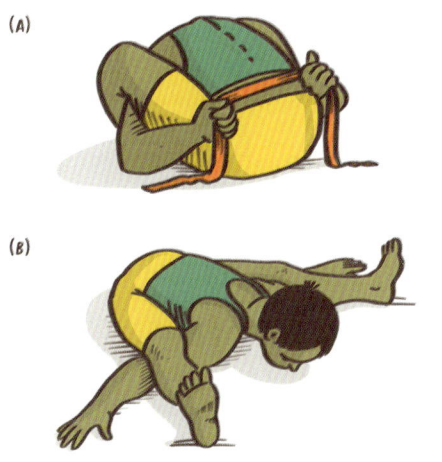

圖 1.9 (A) 想要手臂更長？用輔具帶就可以了；(B) 維漢的髖關節屈伸能力很好，但身材比較粗壯。

這或許不是說，他們無法完整地表現並練習這個姿勢，而是以另一種姿勢做的話會更健康。讓我們來看看一個軀幹較長、腿部長度中等一般的人。如果他們準備做聖哲馬利奇式三（Marichyasana C）的體式，你可能會發現，當他們折疊腿部，準備扭轉時，膝蓋會低於腋窩的高度。這往往會誘使他們，傾向圓背彎曲脊椎，這樣他們就可以扣

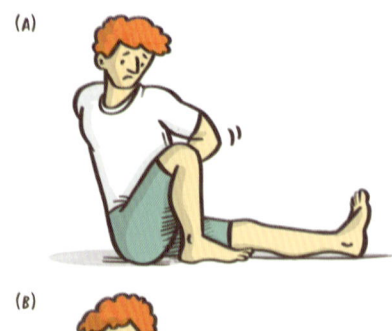
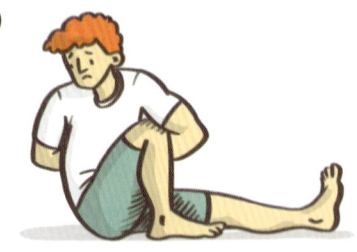
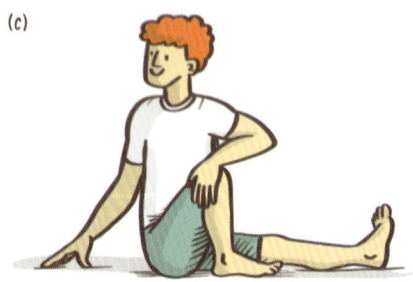

圖1.10 （A）哎呀，又是那麼長的軀幹，（B）看看道格，他試圖做綑綁動作時的腰部（C）對道格來說，撤除綑綁動作，會讓他的瑜伽練習更健康。

綁住腿。然而，這樣做並不健康，因為他們是在這種圓背彎曲脊椎姿勢下扭動。對他們來說，抱住腿部並保持脊椎修長要好得多（圖1.10）。

在其他時候，我們可能只需要一塊瑜伽磚來平衡身體比例。例如，在做瑜伽體位半月式（Ardha Chandrasana）時，腿長的學生，很可能會發現，他們需要將軀幹向地面傾斜，才能將手往下放。如此一來，也會要求站立腿的髖部有更大的活動自由度，並有可能引發身體其他部位的代價。解決辦法很簡單，只要把瑜伽磚放在手下面（圖1.11）。

也許你能感覺到，自己身體上的一些比例失調。我覺得自己的胸廓很大，向下延伸很長一段距離，離我的腸骨嵴（骨盆的圓形上脊）只有拇指寬的距離。我還記得，當我十幾歲的時候，去一所貴族學校上學，在那裡我必須穿西裝外套，但總是穿不合身——它們會在胸前撐開，腰部周圍的布料太多，而四處翻飛。在工作坊練習中，我經常讓學生感受，不同學生的胸廓底部和骨盆頂部之

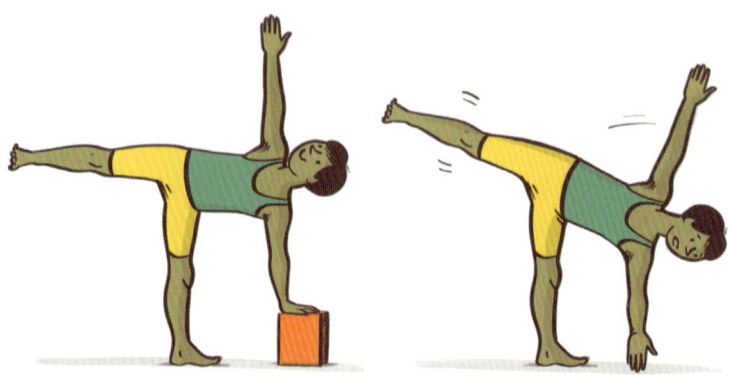

圖1.11 對維漢來說，手下的瑜伽磚，能使身體有更好的正位對齊。

間有多大空間,從一個手掌寬,到像我這樣幾乎沒有空間的人都有。我發現的一個問題是,如果在坐姿不高沒有坐直時,做扭轉動作,骨頭就會相互摩擦(良好形式的提醒)。你會驚訝地發現,我有多少不合格又低於標準的動作,都歸咎於這個特殊的身體屬性。後彎、側彎、聖哲馬利奇式二式和聖哲馬利奇式四式(*Marichyasana B & D*)這兩個體式中,腳的位置(胸廓會擋住)當然還有扭轉,這些只是其中的一部分。但積極地看,如果有某個歹徒想攻擊我的腎臟,它們應該會得到很好的保護。

在阿斯坦加瑜伽等一些瑜伽流派中,跳躍、舉抬和按壓都是非常重要的動作。在我看來,一個人的身體比例,不僅會極大地影響這些動作的易做性,還可能可以指示做太多動作是否對身體造成不利。舉例來說,如果你的臀部很寬,而且過多的身體重量位於腰部以下,那麼身體在練習時,手腕和肩膀就必須承受來自過度動作的負荷,而這兩個部位是身體中相對不穩定的關節。

也許你會思考,最適合焦慮症或壓力症的患者、青少年或 80 多歲的人、運動新手或運動員練習的瑜伽練習是什麼?我們每個人都是獨立的個體,而我們的瑜伽練習也應反映出這一點。一般的課堂中的口令提示,是一個起點,但在大多數情況下,並不足以充分應對一個充滿不同個體性的課堂。

重力

重力,不斷將我們拉向地面和瑜伽墊。在黑暗的冬日,它可能不足以讓我們站在瑜伽墊上,但如果沒有它,我們就會在樹林上飄過。了解重力如何在瑜伽體式練習中影響我們,將會給你帶來無數的歡喜頓悟時刻。好吧,我知道這句話不是艾薩克‧牛頓爵士(Isaac Newton)先說的,但我相信他經常有理由能夠使用阿基米德著名的感嘆詞(圖 1.12)。

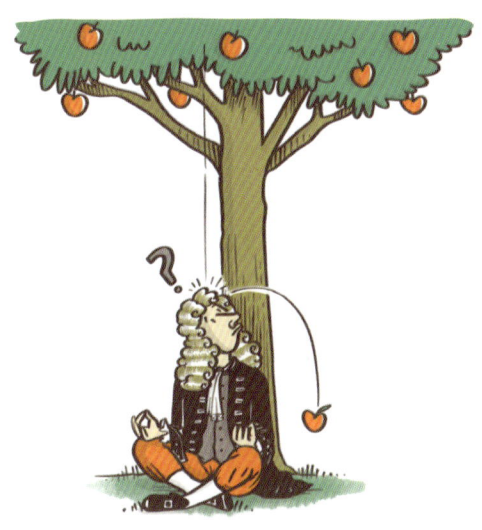

圖 1.12 艾薩克‧牛頓爵士在那棵著名的蘋果樹下。

重力可以讓我們更深入進入某個姿勢或阻止我們更近一步深入姿勢,讓我們感到匆忙或腳踏實地,並影響我們的姿勢定位、平衡和肌力力量要求。重力是我們在瑜伽墊上,所做的一切動作的一個要素,其影響從微不足道到相當大不等。它還會讓許多學生感到困惑,不知道要隨著方位的變化,需要哪些肌肉來執行並完成某個動作。所以,讓我們來吧,我聽到你們說。

舉臂實驗

請為我舉起你的手臂，然後放鬆所有肌肉。驚喜吧！它不會停留在原本的位置，而是又落了下來，回到原來的位置。每次重複這個動作，結果都會一樣，它會以同樣的加速度落下，就像你的身體其他部分一樣，大約為 9.807 m/s2。現在請把你的手放在腿上。你可以感覺到它的重量壓在你的腿上。

這就是我們所需要明白的偽科學，因為我們需要知道，無論我們在瑜伽墊上做什麼，重力都會把我們帶向墊子。然後，我們利用這一知識，來決定它與我上面提到的那些事情之關係。

首先，讓我們先考慮，重力是如何幫助或阻礙我們達到姿勢的深度。我們將使用三個 V 形身體姿勢的例子。為了簡單起見，我們不需要給出它們的名稱、肌肉動作或關節運動，只需要想一想，我們的身體會傾向於去哪裡，以及會產生什麼後果。

在圖 1.13 中，重力會將上半身拉向下半身，幫助加深姿勢。如果我們選擇不使用任何肌肉，將上半身拉向下半身，我們仍然會這樣做。我們可以非常被動的停留一會兒；我們可以把這種姿勢稱為重力輔助式，如果我們能找到正確的方向，一定會讓事情變得更簡單。

在圖 1.14 中，重力會將把身體的上半部分和下半部分相互拉開，並拉向地面。這裡不能放鬆，需要肌肉的參與來保持姿勢。如果我們想加深這個姿勢，就需要有足夠的肌力力量來克服重力和軟組織的限制。這是對抗重力的姿勢，因此需要加強力量。

在圖 1.15 中，身體處於側臥重力中立位置。當然，重力仍在拉扯我們的身體，但

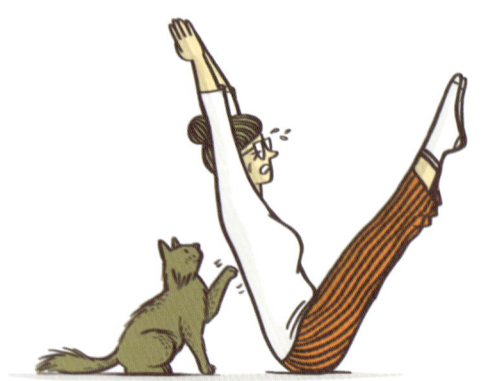

圖 1.14 重力會將上半身和下半身拉向地面。

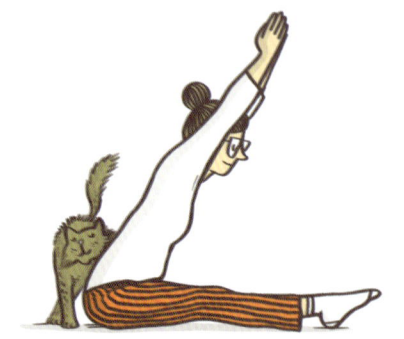

圖 1.13 重力有助於加深姿勢。

它既沒有把我們拉深，也沒有把我們拉開。要加深這個姿勢，會需要肌肉的參與，但現在我們只需要對抗軟組織的限制和與地面的摩擦。

這可能是測試一些主動使力的一個很好方向。

接下來最容易想到的是關節運動和肌肉動作之間潛在混淆。當關節移動時，一些肌

第 1 章：瑜伽姿勢的基本知識　23

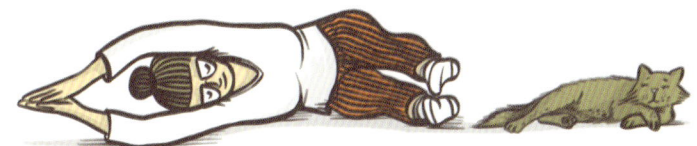

圖 1.15 這裡，重力既沒有把我們拉得更深，也沒有把我們拉得更遠。

肉會收縮，將其帶向任何可用的方向，然後另一些肌肉又會將其帶回來。在重力中性運動中，需要肌肉收縮，才能將關節向相反的兩個方向移動，例如，將肢體從身體上移開，然後再移回來。但是，正如我們從例子和「舉臂實驗」中看到的，有時身體的方位會吸引重力替你完成部分工作，我們需要做的是控制這些運動。

我們將在第 3 章〈肌力力量〉中，進一步闡述這一點，但現在請想像一下，你被**翻轉**過來，並舉起手臂指向天花板（圖1.16）。這時，你需要調動肌肉，將手臂停留放到身旁，而在上一個例子中，手臂只是落在身旁。現在，當你鬆開手臂時，它會自由地落在你的頭頂上方。而在此之前，你需要用肌肉才能將它帶到頭頂上方。

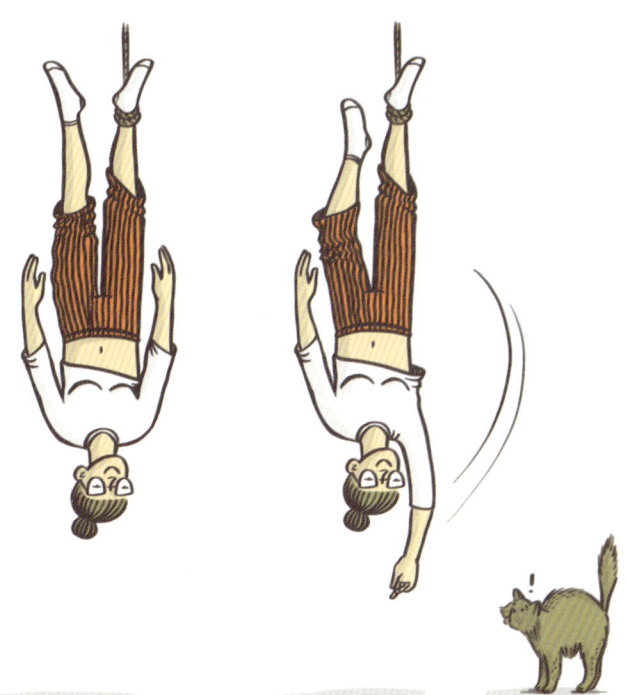

圖 1.16 這與貝蒂當初報名參加空中瑜伽時的設想大相逕庭，但至少她為我們演示了這一概念。你在重力中的方位，將決定是需要肌肉收縮來創造一個動作，還是需要肌肉收縮來抵抗一個動作。

現在，你可能會認為我在指出顯而易見的事實，但你會驚訝的是，幾乎每個人在考慮進入一個瑜伽姿勢需要哪些肌肉時，都會陷入遺忘重力的陷阱。如果有學生告訴我，從高平板式（*High Plank*）下降到鱷魚式（*Chaturanga*）需要用到肱二頭肌時，我都會砍掉一根手指，那麼，我要麼早就沒有手指了；要麼就會有一大批學生失去手指。現在請你們自己好好想想，決定為什麼不使用二頭肌，我們將在本書後面的內容中討論這個問題。

你有沒有注意到，如果你不試著放慢速度，你的手臂下落得有多快？這就好比你在做任何過度穿跳的動作時，不試圖透過抵抗重力來控制速度一樣。你穿越速度得越快就會感覺越急。由於動量與質量和速度成正比，所以當你讓重力加速向墊子移動的時間越長，就需要更多的力量來控制身體。優雅流暢動作的關鍵在於盡快開始控制下墜，不要等到快到目的地時才開始。

一個人的身體重心（COG）是其質量均勻分布的點。對於成年人來說，以解剖學姿勢站立時，重心會位於骨盆中部水平（想想山式 [*Tadasana*] 這動作），但由於個體之間的質量分布存在著差異，重心會因此上下移動（圖 1.17）。女性的臀部和大腿上往往有更多的肉，因此她們身體上的身體重心往往會比男性低一些，而男性的肩膀一般也比較寬。我一直覺得我的腿很重，當我和羅琳（我妻子）在清邁報名參加泰式按摩課程時，我的懷疑得到了證實。她花了整整兩個星期的時間說，抬起我沉重的雙腿，讓她筋疲力盡而且很難受，如果她自己躺下，想像

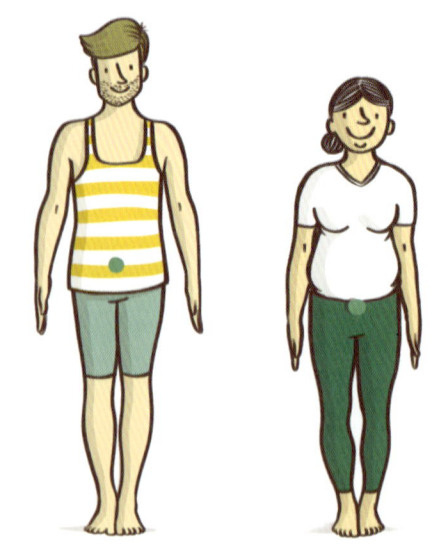

圖 1.17　身體重心會根據你的身體整體比例和重量分布，而上下移動。

著我為她按摩時的動作會更好。總之，言歸正傳，我的腿很重這件事實，指的是我可能需要在某些姿勢中調整我的位置，以便使我的身體重心更容易達到平衡位置。每個人都需要根據自身的比例進行微調。

身體重心並不是身體的一個固定點。當我們改變身體的形狀做出瑜伽姿勢時，肢體的身體重心也會發生變化（圖1.18）。根據我們的姿勢定位方式，身體重心甚至可能在身體之外。學生的身體重心及其與支撐基礎（BOS）的關係，將決定他們需要如何擺放及定位身體以保持平衡。在本章後面的〈平衡〉部分，我們將繼續討論這一主題。你可以看到重力是如何與許多其他主題相容，你也會發現我在整本書中，經常提到或考慮重力因素。

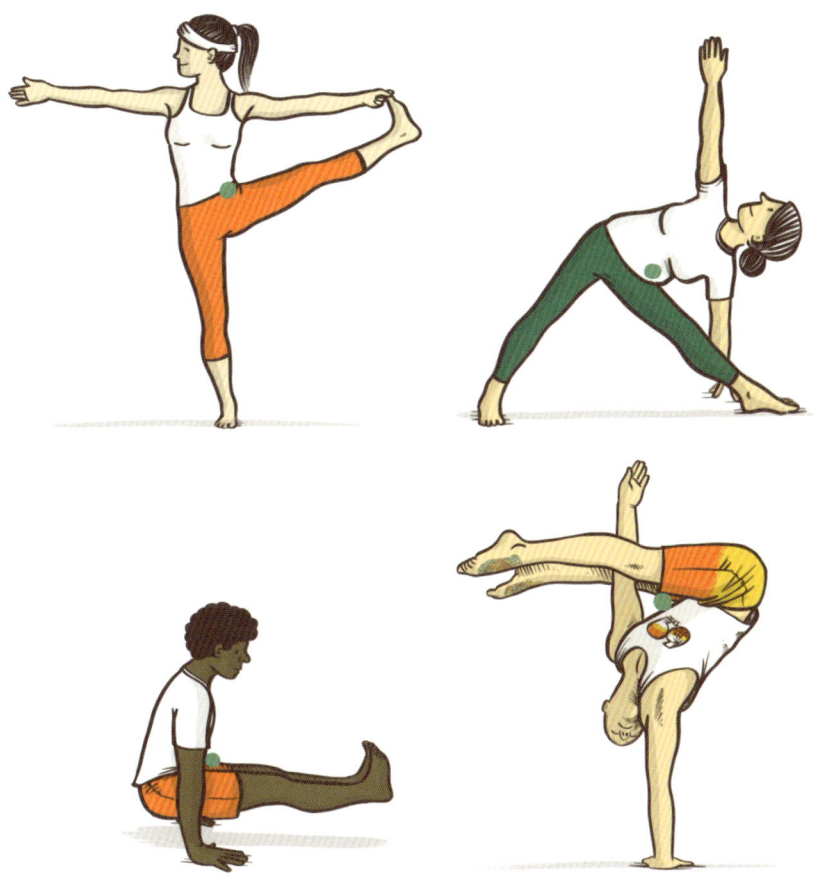

圖 1.18 當我們改變身體各部分的關係時，身體重心會發生變化。

正位

> 正位是指身體在空間中，
> 有目的性的定向，而且是根據
> 個人對於姿勢的意圖和要求來形成。

在幾年前，當我試圖著在我腦海中，定義且澄清一個更廣泛關於正位及順位概念時，我提出了這個定義。對於許多學生來說，當提到這個主題時，他們首先想到的就是關節如何疊加和當心膝蓋的偏斜，或者某種指定的瑜伽體位。但讓我們把目標定得更高一點。

我認為正位是我們練習瑜伽時，所做的一切的基礎，但也許不是這麼簡單易行的方式，因為支持正位的基礎本身就是意圖。除了意圖，我融入的其他關鍵元素，如健康、適應性、基礎建立和心念。我相信你現在已

經知道，我絕不會建議每個人都做同樣的事情，那麼，我怎麼能夠如此堅持「正位」這個概念呢？

讓我們暫時忘記，像艾揚格瑜伽、阿斯坦加瑜伽或其他學派建議的各種方式來做瑜伽姿勢。而是考慮以適合你自己的方式來練習瑜伽姿勢吧！有機地、有意圖性地移動與流動，感受你需要處在何種姿勢中，運用你的直覺。你能感受到你身心處於何種狀態嗎？身體現在發生了什麼事，或者為什麼你會想處於這樣的狀態中？你下次練習時，也會這樣做嗎？

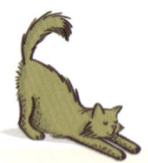

現在就來做，把書放下，挑一、兩個姿勢，來嘗試看看。

現在把意識帶回來，你剛剛練習的姿勢與動作，與你通常會練此姿勢與動作有多接近？有沒有什麼角度或使力方向是處於不正確的姿勢？在第 2 章〈模式化動作〉中，將會討論我對於自由移動，所持有的一些保留意見，但現在我認為，若沒有指導方針就很難從某種單一種形式中學習。那麼，這是否代表我認為應該總是按照某人詳細說明的方式來進行體式呢？不。每種瑜伽流派都有一些建議，讓我們知道在做某些特定體式時，應該如何擺放我們的身體。我稱之為「體式藍圖」。以某種方式來使身體定位處於某種姿勢，將會相應強調某些特定的方面。例如，可能是扭轉、大腿內側、臀部後側的旋轉、對稱或不對稱、力量、平衡、心理平靜狀態或關節活動度。不管是什麼，當我們在不同瑜伽流派之間變換姿勢時，所強調的重點也會隨之改變。

當身體因變化而變得豐富多彩茁壯成長時，將身體和變化性混合在一起，可能最為合理，但當我們的身體不想配合時，我們應該努力保持在指定的姿勢嗎？我認為瑜伽姿勢的本質是很重要的，如果我們必須如此扭曲自己的身體，來達成一種無法實現的瑜伽姿勢，那麼這種本質很可能會喪失。反而需要根據個人情況調整姿勢。如果這是扭轉，請確保你是在胸椎上執行扭轉這動作；如果是髖關節旋轉，請確保你在髖關節使力啟動有一定的動作，而不是在膝蓋上遷就或執行此動作等等。

這些體位法藍圖有什麼作用嗎？我認為它們有作用，因為通過努力使體式變得盡可能詳細，我們能發現自己在哪些方面受到了侷限與限制（圖 1.19）。然而，很多時候我

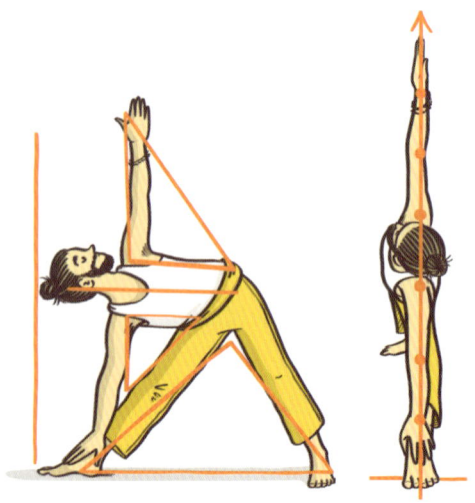

圖 1.19　三角式（Utthita Trikonasana）在一個平面上正位對齊。

們必須保持足夠的臨場感，才能注意到我們並沒有按照自己所以為的想法去做。我覺得最好開始的方法是，嘗試用你較喜歡的瑜伽風格方式，來練習一個瑜伽姿勢。如果很容易，那就試著調整一下，也許比你平常習慣的姿勢更寬一點或更窄一點，或者腳置於不同的角度。如果這些都太難，那就失去了姿勢的精髓本質，使用輔具或改變一下你的位置姿勢，讓你能感受體會到姿勢所要帶給你的功效。現在，再重新審視這些姿勢藍圖，看看有什麼變化。

身體有目的的定向，可讓我們能夠挑戰身體受限或薄弱的部位及領域。此姿勢的意圖是什麼，我們的意圖是什麼？例如，扭轉及扭轉相關的姿勢，是我覺得比較困難的體位法，所以在做扭轉三角式（Parivrtta Trikonasana）時，我通常會將上面那隻手放在臀部，這樣就不會藉由移動肩部多於脊椎的移動，而假裝出扭轉的動作（圖 1.20）。

在做側角伸展式（Parshvakonasana）時，我喜歡雙腳站得很寬，前大腿前側與地面平行以鍛鍊腿部力量。此外，我還會把下面那隻手放在前腳內側，而不是腳外側，因為我覺得處於這樣的位置姿勢中，我可以較容易接近腹股溝。我們可以做同樣的姿勢，但透過稍加改變，或許就能夠鍛鍊到不同的方面。

當我們有目的地把自己處於某種姿勢空間時，需要考慮的事情之一是，會不會有任何潛在的不利結果。換句話說，對我們來說有多健康？這也是我們開始思考擺放關節的地方，以及它們是否處於脆弱易受傷的位置。和大多數與身體有關的事情一樣，結論沒有那麼簡單。

我們舉例來說，在做弓箭步或類似姿勢時，把膝蓋放在腳踝前面。這一禁忌背後的理念是會對膝關節造成一定程度的壓力，對某些人來說可能會造成損傷。儘管這可能是

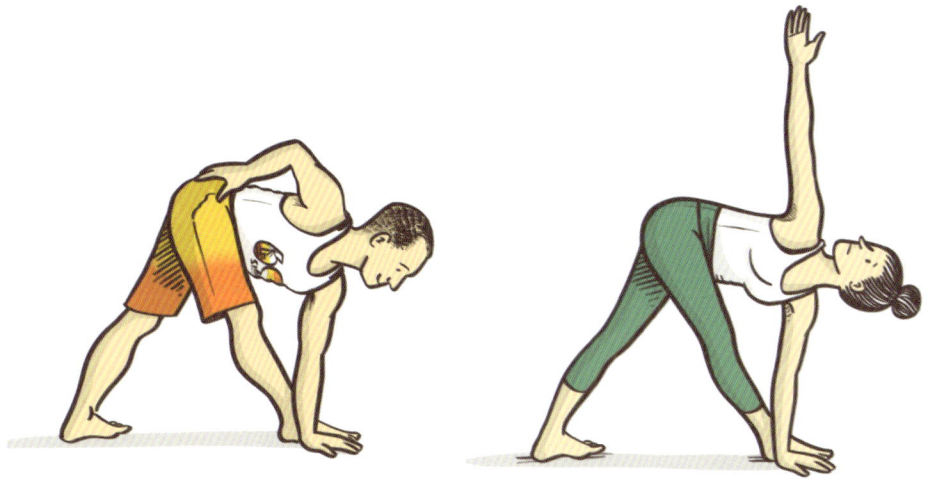

圖 1.20　適應個人情況的扭轉三角式的一種可能替代動作。

一個很好的出發點，但任何事情都不是孤立存在的。如果我們將身體重心是向後而不是向前移，而前膝關節所承受的力量就會減少。那麼前膝的彎曲程度或後腿的重量比例又如何呢？與姿勢本身相比，我們的脆弱性，可能更多是與跨膝蓋的肌肉和穩定腿部肌肉的力量有關。而不是姿勢本身的關係。

如果我們已經積累足夠控制膝關節的力量，我們甚至可以選擇將膝關節放在一個更具挑戰性的位置。特別是，如果我們在做其他練習時，可能會遇到的位置，並希望讓身體做好準備。我們將在後續章節中，會進一步探討這些關於身體姿勢擺放的禁忌。

某些瑜伽姿勢，會需要我們將自己置於潛在的脆弱位置。以直臂鶴式（*Bakasana*）為例，我們需要大幅度地伸展手腕，才能將身體重心移到足夠遠靠前的位置，以保持平衡，尤其是當你的軀幹有大量垃圾（廢棄物）時。這種姿勢會對手腕造成很大的壓力，特別是當你的骨骼框架不太健壯時（圖1.21）。在這種情況下，我們必須捫心自問，這種體式對我們來說是否明智合理。一般來說，姿勢越誇張、越華麗花哨，身體所涉及風險就越大。

有時候，看似簡單的瑜伽姿勢，反而會提供我們將

自己置身危險的誘人機會。例如，坐姿前彎式（*Paschimottansana*）這體位法，基本上只是臀部屈曲，當你的胸廓接觸到你的大腿時，伴隨著些許的脊椎屈曲。然而，很多學生會發生這樣的狀況——他們的骨盆不想往前傾，因膕旁肌並不合作（雖然這解釋過於簡單化，但足以說明這種狀況）無論是有意或是無意地不自覺形成無屈曲的脊椎，對腰部造成過大的壓力（圖1.22）。

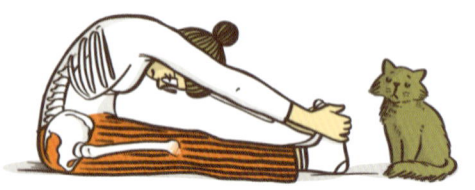

圖1.22 無論你走進哪間瑜伽室，你幾乎都會看到這種可疑的形式。

有時，健康的正位瑜伽姿勢，對某個人來說並不適用。舉例來說，我們讓一個胸椎過度後突的人練習頭倒立式這姿勢，我會說他們無法以一種頸椎在負重狀態並不會受到傷害的正位姿勢中，來練習此體位法。在這種情況下，最好從其他完全不同的瑜伽姿勢尋求該姿勢的精髓本質。你可以使用頭倒立式凳子，或者如果你追求練習的姿勢是倒立，或許可以將腿擺在牆上，練習倒箭式／雙腳靠牆倒立式（*Viparita Karani*）（圖1.23）。

我們自身所擁有的最有用的工具之一，就是適應。我們可以透過適當的姿勢調整，或使用輔具來提供必要的支撐或基礎，去試著做到我們可能無法做到的瑜伽體位。提供

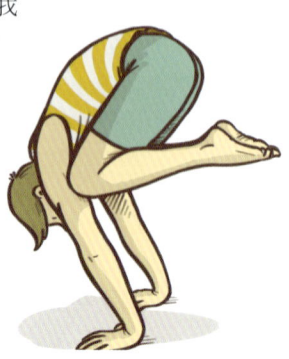

圖1.21 手腕需要伸展90度以上。

第 1 章：瑜伽姿勢的基本知識　29

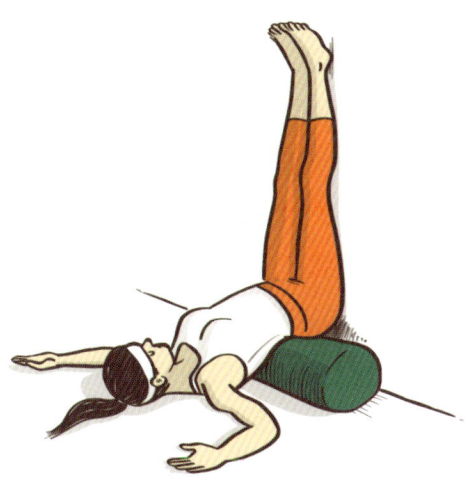

圖 1.23　倒箭式（雙腳靠牆倒立式）。

必要的支撐或基礎。我們也可以透過改變某體位法所強調的重點，藉由對姿勢的正位排列做出細微的改變。我們或許也可以選擇挑戰不同部位的關節活動度，或更多地鍛鍊，對於平衡、力量或協調性。

　　例如，活動過度的學生，需要在一個姿勢中，找到可以練習鍛鍊及訓練力量的點，而不僅僅只是待在姿勢中，無意識使用力量這麼輕鬆。另一方面，身體偏向僵硬的學生，當練習某個姿勢時，可能需要想辦法以一種方式，讓他們可以更緩慢地做出所建議的體位，根據自己的身體狀況反應，決定採用更被動或主動的身體柔軟度，這取決於他們對於每個姿勢的反應。

　　適應性也為我們提供了令人難以置信的變動潛力，這是身體賴以生存的真正糧食。由於人體是一個如此神奇的有機體，它透過適應性來應對新的挑戰，變得更強壯、更敏捷、更有韌性、更靈活或更穩定。對多樣性

的適應與達成可觸及性之適應能力是同樣重要。

　　最重要適應性的調整之一，就是為了順應受傷。我認為在這方面領域存在許多困惑，因為有很多種不同說法，都是關於在受傷情況下的練習，或者說瑜伽練習會有助於康復或治療受傷。如果你感到疼痛，而且在疼痛中繼續做那些會讓你受傷的事情，導致最好的結果是，你的疼動問題只會變成長期慢性問題；而最壞的情況是，你會在一段時間內完全無法練習。

　　對於大多數身體損傷來說，受影響的都是身體的某個特定部位區域，而且通常只是特定的方向或動作。一般來說，你還是可以繼續練習，但前提是你必須調整練習方法，去掉或修改那些會引起不適感或疼痛的姿勢。可能在你使用身體某個部位時，會感到疼痛，或者只有在拉伸伸展或使用力量時才會感到疼痛，不管是屬於哪些情況都應該進行相應的調整。這指的是你需要調整站姿的寬度和姿勢的複雜程度（如去掉雙手交疊綑綁動作）、調整重覆次數、支撐力或基礎元素的數量或它們之間的距離。有時，如果身體傷勢較嚴重，剛好是在動態練習中較難調整動作，像是肋間肌拉傷這樣的傷勢，那麼你可能需要暫時完全改變練習方式，做一些更有支撐力的練習或動作，例如，修復瑜伽或陰瑜伽。

　　這讓我想到了瑜伽磚和輔具的使用。有些瑜伽流派或教師並不鼓勵使用這些輔助工具，但它們往往是學生找到適合自身比例和能力的正位姿勢所需要的。例如，在坐姿體前彎時，如果替代方案是骨盆後傾（向後傾

斜，圖 1.24），那麼坐在毯子或瑜伽磚上會更好。正如我們已經提到的，關於身體比例和緊張焦慮模式，沒有任何一種單一體位正位的練習，能夠適合所有的人。我們不需要針對不同體式中，使用道具的所有方法。但我們需要了解，如果使用輔助工具，可以幫助我們打下並提供更好的基礎，使身體達到更理想所需的姿勢與定位，有助於控制不聽使喚的肢體，或允許學生進入原本可以繞過或跳過的練習範圍區域，那麼就絕對值得考慮使用輔具。

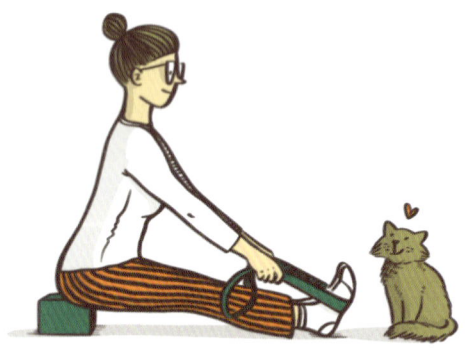

圖 1.24　使用輔具，來擺脫那蹩腳的技能，每個人都會更快樂及更健康。

如果你選擇的瑜伽風格是動態或快速移動的，那麼輔具的使用可能會被視為擾亂瑜伽的流動。最好將其視為一個臨時過度階段，在你等待身體肢體打開或變得更強壯時，這過程將幫助你在具有挑戰性的體位法練習中，保持健康的姿勢。身體適應能力會隨著時間的推移而產生變化，這一概念非常重要；隨著我們能力的進步，我們需要不斷評估我們真正需要的是什麼，這樣才能避免讓我們的舊有的能力成為支撐的拐杖。

我們塑造瑜伽姿勢的基底就是基礎。而這裡所指的基礎，可能是兩隻腳、一隻手一隻腳、兩隻手、前臂、腿後部或任何與墊子、地板接觸的肢體部位。就像蓋房子一樣，如果地基不穩，房子就不會長久。地基的品質，會影響房子的一切。地基越小，穩定性越差，當我們在重力作用下使力時，該區域所承受的力量就越大。

首先，我們必須要了解有些姿勢是對稱的，有些則不是。這看似簡單，但如果姿勢對稱，我們的基礎也應該相對對稱。你是否經常看到，甚至是注意到自己在做下犬式時，雙手並非處於同一水平面上（一隻手，會比另一隻手還稍微往前面一點點），一隻腳向外多一點點；在鱷魚式中，一邊肩膀下垂得更低一點點；或者在肩倒立中，有一隻手的肘部更寬一點點；頭倒立式中，頭部是否有點扭曲或傾斜呢？經常看到像這種情況發生。原因通常是因為肌肉處於緊張模式，但練習者是否注意到了呢？他們是否在努力且積極地重建對稱性呢？

在這一系列事物上，由於代償作用會有較高的機率發生，因此正確適當的正位及姿勢，不會從錯位的基礎上建立。當然，問題也隨之而來，當你試圖調整及正位你的基礎時，同樣的肌張力模式，也會使其他部分失去正位的狀態，因此，這就是各部分之間的不斷相互作用的結果。如果你是一位流瑜伽練習者，現在就是個好時機，去檢查你的瑜伽墊，看看墊子上磨損的部分是否對稱。一般來說，若特定某隻腿總是使力大，就會產生磨損的差異。

重力和身體重量產生的力量會向下傳導

到我們的基礎,因此,我們需要積極地從這基礎提起。我們也希望我們的體重均勻分布在不同的各個肢體基礎元素(腳、手等)上,並在一定程度上平均分布在這些元素之間。我這麼說是因為在某種程度上是根據我們的身體重心所處的位置,而這些位置並不總是可能理想地被達成。例如,當你在練習半月式(Ardha Chandrasana)這姿勢時會有較多的使力放在腳部,而且會比手部重量還要多。

有時我們可能想把重心往前移或後移,但這是有意識的決定,而不是在無意識模式下進行。我們還可能發現,自己會偏向喜好於身體較強壯的那一側(如圖1.25),或者透過將更多的重量轉移到身體某個特定的一側,而不是另一側來保護肢體脆弱的區域部位。對於不對稱瑜伽姿勢,前腿或後腿會傾向於(甚至是必要)承受更多的重量。根據不同的姿勢,這樣做的目的是為了更

均勻分配重量,而不是把所有重量都壓在某一個肢體的基礎元素上。

單就各個要素的作用而言,我們希望負荷能被分散。有幾個常見的許多錯誤,如將過多的重量放在手的外側,使之承受過多的重量,或由於足弓塌陷、過度旋前等原因,將壓力放在手腕或腳的內側邊緣。張開手指和腳趾,有助於建立一個更穩定的基礎,並對其上方的正位變動及波動做出反應。

有了堅實而穩定的基礎,我們應該能夠更輕鬆地保持姿勢、平衡,並將注意力向內轉移。我們經常提到關節的堆疊的概念,當重力可以透過骨骼向下引導時,身體確實可以會消耗更少的能量。不過,雖然這在山式和高平板等體式中,可能很有效,但一旦我們開始轉移身體重心,我們也需要改變我們的想法意念了。在本書的後面部分,我們將會探討鱷魚式,並回到關於這一個觀點的討論。

在探討及討論這個主題時,我喜歡加入一些關於調整心態的內容。我們常提到要保持在「當下」,但這並不總是那麼容易可以做到。在練習時,我們可能會花大把的時間,這樣或那樣移動我們的身體,但同時卻在想一些完全不同的事情(如圖1.26)。就像在開車時突然想到:「我不記得我曾經過這樣一個地方」這樣的情境,我們可以處於自動駕駛狀態。這樣做的問題在於我們太依賴於既定已建立的運動模式,而忽視了身體機能表現的日常波動。你是否曾經在被調整姿勢時,心理想著「這不可能是正方形吧?」雖然有人已經告訴你,你現在已經達到姿勢的正位了,但你感覺還是不對。我們

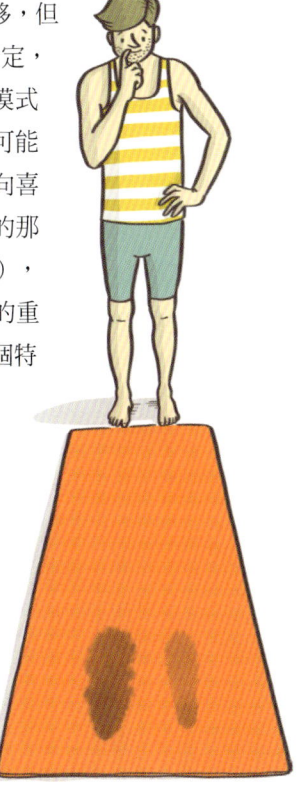

圖1.25 嗯,看起來班在向前跳躍時,左腿用了更多的力量。

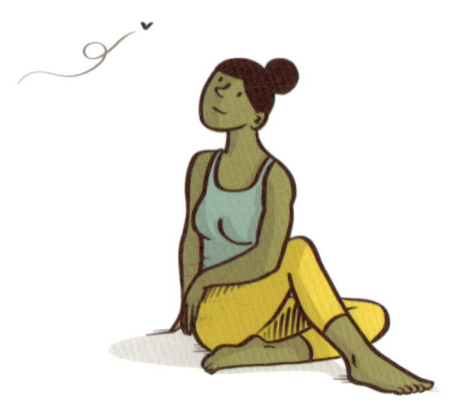

圖 1.26 我們的心思，
喜歡徘徊及對周圍事物產生好奇。

習慣了自己的慣有方式，也習慣了自己的不完美，不過，我們不能僅依靠自己的感覺，因為我們所擁有的空間意識可能存在缺陷。

我不認為隨著時間的推移能自然而然找到良好的協調。如果我們沒有意識地感受到自己在做什麼，我們就會繼續無限期重複實行目前存在的模式。如果現在的我們處於緊張模式、肌肉失衡，甚至是結構性上的差異（例如，其中一條腿較短或脊椎側彎），我們就會被拉向不同的方向，過了不多久，這樣的姿勢就會讓人感覺「正常」。

我們也需要了解自己身體當下的感覺。昨天感覺良好的正位姿勢，今日可能就不適用了。隨著我們練習的發展，新的機會會不斷出現；深入進入一個姿勢，這件事也會改變我們正位方式的選項。當身體的不同部位，被打開或變得更強壯、更穩定時——我們常常忘記這並不完全都只是為了獲得更大的關節活動度——這也會改變我們身體其他部位，對於瑜伽姿勢的正位方式。因此，重新審視一下，你全部的正位方式，是值得的。我曾多次在練習中發現，我可以做一些原本我認為應該做不到的事情。如果我沒有將意識保持在當下去感受，我就不會發現這些事情。

在解釋我關於正位這概念的一些想法時，學生們有時會說：「我喜歡流暢地練習瑜伽，做我該做的姿勢，而不總是一直想著並考慮細節。」然而，這取決於你練習的目的及意圖是什麼，這樣的方式與想法可能是一個合理的觀點。我們有可能被某些事情所困擾，而忽略了其他的事情。然而，對於正位的問題，若沒有適當地被處理或看待，會產生的問題是你可能無法獲得你想要或可以得到的身體變化，而且某些違反常規的動作模式，可能會讓你反覆對身體造成勞損。如果你是以流動或冥想為基礎方式的瑜伽練習者，你可以擁有各種練習方式，但需在必要時，花一些時間建立新的模式，並定期返回檢查這些模式。練習時不僅要有流暢度，還要保有敏感性和意識。

對我來說，關鍵是要知道自己為什麼要以某種方式將自己處於某種姿勢。感知自己，是否在不知不覺中改變了姿勢，為了要擺脫、逃避身體的侷限。如果你總是以某種特定的方式練習某個姿勢，那試著嘗試以稍微不同地方式來練習此姿勢，看看它對身體的影響有什麼變化。如果你身體，有容易受傷害的部位或傷勢，那就請調整姿勢，避免這些身體損傷問題，進一步產生惡化。

與自身侷限對抗

幫我個忙，搖搖頭想想。這需要花上多少努力呢？希望不多，否則我們還有許多努力要付出。你是否曾經穿著緊身衣，試圖去做一件想做的事，卻要付出更多的努力才能做到並完成，或者完全無法如願以償？也許你會感覺到阻力彈性把你拉了回來。當然，有些瑜伽體位法是需要力量才能完成，但大多數情況下並不需要那麼大的力量。

那麼，當我們認為自己不夠強壯時，我們到底經歷了什麼？在大多數情況下，是必要關節和方向上的關節活動度受限，而肌肉受限更為常見。通常，在不同的姿勢下也會出現同樣的情況，但我們並沒有意識到這是因為我們與地面之間的關係，以及名為「地心引力」的自然力量，這是非常有用，但有時也令人沮喪的力量。

讓我們透過一個簡單的例子，來探討這個問題：

如果你在手杖式（*Dandasana*）中，決定練習前彎但卻做不到，那麼你很容易就會認為是因為髖關節屈曲的某些限制，阻礙了你重新進入另一個想要的姿勢。我們可能會本能地說：「我的大腿筋太緊了，而阻止了我進入這姿勢。」當然，事情往往沒那麼簡單。我們可能會觀察到，有些學生對於這姿勢幾乎不費吹灰之力，就能向前執行前彎，並摸到雙腿，而希望他們是仍有覺知地，積極使力在做這動作（圖1.27）。

現在，我們決定做船式（*Navasana*），而不是做前彎的動作。我們可以選擇將雙腿抬高，做出一艘漂亮的尖船身的動作，但我

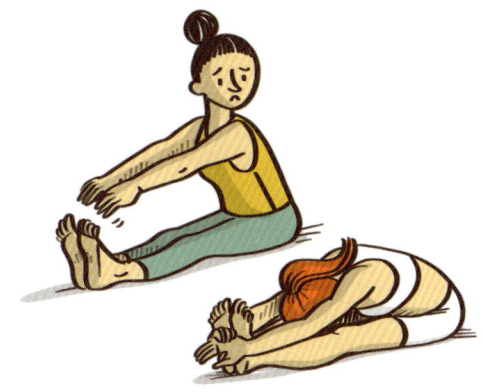

圖 1.27　有些學生覺得執行前彎動作，比其他學生容易得多。

們的雙腿會可能不會配合。我們正在收縮一切，可以幫助我們做髖關節屈伸的力量，但我們的船也許看起來仍然像划艇，而不是快艇。這時，我們的腹股溝和雙腿，可能會因為努力用力而感到疲勞，很容易就會認為你需要更多的力量，但是阻止坐姿前彎的同樣侷限，在這裡這個船式動作中，再次發揮作用（圖1.28）。

如果沒有直腿髖部屈曲這一基本動作，再多的額外力量，也無濟於事。同樣的人，如果前彎姿勢，做得很舒服，那麼標準的船式（*Navasana*），無疑也會相對輕鬆俐落。但是，重力、長腿、沉重的腿跟大肚子該怎麼辦呢？

是的，這些也是會造成影響的因素，但最主要的還是髖關節屈曲能力有限。

在做向上弓式（輪式）（*Urdhva Dhanurasana*）體式時，有些學生也會覺得自己沒有足夠的力量，將自己從地板上推起來。只有極少數情況，才會出現這種情況，通常是肩部或髖部在必要的關節活動度上，

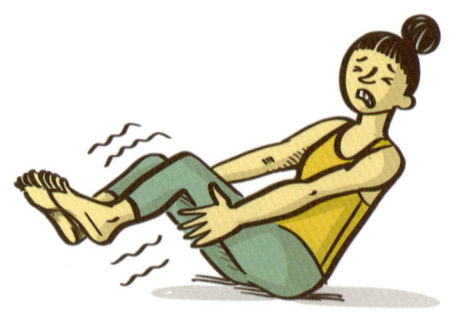

有時在課堂上，為了說明這一點，我會找某個覺得在做向上弓式（輪式）很容易的同學來示範此動作，然後在他們起身的時候，和他們對話，以顯示他們所花費的使力力氣有多麼小（圖 1.30）。反之，自身擁有較嚴重侷限的同學，當他們試圖向上推時，可能會覺得自己正在試圖著舉起一輛汽車，並且臉色漲得通紅，額頭上的青筋可能會爆出來。僅靠自身意志力是無法克服自身身體的限制與侷限。創造瑜伽姿勢的輕鬆感與自在感，來自於不受侷限性和擁有控制關節活動度的力量。

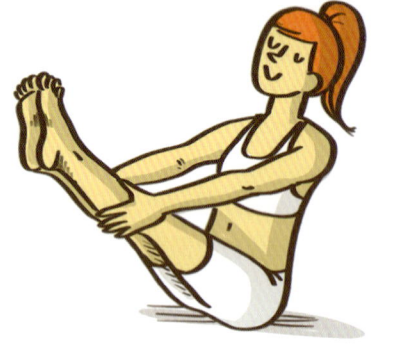

圖 1.28 船式（Navasana）需要輕鬆的直腿，髖關節屈曲，而不是太多髖部屈肌的力量。

遇到了阻力（圖 1.29）。那麼，我們該如何知道是哪種情況呢？如果學生可以獨立完成姿勢所需要的關節動作，但仍然無法向上推起，那麼可能是使力啟動的問題。不過，我們還是要先看看技巧問題。

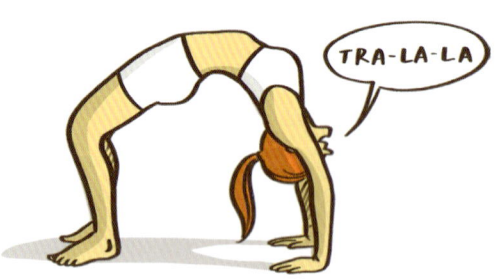

圖 1.30 肌肉限制越少，推地向上舉起所需的力量就越小。

再舉一個多關節肌肉（第 3 章）的例子。如果我們改變肌肉穿過其中一個關節的角度，以促進另一個肌肉產生的更大關節活動度，那麼，當我們試圖將原來的關節移回起始位置時，我們就可能會遭遇到看似力量問題的情況。

為了說明這一點，我將以螢火蟲式（Tittibhasana）這體位法為例，從本質上講，這是一個非常深的直腿前彎動作。如果你無法確定，請花點時間想一想。這體位法

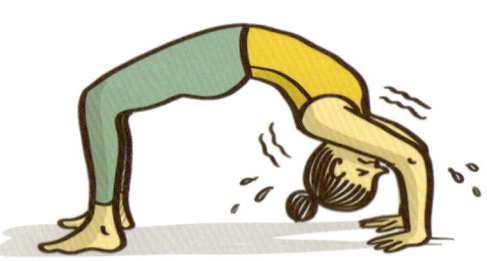

圖 1.29 學生在做向上弓式（輪式）體式無法推起的原因，往往不是因為力量不足。

完成後的姿勢看起來是什麼樣子，以及，你必須從哪裡開始移動才能做出這個姿勢。

有很多種方法進入螢火蟲式，有時作為一個單獨的瑜伽姿勢；有時作為一個轉換過渡姿勢，但本質都是相似的。雙膝盡量彎曲到能深度屈曲臀部的程度，雙腿後部放靠在手臂上。

現在，伸直雙腿的樂趣來了。因為對大多數學生來說，這個姿勢所需的直腿髖屈曲的阻力來自腿筋，所以很多學生發現，一旦當他們把腿放在手臂上，就無法伸直雙腿。為了能夠伸直膝蓋，我們可以收縮股四頭肌，但是，股四頭肌似乎再次又不夠強壯，得以讓我們去做這動作。

我們之所以會有這種感覺，是因為我們的腿肌已經被拉長了不少，在開始行使這動作時，我們進行了深度屈膝髖部屈曲。當我們現在嘗試伸直膝蓋時，小腿上的腿筋附著點會遠離大腿，從而進一步拉長肌肉。如果我們沒有更多的拉長可用，那麼無論我們有多大的力量，腿都不會伸直（圖1.31）。為什麼會這樣呢？因為你無法對抗你自身的身體侷限！同樣地，如果我們的學生可以在直腿屈曲髖關節時感受是很舒適的，那麼在螢火蟲式這個姿勢中，雙腿伸直的阻力就會很小（圖1.32）。

如果你想在不需要嘗試練習出這體位法的情況下，以試驗的方式測試這個想法，那麼你可以試試這個……

因此，這一概念會涉及對姿勢進行檢查，看看哪些動作在被進行中時，會需要在哪些關節上進行。在斷定問題是出在「行使力量」之前，先檢查一下你或你的學生，是

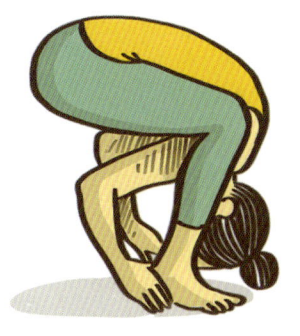

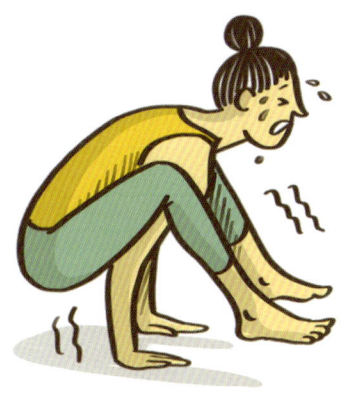

圖1.31　要如何伸直雙腿這件事，並不是關於力量的問題。

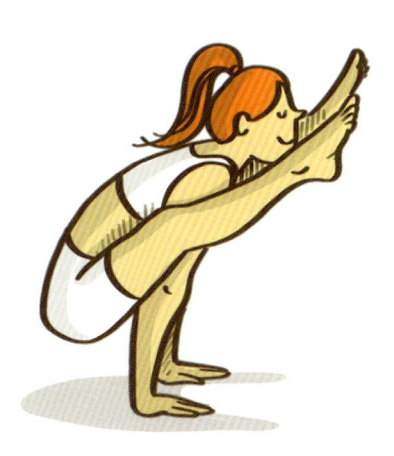

圖1.32　非常輕鬆容易地即可做出此動作！

否能自如地完成這關節活動度。放鬆，不要強迫行使。

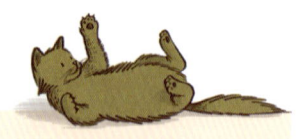

現在試著仰臥，並將雙腿伸直放在地板上。將一條伸直的腿，拉伸向頭部方向——如果你願意或想要，可以輕輕地拉腿一下。在腦海中記下，做這動作時，肢體動作是如何發生的以及當下的感受。將腿保持在空中，現在彎曲膝蓋。腿將向你的方向移動，增加髖關節的彎曲。

持續這動作，繼續屈膝，將大腿往向下，直到做成半快樂嬰兒式（Ardha Ananda Balasana）。如果大腿可以越過你的胸廓，這就相當於做螢火蟲式所需的屈曲髖關節幅度。抱住大腿，保持原位，同時嘗試去伸直腿。除非你可以做到放鬆的直腿前彎，否則你將無法去伸直腿。這正是螢火蟲式中所需的動作及反應。

平衡

當我們提到「平衡」時，通常會想到各種單腿站立姿勢，而當然為了保持平衡，我們的基礎可以是手、頭、手肘、膝蓋，或者任何其他的身體部位。這樣關於「平衡」的觀念，會涉及到我們如何將身體擺放，能夠使它保持其相對於基礎的位置上。基礎越寬，我們的身體重心與支撐基底的距離越近，平衡就越容易達成。如果我們有多個構成姿勢及體位的基礎點，並主要在一個平面上達成正位，練習此姿勢或體位，那麼我們在該平面上會更加穩定，但在其他平面上可能就不那麼穩定了。

在第 5 章〈心理學〉中，有一張我練習頭倒立式變化式的圖片。在這個姿勢中，如果你的手不是直接與頭部形成一直線，就更容易達到並實現平衡，但這麼做有什麼好玩的地方呢？請你自己試一試，看看你怎麼想，或許不一定如此！

如果你在山式站立時，注意觀察並調整自己的身體，你就會感覺自己會輕微地前後搖擺（姿勢搖擺）。如圖 1.33。由於我們的身體重心較高，僅僅保持這種直立姿勢，就會需要肌肉力量和調節控制迴路的不斷相互作用。靜態的穩定性是不夠的（站立僵硬）。通常，當你觀察一個人在靜態姿勢時，你並不會注

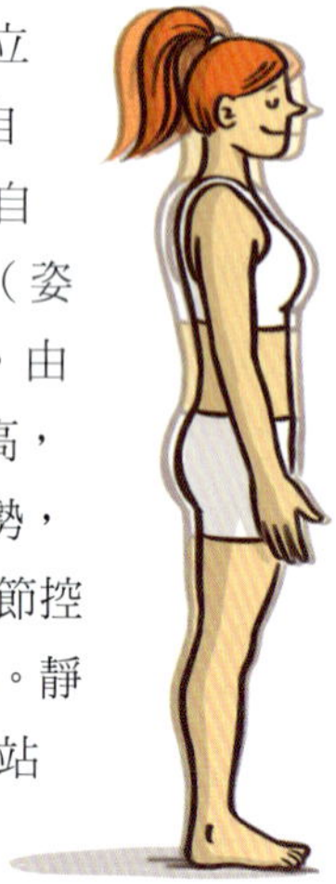

圖 1.33
從側面看山式。

意到這些持續的微小糾正動作，錄下一些此刻的影片，然後加速回放，這些持續的動作就會跳出來並讓你眼前一亮。如果你有時間，可以錄下自己在這個姿勢中，非常穩固的站姿動作，但請不要忘記加快播放的速度。

儘管我們使用雙腳站立不動時，會感到非常安全，因為我們的身體，會利用本體感覺反饋來使保持身體直立，以對抗重力。如果你開始向某一側傾斜，僅僅幾度的傾斜就會開始帶來不穩定性。

在山式中，我們可以把構成此體位的基礎元素（在這裡是指雙腳）之間的空間，視為關鍵支撐基底（BOS）。我們的身體重心垂直投影，被稱為重心線，當它離支撐基底越遠，旋轉力就越大，而我們就越變得越不穩定（圖 1.34）。我們的支撐基底是可讓姿勢保持在它該處在位置的基礎，身體會通過相對於腳的位置移動身體，或相對於身體移動腳來嘗試將身體重心保持在支撐基底內。這一點在我們練習手抓腳趾單腿站立式（Utthita Hasta Padangusthasana）中，經常可以看到，當我們觀察到學生，在失去平衡時，屈服於跳躍反射動作時，身體會試圖將腳重新置於身體重心下方。

我們的支撐基底，構成它的基礎元素越多，平衡就越容易被達成。在嘗試學習新的平衡時，我經常使用這一原則額外構成姿勢的基礎元素，比如一隻手，然後逐漸減少該部分的重量，直到你可以在沒有任何額外幫助的情況下完成平衡。在關節活動度允許的情況下，你可以用你的身體做出任何你想要的形狀，並保持重心線在支撐基底之上的相同原則道理也同樣適用。正如我們在〈重力〉一節中提到的，有時候由於身體中其定位的方式不同，身體重心實際上會在身體之外（圖 1.35）。

我們的身體重心，越是偏離我們的構成姿勢的基礎，我們就會越需要用更多的力量，來保持這個姿勢位置。

個人的質量（體重）也會對身體保持平衡所需的正位方式產生影響，而良好的力量和重量比會有很大幫助。不僅總質量及總體重是一個因素，質量及體重的分布也是一個因素。一個很好的例子是，當懷孕導致體重大量地分配到身體前部位時，身體必須如何調整姿勢。背部會傾向於伸展，使頭部和肩部向後傾斜，以便使其互相抵消，而起到平衡作用。

而男性的啤酒肚也是如此。由於背部肌肉必須加倍努力，才能試著去阻止身體前

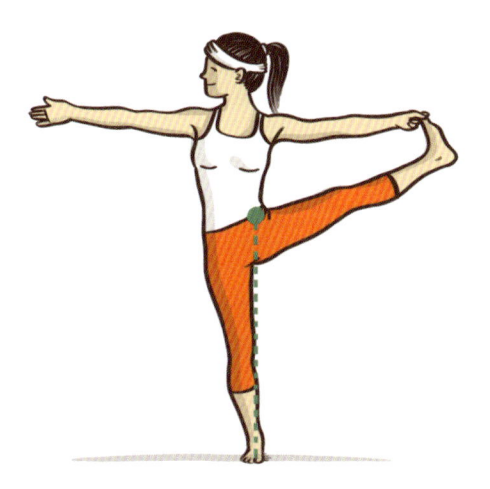

圖 1.34　由於腿部偏向一側伸出，身體重心發生了移動。這時，重心線需要被保持在支撐基底的上方，以便於容易保持平衡。

傾,這樣重新定位姿勢的調整,往往會導致背痛的產生。

在孔雀式(*Mayurasana*)體位中,你的雙手是平衡的基礎,手肘是身體重心的支點。當你練習此體位法時,如果在手肘前後及手腕上方的手肘,重量大致相同,那麼要使身體定位與地面平行所需的力量就會較少。如果在練習此姿勢時,你的下半身重量比上半身多,那你可能就會需要將肘部移向腹股溝。不過,你的手肘可擺放的位置,主要取決於上臂相對於軀幹的長度。如果你試圖將肘部進一步向下移動,而你的手臂又不夠長,那麼你的肩膀就會被向下拉,縮短身體前部,導致身體會向地面彎曲。因此,你可以嘗試將更多的重量,轉移到手腕前方(圖1.36)。

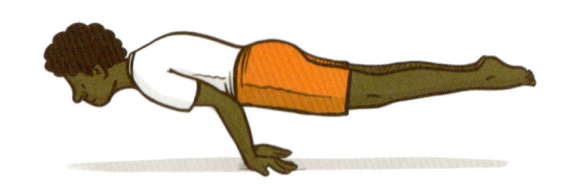

圖1.36 阿倫將肘部移到手腕前方,以尋求平衡。這對手腕也是比較友好的方式,因為需要的伸展較少。

如果上臂與地面保持平行,而手肘部的角度增大,身體就會稍微向前移動。缺點是如果手指指向前方,所述的動作將會增加手腕的伸展,而手腕的伸展(a)必須是可行的,(b)可能會使手腕變得脆弱。如果手指指向腳趾,那麼問題就不大了,因為這動作可以與減少手腕伸展相結合。在蓮花式(*Padmasana*)中,更多的重量會靠近身體

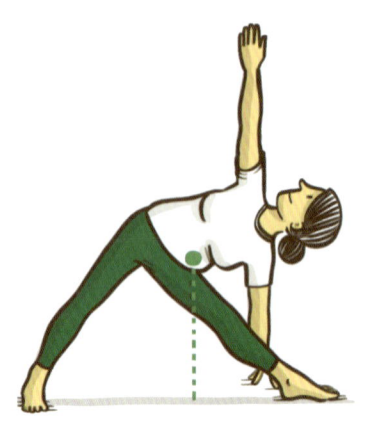

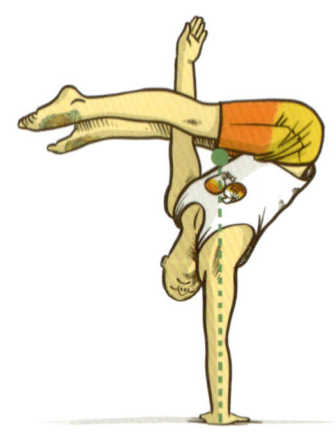

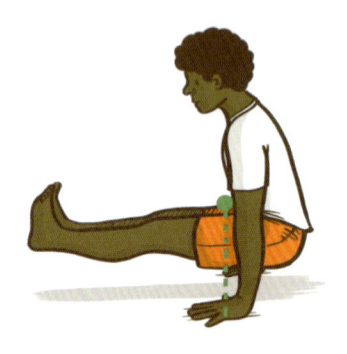

圖1.35 有時身體重心會因為其位置,而落到體外。但仍需將其置於支撐基底的上方。

重心，因此較容易找到平衡（圖1.37）。

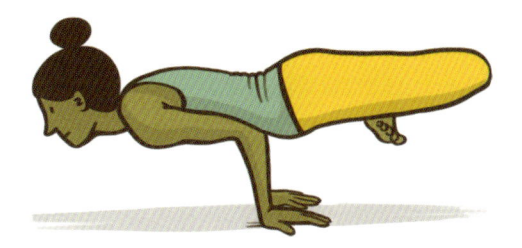

圖1.37 當雙腿折疊起來時，由於槓桿較短，平衡應該更容易。

「平衡」既可以是靜態的（保持住），也可以是動態的（過渡轉換中）。在任何平衡姿勢中，你都會注意到肌肉之間不斷相互作用，當它們努力保持平衡，甚至還要考慮你的吸氣和呼氣。在動態平衡中，會更需要靈敏的馬達控制。當你移動時，你會收縮一些肌肉，並放鬆另一些肌肉，同時一直保持一些肌肉靜止不動。我們經常可以看到，那些我們認為活動能力較強（尤其是脊椎方面）的學生，在保持平衡方面很吃力，通常是在倒立時。

若我們以手倒立體位法為例，我遇到過很多學生，他們可以做非常進階級的後彎動作（圖1.38），但卻無法保持靜態手倒立姿勢，即使他們可以透過手倒立當作過渡轉換動作，當在做踏踢時，準備往上行使手倒立動作。他們會發現脊椎很難穩定移動，因此也很難穩定上半身與下半身的關係

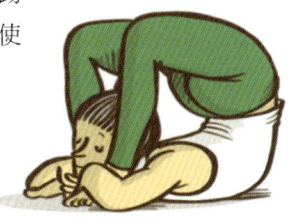

圖1.38 薩沙在做深後彎體位法時，感到非常滿足。

（圖1.39）。

我經常教導學生，如果沒有適當的力量來控制關節活動度的增加，身體的柔軟度與靈活性越高，關節的穩定性就越差。這是最後一點在「平衡」中，起著不可或缺的作用。像前面提到的學生，如果他們著重加強他們的核心區域和肩部的力量，他們保持這種靜態平衡的能力，就會得到顯著提高。如果你觀看像是

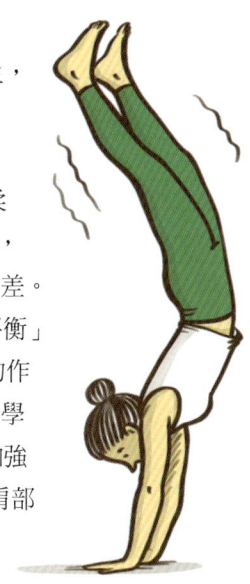

圖1.39 穩定性更難找到。

太陽馬戲團等表演藝術家的影片或短影片，就會發現這兩種特性，是可以同時大量具備並存的。

此外，我想說的是「平衡」不僅僅是在最小的基礎上，保持我們在空間中的位置。我不確定對於練習瑜伽體位法來說，平衡與正位的分界線在哪裡，但許多本質會模糊邊緣。如果我們沒有在支撐基礎或身體重心有良好的定位，成功的平衡將轉瞬即逝。

前幾天，我從扭轉三角式體位法中，驚人地側身摔倒，背部著地時無情的提醒了我，平衡也需要存在於許多不那麼危險的姿勢中。這個姿勢我做了19年，我顯然還是個笨手笨腳的人！在剛開始練習瑜伽時，你有時會在拉長進入一個站立姿勢時，遇到困難，因為你覺得自己會失去平衡或摔倒。因此，我們在很多體式中，都需要這種穩定的

基礎和平衡，即便我們並不認為也沒考慮到這些體式本身就是平衡體式，所以我們可能會把注意力放在其他要素上。

若我們要想在平衡姿勢方面，達到較高的熟練程度，不僅在很大程度上，取決於必要的力量和可用的關節活動度範圍；還取決於卓越的神經肌肉控制能力和感官信息處理能力的發展。最後這兩項，與學習密切相關。

我認為神經肌肉控制方面的大部分進步，都來自於反覆做某個姿勢或更簡單的變化替代式。起初，我們常常會對最微小的晃動或動作做出過度反應，幾乎要把自己固定住，以防最輕微的動作讓我們失去平衡。隨著時間的推移，我們對自主和反射性肌肉活動的敏感度會逐漸提高，使我們能夠更順暢地糾正自己的姿勢，並放鬆和移動身體的其他部位，幾乎與平衡本身的主要工作無關。與更好的運動控制需求相輔相成的是順暢的神經系統信息流，以及隨後對信息的處理和解讀。重要的感覺系統包括視覺、前庭和體感。

我們所接收到的視覺輸入有助於確定我們在環境中的空間方位，以及在該環境中的移動速度和方向。將視線固定在某一個參照物上，這樣的方式，就是利用視覺輸入，來穩定平衡的一個常見例子。過去，我在戶外做瑜伽時注意到當你的參照物是晴朗的藍天時，即使是像三角式（*Trikonasana*）這樣簡單的動作，也會為保持平衡這件事帶來挑戰。試著在練習一個體式中，閉上眼睛，看看平衡是如何動搖的。

我們的內耳，包含前庭裝置，是負責提供頭部相對於重力的運動信息，從而建立起我們在任何時刻定位姿勢的信息。它對於動態穩定尤為重要。來自前庭系統的刺激，提供了獨立於視覺系統的信息，這一定是為什麼我們在閉眼時，仍能保持平衡的原因。我不確定前庭系統能否判斷我們身體是否處於上下顛倒狀態，因為我記得有次意外，我在零能見度的情況下潛水，在沒有參照物的情況下搞不清楚哪邊是上、哪邊是下。

軀體感覺是指來自肌肉、肌腱、韌帶和關節囊（機械感受器）中感覺受體的信息，這些感覺受體，提供有關肌肉狀態（收縮、長度和張力）和關節位置的反饋。

關節內的傳感器皮膚和筋膜中的傳感器，還提供溫度（溫度感受器）、壓力、振動、觸覺和疼痛（痛覺感受器）方面的額外信息。所有這些輸入信息都有助於大腦去了解並建立一個圖像；了解身體某個部位，相對於另一個部位的位置（本體感覺），以及它在某個特定方向上的移動速度。例如，我們不需要看見，就能將手指伸向鼻子。

最後一點，在練習倒立平衡時，提示或給予別人口令時可能會很有用。我經常會遇到一些學生，他們很難將自己身體上無法看到的部置於周圍環境中。例如，你可能會要求學生將臀部朝向牆壁。因為他們看不到自己的臀部和牆壁，所以即使他們知道牆壁就在身後，他們也不確定是哪個方向。通常情況下，換個方式提示或給予別人口令時，若能藉由參照身體的其他部位給予提示，就能實現所需的動作。像這樣的一個口語指令：「將你的恥骨移動朝向胸廓」就是一個例子。

第 1 章：瑜伽姿勢的基本知識　41

在站立平衡姿勢中，信息的主要來源之一，是來自比目魚肌和腓腸肌的機械感受器。比目魚肌和腓腸肌負責控制大量的身體晃動，並對我們相對於地基的方向起重要作用。高爾基肌腱器官（GTOS）提供有關肌肉張力的信息，肌束提供有關肌肉長度和伸展速度的資訊。當我們的雙腳接觸地面時，壓力傳感器會幫助我們了解雙腳上的重量分布。前庭感覺系統可為我們提供有關頭部在空間中位置的信息（圖 1.40）。

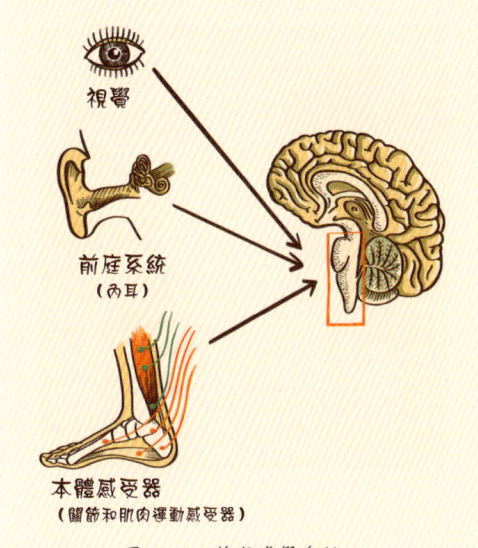

圖 1.40　前庭感覺系統。

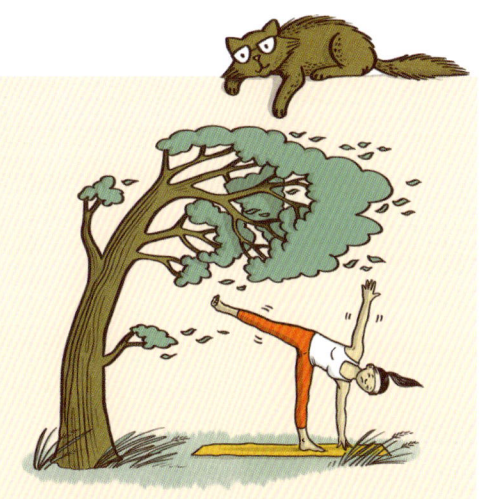

圖 1.41　在不利條件下練習，會有助於提高你的平衡能力。

要了解我們身體的位置，我們需要知道頭部相對於身體的位置。這些信息來自頸部肌肉和頸椎周圍的本體感受器。通過感官輸入，我們可以有能力不斷監測身體的定位和產生的任何內在力量。我們還能感知外力，像是重力和來自老師的外力。

在室外迎風的環境中做瑜伽（圖 1.41），是能提高並改善你的平衡能力的絕佳方法，因處於這樣的室外環境中，就會需要去不斷調整自己，以適應這些力量。回到室內後，你就會發現自己穩如磐石。處在室外時，只要確保你是處在穩定的地面上，而且地面上沒有障礙物，這樣就不會受傷。

所有這些收集到的信息可以稱之為回饋，而我們決定對其採取的措施或反應，則被稱為補償性姿勢調整（CPA）。然而，為了讓我們不只是在追趕，身體並不只是等待事情發生然後做出反應。身體還會利用迄今為止所學到的知識，進行提前思考，並利用前饋機制進行預期姿勢調整（APA）。這包括考慮到平衡干擾的預期程度、相關的自主動作、姿勢配置以及正在執行的任何額外任務。

我想要建議你，花點時間觀看一下安德烈‧莫拉魯（Andrey Moraru）在 YouTube 上，名為〈片段〉（Fragment）的影片。關於控制能力，令人深刻印象的其中一點，不一定是他花了多少時間在手上；也不一定是他多麼容易就可行使手倒立往上，而是一旦他保持平衡後，所有額外的動作都會跟隨著發生。這一切似乎完全獨立於「平衡」本身（注意那些腳！）。

這些輸入持續更新我們空間定位的信息和回饋資訊。身體需要學會如何過濾出最有用的信息，並通過自主或被動動作做出更靈敏的反應。如果你開始在牆邊練習手倒立，你可能會記得，起初你踢腿往上時，牆壁會發出撞擊聲「匡噹」一聲。

最終，身體會學會需要使用多大的力量、何時需踩剎車以及如何快速地調動、使用正確的肌肉來保持平衡。過不了多久，你就會發現自己可無需先觸碰到牆就能雙腳踢起，並找到正確的位置。

根據類似情況的經驗來判斷，身體會猜測即將要發生什麼事情並準備好應對。我想這就是我妻子羅琳在練習頭倒立式時的情況。她知道我幫助她的時候，她就會感到害怕，因為我會把她扶直往上，所以每當看到我站起來，要起身幫忙時，她其實就已經不知不覺地在進行接下來的動作了。說笑歸笑，關於「平衡」也是一門學問，有許多東西需要學習，尤其是在快速找到正確位置的時候。反覆練習、熟能生巧、不對微小的穩定波動反應過度，這些都是熟練掌握平衡的重要原則。

當我們討論「正位」這觀念時，我提到了「全神專注」和「全身心投入」這些觀點。如果，你在考慮想著早餐要吃什麼，那麼也別呼應了，「平衡」就是一個不容易做到的領域（圖1.42）。

我還發現有另一個心理層面因素，對實現及達到高風險的平衡動作有很大影響，即是知道你自己有退路。我還記得，當我第一次在房間中央，開始練習手倒立式時，我害怕像一棵樹一樣仰面摔倒下。因此，我變成

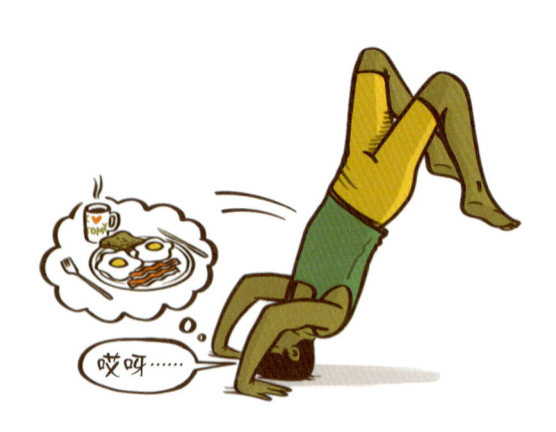

圖1.42 專注於你正在做的事情。

傾向將重心過多偏向於安全的一側（稱之為平衡不足）。一旦我了解如果我覺得快要摔倒，我可以轉過身來，然後旋轉側翻、翻筋斗出去，這樣我就可以安全地探索平衡姿勢的極限。所以，也許可以練習「如何」失去平衡，從平衡中摔下來，就像剛開始在學習划獨木舟時，學習做愛斯基摩翻滾一樣。

有一些姿勢是可以挑戰我們在任何方向上保持住這個姿勢，但我們也可以從均勻度的角度來考慮平衡。我們的重量是否以平衡的方式均勻分布在一個基本要素上？

如果以我們的腳掌為例，我們可以問問，腳掌的重量是否均勻分布於腳跟的內側和外側、大腳趾根部和小腳趾根部，然後是腳掌的前部和後部。從這個部分出發，我們還可以考慮，我們是否在一個基礎上，比另一個支撐基底承受了太多的重量。如果練習的姿勢，是某種形式的不對稱站立前彎，我們可以嘗試著感受分布在前後腿之間的重量是否均勻。即使是像坐姿前彎式（*Paschimottanasana*）這樣的坐姿體位法，

若有感覺到坐骨、小腿或腳跟與地面接觸方式之間的不同，也並不罕見。

如果我們把基礎做到極致，當躺在攤屍式（Shavasana）中，我想知道若我們掃描自己的身體，是否會感覺到我們與大地的接觸是均勻的。請你在下一次練習結束時，感受並留意到是否其中一隻腳跟是比較壓入地面、肩胛骨或頭部凹凸不平。這個姿勢是對自己進行常規身體掃描的絕佳時機，因為在這個完全放鬆的姿勢中，我們可以發現到身體緊繃、輕盈、沉重甚至疼痛的部位。作為一名教師，你經常會觀察到學生在做攤屍式中，完全扭曲或不直平。這是讓他們可以在這個支撐體位中調整身體姿勢，處理改變身體正位排列的最佳時機。如果你要調整處於攤屍式體位中的人，不要停留太長時間。關於這件事，我曾經犯過一個錯誤，我當時悄悄地走近一個人，把我的手放在他的頭上，結果他驚叫一聲，跳了起來。那名學生一定是快睡著了，而我的干預破壞了他平靜的感覺，直到另一天。不過，這種錯誤，你只能會犯一次！

我們甚至可以從整體上，來考量身體的平衡。我們身體的一側，是否比另一側更緊繃，身體的某個部位，是否比另一個部位，不成比例地更緊繃或更開放？據我所知許多來找我做身體鍛鍊的人，都表示他們身體的一側感覺和另一側完全不同。此外，他們出現在身體上的任何問題，似乎也都出現在同一側。

如果我們從這個角度，將我們的模型應用於某個特定的姿勢，我們可以考量，它是如何解決，我們自身或其本身的平衡問題的。大多數不對稱的瑜伽姿勢，都會在兩側重複，但有些被認為是對稱的姿勢，卻只會被做一次。例如，涉及雙腿是蓮花坐式（Padmasana）（雙盤）的瑜伽姿勢中，通常只做一次。如果我們總是先使用同一條腿來做動作，那就不能被算是平衡。長期練習下來，最後會造成身體兩側的差異。

關於過渡動作這方面，是另一個我們傾向於自己喜歡的方式動作的領域，因此會導致不平衡的產生。如果你是一個練習穿越跳躍和後退的學生，你是否總是以同樣的方式交叉雙腿，或是你會注意透過改變交叉雙腳的方式來達到平衡？如果你是屬於前者，當你換了交叉腳方式試試，你會對兩側的差異感到震驚。你是否總是用同一條腿踢起進入手倒立，或孔雀起舞式（Pincha Mayurasana）？我們如果真要挑剔的話，想想在練習瑜伽時，你是否總是先從同一側開始進入一個姿勢？作為老師，是否也總是用同一條腿向前引導某位同學，當你帶領那位學生練習深度後彎（drop backs）體位法？

最近，我在吃含硬質穀物（也可能是石頭）的麵包時，咬掉了半顆後牙，這件事提醒了我，即使是下意識的工作也會造成失衡。我不得不試著用嘴的另一側咀嚼，結果卻出乎意料地笨拙。因為我那叛逆的舌頭，總是試著把食物扔回原來的那一邊。這種簡單的偏好勢必會造成下頜周圍肌肉的不平衡。我知道脊椎按摩師和骨科醫生，經常把下頜作為問題的根源。我甚至注意到，自己笑起來是歪的，笑容有些扭曲。我感到疑惑並想知道是否是因為單側咀嚼造成！我知道，這裡提及關於我的飲食習慣，已經偏離

了重點,而且把它和我的右肩緊繃的狀態聯繫起來也有點牽強。儘管如此,我認為即使是微小的重複性偏差,也會形成一種運動模式,最終導致力量或活動度及範圍失衡。

如果我們回到對於平衡的第一種看法,即保持我們的位置,而此位置是建立相對於基礎的位置,在很多情況下,我們如何實現平衡,很大程度是取決於關節活動度。我們以瑜伽動作前臂平衡式——孔雀羽毛式為例。如果你的肩關節活動度,在所需方向(屈曲和外旋)上沒有足夠的活動度,你就處於不得不將雙腿進一步向前,舉過頭頂,才能保持平衡的位置。

由於平衡這件事,在很大程度上依賴於力量、關節活動度和學習機制,因此它也是姿勢的變量。僅僅因為你能以一種方式,保持平衡狀態並不意味著,你會擅長以另一種方式來保持平衡(儘管,我想你的學習曲線不會那麼陡峭)。在第 3 章〈多樣性〉中,我們發現,阿斯坦加(Ashtangis)瑜伽練習者,在參加流動瑜伽課程時,第一次體驗半月式(*Ardha Chandrasana*)或戰士三式(*Virabhadrasana C*)時,會不可思議地不穩,並搖搖晃晃。現在,我們可以在我們的購物清單中加入〈多樣性〉,以便獲得出色的平衡技能。

你可能會覺得,魔法在如此嚴肅的教科書中沒有一席之地,但在介紹「魔法拳(圖 1.43)」之前,我不能撇開「平衡」不管。這個動作非常適合那些經常與平衡作鬥爭的練習者,或也可作為意外失神時「救我」的應急首選動作,以應對意外的注意力不集中。你會很高興地知道,我並沒有將這個動

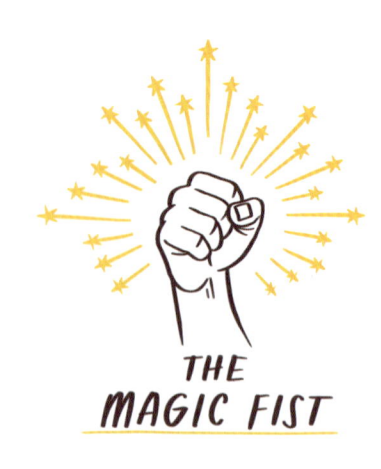

圖 1.43 「魔法拳」。

作申請專利,所以你可以隨意與他人分享和使用。這非常簡單易行,當你開始不穩並搖晃時(圖 1.44),用空閒的那一隻手,握緊拳頭,然後將手臂伸向地面,感覺到身體撐起(圖 1.45)。

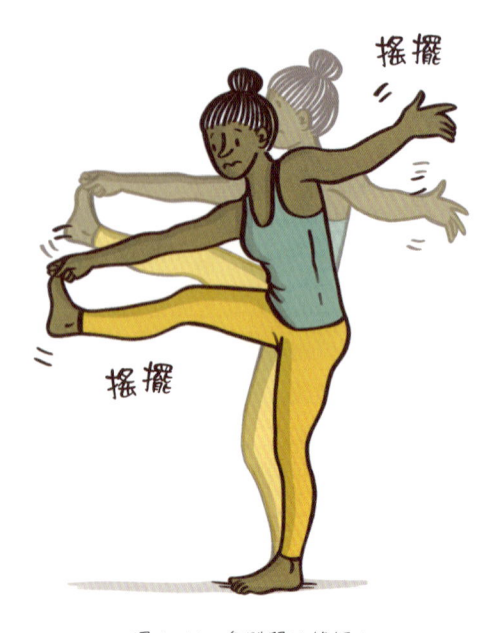

圖 1.44 身體開始搖擺!

只有使用神奇的拳頭做好的事！

從這個相當長的話題中，我們可以開始思考如何提高我們的平衡技能。首先，在你移除一個構成姿勢的基本基礎要素之前，要先考慮如何移動身體重心。如果有必要，可以嘗試試驗退出策略，然後讓你的身體透過大量練習了解它的需求。

通過大量練習來達到這一要求。保持思緒集中，屏氣凝神以調整基礎動作，並去感知壓力在身體的分布。努力增強某些所需的特定肌力力量，尤其是核心部位的力量，最後但並非最不重要的是要大量增加動作的多樣性。

如果遇到困難，就召喚魔法拳吧！

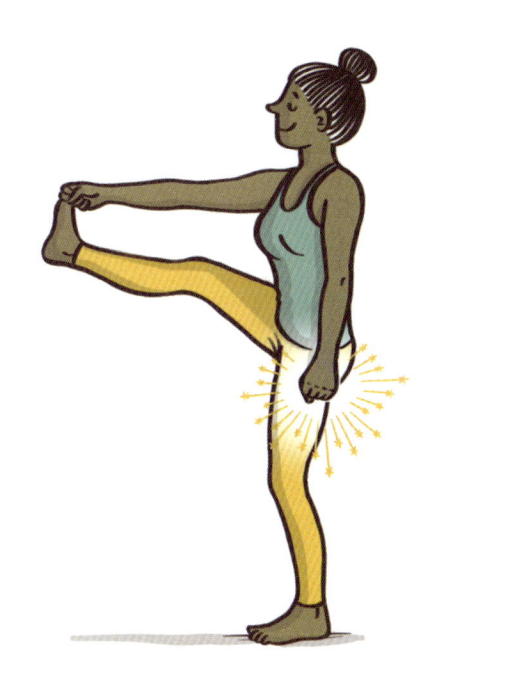

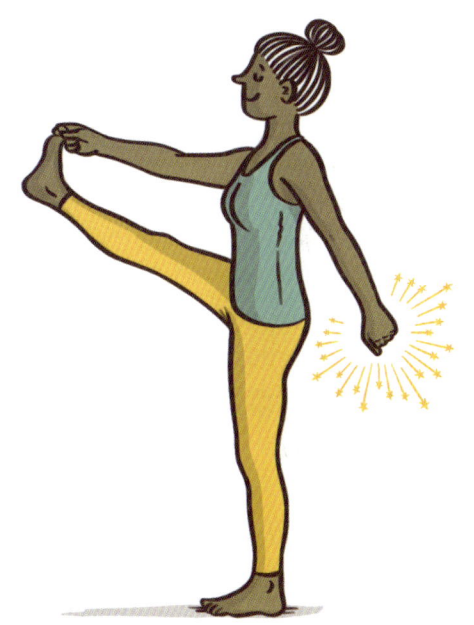

圖 1.45　為了獲得額外的安全感，將手臂收回到身體後方。

CHAPTER 2

動作基礎知識

關節活動度

> 關節活動度是特定關節的,
> 並且有明確的方向。

我毫無疑問地會稱關節活動度（ROM）為概念之王，若掌握這個概念，會為我們開闢出一種極好且直觀的方法來看待瑜伽體位法的組成成分，和完成這些體式練習所需的動作。用這樣的概念，你將開始能夠預測學生會在哪些姿勢上可能會遇到困難，可以更有效地創造及排列串聯體位順序，並在保持練習到某個體位的精髓情況下，給予適合學生個人身體狀況的替代式。因此，這一部分的篇幅會稍長一些，所以請給自己留點時間，複習一下，任何不完全了解的地方。記住，如果對某些術語有疑問，你可以參閱〈附錄1〉。

「關節活動度」是指關節沿著特定方向的移動能力。在科學環境中，它的活動度可用「度」為單位來進行測量。我們可能會說，某個特定學生的髖關節屈曲度為120度，因此他們的前屈動作應該沒有問題，因為這屈曲度是該組姿勢所需要產生的主要動作。相比之下，一個髖關節屈曲度一般的人，髖關節屈曲度能夠達到約90度，而髖關節屈曲度嚴重受限的人則不能達到90度，或許可達到70度。如果你看一下「關節活動度」圖表，他們是在屈膝的情況下測量髖關節屈曲度。這裡我考慮的是伸直的腿。為了我們的目的，我們希望區分直腿或屈腿時的髖關節屈曲度、但這點稍後會再詳談。

身體柔軟度與關節活動度是有直接相關連，你可以透過柔軟度來移動。因此，我們就髖關節屈曲而言，可以有120度活動度的學生，被認為是柔軟度好；90度的學生，柔軟度是一般平均值；70度的學生柔軟度是不靈活的。（圖2.1）。

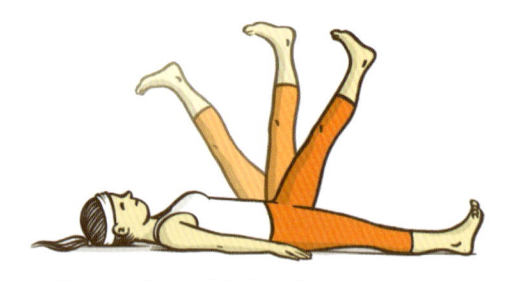

圖2.1 直腿屈體動作，從左到右的示例，120度、90度、70度。

雖然我經常說90度，但我指的不是將腿直立、垂直或類似的說法，在瑜伽相關環境中，我們更傾向於學生可做出很多特定動作，或該動作具有挑戰性。是否擁有某特

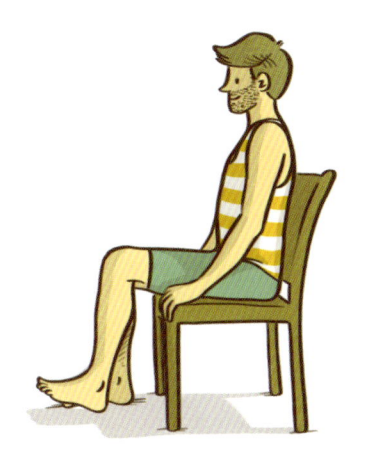

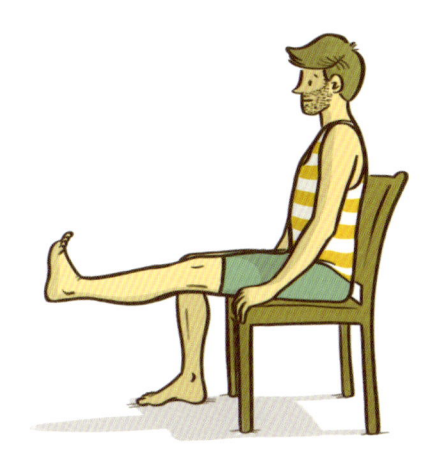

圖 2.2　膝關節的鉸鏈動作，屈曲（左）和伸展（右）。

定關節活動度可用性，會直接關係到我們能否做出這些基本動作和相關瑜伽體位。若我提到的這些資訊，對你來說似乎太多，不用擔心，一切慢慢地都會變得更加清晰。

當我們提到關節活動度時，我們要考慮以下幾個方面的問題。首先，我們可以說每個關節由於其設計的緣故，只能進行某些特定的活動。舉例來說，我相信大家都知道，球窩關節，比如髖關節可以活動的方向，會要比膝關節等鉸鏈關節多得多。我們在與人體打交道時，事情從來不是那麼簡單，因此，儘管我們稱膝關節為鉸鏈關節，它其實並不像一扇門一樣，可以打開和關閉；它更像是一個改良過的鉸鏈，因為它還可以轉動，旋轉一下。現在就來親自試試吧。伸直（伸展）腿，在膝蓋處彎曲（屈曲）腿部（圖 2.2）。現在將膝關節彎曲至 90 度，將小腿向外側和內側轉動，同時保持上肢大腿不動（圖 2.3）。這個動作也是發生在膝蓋處。當你在做這動作時，請注意，你是否在

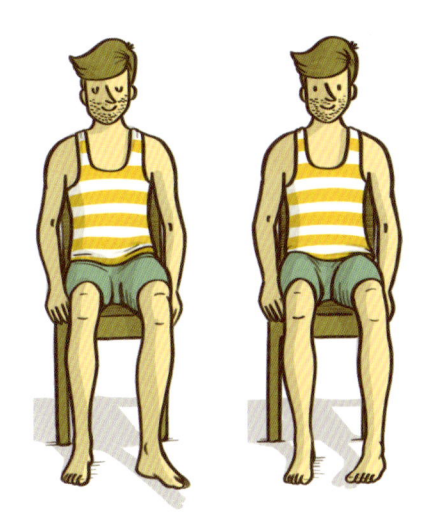

圖 2.3　膝關節是一個改良的鉸鏈，也可以行使旋轉的動作。

一個方向上旋轉的比另一個方向多一點。我們會再回來討論這個問題。

這一切意味著，我們想知道不同的關節應該可以有哪些動作，這樣我們就不會試圖讓它們做它們被設計時沒有考慮進去的動作。例如，膝關節可以屈曲、伸展和稍微旋

轉一點點,但並不是被設計,為了可以左右移動。我們要確保當我們在做瑜伽姿勢練習時,我們不會發現自己在以這樣的方式拉動小腿,因為這樣做會對膝關節產生負作用力。這樣的事情可能會發生,例如,當我們沒有足夠的髖關節外旋力時,卻試圖去將我們的雙腿,放入雙盤的蓮花坐式(雙盤)。

這些訊息還有助於我們了解在某些關節上,需要做哪些特定的運動,才能完成一個特定的姿勢。我們甚至可以根據所需的動作,對瑜伽姿勢進行分組,因此,我們可能可以說這組姿勢組合會需要有良好的髖關節屈曲,而另一組,則需要髖關節外旋。當然,我們會有一些瑜伽姿勢會歸屬於不止一組的分類組別。

我們每個人的關節設計,都可能存在一定程度的差異,而這些微小的差異,都可能會使某些動作,變得更加容易或更困難。舉例來說,如果我的髖臼比你的深,它就可能會更穩定。但是,假設股骨側面的大塊骨頭(大轉子),比一般平均值來的大,這可能意味著,某些運動與動作會因骨頭與骨頭接觸(硬性壓迫)而受到限制。

到目前為止,我們可以說:

- 並不是所有的關節,在設計上,都有相同的可用活動性。
- 個人與個人之間,都可能存在一些微小的個體差異。
- 一種姿勢需要一定程度的特定動作。

我們在最初的陳述中,就有提到關節活動度是針對特定方向的,因此當我們談

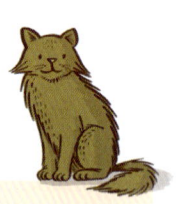

又到了另一次實作練習的時候了。我們將暫時先使用主動關節活動度,也就是你用你的肌肉來看關節能移動多遠的程度。

- 請站起來,並將身體重量放在左腿上。
- 現在保持右腿伸直,盡可能地向你的前方抬高,只移動髖部(直腿髖部屈曲)。圖❶
- 將腿放下,然後在骨盆不往前傾的情況下,將直腿往身後盡量伸展(髖關節伸展)。圖❷
- 這一次,將彎曲的膝蓋向上抬高到你的前方,大腿與地面平行,膝關節成 90 度。只移動髖部,並保持膝蓋朝前,開始外旋髖關節。這樣將會導致,腳背朝向天花板(外旋旋轉)。圖❸盡可能多地旋轉,然後再回到起始位置,去嘗試另一個方向。

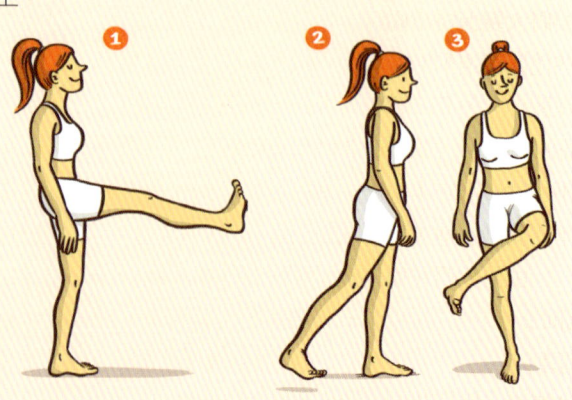

- 這次將髖關節向內側旋轉，腳的外側邊緣，將朝向天花板（內側旋轉）。圖 ❹
- 從伸直腿開始，只向外側伸出（外展）。圖 ❺
- 最後，將腿跨過支撐腿的前側（內收）。圖 ❻
- 現在，交換並試著換另一條腿，做以上同樣的動作。

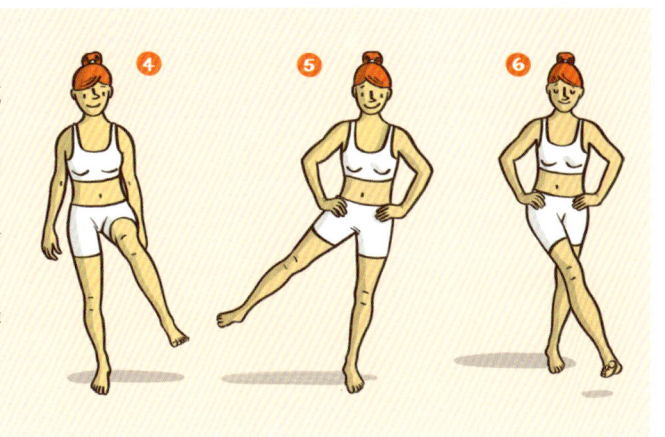

論到關節活動度，我們指的是在某一特定關節可進行的單一運動。而我們也不是被設計為在所有可能的方向上，都有相同的預期關節活動度。它們可能有很大的不同。回想一下，當你旋轉你的膝關節，我的膝關節外旋會比內旋多一點點，那你的呢？顯然，當膝關節屈曲度是落在 30 度至 90 度之間時，以平均來說外旋約莫會是 45 度，內旋約莫會是 25 度。然而這幅度會減少，隨著腿部伸直，直到膝關節完全伸直沒有任何旋轉時。同樣地，如果你願意，現在就請試一次，只要將大腿保持不動，這樣就不會因為引入一些髖關節運動而混淆困惑。另外，請也保持踝關節相對於小腿部分不動，因為這也會讓你感到困惑。膝關節在兩個方向上的旋轉並不相同，而它本來就是被設計為如此。我們不需要刻意地去平衡這一點。

由於我們在瑜伽練習中，經常使用髖關節的活動度，所以，讓我們利用這個關節的運動，來完全探索「特定方向性」這個想法概念。髖關節的活動有：屈曲、伸展、內旋和外旋、外展和內收。還有水平內收和外展，但我們先暫時不擔心這個問題。這些方向都有各自的關節活動度與關節角度，可能會發生很大或很小的變化。

每個人都會比其他人，更擅長其中的一些姿勢。從這一點上，我們就能知道哪些瑜伽姿勢，他們可能會覺得較困難或較容易。

我敢打賭你一定會發現這些動作之間，有很多的不同之處。甚至可能會這只是因為某個因素或環節差別太小，所造成的不同之處而感到驚訝。你能將你的臀部，伸展的多遠呢？平均值大約會是 20 度。與髖關節屈曲相比並不算多。外展會比內收多，而一般來說，外旋一般多於內旋。但儘管如此，有些人會發現旋轉的情況正好相反。

請你自己想一想，剛剛這些你所做的動作與你熟悉的姿勢之間的關係如何呢，而且它們是否可展示出某種你能否執行它們，這困難程度的公平關係呢。這並不是非常不尋常的事，若學生們在某一個方向上可以非常自由地移動；而在另一個方向上，卻受到極

大限制。我經常遇到這樣的學生，他們可以在前彎做得很好，但在做任何涉及外側髖關節外旋的姿勢時，卻遇到非常大的困難（圖2.4）。

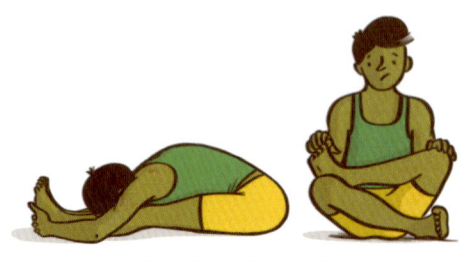

圖 2.4 若發現某些動作，來的比其他動作容易得多，這樣的狀況非常常見。

有了這樣的知識，我們就可以努力在我們較需求較多的方向上，增加多些關節活動度，同時尊重那些本身應已存在的內在差異。因此，不要認為你可以讓你的髖關節伸展 90 度，因為髖關節存有大量的韌帶，會來抵制這樣的動作。若能達到 30 度，就已經可以算很不錯了。

Q. 要用什麼方式，才能讓學生能夠做猴神哈努曼式（Hanumanasana）呢？

所以，現在我們知道，我們不能說：「我的臀部很緊。」因為答案會是：「哪個方向呢？」

在稍早些時候，我介紹過這樣一個事實，不同的關節可以做不同的動作，這是因為它們的設計（球窩式、鉸鏈式等）。這裡指的是，最初陳述中的「特定關節」部分。還有另一個要素，那就是與關節的獨立性有關。僅僅因為我的髖關節要行使屈曲有困難，並不代表我的膝關節屈曲也會有困難，

還有髖關節、肩關節、脊椎或肘關節。每個部位都會受到其所接觸因素的影響，比如運動、工作、以前受過的傷、壓力等。以下情況，甚至相當常見，學生們在不同動作群組之間存在極端差異，例如，他們發現後彎姿勢體式法對他們來說較容易，而前彎相關之體式法較難，或者反之亦然。

現在是思考的絕佳好時機，你可以想想，你的瑜伽練習和各種關節的關節活動度。別著急與焦躁，我們將會把所有概念組織在一起，而且也會在本書的稍後部分依次討論每個主要關節。在髖關節實踐中，我提到我們正在測試主動的關節活動度（圖2.5）。比起其他型態的關節活動度，它總是會較少一點主動性，而這樣另一種形式的關節活動度被稱為「被動」。因為你必須使用你的肌肉來克服任何張力、阻力，而不是外力。

被動關節活動度的例子，包括重力輔助，將自己拉到體位上或在老師的幫助下（圖 2.6）。被動拉伸肌肉的對立肌肉，當被動通過關節活動度運動時，是放鬆的，而主動運動時，則是收縮的。理想情況下，我們會想要考慮縮小在主動及被動關節活動度之間的差距，這是因為我們希望能夠控制我們所擁有的關節活動度。肌力力量是提高，並改善主動關節活動度的重要因素，我們將在下一章中詳細討論。

現在是時候思考那些會影響關節活動度的因素了。我們將只討論一些物理因素，如張力、壓縮、比例和方向；還有其他一些影響因素，如溫度、一天中的時間點、衰老、心理、生活方式、工作、睡眠等等其他更多

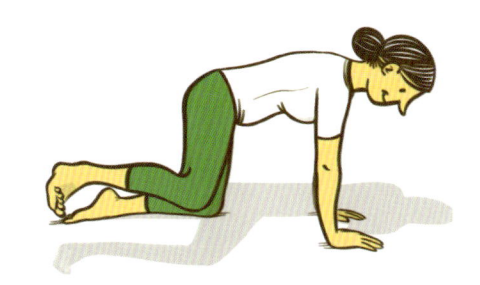

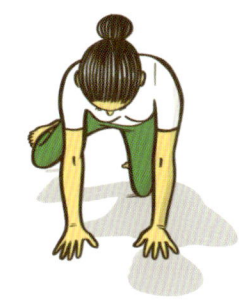

圖2.5 撒尿狗式（Peeing Dog pose）式涉及主動髖關節外展。

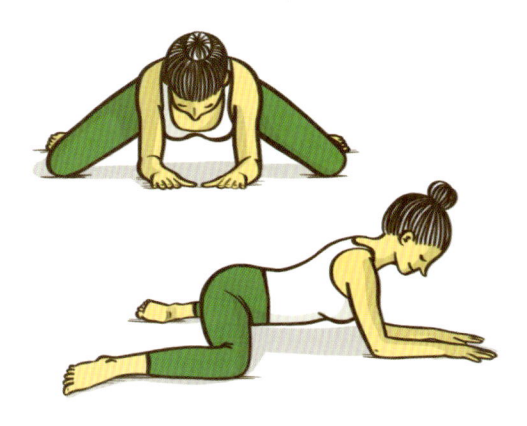

圖2.6 青蛙式（Bhekasana）包含被動的髖關節外展。

因素。除了方向以外的所有重點因素都會被提及，在第1章〈個別性〉、第2章〈壓縮〉和第3章〈對立肌肉的侷限〉中均有介紹，所以我們在這裡只介紹這些觀點。在嘗試深入練習某個瑜伽姿勢時，這樣的狀況很常見，學生們通常會達到這樣一個點，他們覺得自己無法再將姿勢更進一步深入。他們已經在某一個或多個關節活動度，而現在有某個原因或事物阻止了他們。我們首先要區分是，所經歷的感受是在行進方向的前面還是後面。

我們將利用踝關節背屈（脛骨朝向腳面）為例（圖2.7）。

有許多瑜伽姿勢，如下犬式、套索式（Pashasana）、幻椅式（Utkatasan）、和深蹲等體式，都會需要踝關節行使背屈。若我們把膝關節擺在踝關節前方越多，踝關節的背屈就越多，我們就會產生更多的背屈。

如果我們嘗試進一步把膝蓋向前，我們會感受小腿後部或腳踝後部的拉伸感，那我們就會遇到拉伸阻力。

我們往往會立即聯想到肌肉或肌筋膜（肌肉和筋膜），但也可能是肌腱、韌帶或關節囊。通常情況下，這樣的限制或拉伸阻力，通常是來自與我們試圖執行做的動作，相反的肌肉。在這個例子中，這就是蹠屈，而負責這一動作及運動的肌肉，是腓腸肌和比目魚肌。重要是我們要去感受我們要做的動作，還有這一切背後的感覺及感受。

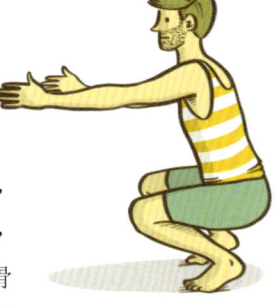

在另一方面，如果我們在腳踝前部感受到有些不適感或壓迫感，通常是關節褶皺處，那麼這很可能是脛骨與距骨接觸。我們遇到骨頭與骨頭之間的

圖2.7 深蹲時的踝關節背屈。

限制,即硬壓迫。在這個例子中,因為沒有軟組織(肉體)存在的阻礙,但請閱讀第2章〈壓縮〉,了解這個觀點:在其他情況之下,有可能是中度或輕度壓迫感的產生。這個壓迫感是在行進方向的前方,可以被感受得到。

另一個考慮因素,可能是與我們的身材比例關係,使我們很難把肢體帶向我們想要的方向前進。也許我們的身材比例也導致我們的身體重心發生偏移,從而把我們帶向錯誤的方向,或者造成了不利的槓桿或空間定位。在我們的背屈例子中,當膝蓋也充分彎曲很好時(如在深蹲或套索式中),股骨過長或臀部過於粗壯等狀況,都可能意味著身體重心向後移動,這樣就很難使身體能向前移動以保持平衡。

為了檢查問題是否出在這裡,我們可以讓學生抓住在他們前面的某樣東西,並推動將自己向前拉。如果透過這樣做,他們可以增加背屈量,那麼問題就不在於此關節的直接關節活動度,而是在於由於姿勢定位的原因,所以無法達到。

骨頭不是筆直的棍子,它們會扭動、轉動,甚至會改變方向。想想股骨的頂端部分。在某些關節處,相鄰骨骼的方向會影響關節在某些特定方向上的運動度。在我們的背屈例子中並不相關,但是在本書後面,討論關於髖關節部分時,我們會遇到這個因素。

Q. 踝關節背屈會如何受到影響,取決於膝關節是否有不同情況,是伸展還是屈曲?想想下犬式對比深蹲式。

柔軟度

柔軟度,是指一個關節,
或一系列關節的可活動範圍。

你可以看到這些定義中的許多詞彙,是相似於我們對於關節活動度的理解。這是因為,它們的確是同一回事,只是從一個略有不同的角度來看。柔軟度是指或衡量特定關節活動度可以活動的範圍。因此,從這個角度來說,柔軟度是針對特定關節和特定方向的,與關節活動度相同。如果某人具有良好的關節活動度,那麼,相對於不柔軟,就會被認為是肢體柔軟。我們可以準確地說一個人的腿筋柔軟度很好,指的是他可以有大範圍的髖關節屈伸,或者,從更廣泛地範圍來看,我們可以說某人肢體很柔軟。後者並不能說明什麼,因為總是有些關節和方向,會比其他關節和方向活動的更自如。同樣的概念也適用於只考慮單一關節,如髖關節。

說到鍛鍊柔軟度,意味著努力去增加,我們可以在某個特定方向上移動特定關節的範圍。那麼,這其實就是語言上的實際情況,即使其意圖是較為廣泛。只有在特定關節和方向上鍛鍊及下功夫,柔軟度才會發生變化。

儘管許多瑜伽教師,都想推廣瑜伽的精神層面,但這卻往往不是人們開始練習瑜伽的原因。如果我們相信一些研究,顯然大多數人開始練習瑜伽是為了鍛鍊身體,或是增加柔軟度。那麼,人們為什麼想要變得更柔軟?曾有研究表明,增加柔軟度並無助於防止受傷,還會降低運動表現(取決於你從事

什麼運動型態），高於平均水平的柔軟度是沒有任何用處的，除非你在要執行的任務或動作中會需要該關節活動度。因此，若從這個角度看，那麼所有這些彎曲和伸展的時間，可能都是在浪費時間。

事實上，如果我們要深入練習許多瑜伽姿勢，大多數的主要關節，都會需要高於平均水平的關節活動度。這就是我們身為姿勢瑜伽練習者所選擇的本質。但在某個階段，我們會需要說：「好了，我已經夠了」（如果你達到了這個程度），否則，如果沒有必要力量的使力，我們肢體就有可能會越來越不穩定的風險。我知道許多經驗豐富的瑜伽教師，最終都會得出這樣的結論。經過幾十年，對更好更大的關節活動度追求之後，他們感覺身體中的這種不穩定性，於是踩下剎車，放下了他們的優勢，而去努力增強肌力力量和穩定性，甚至，有時候會主動尋求減少他們的可用關節活動度。你可能從一開始就要考慮到，這些是根據你的身體體質與組成。

我遇到過許多活動能力很強的學生，他們在與瑜伽渡過短暫的蜜月期後，覺得瑜伽並沒有給他們帶來任何好處。彎曲動作的新手，最終常常被當作新的玩具，被老師的「讓我們來看看，你能做什麼」的態度對待，尤其是當學生也抱著努力奮鬥的心態。這些已超出了本書的涵蓋範圍，但如果你覺得自己可能是屬於關節可動性強的人，請進一步去找關於這主題的研究資料，這樣你才能以有益的方式練習瑜伽。

為柔軟度而柔軟度，仍然會得到我的肯定。主要是因為它很性感，而且你可以拍出很酷的 Instagram 照片。玩笑歸玩笑，我們可以把衰老描述為僵硬和活動能力的逐漸衰退，而年輕則是無憂無慮的流動性。身體靈活，能夠隨心所欲地活動，這讓人可以不斷地點燃或重燃內心的玩樂精神。這樣年輕的感覺，對你的整體幸福感也會提升。我不斷觀察到，大多數有規律習慣的瑜伽練習者，看起來都比他們的實際年齡更年輕。即使沒有創造複雜姿勢的願望，長期保持現有的柔軟性是一項值得付出的努力。我記得我在觀看伊多・伯多（Ido Portal）[1]的紀錄片《動起來》（Just Move），當時我就在想，是的，你說得太對了，只要好好利用你那神奇美妙的身體，不要讓它停滯不前啊。

柔軟度有幾種形式：動態、靜態被動和靜態主動。其中，沒有任何一種是會像比利時巧克力和椰子一樣令人興奮，但至少你可以用它們做出一些漂亮的形狀（圖 2.8）。動態柔軟性有時也被稱為「功能柔軟性」，這是因為它與可用的關節活動度有關。而且所涉及的運動，受運動部件速度的影響。例如，站在山式中，並將一條腿向上擺動，看它能擺多高會有多高。

另一方面，靜態柔軟度指的就是不借助動力使用，而且可分為被動柔軟度和主動柔軟度。被動柔軟度是指借助外力而在關節處產生運動，所能達到的關節活動度。這可以是簡單的利用重力和身體重量，來停留在動

---

1 伊多・伯多（Ido Portal）健身法，是一種利用練習者，自身體重和動作，而不是利用外部重量和器械外力來發展力量、靈活性和柔軟性，請見 www.idoportal.com

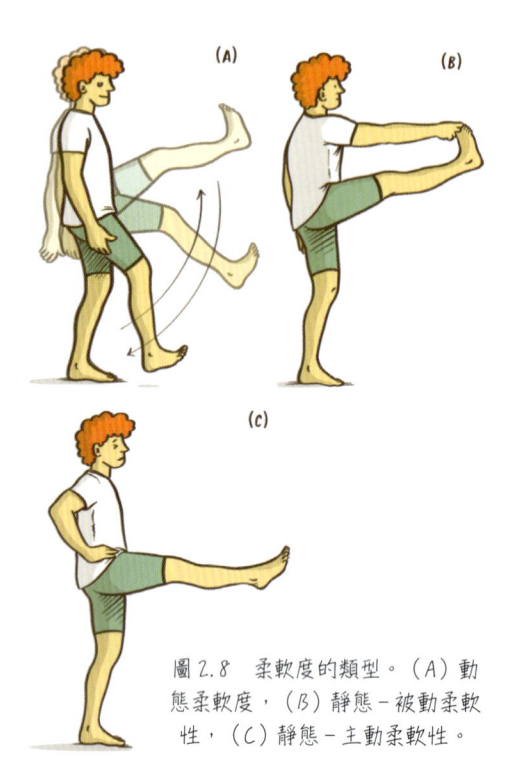

圖 2.8 柔軟度的類型。(A) 動態柔軟度，(B) 靜態-被動柔軟性，(C) 靜態-主動柔軟性。

作中和深入動作；也可以透過抓住輔具繩子或肢體，來幫助自己並促進運動。如果你在姿勢中讓老師輔助，並使所有的力氣，也屬於這一類。有時，我們將後兩個例子稱之為「輔助關節活動度」。

被動柔軟度和主動柔軟度的區別在於，主動柔軟度涉及肌肉活動來移動和保持姿勢位置，同樣是沒有動力涉入。只用髖屈肌抬起，並伸直腿，使腿保持在該位置，這就是主動柔軟度的表現。請記住，這些測試只與髖關節屈曲有關。有人可能在這方面可以很出色，但在相同或是不同關節的其他運動方面卻很糟糕。

在瑜伽中，我們在保持體位時，所做的大部分工作都與靜態柔軟度（被動或主動）有關。主動和被動所能達到的關節活動度之間差異過大是不可取的，因為，這意味沒有足夠的力量來控制完整的關節活動度。雖然我們在瑜伽體位中移動，並且從一種姿勢移動，過渡到另一種姿勢，但大多數時候，我們並沒有使用動力，而是慢慢且控制地完成。在瑜伽中，動態柔軟度在少數情況下可能會有用，例如，當用跳的方式，進入一種姿勢時。

儘管從理論上來說，以這種方式對關節活動度類型，進行分類很方便，但就像大多數事情一樣，這些要素往往是混合在一起的。例如，在許多坐姿前彎動作中，我們很可能會得到重力和腳部抓地力的幫助，但同時也會調動肌肉。來幫助我們向前彎進。

當你肢體變得更柔軟時，會發生什麼變化呢？

為了幫助我們決定，如何改變柔軟度，我們現在可能要考慮一下，在瑜伽課上（急性），和數月或數年定期練習後（慢性），可能發生的生理和神經變化。我必須承認，我是喜歡了解事物運作背後的科學原理，在打算寫這本書時，我計畫根據當前現有的研究給出一些有條理的簡潔解釋。然而，當我讀得越多，我就越確信人們對潛在的身體適應性或神經系統反應，仍然沒有清晰明確的認識與了解。因此，這裡將介紹給大家的是我個人對這些事物的看法。

在此之前，我們需要確定在瑜伽體位中，我們肢體在做些什麼，因為它們與柔軟度是有關的。對於某些瑜伽體位法來說，身

體受限的因素可能是肌力力量，但對於大多數其它體位法來說，限制因素則是需要擁有必要的關節活動度。練習瑜伽體式法時，要有足夠的柔軟度，這意味著隨著關節角度的變化、肌肉的附著點，會被進一步被拉開，肌肉這時就會需要被拉長。肌肉正處於拉伸狀態。把瑜伽簡化，歸結為關於力量的伸展運動，似乎有點異端。但其實你的身體組織並不知道姿勢的名稱，也不知道你是如何呼吸的，更不知道你是否在通往靈性啓迪的「途中」，所以它們只是對不斷變化的變化，使身體位置姿勢做出反應。或者它們真的有做出反應嗎？

事實上，伸展運動似乎是為數不多，用於增強柔軟性的方式之一，難怪許多學生在學習瑜伽課程後。會變得更加柔軟。當我們研究拉伸肌肉組織時，會發生什麼反應時，會變得有點無趣，所以如果你不喜歡關於這方面的資訊，請直接跳過彩色部分，直接到我的結論部分：我們其實正在努力改變的是神經系統對正在發生事情的感知，而不是在身體物理性地拉長肌肉。

伸展肌肉組織

首先，我要介紹一些術語。

肌肉，和包括肌腱在內的相關結締組織，被稱為肌肉肌腱部位，如圖 2.9 所示。當我們通過關節活動度移動關節時，我們將影響整個肌肉肌腱部位，而不僅僅是肌肉組織，因為它不是孤立存在，筋膜直接穿過它，並通過肌腱將它與骨骼連接起來。肌肉肌腱單元具有延展性，這意味著它可以被拉長（伸展）。它還具有彈性特性，可以在拉長後，恢復到其靜止長度。

儘管在日常用語中，當我們使用「僵硬」一詞時，我們會推斷其不柔軟；但在生物力學術語中，它指的是要使材料變形所需的多大力量。那麼，就肌肉肌腱部位而言，僵硬程度是一種衡量方式，去衡量通過特定的關節活動度，來拉動肌肉肌腱部位，所需的力量的大小指標。如果拉伸肌肉肌腱部位，需要使很大的力量，那麼這樣就會被認為是僵硬的。

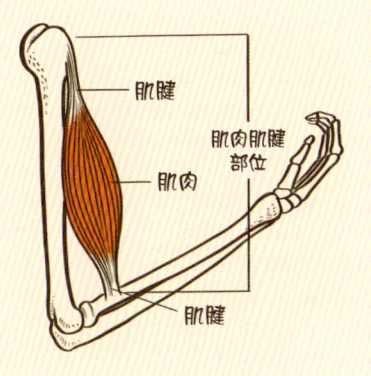

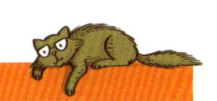

圖 2.9 肌肉肌腱部位。

另一方面,如果肌肉肌腱部位可以容易變形,則會視為順應性。請記住,僵硬並不等同於不靈活柔軟——可以產生相當大的關節活動度範圍,但同時,也會需要很大的使力力量才能實現,這就是僵硬,但相對也依然有柔軟度。肌肉肌腱部位僵硬度,包括被動和主動兩部分。被動是指肌肉肌腱部位的機械特性(物理結構)和神經肌肉反射,如張力(靜態張力)和主動收縮。

神經系統對伸展感覺的一種反應,稱為伸展耐受性(stretch tolerance)。換句話說,一個人在多大強度的拉伸力下才會說「夠遠了?」如同你可以想像的那樣,每個人對自己的極限,都會有不同的體驗,這通常都是與他們過去所做的運動類型,和運動強度,以及對疼痛的整體敏感度有關。

黏彈性(Viscoelasticity)是指材料同時顯示出彈性和黏性的特質。簡而言之,這意味著持續的負載會使材料產生變形(黏性),然後它又會恢復到其原始的狀態(彈性),只是這個過程需要一定的時間。肌肉肌腱部位也具有這種特性,這件事是被相信的。當肌肉肌腱部位在伸長位置,保持一段時間後會被拉長,但經過一段時間後又會恢復正常。因此,存在一種隨時間變化的變形(如果保持伸拉),稱為肌肉潛變,然後是隨時間變化而恢復。長時間而低負荷拉伸,與短時間高負荷拉伸相比,黏性變形更大。這可能有助於解釋,為何在陰瑜伽中,長時間保持在某一個姿勢中,所感受到的漸進深度感。

最後,我們有一個詞叫「應力鬆弛」(stress relaxation)。請不要被「壓力」這個詞誤導,它與「我到底該如何支付,我太太剛剛購買的那雙六英吋紅色高跟鞋的錢呢?」的壓力,並不相同。這裡所指的壓力,是組織對負荷及負載(拉伸力量)表現出的阻力及抵抗力。應力鬆弛是一種現象,如果將肌肉肌腱部位保持在恆定載荷下,一段時間後,組織對載荷的阻力就會減小。這與黏彈性變形的概念密切相關。請想像一下這樣的情境。如果你在重力輔助下,進行深度拉伸,並用長枕或瑜伽磚塊來支撐自己,使自己無法進行更深層的拉伸,那麼重力負荷將保持不變。

肌肉潛變發生後,拉長的肌肉肌腱部位,所提供的阻力會減少,拉伸感覺的強度也會降低。

並非所有強度的降低都是由於肌肉潛變造成的,因為任何持續的感官刺激,都有可能發生及經歷感官適應。在按摩治療中,當我想要對一個激痛點施加深層壓力時,我曾經使用過這種反應。與其讓客戶痛苦地扭動身體,不如先按住所需的壓力,直到客戶習慣再加深壓力,慢慢深入。如果你願意,現在就自己親自試試看。用另一隻手的拇指和食指,捏住一個手指的指尖,施加足夠的壓力,使其產生一定程度的不適感。現在等待一下,再使力並保持同樣的壓力大小。過不了多久後,疼痛感就會消退。現在可以鬆開手指了。

如果你閱讀一些技術性的書籍,你還會看到些如「應力」和「應變」等術語。在我們的上下文當中,應力是肌肉肌腱部位,對拉伸施加在組織上負荷的阻力,應變是肌肉肌腱部位長度的變化。因此,當我們稍早提出關於僵硬性想法時,高僵硬度將可以推斷出,低應變-應力關係,而高順應性,則推斷出高應變-應力關係。如果這一步走得太遠,我不會怪你,因為我也覺得頭疼。我們

就這樣愉快地先跳過去吧。

不過現在，我們可以將這些語言、生理學和神經學知識，應用於瑜伽姿勢中的身體拉伸。肌肉組織是由稱為「肌節」的構件組成的，但與看似可能的情況相反，研究一致認為，當關節活動度增加時，肌肉的物理長度並沒有發生變化。不會再增加更多的肌節。因此，這意味著，當我們拉伸身體時，我們其實並沒有試圖拉伸肌肉（使其變長）。很奇怪吧！

關於肌肉肌腱部位，是否會發生黏彈性變形也存在著分歧。

如果黏彈性變形確實是導致應力鬆弛和肌肉潛變的原因，那麼它也不會產生持久的影響效果，因為在拉伸之後的某個時間，它就會恢復到正常狀態。因此，如果沒有持久的機械變化，那麼柔軟度的持續增強和主動張力的降低就必須是存在神經反應領域。這就引出也讓我們想到流行的拉伸耐受性理論，這理論表明被動阻力是沒有變化，但連續或透過長時間的項目重複，會導致拉伸強度增大，從而產生更大耐受性。

經過我自身多年的身體拉伸努力，我現在要告訴大家為什麼我並不相信這種解釋。

如果肌肉肌腱部位拉伸的阻力沒有改變，那麼對於拉伸一定距離所需的力量就不會改變。柔軟度的任何增加都是由於對拉伸感覺的敏感度降低（拉伸耐受性）。反覆拉伸的體驗並非如此。是由於，關節很容易透過更大的關節活動度活動，因此沒有必要更加努力。

讓我們舉個常見的例子：當某些人剛開始練習瑜伽時，無法在坐姿前彎式（*Paschimottanasana*）中向前折疊。相反地，他們發現自己只能處在手杖式中坐直。一段時間後（數個月或數年），他們現在已經可以舒適往前趴在腿上了。想像一下，如果你必須克服曾經阻止你做手杖式的阻力，以及做其他關節活動度動作時的額外阻力，那麼，你所需要付出額外的努力，才會能夠身體往前，折疊在雙腿上。因此，需要克服的阻力發生了變化。我認為這是神經系在調整它對安全範圍的感知，讓你能通過這個範圍，並允許柔軟度的增加。我也相信我們可以透過訓練，承受更大的高強度訓練，但這是涉及到更強烈地去挑戰與新的阻力。如果你觀察任何一位瑜伽、舞蹈或武術的成功練習者時，你會發現他們的動作都是流暢度而優雅，而不是像是拼命掙扎與克服限制。

從我的角度來看，整個內容的最終目的及結論是當我們努力在提高柔軟度時，我們也需要努力告知神經系統我們的需求，去行使某些關節們的關節活動度以及這樣做的安全性。這樣做的目的是建立一個新的設定點，讓神經系統樂於讓我們去做並達到那想要的新設定點。

因此，對於那些跳過了「技客」（geeky）部分的人，我可以總結如下：

- 有研究表明，柔軟度的增加提高，並不等同於肌肉結構長度的物理變化。
- 拉伸過程中，可能會出現暫時的物理變化，但肌肉會在短時間內恢復其原來的

長度。
- 神經系統反應是負責並造成可用關節活動度的主要原因。
- 因此，當我們努力在增加關節活動度時，我們不需要迫使讓所要增加的目標區域屈服，而是與神經系統合作，向它顯露我們所需要的更大柔軟度。

鍛鍊柔韌性

當你在谷歌上搜索「增加節活動度」時，幾乎所有出現的搜索結果，都會是與拉伸有關，而這可能也是最常用的方法，但也存在一些其他選項。

受控的關節旋轉（CARs），是指透過控制和積極的主動肌肉運動，使關節在末端範圍內轉圈或旋轉來移動關節。這麼做的目的是，透過在關節活動度的極限範圍內，增加提高肌力力量和精確度以改善活動度（受控柔軟度）。如圖 2.10，而此圖不是提供讓你去遵循，而只是僅供你參考。

我們稍早已經談論過力量的重要性，但

現在我們要介紹的是可動性（功能性柔軟度）這一術語。例如，這兩種之間的差異：將雙手放在地板上，支撐身體重量，然後將雙腿滑動分開，進入猴神哈努曼式（Hanumanasana），與僅用腿部肌肉控制自己從站立姿勢，向下進入猴神哈努曼式（圖 2.11）。最好還能再站起來。神經系統會感知你所做的動作是安全的，並且更有可能讓你在此基礎上，增加並建立可達到的關節活動度。我相信同樣的想法，還可以有很多其他的衍生事物。

作為另一種選擇，只做你需要做的事情，如何呢？我的意思是如果你想要可以做深蹲這動作，就請開始把深蹲納入你的日常生活習慣裡，花更多的時間深蹲（圖 2.12）。這看起來可能有點傻，但有什麼是比經常嘗試做某事，更能向神經系統展現你需要能夠做此事呢？稍後你會發現深蹲是我們在本書中，常提到的一個基本動作，而我碰巧認識很多瑜伽老師，他們在吃早餐、閱讀或等公車時，都會做深蹲這動作。

我確實記得，有很多次，當我妻子在店

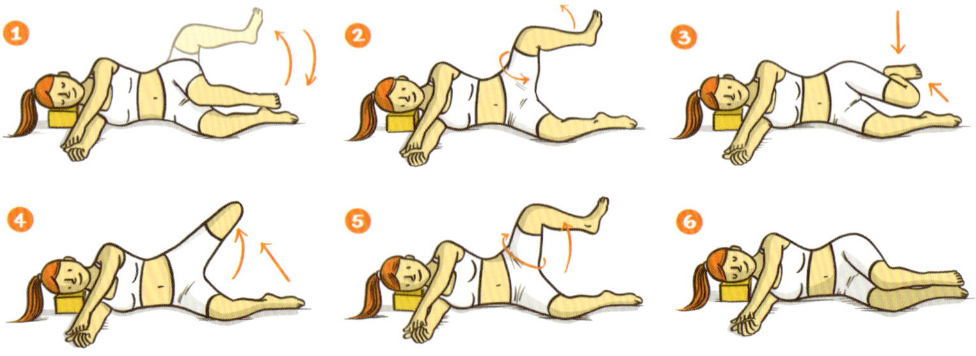

圖 2.10 受控制的關節旋轉。

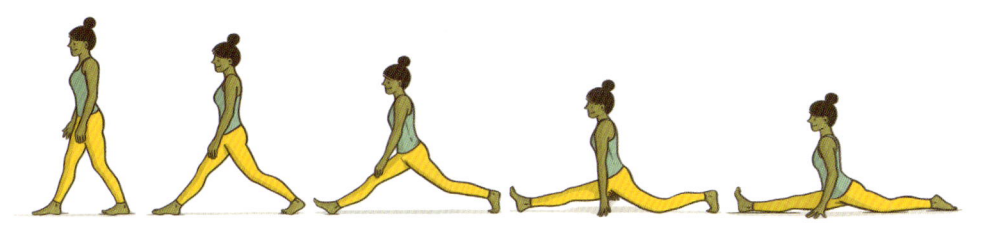

圖 2.11 雙腿滑動分開，進入猴神哈努曼式（Hanumanasana）。

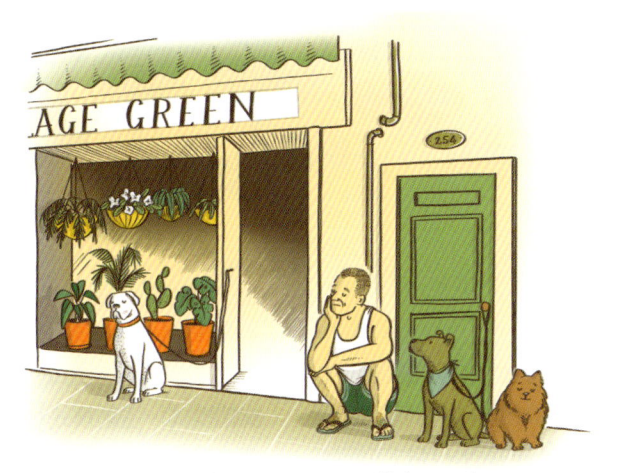

圖 2.12 深蹲，是日常生活習慣的一部分。

裡，顯然是在為了購買合適的產品做深思熟慮的決定的時候，我和等待的狗狗們，一起蹲在店外。

如果你曾觀察在亞洲的稻田裡，婦女們在插秧，你就會發現大多數人都有神奇的站姿前彎動作。這些婦女們整天、每天都在做這動作。她們需要這個動作，因為很有用。當然，這並不意味著他們有很好的肩部柔軟度。用重複性動作，來提高柔軟度的問題在於，它的目標非常明確，有針對性。但是一般來說，在通常情況下，在日常生活中，你愈能多運用力量和柔軟度，這些動作就更容易融入身體。

伸展

這把我們帶到伸展這觀念上。希望我們已經確認並建立，我們在姿勢瑜伽中大部分都是在行使伸展動作，因此，可以在體位中，更深入的理解以及在家庭作業中提供給予方法選擇。

伸展的類型

你一定不會驚訝於發現伸展運動一樣也有柔軟度方面的特徵類別，因為柔軟度是一種測量方法及標準，而伸展則是可用來行使測量方法的工作。因此，對於伸展我們一樣

作，視覺化或單列出來，因此這時的重點可能就會放在外展上。因為通過動作意圖，讓正確的肌肉發揮作用會更容易，即使你知道該用哪塊肌肉，試著只用臀部肌肉，將大腿拉近地面也會有效果。如果繼續保持這種主動的肌肉鍛鍊，並用手作為向下的力量，對大腿施加一點鼓勵，我們就進入了主動輔助的境界。

動態伸展

　　動態伸展的特點是，重複進行有節奏的運動，而不是持續保持在一個姿勢。一般的概念是這動作姿勢，將帶領受試者完成更大範圍的伸展，重複動作的時間加起來相當於更長時間的深度伸展。我在之前提到過，我們可能會在跳入某一個姿勢時，使用動態柔軟度，但這只是一種一次性的過渡動作，而不是致力在增加關節活動度上下功夫。在運動熱身時，動態伸展通常是首選方法。因為如果使用主動收縮，動態伸展可以在肌肉中產生更多熱量。然而，在練習瑜伽的情境中，動態伸展似乎通常並不合適，所以在這裡將動態伸展包括在內，更多的是為了潛在的家庭作業，因為與傳統的靜態伸展相比，動態伸展通常能帶來更好的關節活動度效果及結果。

　　你還記得那些老式的足球熱身動作嗎？他們常常上下彈跳，並試圖去觸及他們的腳趾？嗯，因為其動作這是被歸類屬於動態運動的範疇，而且被稱為彈震。術語不一致的是因為那些不被認為是有彈力的動作，通常也被稱為動態，但我更傾向於避免混淆，將那些使用可控動作的伸展，分為一個子類別稱為主動。我通常將瑜伽與靜止和內化體位聯繫在一起，但有些瑜伽流派風格，可能會加入諸如脈動進出之類的動作，這也就是主動動態伸展的一個例子。

　　基本上，在大多數情況下，我認為彈震式伸展是垃圾，因為缺乏控制，使用了大量的動力，而且很有可能將伸展力量帶入錯誤的區域。如果你看一下〈多肢段運動〉這章節，你會發現這正是彈震式伸展中可能發生的事情類型。目標區域會停止運動，並會在阻力較小的地方會繼續活動。如果我們繼續做足球運動員的站立式前屈（彎）彈跳運動前屈，你會發現在向下運動的過程中，受到阻力的腿筋，會阻止骨盆移動，導致髖關節不再屈曲，脊椎反而會彎曲。而首當其衝的是腰椎。在這種翻版和重塑品牌的文化中，體能訓練師可能會對技術進行微調，試圖創造出自己的市場風格，但普遍來說，我所看到的都是一樣的：引入無意識及意圖的關節運動。除此之外，還有一些與觸發神經系統反射相關的問題（參考第 3 章，〈神經生理學〉）。

　　彈震式伸展缺乏具體明確性，這對任何使用動力的伸展方法來說，都是一個潛在的問題。彈震式拉伸通常主要依靠重力來產生動力，而主動動態伸展方法，則著重於利用肌肉收縮來產生運動。這提供一定程度的控制，但仍需要保持警惕，對於不必要的運動。除了前面提到的脈動之外，我看不出在姿勢瑜伽中，使用動態伸展有什麼合適之處，除非該課程在很大程度上借鑒了舞蹈和運動成份。不過，我自己也使用過這種伸展

方式，作為提高某個特定姿勢深度，或是家庭作業效果還是不錯的。

在做家庭作業伸展訓練時，你不一定要依照並重複瑜伽的姿勢來伸展，而是可以考慮改善特定的關節活動度。如果你還不確定如何將一個瑜伽姿勢分解為多個動作，希望你在閱讀完這本書後就會明白。動態伸展，像是站立直腿踢腿就是一個很好的例子，它是一種相對容易，可以進行嚴格控制的練習。當我在家時，我經常在開始練習前先做這個動作。我會說坐角式（Upavistha-Konasana）是可被認為為交叉姿勢體式，它也可以有效地用於動態伸展，直接改善關節活動度，返回瑜伽的練習（圖2.15）。重力會提供一些幫助，但重點是透過肌肉參與和將手臂推高遠，來產生髖關節屈曲，從而增加軀幹的長度，並挑戰前屈的深度。在每次重複之間，有節奏地做脈衝式動作，以及返回頂部位置，效果會很好，因為這也會需要使用肌力力量。

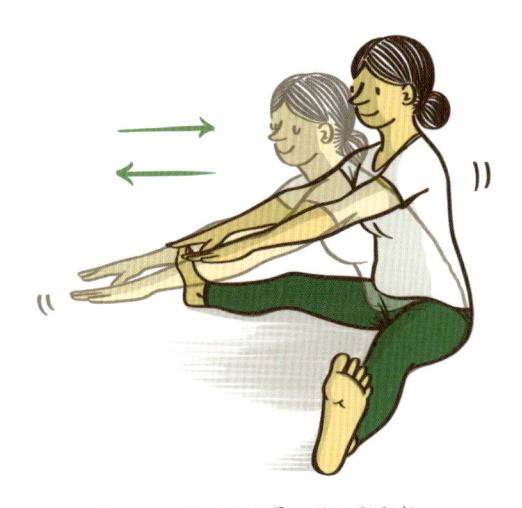

圖2.15 收縮和動量，是主動動態。

預先收縮伸展

從流程圖（圖2.13）中，你會發現在這個標題下，有無數的分類種類，其中一些可被視為技巧的變體或子類別。顧名思義，它們都涉及伸展前的肌肉收縮，可能是目標肌群收縮；也可能是相反。對立肌群收縮，或者在某個階段兩者都收縮，具體取決於特定的方案。關於這組伸展技術，增加關節活動度的基本過程，目前還沒有完全確定的研究結果，但經常有報告聲稱無論是短期還是長期，這組技術都是最有效的。有兩種主要的理論，是拉伸伸展耐受性的增加（在技客部分提到過）和一種被稱為「反牽張反射」或「高爾基肌腱反射」的神經系統反射（第3章，〈神經生理學〉）。

如果我要對每一種變體，都一一進行介紹與了解，我們可能會在這部分待上一整天，所以如果你對這一類別特別感興趣，我將讓你自己進行研究。不過，我還是要介紹一下，本體感覺神經肌肉促進術伸展法（PNF），因為這種方法我自己也經常使用，既可以作為診斷工具，也可以實現永久性的關節活動度改變。

PNF是本體感覺神經肌肉促進的縮寫，所以從名稱也暗示了神經系統的參與。它有多種變化，但最直接簡單的方法是，首先，先收縮要你想要伸展的肌肉。在伸展期間，收縮對側相反肌肉（想想主動伸展）也是有益的。通常要完成三輪拉伸（三回合）伸展，因為人們認為，再進一步重複伸展，對關節活動度的額外增益微乎其微，所以不值得花時間去做這些過於重複的練習。如果你

躺在臥手抓腳趾腿伸展式（Supta Padangushtasana）式中，用手拉腳掌或腳踝，使腿懸在空中移動，盡可能多透過驅動髖關節被動屈髖把腳朝向頭部。你應該會感覺到大腿腿後側部分（膕旁肌腿後部〔膕繩肌〕）有舒適但強烈的伸展感。腿部所處的位置，應該要是接近你個人的髖關節屈曲的極限範圍。

緊緊抓住腳掌或腳踝，積極通過收縮膕旁肌，主動伸展髖關節，就像你試圖要把腿帶回到地面（A）。但是，不要讓它跑到任何地方，用雙臂抵住動作。使用大約 30% 的等長（靜態）收縮使力。使力並保持停留在這個姿勢中，並停留大約 8 次緩慢呼吸的時間。現在可以讓肌肉放鬆，並在手臂的輕柔鼓勵下，被動地將腿向頭部移動（更多地屈髖）。

在這個新的範圍內，開始第二輪收縮，8 次呼吸後，再次將腿靠近頭部（B）。

第三回合，再次從新位置（C）開始，但這一次，在使力和放鬆之後，雙手鬆開，只用髖屈肌主動做更大的屈髖動作。這個姿勢位置，可以再停留個 5 到 8 次呼吸，之後呢，我將會用雙手來輔助。手的主動輔助伸展可以停留在最後 5 到 10 個呼吸，（下圖中的 D 順序），以便了解這姿勢帶來的感覺。

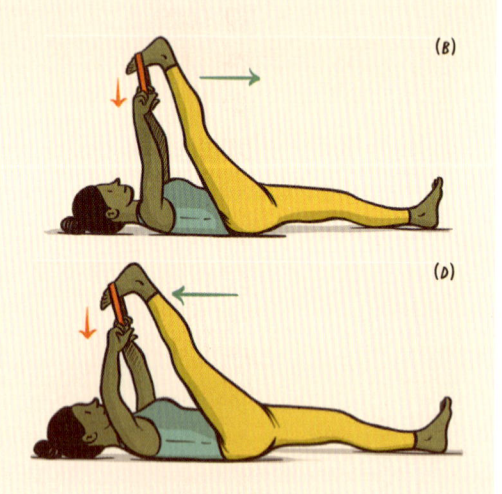

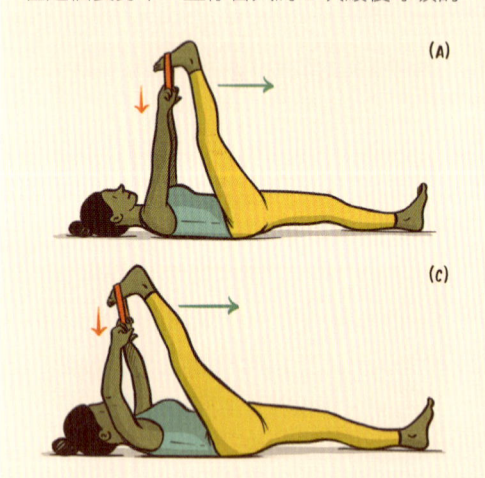

以前沒有嘗試過這種伸展，可以試試練習上方中的序列，來了解這是什麼感覺。

我知道，你可能在想：做了這麼多該死的工作及努力之後，最好能有好的改變，會的！只要限制是肌筋膜性的，就會有所改變。儘管關節活動度的急劇變化會非常顯著——就像所有的伸展一樣——但如果只做一次，所取得的效果及益處會在一個小時左右的時間內煙消雲散。不過，定期進行 PNF 式伸展，應該會對關節活動度產生更持久的變化。

我在上文提到我使用 PNF 作為診斷工具，正是因為它能立即改變關節活動度。當試圖去了解並確定是哪些限制對學生深入

練習姿勢造成了最大阻力時，可以對相關肌肉進行系統測試。並在每一步之間重新嘗試姿勢。如果關節活動度的變化，也會導致姿勢的深度或舒適度發生變化，那麼就可以進行伸展家庭功課或增加姿勢，並相對確定這些伸展，跟所增加的姿勢，會帶來不同的效果。

在本書後面的章節中，我們將會介紹如何針對特定的關節運動進行訓練，因此我將淺談下一個例子。回到之前使用過的束角式體位，我們知道（或者遲早會知道），關於這個體位法，身體主要的運動是髖關節的外展和外旋。從肌筋膜的角度來看，若這兩個關節活動度的量不足，會導致膝蓋或大腿離開地面。與其不斷地重複這個姿勢，希望它能有所改變，不如去針對個人行使單個個人運動可能會更有效。但是，對不需要伸展的東西，進行伸展也是沒有意義的。因此，最好先確定哪個動作是最麻煩部分。我們可以從學生能否輕鬆分別完成髖關節外展和外旋的孤立關節活動度開始著手，但我們也希望知道，在家庭作業上花費的額外時間是否值得。這就是 PNF 的作用所在。

具體步驟可以如下：

- 要求學生重複做幾次束角式，以確定身體的擺放位置，從而真實反映出，他們通常做這個姿勢的深度可以到達那裡。
- 做一個視覺記錄或拍照，以便你日後可以進行比較。
- 不僅要注意膝蓋的高度，還要注意身體的整體擺放位置，例如骨盆的角度。
- 引出一種主觀體驗去感受，即在哪裡、哪個部位，感受到最顯著的限制，以及總體舒適度如何。
- 進行 PNF 伸展，以增加髖關節的外旋。
- 重複練習束角式，並記錄身體和主觀變化。

透過這種方式，對一個姿勢去進行系統式的解構和測試，應該就能發現學生需要花心力去改進的領域。這樣一來，家庭伸展作業就不一定必須要是 PNF 伸展——可以是任何適當的姿勢，或不同形式的伸展或強化伸展。這樣相同樣的資訊，也可以用來決定適當的體位順序排列，在達到感興趣的瑜伽姿勢之前，用正確的姿勢，來針對最重要的關節活動度去練習。以我們的束角式體位為例，如果確定髖關節外展，是學生的主要侷限，那麼可以將伸展內收肌的體位，像是青蛙式（*Mandukasana*）或直角式（*Samakonasana*），放在該體位之前練習。當然，分析結果可能會顯現，需要改善的關節活動度不止一個。這麼一來，當在自我伸展作業或練習的體位順序，就會必須要相應調整。

阻力

我想說的是，阻力是拉伸運動領域中，一個相對較新的項目，但它有一個很大的優勢，就是可以同時鍛鍊到肌力力量和柔軟度（活動力），而不僅只依賴於主動運動。毫無疑問地，伸展有各種各樣的技巧變化，但其基本原理是被伸展的肌肉會主動抵制伸展力量。是的，肌肉可以同時收縮和拉長，這

就是所謂的「離心收縮」，而我們將在第3章〈肌力力量〉中，會再詳細介紹。

這種方式的另一個原則是，伸展的深度是取決於可以控制的範圍內。在伸展階段後，增加縮短收縮也很受歡迎。

人們相信阻力伸展能使隨後的關節活動度增大，這是因為許多肌肉纖維同時被拉長和收縮，如此會產生神經反應。如果之後還進行縮短收縮，那麼，由於收縮方法中使用的等長收縮所引起的類似反應，可能會再次發揮作用。

我們將再次回到束角式這體位，希望以多種不同的方式，重複使用同一個相同的姿勢，讓你了解及體會到有多少種選擇存在的可能性。

在這個例子中，進入這體位的準備是先將在牆邊進行，因為我覺得這樣可以防止骨盆後傾斜，有助於使此動作更加嚴格地被進行。讓我們先思考一下原理，然後再詳細說明要如何操作及運作。這樣，你就能將同樣的思考過程，應用到任何需要處理的關節活動度上。

如果在骨盆靠牆的束角式坐姿中，膝蓋是處於往上懸空，那麼不難理解為了加深姿勢，膝蓋需要往下向地面移動。我們知道，這是一個外展和髖關節外旋的組合動作，但我們不會把這兩個動作分開，只是從膝蓋會走向地面或離開地面的角度來思考。如果大腿已經著地，顯然意味著這個姿勢不需要更大的關節活動幅度，但可行的動作幅度範圍，也會被地板擋住限制，這也表示需要增加關節活動幅度，就必須採用不同的姿勢。不過，這個姿勢練習仍然有助於增強肌力力

量。將雙手放在大腿或膝蓋上，可以提供不同的阻力來對抗。

第一次阻力伸展的起始姿勢是雙膝離地面懸空，雙手放在膝蓋上（圖2.16）。利用肩部和手臂的力量，將膝蓋壓向地面，但與此同時，大腿內側（內收肌）會抵制這一動作。因此，雙手在膝蓋上向下壓向膝蓋，膝蓋向上壓手。然而，這是一場確定的競爭，而手必須從中獲勝。

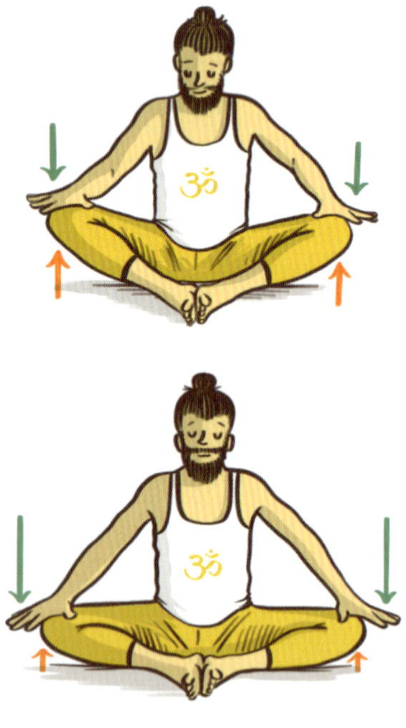

圖2.16 即使雙腿向上推，用力使力，雙臂可以以更大的力量，向下用力。雙腿就會向地面移動。

而這目的是，讓向下的力量以可控的方式克服向上的力量，使髖部可以在現有可用的外展範圍內平穩移動。不要使用最大的力量，而是要做到勞而不險，現有的髖部外展

範圍以沒有風險的方式，去承接應對可以承受的力量。請要記住，重要的是要循序漸進地增強最終的關節活動度強度及極限。在向下的過程中，內收肌會收縮，但也會拉長（離心）。

一旦到達可控範圍的盡頭（而很可能不是地面），遊戲規則就會改變，現在是雙腿必須獲勝。向下壓的力量，必須減少到足以被雙腿克服，膝蓋才能在控制下回到起始的位置（圖 2.17）。在往上過程中，內收肌會收縮並縮短（向心）。重複大約 5 到 10 次次數就足夠了。重要的是要輕柔地開始，並在數週內，緩慢增強收縮力量。

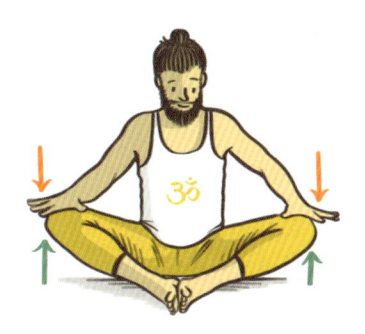

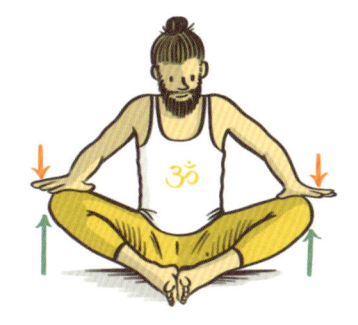

圖 2.17 這次，雙腿向上推的力量，會大於雙臂向下推的力量。雙腿會離開地面。

伸展時間和頻率

在瑜伽環境中，學生停留在一個姿勢的時間，可能短至一次吸氣或呼氣的時間，長達幾分鐘不等。由於較長時間的停留，往往會引起暫時的、可逆的身體變化，因此，重要的是額外的時間是否也會對神經系統產生更有益的影響。

我想說的是，關於這一點研究資料還不是很清楚。請記住，我們並不是試圖要伸展我們正在伸展的東西或部位，儘管這聽起來可能有些瘋狂及愚蠢。但有一些研究表明，長時間的伸展維持對老年人的身體可能會更有效，這並不奇怪，因為其他事情似乎也需要更長的時間。開個玩笑，但我確實認為伸展時間是一個非常個人化屬相的問題，最好進行試驗及嘗試找出適合自己的方法。這將始終是熱量、流動、輕盈、接地、集中力、伸展耐受力和意圖之間要保持的平衡。

我的呼吸很緩慢，而我喜歡停留在姿勢中約 30 秒到 1 分鐘之間，但對其他人來說太慢了，甚至可能令人沮喪。一般來說，身體組織的順應性越強，伸展所需的時間就越短。

我接觸到的許多研究提到，持續時間的區間通常在 2 到 6 週之間，因此，幾乎與規律的瑜伽練習者無關。能堅持幾週的計畫練習，與能堅持數個月或數年的計畫類型不同。堅持和耐心才能帶來持久的效果。速成的方法很少能解決問題。因此，這就是為什麼不僅要找到適合自己身體的練習技巧和練習時間，還要找到自己感興趣的內容。

訓練頻率也因人而異。有些可以承受比別人高得許多的訓練強度，甚至，可以在訓練中大顯身手，而同樣的練習方案，可能會讓其他人筋疲力盡。許多瑜伽流派建議學生每週最多練習 6 次，但如果你總是做同樣的姿勢或動作序列，這可能不是最好的選擇，因為這樣就沒有多少時間留給身體恢復。

「重複性」是促使變化的好方法，但過多的重複，很可能會增加重複性勞損的機率。身體需要休息以修補和修復，尤其是當你在挑戰它的時候。我們很容易會掉進「越多越好」的陷阱，但實際上並非如此。如果你在練習中遇到了瓶頸，與其加大練習強度及試圖突破，不如多休息一天，看看會發生什麼事。

無論是姿勢瑜伽還是家庭功課伸展運動，都有一個適用的相同原則：強度越高，練習間就需要更多的休息。如果你喜歡每天都練習瑜伽，那就在某些日子裡全力以赴，而在其他日子裡，你只需順著呼吸流動，或保持停留在舒適區。不要每天都拼命地練習，否則遲早會出問題。

當然，練習的頻率也可能太低。每週 1 到 2 次可能太少，而無法體驗到柔軟度的顯著變化，尤其是在蜜月期之後。如果你繼續定期練習瑜伽，並考慮引入額外的伸展運動功課，那麼每週練習的次數，將取決於能量水平和身體對較高強度練習的反應。也就是說，每週針對同一區域部位的練習，最好不要超過 2 次。

斯圖的大型混合動作

髖關節屈曲，是我在本書後面部分會提到另一個關節活動度基本動作。一個好的髖關節屈曲可以協助創造出許多漂亮的形狀，但它也是很多學生都認為具有挑戰性的動作。因此，作為柔軟度訓練的最後一課，我想與大家一起分享一個以增加髖關節屈曲為重點的實用訓練，其中包含本章節所涉及的許多概念與想法。

除非你的身體已經非常柔軟，否則在做這項練習時，會需要使用到瑜伽繩。請先確保你已經先透過練習瑜伽，或進行幾分鐘的漸進式直腿踢腿來熱身雙腿。

作為快速參考，我們有：

- **第一階段**：以規律的節奏移動——主動動態伸展
- **第二階段**：主動和阻力圈——穩定地控制關節繞圈的動作適應（CARs：Controlled Articular Rotations）
- **第三階段**：髖關節屈曲與伸展——阻力伸展
- **第四階段**：靜力保持訓練——預收縮伸展和肌力力量訓練
- **第五階段**：靜態伸展——靜態被動伸展後的靜態主動伸展

這套運動組合有點刺激，所以一剛開始時，請不要過於狂熱。另外，每週最多做 1 到 2 次。

伸展運動將在瑜伽體位：仰臥手抓腳拇趾伸展式（*Supta Padangushtasana*）中進行，因此請仰臥，將一隻伸直的腿伸向空中（A），屈曲髖關節將腿伸到你的活動關節活動度的極限（這也意味著不要使用手的輔助）。

第一階段，是利用髖關節屈肌和伸肌產生力量，使腿部往前及往後有規律地移動。目標是試著去移動，距離約為 12 英吋（60 公分），或總關節活動度的四分之一，平穩地重複約 10 次。目的是看看你是否能在每次有規律移動時，更深入地屈曲髖關節。

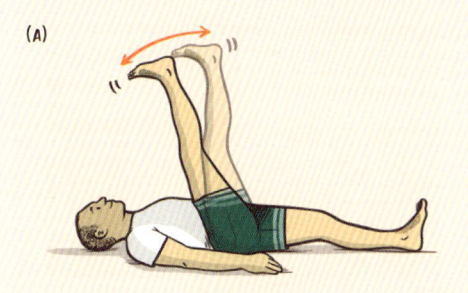

(A)

現在將瑜伽繩繞在腳上，這樣在完成**第二階段**（B）時，你就可以將頭和肩膀保持在地板上。

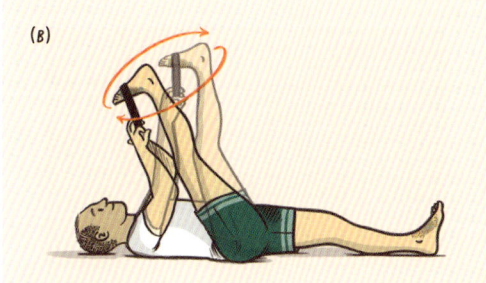

(B)

你現在要試著用腳，去畫出小圓圈（直徑約 8 英吋 [20 公分]），再次使用肌肉的力量，但這次要借助手和繩子的幫助和阻力。你將持續拉動繩子，但隨著腿部遠離身體，拉力會減弱一點。圓圈的頂端部分，是你在幫助下，可以達到的最深屈曲髖點，圓圈的底部則是從該點向後移動。

當腿遠離身體時，髖部伸肌（膕旁肌）會與繩子所提供的阻力產生作用力。當腿向身體方向繞圓圈時，髖屈肌會參與協助。先順時針畫十圈，再逆時針畫十圈。

接下來是一些阻力伸展（**第三階段**）。保持繩子不動，將腿拉伸向身體，直到達到髖關節屈曲的極限範圍（C）。收縮髖關節伸肌（膕旁肌）使腿部遠離身體，會提供比繞圈圈時有更大的阻力。目標是在肩部離開地面之前，行進約 12 英吋（30 公分）或任何可用的距離移動。

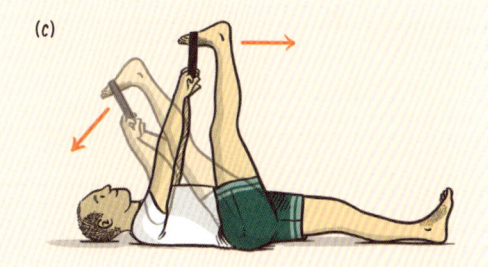

(C)

你可能會需要在繩上，留出一點鬆的空隙，以便讓手臂來承擔拉緊。當腿返回往身體移動時，手臂的拉力會繼續，但這次髖關節伸肌會嘗試抵抗。這個技巧與束角式的交替拔河相同。因此，膕旁肌會持續地收縮，當腿向外移動並遠離身體時，膕旁肌會縮短，當腿向身體移動時，膕繩肌會拉長。目標是試圖完成十個來回動作。

在**第 4 階段**，雙手握住脛骨（如果搆腿搆不到，則仍使用繩子），然後盡可能在舒適地情況下，將腿帶往向身體（D）。保持

緊握的姿勢狀態,使腿保持在它所在的地方,當你處於加大腿筋的力量,將腿拉遠離身體。

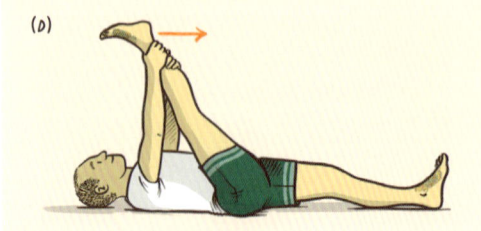

(D)

繼續停留在這個狀態約 30 秒鐘,然後放鬆,但保持腿的位置,為**第五階段**做好準備。

如果這樣的練習對你來說是新的方式,請不要用力過頭——控制力的力量約為最大努力的 30% 到 40% 左右。當你在接近極限範圍變得越來越強壯時,這種練習方式可以作為增強力量的機會,而練習強度也可以逐漸增加。不過,我仍然建議不要超過最大努力的 80%。靜態收縮應該已經產生了神經釋放,你現在可能會發現腿部可以很容易地就能靠向身體了。

抓住收起任何鬆弛的部分,然後看看用手的稍加鼓勵是否能讓腿更近一些(E)。保持這個姿勢 30 秒鐘。

最後要做的是將手從脛骨上鬆開,並嘗試透過用主動屈髖,來保持腿部的位置(F)。

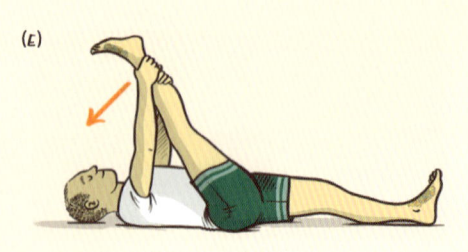

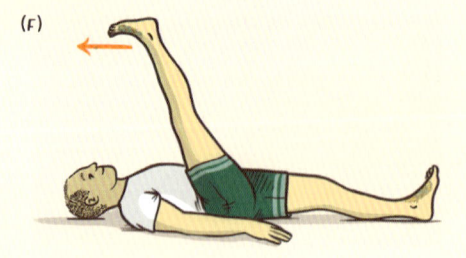

(E)

(F)

多肢段運動

在多肢段運動中,
力量會找到阻力最小的區域

如果你觀察一下自己的手指,很容易就會發現它們是由三個不同的部分組成。你彎曲手指就能直接看出它們的不同部分(圖 2.18)。在肉的下面,我們有骨頭,每塊骨頭的末端相接的地方就是關節。我們可以把每一肢段看作是身體的一部分,而由關節連接:兩端都有關節,或者只有一端可以自由移動,就像你手指的最後一部分。很多時候,當我們移動或擺放定位身體時,我們必須改變多個關節的位置:這就是多肢段運動。

我是學按摩出身的,拇指的最後一節

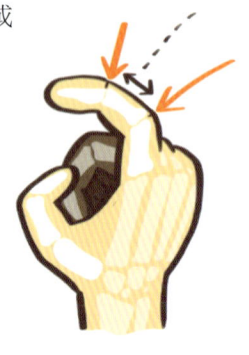

圖 2.18 通過彎曲,來觀察手指的三個不同部分。

的過度活動，可能會造成問題，因為在透過拇指尖施壓時，拇指會很難保持伸直。如果讓拇指彎曲，改用拇指指腹施加壓力，你的拇指就會受傷。在瑜伽中，如果你在使用指尖支撐自己的姿勢時，反覆讓手指或拇指的最後一節過度彎曲，同樣會有傷害該關節的風險。我在瀏覽 Instagram 時，經常觀察到這種情況。力量是控制過度活動力的一個重要層面，我們也將在第 3 章中談到這一點。

手指看起來很可愛，而且也很簡單，因為我們只是彎曲和伸直它們（屈曲和伸展），我們對手指沒有比這更高的期望。但當涉及到身體的其他部位時，關節處往往有更多的動作及運動。當我們將身體置於更具挑戰性的位置時，比如許多瑜伽體位，可能就很難分辨出，我們在某個特定位置過度運動。我們甚至可能也不太清楚，哪些動作應該在哪裡進行。下面的例子，或許可能幫助我們闡明這個想法。

在做半蓮花坐式（Ardha Padmasana）時，我們需要對下半身進行多肢段運動。上腿、小腿和腳部需要以特定的方式擺放定位，以便允許腳的外側邊緣，放置在另一邊相對的臀部皺摺處。這些動作發生在髖關節、膝關節和踝關節的相關關節處。大腿需要向外滾動並遠離身體（髖關節外旋和外展）。小腿需要完全地靠攏上大腿（膝關節屈曲），腳尖點地，腳底稍微朝向天花板（踝關節蹠屈和內翻）。

讓我們來做個小實驗。將一隻手，手掌心朝下放置，伸直食指（圖 2.19）。用另一隻手將手指指尖輕輕地拉向天花板。你可能會注意到手指的最後一節，是手指彎曲伸展較多的地方。在這個例子中，它是關節或阻力最小的部位；在這情境中，我沒有把手指與手掌的連接處，這點考慮在內。

如果你不停地按壓你的指尖，那個地方可能開始會產生疼痛。如果你每天都這樣做，很可能會導致該活動部位的活動度增加，變得更加靈活，但穩定性會降低。活動最多的活動關節可能是不同的，個別性也是一個重要考量的概念。

如果你願意，也可以試試其他手指和另一個拇指。注意到有什麼不同及差異性嗎？現在跟另一隻手相比較。就我自己而言，小拇指的最後一節，活動度可以達到最多，而右手拇指的最後一節，比左手拇指更容易伸展。

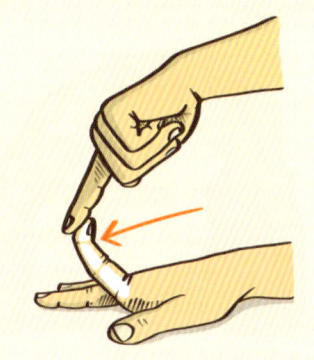

圖 2.19 將一隻手，掌心朝下，並伸直食指。

接處的上方。首先要考慮腿部相對於骨盆的移動位置。你個人可能會希望下沉更深，但實際上，隨著髖部向更大的外展方向移動，腿部也其實在向上移動。如果是肌肉緊張的問題，那麼大腿內側就會感覺到，因為內收肌就在那裡，它們的作用反應與腿部需要移動的位置方向相反。那麼，在行進方向，前方的疼痛就像這裡的情況一樣，很可能是硬性壓縮——沒有肉的阻擋，股骨頭就會撞擊髖臼或骨盆上的大轉子（圖2.28）。因此，如果腿部和骨盆保持在同一方向，學生就不宜嘗試更深的練習。

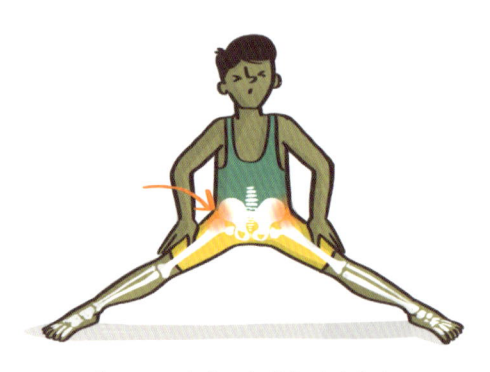

圖2.28 維漢正在感受硬性壓縮

一般來說，你會發現如果我們改變骨盆和股骨之間的關係，往往可以避免壓迫。例如，如果學生髖部向前彎曲或將腳趾指向天花板，他們通常可以將雙腿分開得更遠（圖2.29）。原因是這種姿勢下的髖關節屈曲，會使股骨頭部周圍的骨盆旋轉，而藉由將腳趾指向天花板，髖關節就會外旋。這兩個例子都能找到空間。

目前請記住壓縮感出現在運動方向的前方，而肌肉緊張則出現在運動方向的後方。

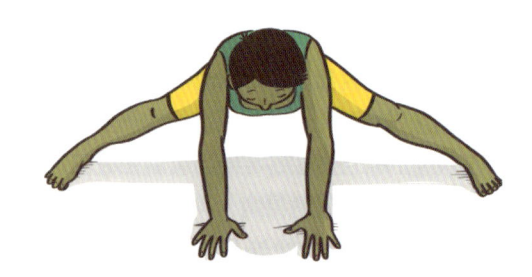

圖2.29 通過髖部向前彎曲，維漢可以避免硬性擠壓。

在預期的運動極限範圍內會感受到有壓迫擠壓感，因為這時的骨骼可能會相互接觸，或擠壓它們之間的軟組織。

壓縮還與特定關節的特定運動方向有關——大多數運動，都不會讓這兩個部分提供有接觸的機會。

基礎動作

我們可以認為，
要想成功完成一個達到特定深度的姿勢，
需要進行一些基礎動作，而不同的姿勢，
需要從最少到很多的基礎動作不等。

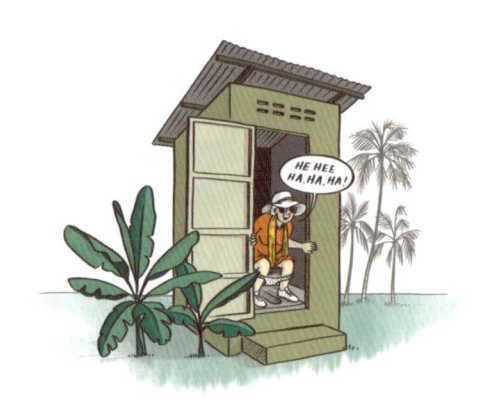

如果你想在樹林裡，或亞洲的許多地方大便，若你能夠蹲著上廁所大便會特別方便。有一次，我帶著我媽媽和她的朋友們，去喀拉拉邦的後海觀光，乘坐的遊輪在高知（科欽的前身）停留了一天。她們當時都已80歲出頭了，所以沒過多久時間就會需要定期上廁所。船上沒有廁所，但幸運的是，船長有個朋友在其中一個小島上有房子。當花園裡的蹲式廁所被揭曉時，大家都笑得前合後仰，他們試圖讓自己緊繃的老式西方人臀部和膝蓋放得更低一些，降低到任何接近的地方，以免差點摔倒。在他們舒適的生活方式中，根本不需要下蹲所需的關節活動度，或腿部力量，因此他們已經失去可以往下深蹲的能力。

如果我們能回想一下，回到狩獵採集時代，我們除了深蹲之外，會還需要跑步、攀爬、跳躍和投擲等技能。這些都是複合運動（涉及多個肌肉和關節）的例子，是成功完成當時許多任務所必需的。我們需要關節活動度、協調性和力量來完成我們想做的事情，如果我們想要做的事情，為棘手刁鑽的瑜伽姿勢，那麼就身體而言，對全身的要求可能會很高。例如，我們需要的常見動作模式有：向前彎和向後彎、弓箭步、站直、扭轉、向上和向後伸展、交叉雙腿、將我們的身體推離地面，當然還有蹲下。

在運動圈中，推、拉、蹲、弓箭步、鉸鏈和旋轉等動作組的變化，往往包含了同樣的理念。請注意，我們的瑜伽相關動作模式中，缺少了「拉」，這是因為在瑜伽中很難找到這個拉動動作。正因為如此，我認為為了身體健康和平衡，值得在瑜伽練習中，補充一些專門的牽拉練習。

在本章前面〈關節活動度〉的部分，我們介紹需要了解主要關節可用動作的概念。現在，我們可以將這些想法結合起來，考慮瑜伽練習中，經常出現的單個關節動作，而不是上一段中的複合動作。這樣，我們就能更容易辨認出完成一個瑜伽體位（複合動作）所需的動作，也能看到不同體式之間的相似之處。

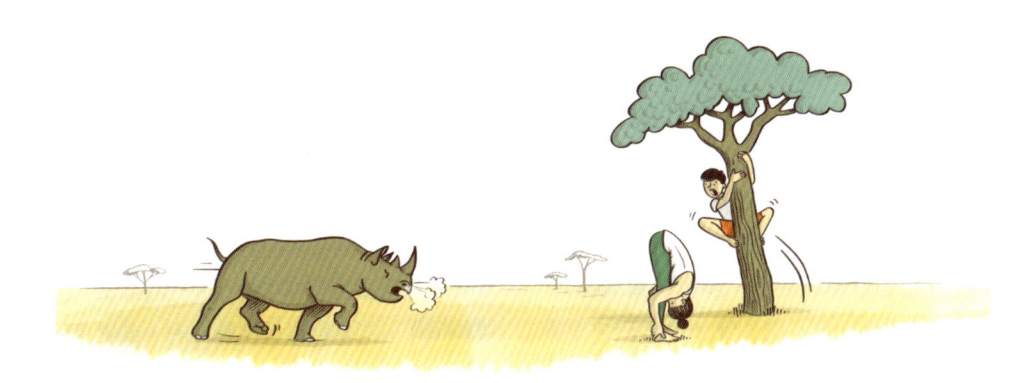

圖 2.30　可能有一些事情，比向前彎曲更有用。

肌肉和筋膜

神經生理學

在本節中，我將把範圍限制在軀體反射弧上。如果這對你來說毫無意義，不用擔心，**翻譯**過來就是：「一些影響肌肉的神經系統，硬線反射」我們感興趣的有三種：牽張反射、逆牽張反射和交互抑制反射。由於伸展，是身為瑜伽練習者的我們經常做的事情，我想你會理解其中的關聯性。

當我們說到訊息處理時，我們通常會立即想到大腦，但在當時間相當緊迫的情況下，有一個更接近行動的決策者還是很方便，儘管神經衝動，是以極快的速度傳遞。「反射弧」就是一種解決方案，因為脊髓可以處理對感官刺激的設定反應。

回想一下，當你**觸摸**到非常燙的東西時。在你的大腦還沒有注意並感受到疼痛時，手就已經離開了物體。引起這種反應的反射弧，被稱為「退縮反射」，所引起的動作是收縮參與，該遭遇肢體的屈肌，並放鬆肢體的伸肌。其結果是在你意識到需要移動肢體之前，肢體就已經先遠離了危險。這樣也好，因為，以我們某些人的大腦工作速度，可能會讓我們失去好幾層皮膚。

牽張（肌伸張）反射

位於肌肉腹部的一些感覺結構，被稱為「肌梭」，它們能偵測到肌肉的長度變化，以及其發生的速率。這些數值越高，它們就越興奮，發送到脊髓的神經脈衝數量就越多。肌梭的作用是提供有關肌肉的本體感覺訊息，保護肌肉不被過度拉伸，並控制長度變化的速度。

身體要確保肌肉不受損害的最簡單方法，就是減慢伸展的速度。脊髓的反射動作是向同一塊肌肉發送出脈衝，以啟動收縮（圖3.1）。它還會對拮抗肌（做相反動作的肌肉）產生抑制性刺激（交互抑制），使其放鬆。肌梭發出的信號越多，反射作用就越大。

這種反射，對瑜伽的重要性在於，學生進入姿勢的速度。肌肉的長度變化率越慢，來自身體的阻力就越小。

同樣的道理，如果當在瑜伽練習時，老師調整學生過於粗暴和急躁，學生的身體就會緊縮和抗拒。有人認為如果最初的伸展不是太劇烈，然後停止一會兒，再重新進入姿勢時，肌梭的反應就會減弱。所有這一切，都意味著不要急於達到姿勢的最深層表達，也許是需要多次呼吸才能達到。

第 3 章：肌肉和筋膜　85

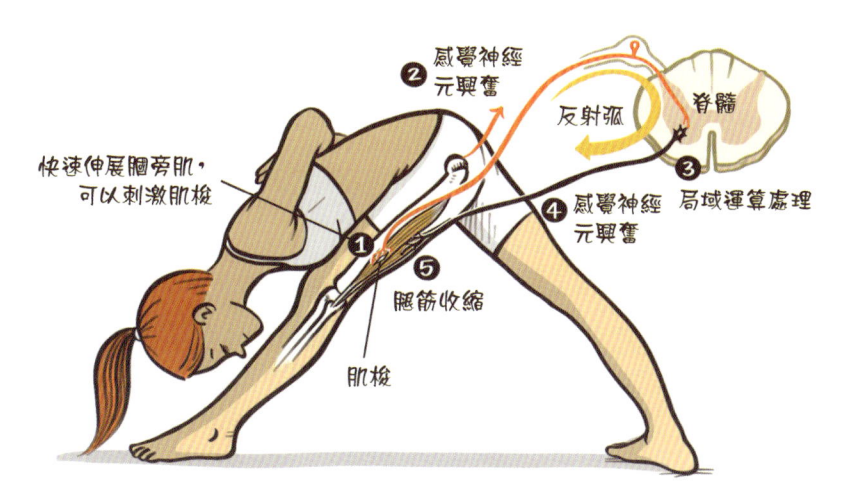

圖 3.1　牽張（肌伸張）反射，會導致被伸展的同一塊肌肉收縮。

請閱讀〈柔軟度〉和有關彈震式伸展的部分。無控制地上下彈跳，很可能會使肌梭興奮地發射，並造成所需伸展目標肌肉，會有反射性收縮。由於彈震式伸展通常是缺乏控制及動量過大，這可能會增加造成組織損傷的可能性。

逆牽張（高爾基肌腱）反射

你猜對了，逆牽張反射的效果，與牽張反射相反（圖 3.2）。這一次，觸發反射的結構，是位於肌肉肌腱交界處，附近的高爾基肌腱。它對肌腱單位（MTU），因等長收縮或伸展，而產生的張力水平做出反應。

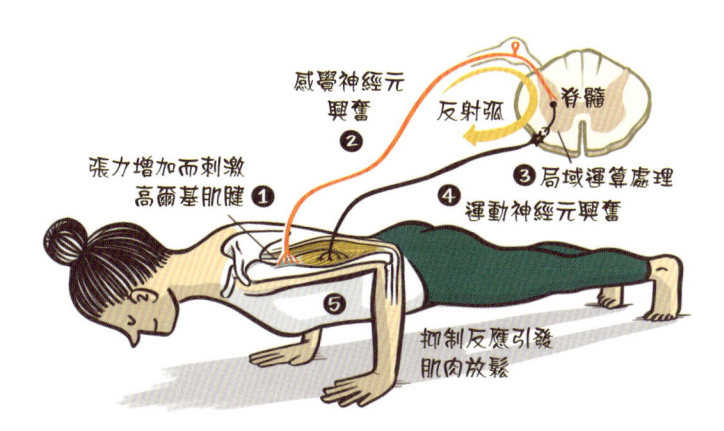

圖 3.2　逆牽張（高爾基肌腱）反射，會使受力的同一塊肌肉放鬆。

基於同樣的保護理念,脊髓的反應,是向同一塊肌肉回覆抑制信號,從而導致肌肉放鬆,或收縮減弱從而降低張力。

人們會認為是預收縮伸展時的反射,導致收縮後肌肉張力的變化。然而,正如前面所提到,近期的研究並不支持這一理論,而是指出伸展耐受性這概念。關於我認為,這種觀點不正確的原因,請參閱〈柔軟度〉章節,但我也會在本節末尾,進一步闡述我的觀點。

交互抑制(反射)原理

想像一下,在一場拔河比賽中,當雙方拉力相同時的情形——不會有任何動作。相互抑制(反射)原理背後的原理是,當一塊肌肉收縮時,它的拮抗肌就會被抑制收縮。現在想像一下,拔河的一端有 20 個人,另一端只有 1 個人。這樣就不會有太大的控制力,很可能這 20 個人都會摔個四腳朝天。因此,抑制不會是完全的,因為肌肉需要協同工作才能產生平穩的運動。但這裡的想法是,如果你要行使一個特定的關節活動度,那麼,你就不會希望相反的肌肉試圖把你帶向另一個方向。

你可能也還注意到我在上方關於牽張反射的文字中,提到交互抑制(反射)原理。我沒有把它放在圖中,因為我想讓事情保持簡單一些,但當牽張反射被觸發時,也會啓動交互抑制。如果肌肉被拉伸過快的原因是,其拮抗肌收縮,那麼你就會希望拮抗肌能放鬆一點(圖 3.3)。這是有道理的。嚴

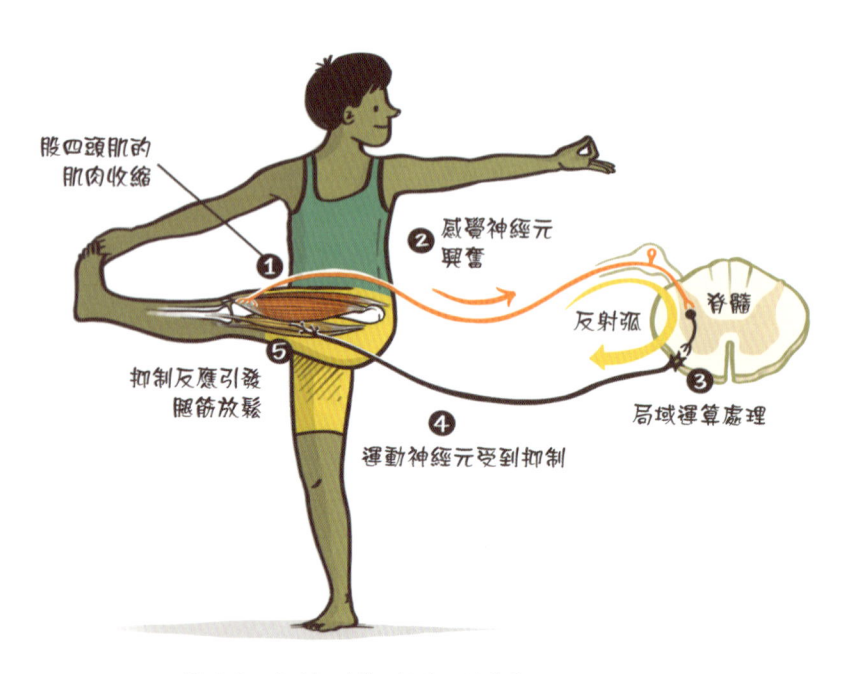

圖 3.3 交互抑制導致拮抗肌放鬆鬆弛。

格來說，這就是交互抑制（反射）── 正如所解釋的那樣 ── 與放鬆相同，但由於主動肌（原動力）的收縮，被稱為「自主性抑制」。但大多數情況下，這一切都被歸結為交互抑制。

將這一反射弧應用到瑜伽中，就是盡可能多使用主動動作，因為這樣能更好讓神經系統了解意圖。在練習體位法時，要全身心地投入，而不僅僅是做出姿勢，或使用槓桿動作而已。

但是……

對這些反射弧的解釋，聽起來如此乾淨俐落，但事實並非如此。人體構造異常複雜，任何時候，都在接受多種刺激。其中一些反應很可能是重疊、緩和或組合的。

反射弧是不自主的，幾乎會立即產生反應，但這並不是說，某種中樞神經系統（CNS）無法出現一些操控。我敢肯定，有時局部決策甚至可能與有意識的思維相悖。舉一個極端的例子，想想那些在緊急情況下，史無前例的力量壯舉。一定會有各種各樣的條件反射，來保護身體不受傷害，但不知道甚麼緣故，這個人做到了不可能做到的事。

還有一個更貼近生活的例子，就是我以前在健身房進行高強度訓練時，經常會失敗。那是很多年以前的事了，你明白的。有無數次肌肉已經放棄了，重量也在下降的路上，不管我多想把它推開。然而，在那些我擁有更強大精神力量的日子裡，我能讓它停下腳步，並集中精力把它送回原處。我並暗示你會在瑜伽墊上，遇到像這種程度的劇烈運動，但通常只要心平氣和，用心體會並保持意圖，我們就能超越身體的反射，跳出來拯救我們。請注意，同樣重要的是要記住，在大多數情況下，這些反射弧，都是保護機制，因此不應該被濫用。

伸展耐受性

越來越多的研究表明，伸展耐受性是導致關節活動度慢性增加的機制。經常有報告聲稱，伸展後的顯著差異，並不是肌筋膜（肌肉和筋膜）組織對拉伸的被動阻力減少，而是心理上適應，接近極限範圍時，可接受的不適程度。對伸展耐受性的增加，相當於中樞神經系統的某種去敏感化。

我已經提到過，我覺得肌肉並不會變長（如果我們排除肌肉蠕動的急性效應），但在長時間練習瑜伽，透過增加關節活動度的運動，仍有可能變得更加輕鬆移動。來自軟組織的阻力較小。我確實同意透過練習可以承受更大強度的伸展或訓練，但我想把重點放在舒適的關節活動度上。例如，當我開始練習瑜伽時，我做蓮花式時，我的膝蓋是沒有置於地面上，而是豎在空中的，但現在我的膝蓋是可以放在地面上的，不需要把它們往下推壓。在很多地方，我都能以最小的阻力完成動作，動作幅度及活動度，也大大增加了。

現在我將提出對慢性關節活動度變化的看法，並等待研究來支持它。我們的出發點是，不同的身體會對伸展產生的阻力有大有小，這取決於它們的組織構成。一方面，是

由於有些人肌肉密度較大，或結締組織彈性較差，而導致組織較僵硬；另一方面，是由於結締組織彈性較好，而接近過度活動的人。我深信改變關節活動度的大部分阻力都來自神經系統，我認為對拉伸耐受性概念的重塑，可能就是答案。

我們知道身體會不斷適應，並重新評估，什麼是值得和有用的。需要更多力量，你的肌肉就會增長；停止使用這種力量，肌肉又會再次減少。久坐不動，你的活動能力和體能就會下降。身體既是能量保存者，也是自我保護者。從這方面來說，如果沒有遠遠超出需要的可用關節活動度，就更容易照顧好自身。如果將運動控制在安全範圍內，關節在一定範圍內運動，而變得不穩定，或面臨危險範圍的可能性就會大大降低。為此，我認為中樞神經系統會允許我們在一定範圍內運動，超過這個範圍，神經活動就會抵制肌肉的進一步拉長。我們可以將其稱為「設定點」。從這個角度出發來看，我們不妨將伸展耐受性，重新定義為中樞神經系統在受到阻力之前，所允許的伸展量，而不是可以承受的不適程度。

一旦肌肉的拉長（拉伸）超過上面所提的設定點，感受到的不適感強度就會增加，從而阻礙肌肉的進一步拉長。如果透過定期的瑜伽（伸展）練習，可以向中樞神經系統展示更大的關節活動度是有用的，並且沒有發生嚴重的損傷，那麼在重新評估時，中樞神經系統就會改變設定點。這將使得在遭遇阻力之前，能啟動更大的關節活動度。因此，更大的拉伸（長度變化）是可以被容忍的，而不是能夠容忍更大的拉伸。據我所知，這並不是對伸展耐受性的公認解釋，但經過多年的瑜伽練習，我認為這對我來說，是最合理並有意義的解釋。

開放式與閉鎖式動力鏈運動

動力鏈指的是肌肉和關節共同作用產生運動，並在它們兩者之間分配力量。

動力鏈運動有兩種類型：開放式和閉鎖式。其區別在於，鏈條中最遠（離身體最遠）的部分，是自由還是固定的。通常，我們談論的是腳或手，因為它們通常是支撐的基礎，或運動中的四肢的末端。因此，一個特定的練習，可根據所被執行的運動方式之不同，可以將某項運動，視為開放式或閉鎖式動力鏈運動。不同的動力鏈運動，會被認為，更適合某些類型的結果，如孤立肌肉和鍛鍊穩定性。在運動訓練和復健環境中，會根據所期望的結果，來進行或採取開放式或閉鎖式動力鏈運動。

讓我們以瑜伽體位為例，閉鎖式鏈體位組合就是從深蹲站起回到山式（*Tadasana*），因為雙腳是固定到位在原地上的（圖 3.4）。

另一方面，如果我們想到的是拜日式（*Sun Salutation*）中的手臂和肩帶，那將是一個開放鏈運動，因為雙手並沒有固定到位（圖 3.5）。我想你會很高興知道，我們不會嘗試將這個動力鏈的想法應用到多種瑜伽姿勢中。我想做的是對這個想法稍作修改，並將其添加到之前談到多肢段式運動概念中（第 2 章）。你可能已經注意到，我們在這兩章中，都提到了分肢段這個詞。

多肢段概念的本質在於，關節鏈中的薄

第 3 章：肌肉和筋膜　89

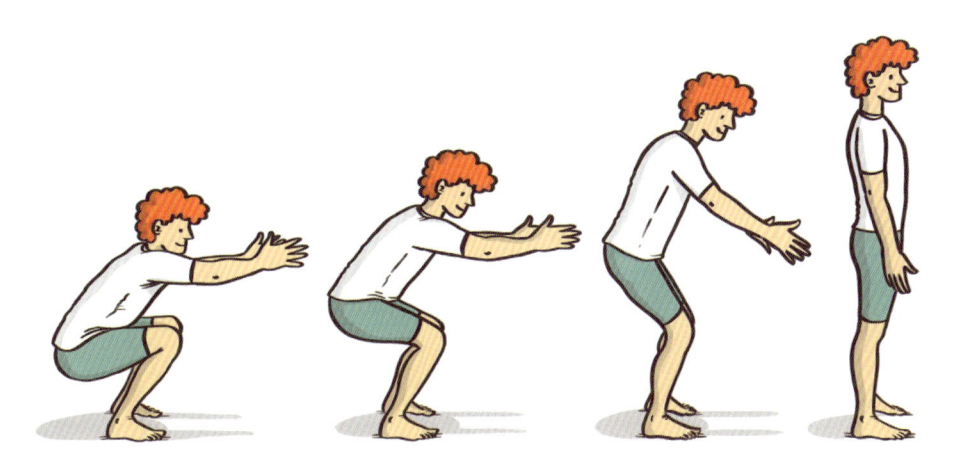

圖 3.4　道格正在展示閉鎖式鏈運動，他的雙腳保持在原位。

弱區域將是嘗試努力適應，引入到該關節鏈中的能量時，承受最顯著的負面力量的區域。如果我們使用肌肉來創造動作產生運動，而關節鏈的一端，確實可以自由移動，那麼當足夠的力量，引入關節複合群體中，就不太可能出現及產生問題。請試著去想像，類似像主動扭轉這樣的動作，你使用斜方肌的力量來旋轉（圖 3.6）。

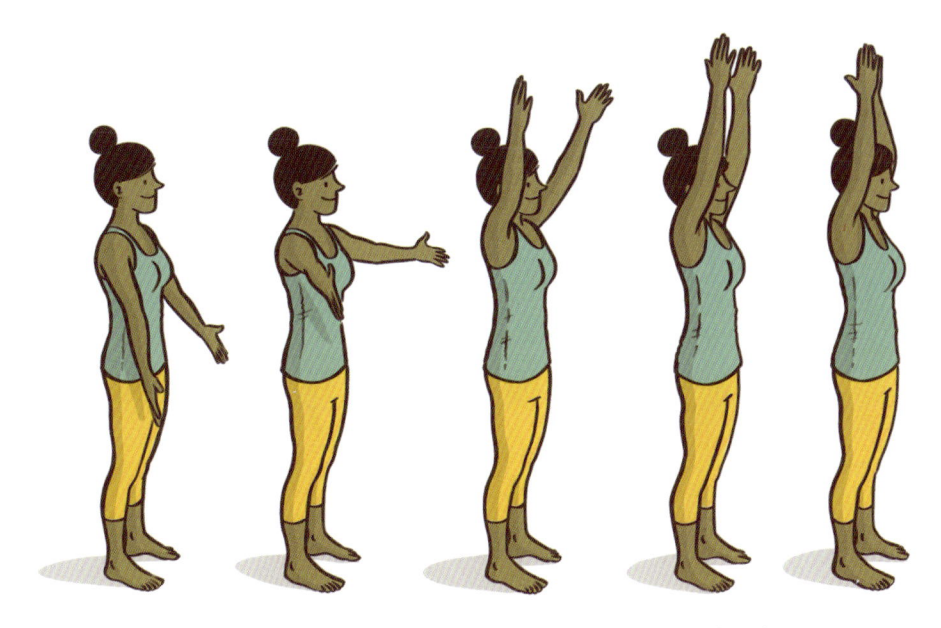

圖 3.5　在這裡，邁拉正在用雙臂做拜日式，這是一個開放式鏈運動。

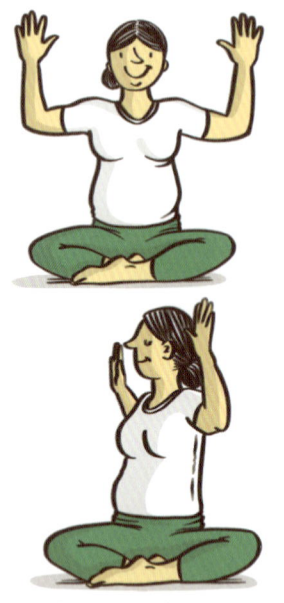

圖 3.6 溫蒂的主動扭轉很好，無需槓桿作用，來增加外力。

另一個例子可能是，在躺著或站著時，主動旋轉髖關節，由髖部的旋轉肌肉在進行使力（圖 3.7）。

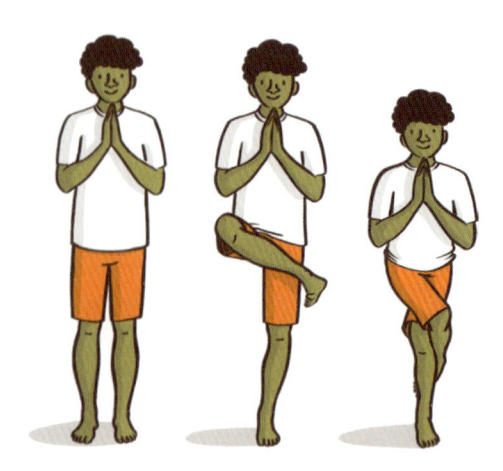

圖 3.7 阿倫正在使用臀部肌肉，將腿移動到合適的位置，這也非常有助於增強力量和控制力。

然而，在開放式鏈動作或姿勢中，我們並不總是不會受到傷害。我們可以增加外力，比如輔助力或重力。在像是站立後彎這樣的動作中，我們仍然可以讓動作在某個特定的位置得到加強，因為重力將會把我們帶向地面，並且槓桿可能可以很長，身體也很重（圖 3.8）。

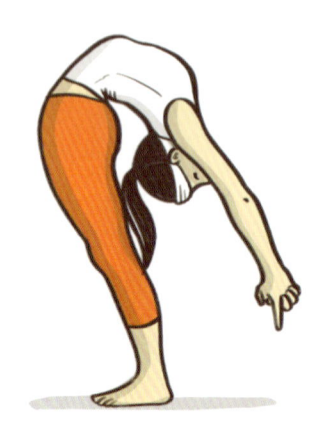

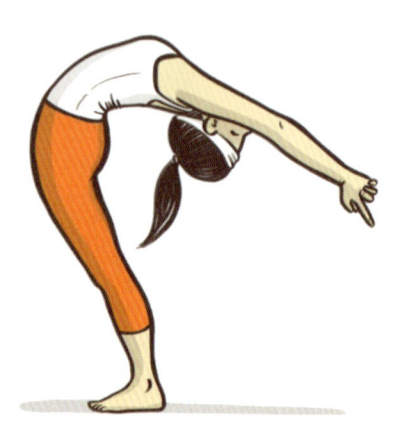

圖 3.8 左圖中，茱莉讓重力帶領她太深入這後彎動作，導致脊椎折點彎曲。

在瑜伽體位中，很多時候我們的手或腳都與地面接觸，從而關閉了動力鏈。在向上弓式（輪式）中，全身動力鏈的兩端都固定在地面上，引入的力量來自雙手及雙腳，對地面的擠壓以及重力。

讓我們繼續以扭轉為例，如果我們將手放在膝蓋和地面上，利用這種接觸點，來幫助我們旋轉，我會認為這是一個閉鎖性鏈，並且更容易將力量施加到我們不想施加的地方，如腰椎和骶髂關節（SIJ），圖 3.9。在單腿鴿王式（Eka Pada RajaKapotasana）中，腳是固定在地板上的，所以同樣地，這是閉鎖式鏈髖部旋轉；如果我們的姿勢不正確，我們可能會將壓力傳到腳踝、膝蓋或骨盆（圖 3.10）。

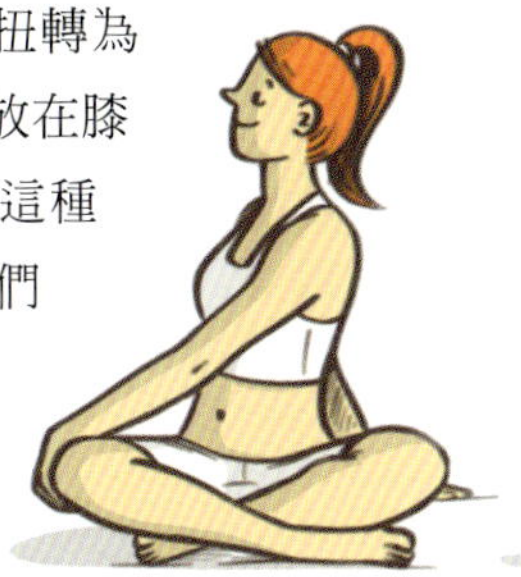

圖 3.9　當雙手放在地板上或雙腿上時，這個姿勢，就變成了一個閉鎖式鏈運動。

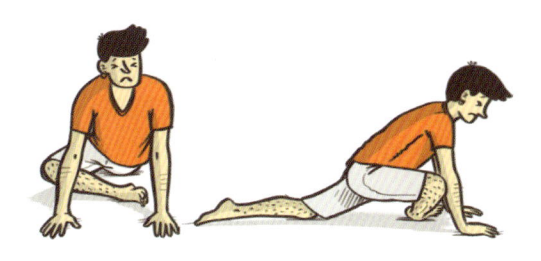

圖 3.10　與地面的接觸，可以為動作及運動，引入更多的力量。

瑜伽課程中，經常出現的一種主動動作組合——有時被稱為單槓懸垂轉體（雨刷式腹轉）——起源於功能性運動圈，這是我最不喜歡的身體姿勢之一。它很容易對膝關節半月板施加壓力，尤其是在當你面對髖關節內旋的挑戰情況下（圖 3.11）。由於雙腳是著地，固定踩在地板上，所以這是一個封閉鎖式鏈。

通常情況下，髖部處於內旋髖關節的空中，因此你也承受這個該重量。除此之外，如果腳處於背屈，你就有可能產生槓桿作用，相對於使大腿旋轉小腿。而在這個閉鎖

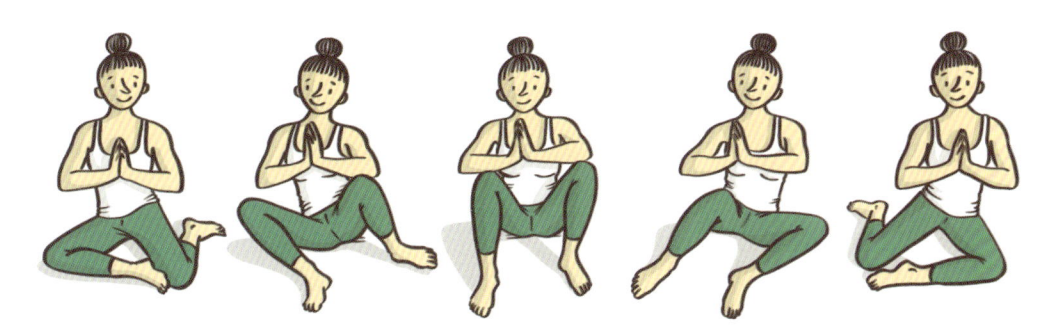

圖 3.11　我覺得像這樣的主動運動序列，可能是弊大於利。

性鏈多肢段運動中,膝關節會是最脆弱的部位,但如果髖部不斷地交替抬離地面,骶髂關節(SIJ)很可能也不會感激。

我經常會把一些想法加以運用,以幫助我理解及掌握身體正在發生的事情,所以接下來的部分,可能並不是對閉鎖性動力鏈運動的嚴格解釋。不過,我認為無論出於何種意圖和目的,當我們握住腳,並開始拉動它以試圖進入髖部時,我們就已經建立了一個閉鎖性鏈運動。

複合的肢段末端部分,已無法自由移動。它就像在地板上一樣。毫不奇怪,如果髖關節停止旋轉,並且我們繼續拉動就會將力量,施加到腳踝和膝蓋的脆弱部位。當學生們過於熱衷進入蓮花坐(雙盤)時,我經常看到這種行為發生。同樣的邏輯,也適用於以下的任何情況:我們將一個身體部位,與另一個身體部位鎖定著,並將其作為槓桿。同樣,我們可以回到扭轉體位的例子,想想祈禱式體位的扭轉,我們會利用肘部,或手臂後部的力量,壓入膝蓋來促進脊椎的更多旋轉。

加入開放性動力鏈運動與閉鎖性動力鏈運動這一概念,是為了讓你思考,在做瑜伽體位和多肢節運動時,我們可能會以各種不同的方式,不經意在身體易受傷害脆弱的部位施加壓力。我希望你們從本章中,得到的資訊是我們在練習各種體位時,若越能使用適當的肌肉,肌肉就會越健康。如果你想扭轉身體,就使用身體的扭轉肌肉,不要只是用槓桿方式,將自己去達成扭轉體位(圖3.12)。

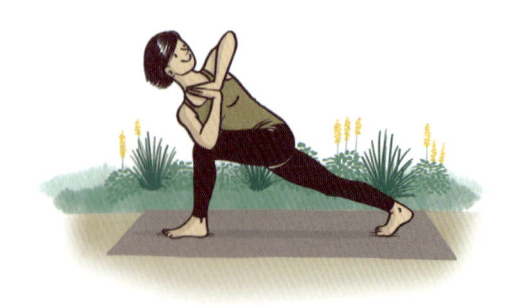

圖 3.12 過度使用與身體其他部位的接觸,可能很容易產生不良負面後果的力量。就像凱西正在示範的那樣,將手處於在祈禱式時,手臂緊貼大腿的位置,是沒有問題的,但不要也用這個姿勢來強迫自己動作。

我們也還需要注意及了解,我們相對於地板的位置,是否有可能使關節增加不必要的壓力,尤其是當我們利用自身身體重量和重力,來引起關節活動度的變化時。這並不是說我們只想做活動度大的動作,因為長時間保持在動作中,並輕輕地進一步釋放,離開動作會感覺非常好;我們只需要處在自己的身體裡,體驗感受正在發生什麼,以及在哪裡發生。

保持在當下。

多關節肌

多關節肌,是指跨越一個以上的關節,而且直接影響這些關節的運動,並受這些關節定位的影響。總會有其它的肌肉執行與多關節肌肉,相同的單個動作,但每塊肌肉都有只跨越關節群的其中一個關節。

讓我們以股直肌(股四頭肌之一)為例,它橫跨髖關節和膝關節,執行髖部屈曲和膝蓋伸展的動作(圖3.13)。

第 3 章：肌肉和筋膜　　93

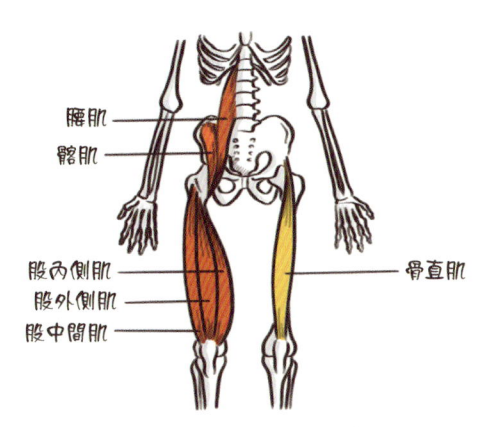

圖 3.13　股直肌既可以做髖關節屈曲，
也可以做膝關節伸展。

腰肌和髂肌可以進行髖關節屈曲，而其它不與髖關節交叉的股四頭肌，可以進行膝關節伸展。因此，當多關節肌肉處於無法有效工作的位置時，就有了備用方案。於是，在伸展或增強肌肉時，我們需要考慮肌肉跨越的所有關節的位置。

讓我們繼續以股四頭肌為例來談論伸展多關節肌肉。股四頭肌顧名思義是由四塊肌腹組成。其中三塊只橫跨膝關節，如上所述，另一塊（股直肌）也橫跨髖關節。橫跨膝關節的三塊肌肉的作用是伸展膝關節，當然，還有穩定膝關節。為了要伸展這些相同的肌肉，我們需要讓膝關節向它們所做的工作，相反方向運動及移動，在這種情況下就是膝蓋屈曲。

如果我們處於像是英雄坐姿（圖 3.14）或單腿跪姿前彎式（Triang Mukha Eka Pada Paschimottanasana）這兩種體位法中那樣，那麼我們下半身會處於腳跟靠近到臀部或臀部靠近到腳跟，我們就會伸展到股四頭肌的全部四塊肌腱。

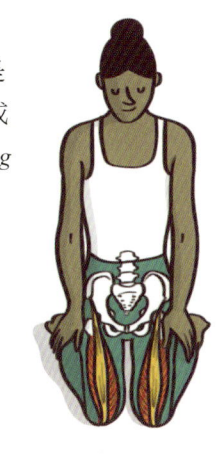

圖 3.14
英雄坐姿（Virasana）。

然而，這對股直肌伸展來說效果不佳，因為股直肌與髖部交叉，而在這些坐姿中髖部是屈曲的狀態。要有效把注意力放更多在股直肌，那麼我們就需要仰臥，這樣做就能使髖關節不屈曲（圖 3.15）。

如果我們想做得更有強度，我們可以試著採用跪姿版本。在低弓箭步中，我們可以把腳跟帶向臀部，向前移動骨盆，同時要注意並防止骨盆前傾。這樣就能達到膝蓋屈曲和髖部伸展的要求，而且，由於沒有地板的阻擋與妨礙（像是處於仰臥姿勢一樣），還能允許讓髖部得到更深的伸展（圖 3.16）。

當我們想要增強一塊橫跨兩個關節的肌

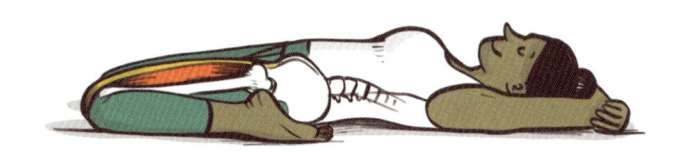

圖 3.15　為了有效地伸展股直肌，需要伸展髖部，並使膝關節彎曲。

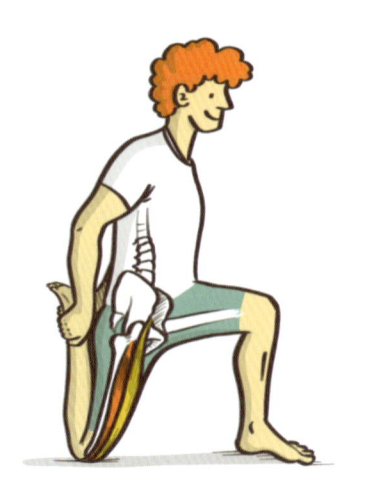

圖 3.16 低弓箭步,將腳跟帶到臀部,將骨盆往前移。

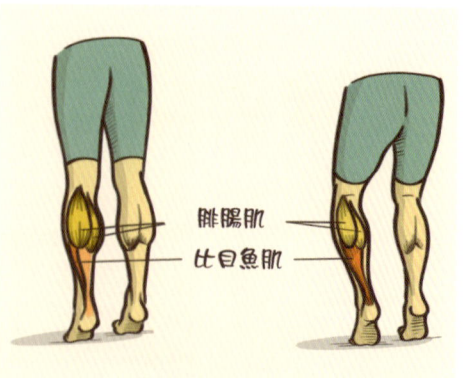

圖 3.17 膝關節彎曲時,比目魚肌,將完成大部分蹠屈動作。

肉時,我們必須考慮到兩個關節的位置。如果多關節肌肉穿越的其他關節沒有處於能拉長肌肉的位置,那麼多關節肌肉就不能有效移動關節。換句話說,多關節肌肉就是處於與肌肉在該關節上所做動作相反的位置。我們將以腓腸肌為例,因為腓腸肌上覆蓋的脂肪不多,你可以很容易地進行實驗並親眼觀察。

腓腸肌位於小腿後側,既能做踝關節蹠屈,也能做膝關節屈曲。如果

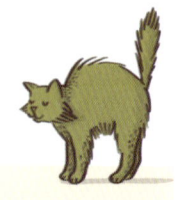

現在請你自己試試看。你可以靠近牆壁站立,這樣就不用擔心平衡問題,雙腿伸直,踮起腳尖(圖 3.17)。你已經用伸直的腿,蹠屈了腳,如果你向下看,很快地就能夠看到,腓腸肌的兩個腹部,堅硬而收縮。

現在,再次將腳跟放回在地板上,然後彎曲膝蓋。這一次,踮起腳尖,並保持膝蓋彎曲。雖然你已經站起來了,但如果你看一下,腓腸肌將是放鬆的。比目魚肌位於下方,且僅進行蹠屈的肌肉,比目魚肌已經完成了這項工作。

我們用這塊肌肉來蹠屈踝關節,那麼我們就需要讓腿伸直(與膝關節屈曲相反,這是腓腸肌可執行的另一個動作)。

如果我們大致了解肌肉運動的去向和來源,我們也可以利用這一概念幫助我們理解,我們在一些瑜伽體位中看到的身體位置的變化。例如,如果我們想到仰臥英雄式（*Supta Virasana*）這個體位,學生感到無法仰臥在地面上是很常見的。如果他們可以這樣做,我們可能會看到,他們的脊椎彎曲離開地面,胸廓凸起或在另一端適應,伴隨著膝蓋離開地面,大腿內側分開(圖 3.18)。為什麼會出現這種情況呢？

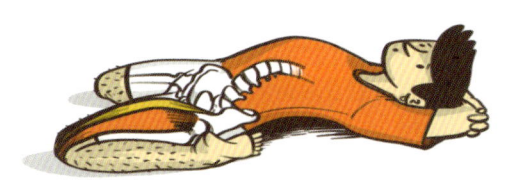

圖 3.18 仰臥英雄式，
並不是戴夫喜歡的姿勢。

我們從英雄坐姿式，開始練習這個姿勢。在英雄坐姿式中雙膝處於最大限度地屈曲，臀部屈曲。所有股四頭肌都能得到拉伸，但股直肌的伸展效果不是很好，因為其上附著點，不像其它附著點那樣位於股骨上，而是在髖部以外的髂前下棘（AIIS）上。在這個位置上，上附著點更靠近另一端的附著點，因此對肌肉的壓力較小。

當學生躺下時，近端附著點會移開，股直肌可以達到最大拉伸力，並阻止骨盆，進一步向地面移動（髖關節伸展）。如果學生在骨盆與股骨保持這樣關係的情況下，繼續往下移動到地面，那麼肩膀也就會往下到地面，但腰椎會出現誇張的前凸曲線（圖 3.19）。

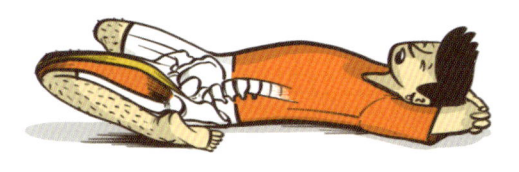

圖 3.19 就像蹺蹺板一樣，
如果腰部往下，膝蓋就會向上。

如果腰椎保持自然曲線，膝蓋就會被拉離地面並分開。造成這兩種身體姿勢的原因是相同的——股直肌的侷限，阻止了髖關節的充分伸展，身體在其它地方進行了調整以去適應，你試圖讓它處於的姿勢。

我們稍後會討論這個問題，但現在請你先試著想一想，如果你想集中使用大腿筋力量而不是臀大肌（Gmax）來伸展髖關節，那麼當你在蝗蟲式（*Salabhasana*）體位中，膝關節需要做些什麼。

肌力力量

擁有可控制關節之全部範圍的
可動關節活動度之肌力力量，
對瑜伽練習的持久性，至關重要。

肌力可以幫助我們變得更加穩定、整合、控制，並降低受傷的風險，因此，掌握如何在瑜伽環境中，進行肌力鍛鍊是至關重要。儘管提高肌力力量，是人們經常談論的話題，但實際上，在許多瑜伽序列中，很少有練習是為了針對提高肌力，特定目的去採取任何行動。這背後的原因，可能是我們不清楚自己要鍛鍊什麼、什麼時候鍛鍊、怎麼鍛鍊。因為我認為，大多數的學生們並不希望他們的瑜伽課變成一堂體能訓練課，所以我們在這裡會將重點討論放在如何在瑜伽體位中，或轉換體位時，鍛鍊增強肌力力量。

為了要獲得力量，我們必須使用肌肉收縮，只有正在工作的肌肉，才會變得更強壯。舉例來說，如果我們暑假有一份整天需要爬梯子的工作，我們的腿部肌肉會變得更強壯，但我們的上半身卻不會。即便如此，也只有我們經常使用的腿部肌肉會受到影

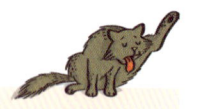

當你坐在那裡時，在你自己面前，將一條腿向前伸直，然後收縮股四頭肌，感覺大腿前側會用力且變硬❶。這是一種等長收縮。現在繼續，雙手環抱在大腿下方，將腿抬離地面❷。你的腿是伸直的，股四頭肌的靜態收縮，使膝關節保持伸直，對抗想將你的小腿帶向地面的重力。

若是你突然放鬆大腿，小腿將會不受控制地落在地上❸。握住大腿，開始伸直腿部，但在膝蓋仍然完全彎曲時停止❹。現在保持同樣的膝蓋彎曲一段時間，這仍然是等長收縮。

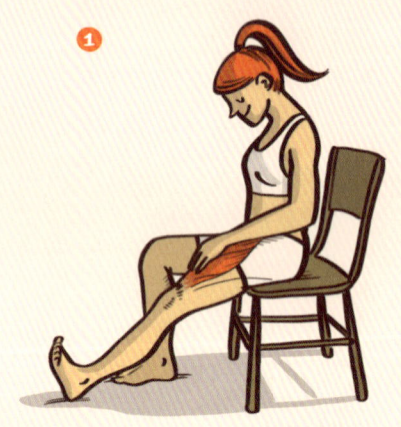

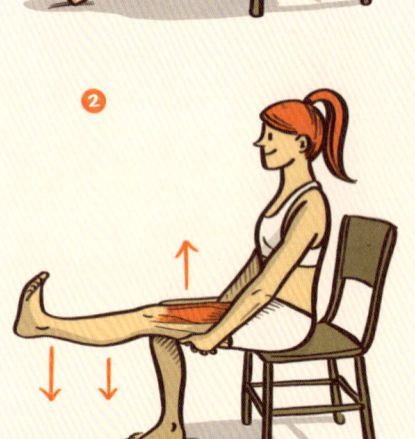

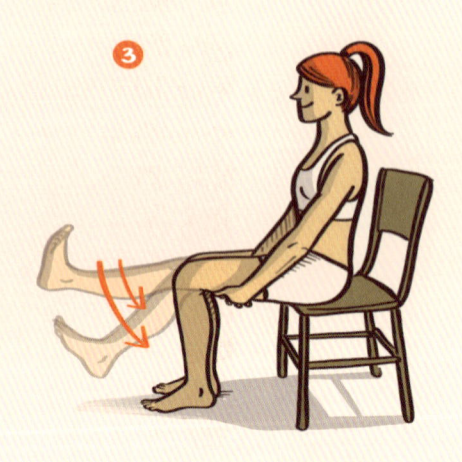

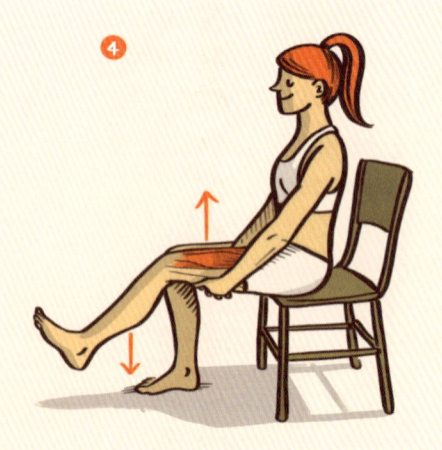

當等長收縮使關節穩定時，關節可以處於任何角度。在複雜的姿勢中，可能會需要多塊肌肉共同一起發揮作用，才能產生所需的穩定性。

響，其它肌肉都會保持不變。例如，內收肌位於腿上，但不參與爬梯子的工作。因此，它們的力量將保持不變。這符合常識，對嗎？這就是我們需要知道，哪些肌肉用於執行哪些動作，不同類型肌肉收縮方式，並且能將瑜伽姿勢轉化為肌肉運動。幸運的是，我可以幫你做到這一點。

當我們保持並停留在一個瑜伽姿勢時，我們處於靜止狀態，但肌肉仍在工作，以保持我們的姿勢。正在進行的工作量，會從很少到很多不等，肌肉會根據我們是站姿、坐姿、躺姿、倒立、平衡，我們擁有多少基礎元素以及我們在當下，處於的瑜伽姿勢是處於主動還是被動狀態。熱量是肌肉收縮的一種廢棄品，因此，如果你在做練習姿勢或運動時感受到發熱，這是個好兆頭。

當肌肉維持我們固定在適當的位置時，它們就會以穩定的方式發揮作用，這種類型的肌肉收縮——肌肉長度沒有變化——被稱為等長收縮。即使我們在移動或轉換動作時，某些肌肉也會在某些部位起穩定作用，以便我們能從這些區域部位移動。即使我們在靜止不動，且幾乎不收縮的情況下，想想大休息式（Shavasana），地面在支撐著我們，理論上我們其實是可以放鬆我們所有的肌肉。

當你從地面獲得的支撐較少時，你就必須付出更多的努力及力量。由此可見，一般來說，站立姿勢會比坐姿來的更能增強力量。如果你減少了支撐身體的基礎成份，比如：單腿保持平衡時，你就必須更加努力付出更多力量。如果你將身體部位保持在一個抵抗重力的位置，你也會將挑戰自己的力量及肌力。

我們將這些元素，結合到一個單一的姿勢中，如戰士三式（Virabhadrasana C），你就會有一個很好關於強化姿勢的範例（圖3.20）。然而，如果我們做這個姿勢做得太快就會錯失良機。肌力練習的第一要素是時間。肌肉需要接受挑戰才能適應。如果你想變得更強壯，可以考慮將一些站立姿勢保持在 10 次呼吸，而不是 5 次呼吸，如果你覺得這樣還是太容易了，也可以保持在更長的時間。如果你覺得自己的思緒會飄忽不定，請考慮增加變化，像是在繼續保持同一位置的同時增加一些變化。為了想要知道，我們在移動時會發生什麼事情，請幫我試試上面的小實驗（請參閱見 98 頁上方，那一欄的有色方框）。

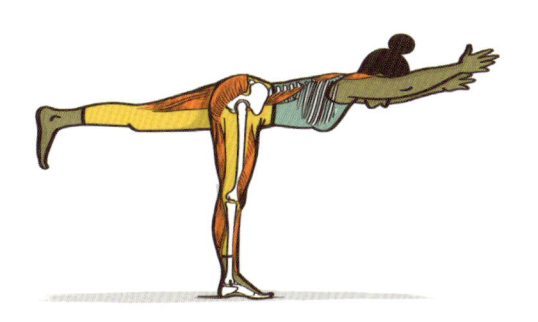

圖 3.20　戰士三式
是一個很好的強化姿勢。

隨著股四頭肌收縮和縮短時，它們在膝蓋下方的附著點，會被拉近到股骨上部和骨盆上的附著點——這種運動類型屬於向心收縮。在健身房中，通過重量或鋼索為動作增加更多的阻力，會使肌肉更加賣力運作。在瑜伽環境中，我們沒有這樣的設備，取而代

之的是，我們只有自己和重力，這有時指的是很難增加足夠的阻力。

我們在移動時，會發生什麼事？

坐在椅子或凳子上，膝蓋彎曲 90 度，雙腳著地，腳踝交叉，右左交叉。後面（左腿）的腿，將會啟動使力，而前面的腿（右腿）則會放鬆，只是增加一些重量。將手放在左大腿上，並保持大腿的所在位置，慢慢地開始伸直腿。感覺股四頭肌，在你的手下面工作。

肌力訓練的第二個要素是重複。如果做某個動作時，一次還不夠有挑戰性，那就再多做幾次。從鱷魚式按壓直接到高平板式（*High Plank*）就是肱三頭肌，向心收縮的一個例子，因為肱三頭肌的工作是手肘伸展（圖 3.21）。同樣地，動作移動的速度要慢一些，因為這樣肌肉處於緊張狀態的時間會更長一點，肌肉的工作量也會增加。當你集中精力專注去增加力量時，最重要的技巧是在姿勢之間的轉換中，找到需要並可以使力的點。

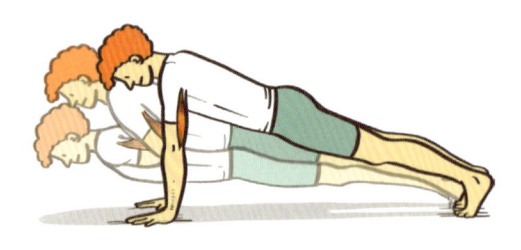

圖 3.21　從下面位置移動到上位，會需要牽涉到肱三頭肌向心收縮。

Q. 從深蹲到站立動作時，會需要哪些肌肉的向心收縮？

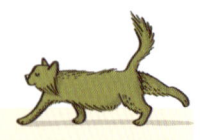

你的腿還在空中嗎？如果沒有，那就把它放回去，停留在高處一會兒，保持一會兒（等長收縮），感覺一下右腿的重量，這時右腿是交叉在雙腿上方。再次將手放在左大腿上，盡可能緩慢地將腳放回地面。

當你在控制下，將腿放下時，你應該已經感覺到，股四頭肌在你的手掌下工作啟動使力。

在這個時候，股四頭肌會拉長，但是會收縮以抵抗重力，使腿部過快下放。這是肌肉的一種離心收縮，對你來說，理解這一點非常重要。在沒有舉重和健身器材的情況下，這是我們在瑜伽練習中，鍛鍊力量的主要方法之一。鍛鍊肌力的第三個要素是抵抗吸引重力。

離心收縮模式對於學生來說，往往很難掌握，因為他們很容易想到，這是相反的肌肉在運作。例如，在我們的小實驗中，當我們將腿伸直，並向下將腳放在地板上時，膝蓋就從會從伸展位置，變成了屈曲位置。哪些肌肉控制膝關節屈曲呢？答案是膕旁肌和腓腸肌。那麼，它們現在為什麼不屈膝呢？嗯，因為它們不需要這樣做，因為重力會替膕旁肌和腓腸肌完成這項工作。如果我們站起來，我們的重力方向就會改變，因此，起作用的肌肉也會改變。如果我們用右腳保持

平衡，將左腳跟帶放在屁股上（圖 3.22），膕旁肌和腓腸肌就會需要向心收縮來屈膝。然後離心收縮，再次在有控制的狀況下，放鬆收縮，將腳放回原處。

Q. 從高平板式移動到鱷魚式，是什麼肌肉在控制著我們？

我希望你們能從目前為止的討論中看到，鍛鍊肌力與力量需要進行一些思考，而我正要補充更多的細節。

肌力力量訓練與關節活動度非常相似，都是針對特定關節和方向的訓練。因此，我們同樣不能因為做了與肩部相關的練習，就認為自己已經加強了肩部周圍的所有部位。當然，每個關節都是如此。因此，就像我們在關節活動度中提到的，在該關節上，練習所有可能的動作，肌力力量練習也是如此──不同的肌肉，會執行不同的動作。在所有方向上，鍛鍊肌力力量，從而鍛鍊穿過這個關節的所有肌肉。我覺得是時候舉個例子了。

讓我們打個比方，假設你決定需要加強手臂和肩膀的肌力力量，於是你開始增加，從到鱷魚式到高平板式（以及反向）的次數。正如你從我們的討論中了解到你主要是加強肱三頭肌，以及三角肌前頭的力量。這可能會對你的手臂保持平衡有幫助，因為需要類似的彎曲手臂力量，但這不會幫助你在戰士二式（Virabhadrasana B）中，可以更長時間伸出手臂，因為在這動作中，手臂是外展的，而三角肌的外側頭也會完成這項外展的工作。以及，這樣的鍛鍊，在反向棒式（Purvottanasana）中也不會幫助你獲得更高的高度，因為雖然肱三頭肌，有助於保持

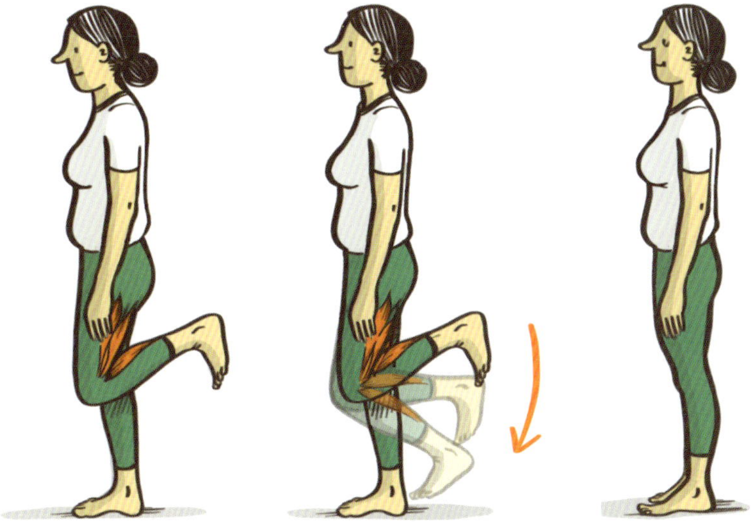

圖 3.22 肌肉離心收縮，會涉及這現象：在收縮的同時延長。

手臂伸直，但三角肌的後側頭，會使肩部伸展。這與側平板式（Vasishtasana）類似，後者側平板式更多地與三角肌外側頭，和肩帶的穩定性有關。

　　肌力力量的增長，是對肌肉所能承受壓力的一種適應，因此，若要想取得持續的進步，肌肉就必須定期增加挑戰。這就是所謂的「漸進超負荷」，也與張力下的時間有關。對於增加保持姿勢的時間越來越長，可能不太現實，儘管我自己練習手倒立式的時候也這樣做。

　　那麼，你可以做些什麼呢？其中一種方法是將挑戰相同或相似身體部位的姿勢，複合並組合起來。例如，隨著時間的推移，在轉換雙腿之前，增加順序排列的平衡姿勢數量。在新計畫的前三個月中，感知到肌力力量變化，更多地是與運動控制和神經系統反應的增強有關，而不是肌肉組織的實際生理變化有關。因此，在蜜月期過後，準備好預計會出現的穩定期，並做好付出艱苦努力的準備。

　　你是否有聽人說過，在瑜伽練習中只有推的動作而沒有拉的動作？的確如此，下犬式、頭倒立式、手倒立式、鱷魚式，甚至從深蹲到站立姿勢，都是涉及到推離地面的動作。因此，為了保持身體平衡，像是背闊肌和肱二頭肌等肌肉是力量輸入極少的肌肉，需要透過瑜伽中沒有的練習來補充，比如划衝浪板、攀岩或引體向上。我將在本書後面，詳細介紹一些可能的直接練習。

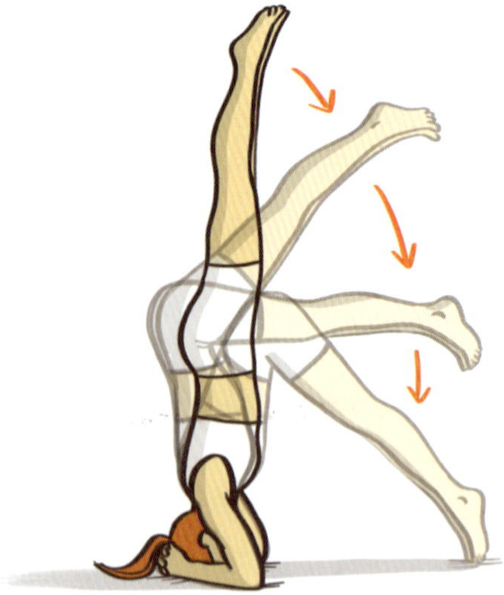

圖 3.23　從頭倒立式中，將雙腿放下，下降至地面。

Q. 你是用什麼肌肉，從頭倒立式中，將雙腿式放下，降到地板上（圖 3.23）？

　　透過以下方式，可在瑜伽練習中，成功鍛鍊增強肌力力量：

- 結合以下 3 種因素：時間、重複性和抵抗地心引力。
- 減少基礎元素。
- 多做站姿，而不是坐姿，並且將幾個具有挑戰性的體位，排序在一起練習。
- 找到姿勢中需要達到的作用，要下沉得更低、移動你的身體重心、延長槓桿或減少支撐。
- 行使過渡動作時要慢慢來，並且走最難的路線。
- 採取主動方式而非被動。
- 當你在進行某個姿勢或轉換動作時，清

楚知道自己在做什麼，並將注意力集中在那個部位。
- 關掉音樂，因為它會分散你的注意力。
- 我們在第一點中提到過，但值得再次提及一次——利用緩慢的離心肌肉動作，來抵抗重力。
- 記住這口訣，「張力之下，所停留的時間。」

多樣性

當身體以最佳方式受到挑戰時，
適應性就會發生，而挑戰既不能太少，
也不能太多。

人類的身體會在多樣性中茁壯成長，心理刺激和生理輸入都是如此。我們是一個適應性很強的有機體，需要挑戰才能蓬勃發展避免停滯不前，並最大限度地減少，因重複而導致的退化。

當你嘗試新的體能鍛鍊時，會發生什麼事情呢？肌肉痠痛！即使你認為，自己在進行常規鍛鍊時，就已經具備了超強的條件準備好鍛鍊，但當你做一些新的運動時，肌肉痠痛還是會神奇的找到你從未意識到的領域部位（圖3.24）。

這種現象，被稱為延遲性肌肉痠痛（DOMS），會在第二天尤為強烈。我是做事一意孤行的蠢驢，在第一次嘗試了一套腿部健身操後，我的延遲性肌肉痠痛非常嚴重，而我幾乎一個星期，都無法練習瑜伽（圖3.25）。

據我所知，目前相關資訊對延遲性肌肉

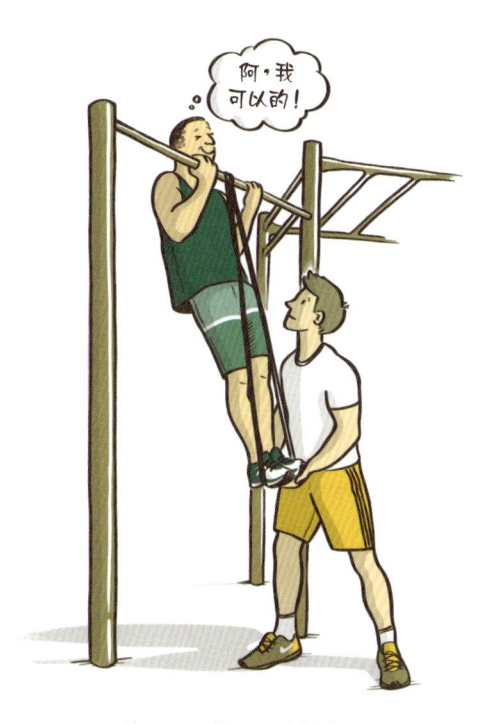

圖 3.24　嘗試做健身操。

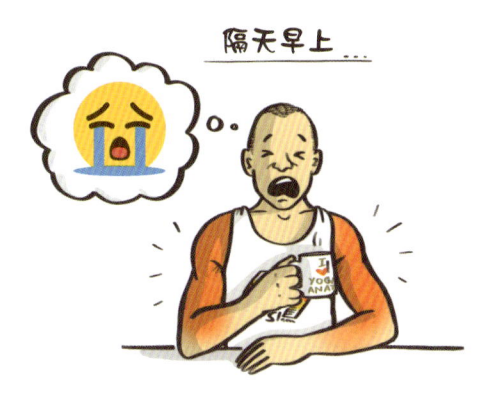

圖 3.25　斯圖痛不欲生，這當然不是第一次了！

痠痛的理解是，我們所經歷的是對肌筋膜（肌肉和筋膜）微創傷的敏感性。我們使用平時不使用的肌肉，或是我們其實是使用相同的肌肉，但強度或負荷超過平時習慣的範圍。我相信大家都有這樣的經歷，所以導致延遲性肌肉痠痛的運動類型，可以是肌力量型，也可以是柔軟度取向。只要挑戰不超過，積極適應的最佳限度，就會以肌力力量增加、耐力、肌肥大（尺寸增加）或關節活動度的形式發生變化。

並非所有的運動與活動，都一定是對身體組織的調整。也會有大量的神經適應，以柔軟度為目標的鍛鍊更是如此。

正如我在〈肌力力量〉那部分中提到的，身體只對我們使用的肌肉和組織做出反應和適應。其實這並不完全正確，身體也會對我們不使用的東西，做出負面反應，即我們會失去肌力力量和關節活動度。我們將使用什麼肌肉和組織，將由我們所做的動作，和我們對身體施加的挑戰度所決定。

理想情況下，我們可以分析自己的瑜伽練習，確定哪些肌肉是我們使用得最多，並透過交換姿勢和變換轉換過渡動作努力達成平衡，無論是肌力力量還是柔軟度。不過，我們可以增加的種類越多，我們就越有可能憑藉運氣去挑戰不同的身體部位。因此，如果有必要就嘗試不同的體位法，去注意你感覺到哪裡做得好，並產生對於鍛鍊肌力和柔軟度的效果，如果這體位帶來的感覺與感受，和你已經在過渡的體位一樣，則把它排除在外。

學生在瑜伽學習過程或瑜伽旅程中的某個階段常會遇到停滯期。如果你執著於自己身體上的進步，這可能會令你感到非常沮喪（圖3.26）。這不是一開始就會發生的事情，因為一切都太新奇了，所以身體會想：「哇！我需要改變什麼？」但是，身體其實很容易就會可以習慣你正在做的事情，並且進入舒適模式，只要滿足於你所擁有的一切就可以了。

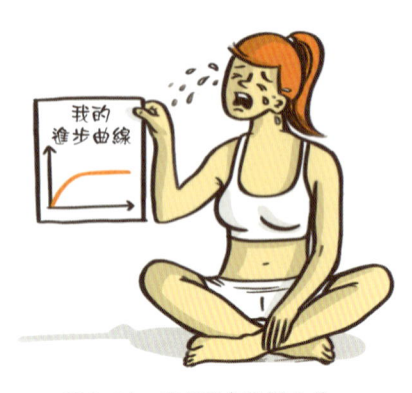

圖3.26 停滯期會影響進展。

身體雖然善於適應，但卻很善於保持不變，除非，對施加給身體的挑戰會隨著時間的推移。如果你想變得更強壯，就需要不斷增加，給身體的鍛鍊負荷——這意味著，要選擇更難的姿勢（需要更大的力量）——如果你想變得更柔軟，那麼就沒必要做那些你現有關節活動度可以輕鬆完成的體位。如果你的柔軟度較差，你的身體就更容易將你的動作，控制在安全範圍內，因此，你會需要告訴你的身體並向身體展示，為什麼要它需要費心去改變。你還需要向身體證明，在新的關節活動度運作下，你不會受傷，而且這是對你有用的。你也可能在做一個體位，但就深度而言仍有很大的改進空間，但卻沒有任何的改變（圖3.27）。

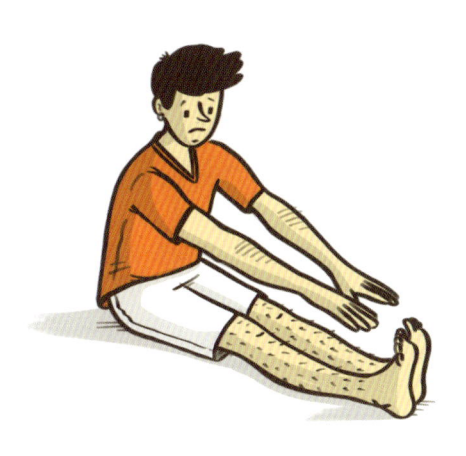

圖 3.27　有時候，什麼改變都不會發生。

所以，你已經陷入了停滯期，但你不需要更難的挑戰，而是需要不同的挑戰。如果你還是繼續做同樣的姿勢，停滯期很可能會繼續存在。在一個月左右的時間裡，放下一個或多個讓你煩惱的姿勢，換成其它相同部位，但姿勢略有不同的其它體位法。這通常就是打破僵局需要的一切。例如，如果你在練習坐姿前彎式時遇到困難，可以暫時不做它，改做金字塔式（Parsvottanasana）。這個體位是不對稱的，在重力的幫助下，會讓你處於一個更有利的位置（圖 3.28）。

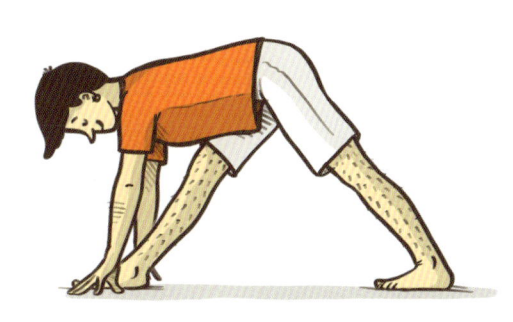

圖 3.28　要定期變換你練習姿勢。

增加動作多樣性的另一個重要原因是，有助於避免對特定肌肉、韌帶或關節，造成過度壓力承受。重複動作往往會導致組織破壞和損傷，尤其是在有技術問題的情況下。透過改變你所做的動作，你就可以轉移壓力。

儘管我在這本書中，關注的重點是身體，但我們都知道心靈對我們的健康和身體有多大的影響，而心靈的健康又會影響到身體。一直重複同樣的事情，可能會讓人感到舒服，因為你一直待在自己的安全區，但這會導致缺乏發展和日益失衡。我們往往傾向喜歡自己擅長的事情，做自己喜歡的事情。反之，則傾向於回避那些你需要做的事情，因為它們可能也是你發現最難做的姿勢。

大家都知道，我們對於去做我們應該做的事情的遵守程度及依從性，是出了名的低。試著問問任何物理治療師，有多少客戶會按照他們給的處方，遵循他們規定的運動進行鍛鍊。選擇你感興趣的姿勢與動作，去做一些你一直想做的事情，給自己設定一個目標，或者，從最近的一些靈感中汲取養分。當然，也要把你個人需要做的事情考慮進去。

如果沒有多樣性，你也會習慣於自己的身體如何體驗某個特定的姿勢，從而失去探索的感覺。多樣性會帶來新的刺激，有時這樣是積極的，有時是消極的，但無論是哪種刺激都能讓我們學習，並更好了解自己的優勢、劣勢、自由或受限領域。

那麼，除了嘗試新的體位法之外，我們如何做才能在瑜伽練習中，引入更多的變化及多樣性呢？即使是細微的變化，也能帶來

不同影響：

- 先做平時習慣方向的對側。
- 改變體位的順序。
- 調整保持及停留在姿勢的時間。
- 在同一姿勢中加入變化。
- 如果你習慣一次做一個體位，請試著探索，將一些體位排序在一起，看看會發生什麼事，反之亦然。
- 改變你停留在姿勢時的關注點，例如：呼吸、參與投入性、意識、精確性或更多的有機性。

如果你在嘗試新體位時遇到困難，請不要一開始就嘗試引入太多新的體位，要選擇適合你當前肌力力量和柔軟度水平的體位，這樣你就不會太快灰心。

上述所有建議，都很容易可以融入自由風格型式瑜伽練習中，但如果你有一套固定的瑜伽練習順序，例如，阿斯坦加瑜伽呢？那麼，調整你的注意力，可以增加一些精神刺激，但我認為增加身體肢體練習的多樣性也非常重要。我自己也是一名阿斯坦加練習者，我清楚的知道你可以在你經常做的體位中練得很好、很穩定，例如：手抓腳趾單腿站立式（圖3.29），但如果嘗試一些新的體位法，例如：扭轉半月式（*Parivrtta Ardha Chandrasana*），你就會變得無所適從（圖3.30）。這些姿勢可能包含相似的元素，但肌肉並不習慣在新姿勢中協調。若可以從多個身體角度和方向挑戰自己要好得多。

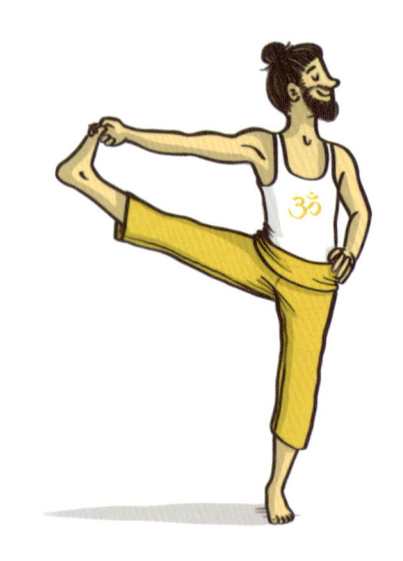

圖 3.29 阿斯坦加·贊恩在 UHP 中非常穩定。

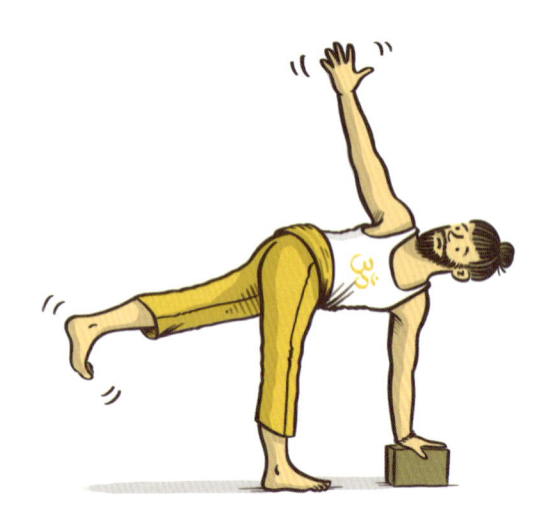

圖 3.30 依然是單腿平衡的姿勢，但卻如此不同！

許多學生會遇陷入一個困境,那就是他們的老師會阻止他們繼續練習他們現有設定的序列。雖然這在短期內可能有益,但如果在這樣情況下:學生需要時間累積,來獲得後續體式所需的必要屬性——那麼如果持續時間過長,就會對身體造成損害。這並不代表我認為學生應該做他們還沒準備好的體位,而是應該引入其他體位,來補充他們現有的瑜伽練習。這一點,對於身體平衡尤為重要,因為固定的瑜伽動作序列,會偏重於身體某些部位區域或動作。

如果學生的情況不允許在序列中加入變化及多樣性,那麼我會建議在一天中的其他時間,或使用不同的練習形式來解決這個問題。

現在請你花一點時間,思考一下你的瑜伽練習,並決定下次在瑜伽墊上練習時,做一些不同的練習元素。

對立肌肉的侷限

人體有一些可活動的關節,沒有肌肉負責移動它們,但在大多數情況下,我們可以說是有肌肉在移動關節的,而且肌肉在關節可用的所有運動方向上控制該關節。有時,肌肉非常大或非常分散,以至於纖維的方向性,可以讓部分肌肉做不同的工作,甚至是相反的工作。不過,就目前而言,我們更直接考慮或認為肌肉是成對或成組的工作。例如,股四頭肌伸展膝關節,腿筋肌彎曲膝關節(圖3.31)。

我們有一個術語,來形容這些肌肉的關係:「拮抗肌對」。朝著你想要去的方向,

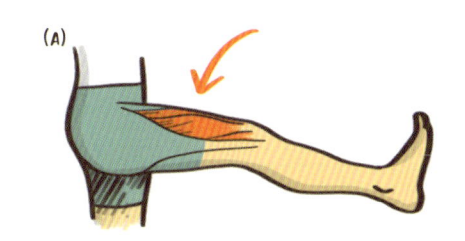

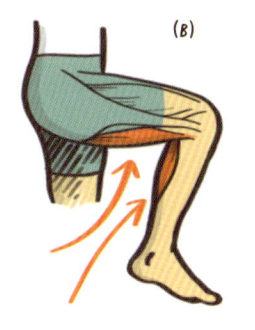

圖 3.31 股四頭肌和膕旁肌,形成一對拮抗肌,其中(A)股四頭肌伸展膝關節,(B)膕旁肌屈曲膝關節。

運動的肌肉(也稱為主動肌)是作用肌,而沿著相反方向產生運動的肌肉是拮抗肌。如果運動方向相反,並且是之前的拮抗肌產生運動,而不是重力,那麼拮抗肌就成為主動肌,而另一塊肌肉則成為拮抗肌(圖3.32)。

大家應該還記得,在〈肌力力量〉一節中部分的內容,當抵抗重力時,肌肉會發生離心收縮,從而執行相反的動作。由於這塊肌肉控制著動作,因此仍被視為主動肌。

在此之前,我們曾以高平板式支撐,轉換到鱷魚式,身體再向上為例,去考慮肌肉的離心收縮。肱三頭肌在此練習中上升和下降移動階段都是主動肌(圖3.33)。

有時候,在試圖使關節僵硬時,我們會同時收縮主動肌和拮抗肌,這通常被稱為共同收縮。

在瑜伽環境中,我們經常處於並停留在

往上升 ↑

**肱三頭肌
向心收縮**

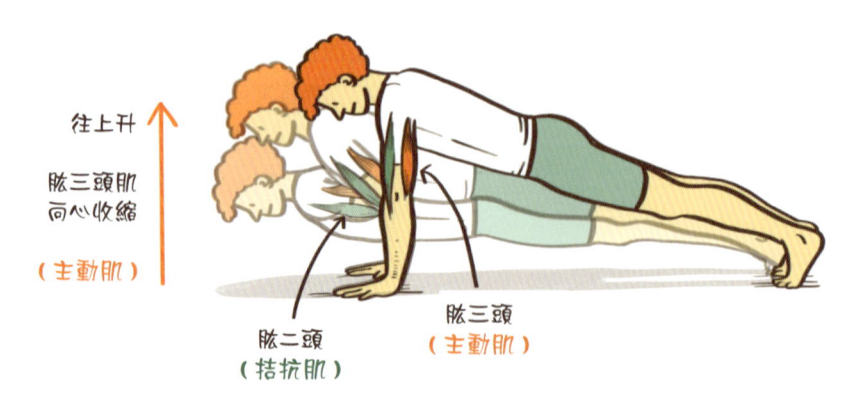

（主動肌）

**肱二頭
（拮抗肌）**　**肱三頭
（主動肌）**

圖 3.32　如預期的那樣，肱三頭肌是向上移動時的主動肌，
因為當肱三頭肌向心收縮時，它們會執行伸肘動作。

運動已經停止的位置，並且由於肌肉緊張，而被動地在原地休息。

　　想像一下，你正在做仰臥手抓腳趾伸展二式（*Supta Padangushtasana B*）。將腿伸向一側（外展）時，你很好的放慢了動作，透過使用內收肌的離心收縮來抵抗重力。在這種情況下，內收肌擔任起到了主動肌的作用。當腿部已經停止向下移動，但還沒有到達地面——你現在可能已經停止收縮內收肌並開始放鬆它們。由於腿部是一個長槓桿，你無疑會感覺到內收肌的張力，在阻止你繼續往前移動的更遠。從理論上來說，這個情況下，內收肌它們並不是擔任拮抗肌的角色，而是負責停止進一步髖關節外展。這樣的狀況下，最簡單的想法就是：「我想外展髖關節，但張力阻止了我。」因此，做相反

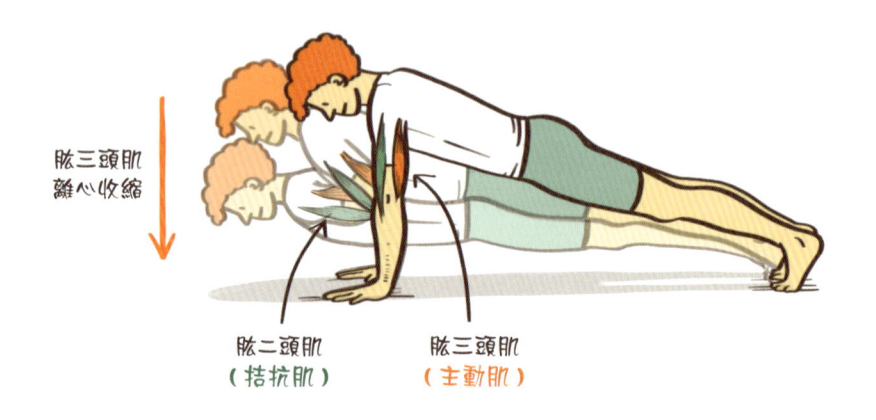

**肱三頭肌
離心收縮** ↓

**肱二頭肌
（拮抗肌）**　**肱三頭肌
（主動肌）**

圖 3.33　在往下移動過程中，肱三頭肌是主動肌，
而不是肱二頭肌，因為肱三頭肌控制著往下移動的速度。

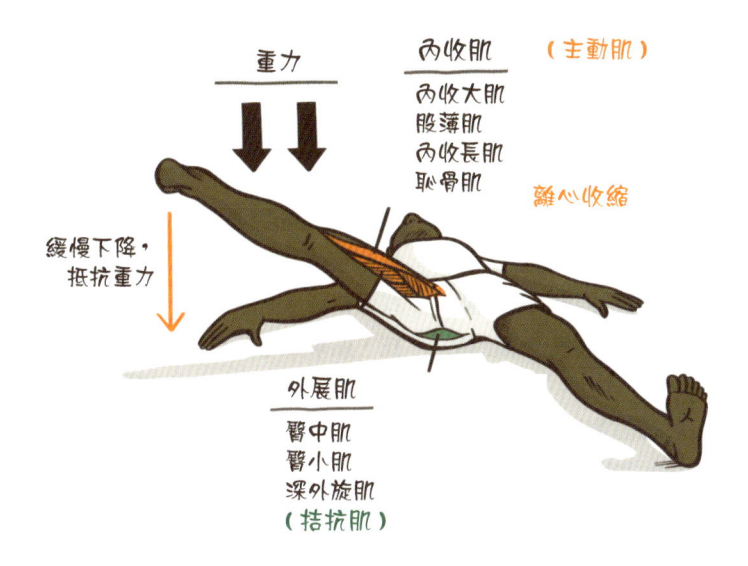

圖 3.34　內收肌的緊繃及張力，很可能是導致外展運動，無法深入進一步的原因。

動作的肌肉，很可能是內收肌（圖 3.34）。這是很簡單的例子，因為你可以感覺到以上這些發生存在，但情況並非總是如此。

如果你還想在這種情況下，理解主動肌／拮抗肌的概念，我對此概念可以透過以下方式來理解：

一旦你完成重力輔助的關節活動度，你就會到達一個點，在這個點上，重力會不足以克服肌肉緊繃程度。為了想要朝著所需的方向前進，移動的更遠，你現在就會必須要積極活動並收縮，將你帶往那方向的肌肉。因此，在我們先前的範例中，你會需要收縮你的外展肌，來降低你的腿。現在，外展肌是主動肌，內收肌是拮抗肌（圖 3.35）。哈！我們又回到正軌了。

順便提一下，幫助主動肌完成所需運動

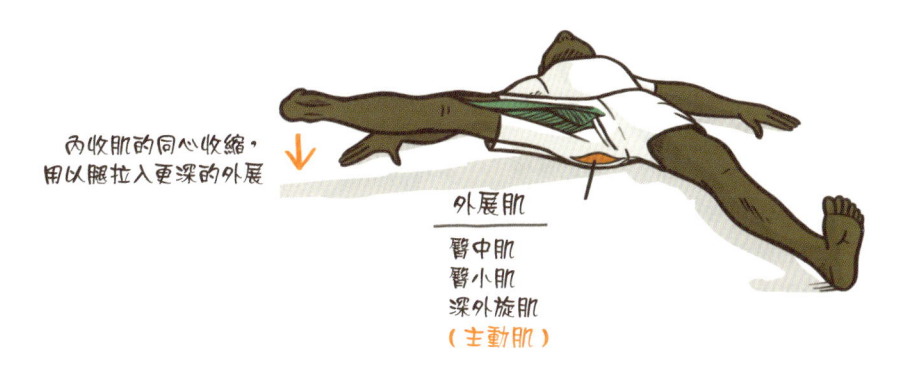

圖 3.35　如果你收縮外展肌，使其主動向更深的外展方向移動，它們現在就變成了主動肌。

現在想想當你練習猴神哈努曼式——如果你無法有意識地控制後腿，後腿往往會發生外翻（髖關節外旋）（圖 3.40）。當拉伸肌肉時，儘管看起來相反，也會發生與肌肉收縮類似的情況。當你將兩個附著點移開，並到達阻力點時，實際上，你是在拉動附著點。如果這兩個附著點彼此不直接對齊，則可以引入或產生另一種運動，通常是旋轉。

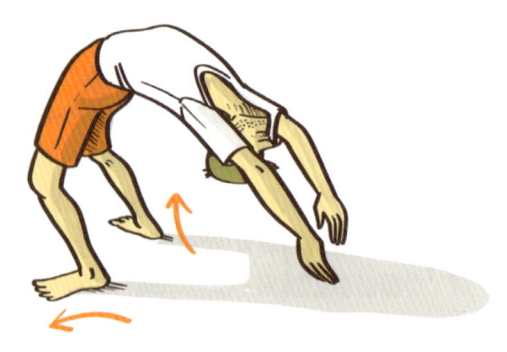

圖 3.41 雙腳外翻做深度後彎動作，會給腰椎和薦髂關節（SIJ）帶來壓力。

保持大腿、膝蓋骨和腳背，面向地板。

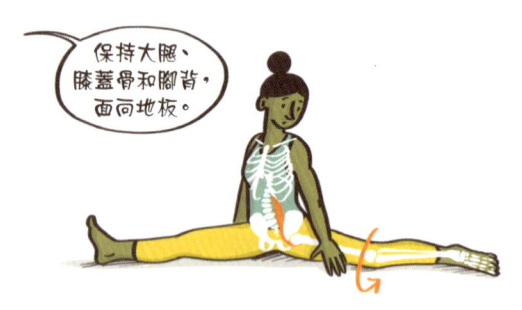

圖 3.40 邁拉已經到達地面，但後腿已經滾出。

這就是我們在練習猴神哈努曼體式的時候會發生的情況。後腿會需要進一步向骨盆後方移動（髖關節伸展），由於腰肌是髖關節屈肌，因此腰肌在這個姿勢中，會被置於拉伸狀態。當你嘗試更深入時，如果不加以控制對下部附件（股骨小轉子）的拉力，會導致腿部向外翻。理解這一點後，你就能明白它是如何與保持大腿、膝蓋骨和腳面朝向地板擺放的提示連繫在一起；你不會從拉伸中逃脫。

就另一面而言，你可能會看到，學生在準備做深度後彎動作（Drop Back）時，有意地將腳外翻（圖 3.41）。不管他們知道與否，他們都在試圖避免髖關節伸展時的阻力。至於這是否是個好主意，我們將在之後談到後彎時再討論。

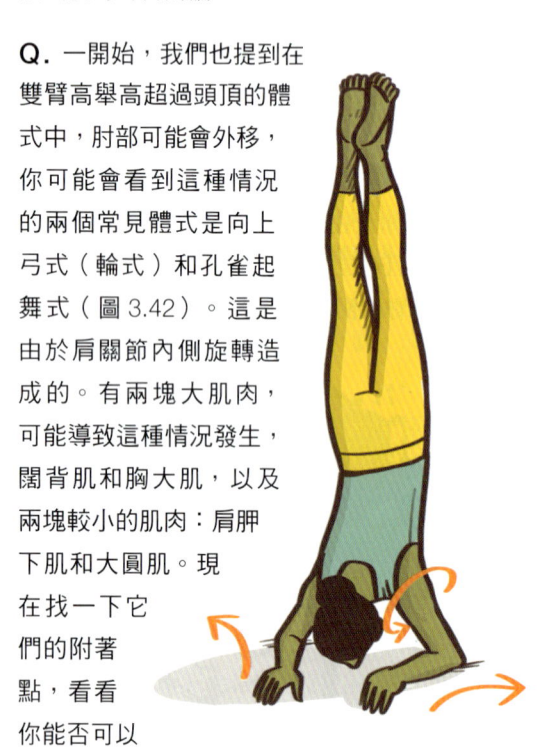

Q. 一開始，我們也提到在雙臂高舉高超過頭頂的體式中，肘部可能會外移，你可能會看到這種情況的兩個常見體式是向上弓式（輪式）和孔雀起舞式（圖 3.42）。這是由於肩關節內側旋轉造成的。有兩塊大肌肉，可能導致這種情況發生，闊背肌和胸大肌，以及兩塊較小的肌肉：肩胛下肌和大圓肌。現在找一下它們的附著點，看看你能否可以用同樣的概念來解釋這一點。

圖 3.42 邁拉的手肘部，發生了外旋。

筋膜考量

近年來，人們對筋膜起的作用，以及筋膜值得關注的程度越來越感興趣。在此，我們將深入探討這個主題，並主要關注新興知識，是如何影響我們的瑜伽練習方式。

在我們研究身體各個部位和在關節處產生運動的肌肉之前，先介紹這個主題，因為這樣我們就能更好理解身體各部分之間的相互連結性，以及運動分析的複雜性。當我們探索筋膜這一主題時，你會發現試圖透過觀察特定區域，來理解關節限制和運動模式是有問題的。儘管我們將在本書第二部分中，採用這種分段式方法，但它永遠無法完全解釋正在發生的情況，因為它沒有考慮到筋膜連接這部分所產生的深遠影響與相互作用。然而，肌肉確實可以移動關節，也可以限制運動，因此，我們可以通過這種方式去了解身體，我們也可以獲得很多啓發。認識到筋膜所發揮的作用和在身體中所扮演的角色，我們就能結合局部和全部身體整合的理念。

我必須承認，我對完全理解筋膜和生物張力共構相關主題的一切還有很長的路要走。不過，我還是會盡我所能轉述一些當前的想法和信息。本節末尾，我將列出一些這方面的權威作者，如果你想更深入地了解筋膜，很值得一試，不妨直接查閱相關資料。

什麼是筋膜？

人體由四種主要組織類型組成：上皮組織（皮膚和內表面襯裡）、肌肉組織（骨骼、平滑肌和心肌）、神經組織（神經和相關結構）和結締組織（支撐、分離和保護材料）。

結締組織是人體體內中數量最多的組織類型，而筋膜就是結締組織家族中的其中一員。並不是所有的結締組織都是筋膜，究竟什麼才是筋膜呢？這也一直存在著激烈的爭論。例如，血液就是一種不屬於筋膜的結締組織類似如此簡單例子。另一方面，骨頭也存在爭議，有人說它是僵硬的筋膜。結締組織被視為筋膜的一般原則是，它必須構成整個身體的連續張力結構的一部分。韌帶、肌腱、骨骼、脂肪組織、關節囊、骨膜和其它包膜，以及淺層和深層筋膜都被視為筋膜（圖3.43）。

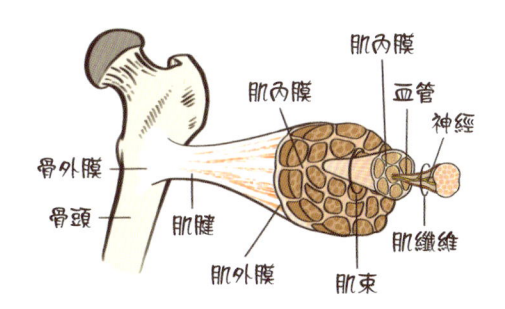

圖3.43　筋膜存在於肌肉的各個深度裡，並且是連續的。

筋膜有多種形態，有時輕盈纖細，而在其它地方則像一條堅韌的帶子。它可以根據所需的功能，以不同的比例和密度組合膠原蛋白、彈性蛋白和網狀纖維蛋白等蛋白質構件，從而實現這種奇妙的多樣性。筋膜起著多種多樣的作用，如分隔、支撐（例如：胸腰筋膜）或提供特定的功能用途（例如：足底筋膜或髂脛束〔ITB〕）。人體筋膜可被

視為三維立體的貼身衣物，因為較表層的筋膜層和結構，是與較深層的筋膜層和結構相連接。它以某種方式，同時實現了分離和連接的雙重效果。有人認為如果我們能夠溶解其它所有一切東西，只留下筋膜，我們仍然可以清晰地看到我們身體的細節。

我們可以將筋膜分為淺層和深層兩類。前者位於皮膚基底層之下，後者滲透到身體更深層，包裹著器官、血管和骨骼，包圍環繞和分割肌肉腹部形成肌腱、韌帶等等。筋膜創造了三維連接，形成了全身的張力矩陣。由於筋膜上布滿了神經，因此有些人認為筋膜是一個感覺器官。透過提供本體感覺信息，筋膜在身體感知方面發揮著至關重要的作用。

當我們考慮筋膜與肌肉的關係時，我們會發現筋膜滲透到肌肉組織的所有層次，在肌肉組織不同深度，分隔所有的層和腹部連接、賦予形態和形狀，以及合併形成肌腱。肌筋膜與肌肉組織是如此地融為一體，因此如此思考是很合理且有意義，我們可以將其視為肌筋膜單元（myofascial units）（myo是來自肌肉成分），而不是截然不同的肌肉組織和筋膜元素。當然，這樣的相互連結並不止於此。穿過肌肉的筋膜會變成肌腱，然後繼續與同樣是筋膜的骨膜（骨骼周圍的襯里）融合，並也有可能與一些鄰近肌肉的筋膜成分融合。其原理是筋膜通常是連續的，但由於功能要求和位置的不同，其密度和屬性也會發生變化。

這種筋膜整合影響鄰近結構的例子，可以發現到當我們觀察橫膈膜和腰肌的位置關係時（圖 3.44）。橫膈膜的手指狀肌腱突起的部分，稱為「橫膈腳」，沿脊椎向下延伸至腰椎的前幾節。腰肌的近端附著點從腰椎一直向上延伸，直到胸椎第 12 節。不難看出它們之間可能存在某種筋膜連續性。基於這一觀點，我們可以知道雙向張力影響的可能性。我們可能會假設腰肌的張力會影響我們的呼吸模式，反之，反常的呼吸模式可能也會造成腰肌的張力。

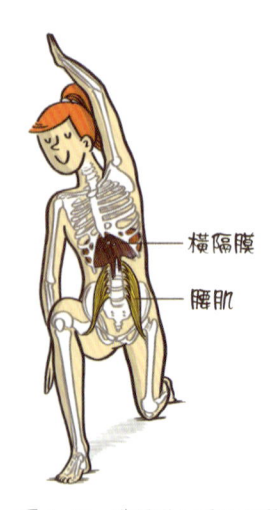

圖 3.44 橫膈膜和腰肌之間，存在著潛在的筋膜關係。

湯姆・邁爾斯（Tom Myers）提供了一些開創性的啟示，他表明可以解剖出相互連接的肌筋膜單位經線（他創造了「解剖列車」一詞），有時這些單位經線，甚至是貫穿整個身體全部。邁爾斯用一些規則來決定這些筋膜經線是否可以展示拉力線，這些規則包含像是筋膜經線方向不應該突然改變，並且不應該從一個深度跳到另一個深度。當然，雖然使用了「線」這一術語，但這些建議的連接線之厚度和寬度各不相同。雖然這似乎與我們在伸展身體可以體驗到一個區域與另一個區域之間的連結時——無論是精力上的還是身體上的體驗非常吻合，但並不是每個人都認同這些線條的存在。

在瑜伽姿勢體位中，我們經常會感受到

這種相互連結，甚至可能會將這種體驗稱為「能量線」。我指的並不一定是經絡或其它明確定義的能量路線，而是指兩個或多個身體組成部分之間所經歷的力，改變它們彼此之間的空間關係。這種感覺當你在移動與動作範圍終點之相反方向的區域最為明顯。我們甚至可以透過使用身體前部、身體後部或身體側面伸展等說法，來指代這種連結性。

如果我們以側角伸展式（*Parsvakonasana*）為例，我們可能會認為這股能量是從落地的後腳傳遞到往上伸出的手（圖3.45）。在這條能量傳遞品質路線上，我們可能會遇到中斷或阻塞。我們也可以從身體的角度考慮相關的點，從相互連接的肌筋膜單位之側向線條的角度來考慮，以及這些能量阻塞表現的區域，為增加的阻力或侷限的區域。我們談論的是同一件事，只是使用了不同的語言，還是它們彼此不同？無論你做出什麼決定，瑜伽的體驗總是在提醒我們各部分之間的聯繫，也許這就是以這些全身方式運動，感覺如此美妙的原因之一。

我上面舉的例子是線性的，但筋膜連接的關鍵原理是三維張力矩陣。當我們在書中或教室的角落裡，看到一副骷髏骨架時，很容易產生這樣的想法：這些骨頭就在我們體內，所有的肉體都必須由這個內部結構支撐起來。這種觀察身體的傳統視角，將身體看成是一個連續的壓縮結構，就像建造房子一樣，一個部分疊加在另一個部分之上，各部分透過肌肉，利用滑輪和槓桿來移動。要想真正將筋膜看作為一個有張力的全身網絡所發揮的作用，可能需要改變現有的範式。

生物張力共構整體模型的支持者認為，目前存在的觀點無法令人滿意地解釋人體產生和承受力的方式。在拉張整體結構中，存在著壓縮部件及元件間透過由拉力分量彼此間隔開來。我們有可能建造出具有荷載擴散和自行支撐功能的結構，如圖所示的結構，其中壓縮構件實際上並不相互接觸（圖3.46）。如果我們利用這個模型，回想一下，我們被肉體覆蓋的骨骼，就會發現各個

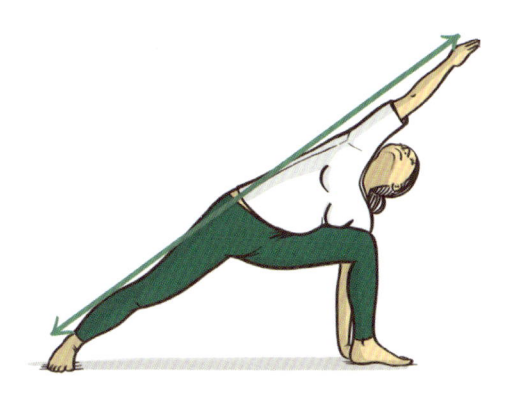

圖 3.45　你認為這種的身體定位，會給你帶來什麼感覺？

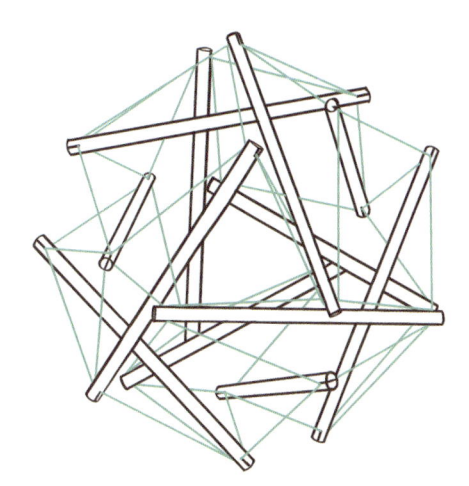

圖 3.46　張拉整體合成模型。沒有任何一個壓縮元素是相互接觸。

骨骼之所以能夠保持在它們的位置，並不是因為它們彼此坐在一起相互依靠，而是因為筋膜網絡的張力。外部及外層的肉體支撐著內部的骨骼框架。

這種來自支撐結構的概念與人體非常吻合，與前面提到的房子建構概念不同，我們不一定要垂直排列對齊，才能感覺到整體性，我們可以處於任何方位。拉張整體結構群的另一個面向是，它們能將能量從局部分配到整體。我們在身體中也能發現這一點，一個區域補償另一個區域，壓力有時會擴散到遠處的部分。即使考慮到骨骼的定位，我們也可以觀察到張力相互作用是改變排列對齊和方向的一個因素。

生物張力共構模型仍處於起步階段，還不能解釋一切，但它似乎比現有的生物力學模型更有前景。新出現的模式很可能會讓人們認識到張力體中的張拉體異構系統。涵蓋從細胞層面到筋膜基質，這一切都包含在內，結合在一起使我們的身體各部分相對保持張力：使身體在互相固定的部位上保持張力，同時也允許骨骼等元素在這個張力系統中。漂浮和肌肉滑動。考慮到骨骼在密度和大小上的差異，由於我們身體的大部分重量都在骨骼之上，我認為還必須了解對其中涉及的壓縮結構。我們可以就這些話題探討好幾天，但老實說，我仍在努力探索我的理解。所以，如果你願意且對這主題有興趣的話，我們可以進一步探索了。

如果說筋膜是幫助保持壓迫部件（骨骼），正確定位和方向的張力元素與成分，那麼了解如何保持筋膜健康，應該有助於我們對身體有意義的方式進行練習。

筋膜層會根據所承受的壓力，而改變其特性及屬性。如果肌膜透過重複的運動模式，在局部受到壓力，那麼筋膜可能會沿著這些拉力線，變得更加致密。例如：在某些情況下，如果我們需要更多的結構性的支撐可能是有益的。然而，如果是由於不良姿勢定位造成的，那麼同樣對筋膜的強化可能會造成束縛。在我們的動作和行動中增加多樣性，可能有助於分散力量，並促進系統更加平衡。

當我們年輕時，膠原纖維的外觀似乎更加有波浪感，這就是所謂的「捲曲（膠原蛋白束波紋狀結）」。隨著年齡的增長，這種捲曲會降低，彈性也會隨之減弱。這種彈性在能量守恆和流體運動方面非常寶貴。我們可以僅靠肌肉力量完成許多動作，但如果我們能增加一些回彈或彈簧，那麼結果往往會更流暢、更有活力。在體位瑜伽中，我們很多時候都是隨著呼吸緩慢移動，然後保持靜止，因此並不總是很容易在這種模式下，感受及看到如何激發彈性成分。

我認為最容易看到膠原纖維發揮作用的時候之一是，當身體在更具動態過渡動作的轉換中，例如，從跳起到手倒立式動作。如果你過於腳踏實地，試圖僅僅透過用雙手，按壓推動地面就跳起來，結果可能會顯得非常沉重和費力。另一方面，如果你預先拉緊身體，然後向下俯衝，再利用更多的彈性反衝力彈起往上，那麼上升的動作也就會輕盈得多，甚至是飄逸輕浮的，而且使用的肌肉力量也會大大減少。

柔軟度和彈力性，並不總是相輔相成且同時存在。在許多運動中身體過於柔軟，可

能會降低運動成績表現，因為能量守恆的機制是利用肌肉拉力阻力，產生的彈性反衝力來為下一個動作提供能量。我認為當系統中的阻力越大，彈性也就越大。在天秤的一端，我們可以有一個過於鬆懈的張力系統，而在另一端，則可以有一個過高的張力系統。用瑜伽術語來說，我們張力最小的例子可能是「彎曲的溫蒂（bendy Wendy）」這類的學生們，他們可以很容易在不同體式之間，**翻轉和翻騰**，但卻很難在倒立式等體位中，找到整體感和僵硬感。另一個極端，是強壯但不柔軟的學生，他們很難流暢地移動，但要支撐自己卻完全沒有問題。我們應努力向中間地帶邁進，使動作輕鬆自如，但在需要時，也要具有力量和穩定性。

很多有關於筋膜的文獻，都推薦彈震式伸展動作，目的是促進並提高筋膜的彈力性。而整體上，我不贊成這樣做的原因很多，尤其是在瑜伽練習環境情境中。在我見過的大多數彈震式伸展動作中，身體的定位都包含了太多的關節，而且，根據我們多肢段運動的**概念**，在這樣情況之下，目標關節往往會停止運動，而通常由活動鏈條中，另一個阻力較小的關節代替運動。例如，站立前彎時，身體往地板帶，而雙手彈向地面。我見過各種各樣的具體指令與做法，但據我觀察所得到的情況卻總是一樣——髖部停止使力移動，而是由腰部來承擔並彌補鬆弛。

許多彈震式伸展，還利用重力來產生動力，這就減少了肌肉參與的需要，同時，也使終點不那麼容易控制。如果是要採取並使用動態伸展，我更願意看到的是透過肌肉主動收縮以產生力量的伸展，比如：站立腿部擺動。與前一個例子相比，這個特定例子的好處是腰部也不受限制。說到這，我對姿勢瑜伽的看法，還包括緩慢的動作、靜止和內省。我知道情況並非總是如此，但在我剛才提到姿勢瑜伽的框架內，重複的彈跳和擺動動作是不合宜的。

那麼，我們該如何操縱我們的張力系統呢？我認為我們必須在肌力力量和柔軟度之間找到平衡。鍛鍊肌力力量可以增強肌肉的張力，在鍛鍊的同時，保持動作的穩定，這些可以增強整合能力。鍛鍊柔軟度則可以降低緊繃度，使動作能夠變得更加流暢。這並不那麼的簡單，因為如果你還記得的話，柔軟度可以做到，但你必須施加很大的力量才能完成，全部所有可用的範圍的動作。我們必須明白，肌力力量和柔軟度並不是線性尺度的兩端；它們是不同的特性。一個人可以強壯而柔軟度很好（想想體操運動員），也可以柔弱而柔軟度很好，還可以強壯而柔軟度不好或柔弱而柔軟度不好。當然，他們也可能是介於兩者之間的人，在兩者間都保持適中。因此，最好能專注於你的需要，來調整你的瑜伽練習，才是可取的。

你已經在本章節的前面，被介紹過了〈多樣性〉這部分也與筋膜有關。我們正在使用一個三維的全身性張力矩陣，因此一遍又一遍地，重複相同的線條和組合，不可能在所有方向和組合上提供流暢的運動。透過使用你不習慣的動作組合，來探索身體，更有可能發現優勢、弱點、不穩定或不柔軟的地方。即使是靜態姿勢本身，可以稍微改變一下，對於身體的著重點和位置，也會產生不同的影響。由於肌肉和許多支撐結構，

都是呈螺旋狀排列而非直線型，因此，若嘗試採用非常規的身體姿勢形成進行練習，也會有所收穫。

關於這一點，還有額外需要被了解的是，若姿勢是結合全身定位，而非針對特定部位區域，是被認為能透過強調結合之相互關聯性，來更有效解決筋膜系統問題。

我們活動得越少，筋膜似乎就越容易失去彈性，而且通常是與年輕相關的彈性。流暢、毫不費力的動作，速度和節奏的流暢變化，在現代舞中得到了恰當的展現。在多個平面上，結合了微妙和力量的巨大輕鬆感和敏捷感，顯示了身體在張力和諧中的潛力。我們可以在瑜伽練習中，顯現以上同樣的特質，儘管我們的動作可能會更慢一些。輕鬆感來自於呼吸的同步性和思維的精確性，再加上對我們身體各部分，在空間中位置的本體感知結合，促使我們能在任何速度下，都能保持流暢。

筋膜存在於流體環境中，因此有人認為水分不足會影響筋膜的滑動性、反應性、強度和黏連力（黏在一起的部分）。是的，我們需要確保有喝足夠的水，但活動和使用身體。也有助於在身體裡，把水帶到需要的地方。所以，希望你是在練習瑜伽，而不僅僅是閱讀有關瑜伽的資訊內容。

筋膜的另一個值得注意的特點是，持久的結構變化（重塑）速度非常緩慢，需要數月或數年的時間。因此，如果我們在較短的時間區間內（幾分鐘、幾小時、幾週）經歷了姿勢、優雅、柔韌、整合或體能方面的變化，那麼幾乎可以肯定，這是與神經系統和反應更靈敏的肌肉系統有關。我不知道你是否和我一樣，在不同的日子里，我體驗身體的方式，在每天都會有很大的不同。能力預期是有個基線，但有時在我做完第一個動作後，我就知道：「今天，我要飛起來了。」我精力充沛、充滿活力、身輕如燕、更加柔軟。而當然，也有鐘擺擺動的另一面，那就是與沉重和緊繃的日子相比缺乏柔軟度。這狀況不可能是筋膜的變化，因為它發生得太快了，所以，在我為你介紹了這一切內容之後，我請你質疑一下，筋膜可能會有多大的限制性。

筋膜與我們身體的每一部分都融為一體，因此，當我們在使用身體時，不管是否有意識到筋膜是否存在，我們也正在使用和移動它。正如我們之前提到的，筋膜貫穿於肌肉組織的各個層面，是肌腱、韌帶和骨骼的一部分，因此，無論我們身體在伸展、收縮肌肉、保持靜止還是持續流動，都有可能引起肌筋膜的適應。留給大家的關鍵問題是：在練習瑜伽的過程中，我們真的可以針對某一元素多於另一元素嗎？

我希望我已經成功地轉述一些關於筋膜的有趣想法。如果你對這個主題感興趣，下面是一些進一步閱讀的建議書單。

推薦閱讀清單

Avison, A.（2021）.《給瑜伽・健身・治療師的筋膜解析書》*Yoga, Fascia, Anatomy and Movement, Second Edition*. Handspring Publishing, Edinburgh.

Myers, T.（2020）.《解剖列車》*Anatomy Trains: Myofascial Meridians for Manual Therapists and Movement Professionals, Fourth Edition*. Elsevier, London.

Scarr, G.（2018）.《生物張力共構：生命結構的基石》*Biotensegrity: The Structural Basis of Life*. Handspring Publishing, Edinburgh.

Schleip, R.（2021）. *Fascial Fitness: Practical Exercises to Stay Flexible, Active and Pain Free in Just 20 Minutes a Week*. Lotus Publishing, Chichester.

Schultz, L. & Feitis, R.（1996）. *The Endless Web: Fascial Anatomy and Physical Reality*. North Atlantic Books, Berkeley

「瑜伽姿勢，是在各種方向上創造出來的，
因此在考慮關節活動和行動時，要考慮彼此關係和重力，
而不是上、下、或左右。」

CHAPTER 4

呼吸

呼吸

我想你們都知道我們需要呼吸，吸氣會帶來氧氣，呼氣會排出廢棄的二氧化碳（CO_2）。呼吸是瑜伽練習的核心支柱，有多種用途。在體位法練習（姿勢瑜伽）中，我們可以利用呼吸平靜心靈、帶來輕盈感、顯示努力程度、放鬆身體並集中注意力。我們可以讓呼吸與動作同步，從而賦予與帶來節奏感、注意力、力量或微妙的感覺。我們可以選擇改變呼吸方式的重點，以創造空間，提供穩定性和能量或促進靜止。我們可以決定控制它，或者讓它順其自然。在本書中，我們將只考慮呼吸與瑜伽體位之間的關係。在練習瑜伽體位時，你的呼吸會影響你的姿勢，同時也會受其影響。但在此之前，我們需要知道，我們在做什麼。

通常，當我在教學中，要學生演示出肺部的大小時，他們會做出一個類似葡萄柚大小的形狀，哇！但是我們的肺部大得多了。除了心臟和一些管道（氣管、食道、主動脈、腔靜脈和一些較小的管道）之外，肺占滿了胸腔（胸腔），所包括的整個空間。肺部沒有自由空間，它們橫面延伸至胸廓內側，向上延伸至鎖骨（collar bone）正下方，向下延伸至稱為膈肌的圓頂狀薄片（膈肌）肌肉，也被稱為橫膈膜（圖 4.1）。

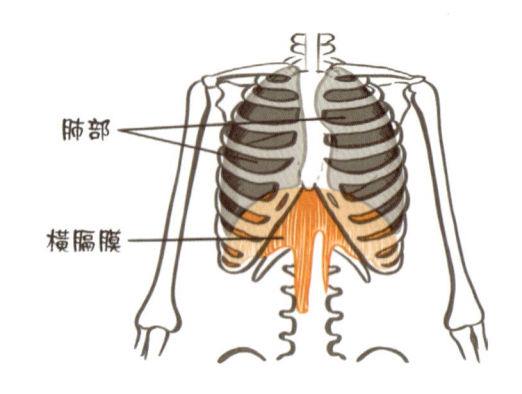

圖 4.1　肺與橫膈膜。

橫膈膜是呼吸的主要肌肉，分隔了胸腔和腹腔。它附著在胸廓底部，附有被稱為「腳」的手指，可向下一直延伸到前幾節腰椎骨。當它放鬆時，呈現圓頂狀，但收縮時會變平。它有一條中央肌腱，因此如果收縮時胸廓是固定的，橫膈膜就會向下移動而變平。另一方面，如果中央腱被固定在某一個適當位置，橫膈膜就會透過向上拉胸廓而變平。如果你暫時無法想像這一點也不用擔心，我們稍後會再做進一步解釋。如果你感興趣的話，膈神經支配橫膈膜。來自大腦呼吸中樞之有節奏的脈衝，維持著我們的呼吸頻率，但如你所知當我們選擇屏住呼吸、放慢呼吸或加快呼吸時，這都可能會被覆蓋。

第 4 章：呼吸　119

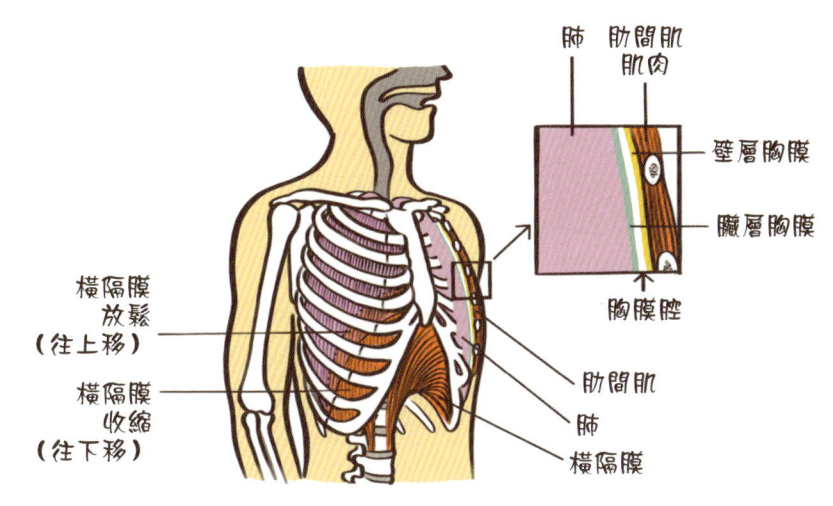

圖 4.2　雙層胸膜將肺部黏在胸廓內側。

重要的是，在肺和胸廓內側之間有一層雙層膜（圖 4.2），稱為「胸膜」。這層膜之間，有一層分泌滑體的薄膜，基本上，將肺部黏在胸廓內側和橫膈膜的上表面。肺本身沒有肌肉但有彈性。這些事實將成為了解呼吸機制的重要關鍵。

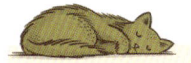

現在，請你深呼吸一下，你會感受到胸廓令人印象深刻地在擴張。隨著肺部在膨脹時，胸廓似乎被推出，但事實並非如此。非常抱歉，為了讓大家能明白了解正在發生了什麼事情，我必須介紹一下波以耳定律。

波以耳定律

波以耳定律指出，壓力和體積存在著反比關係，而這正是一切運作的關鍵所在（圖 4.3）。當容器的體積減小時，壓力增大；當容器的體積增大時，壓力減小。胸廓就是我們的三維立體容器，橫膈膜構成了容器的底部。如果我們能改變這個容器的形狀，我們就能改變容積，進而就能改變壓力。請記住，肺會隨著容器的移動而一起移動，因為肺是具有彈性的，並且緊黏貼在容器內部。因此，我們可以透過改變胸廓和橫膈膜的作

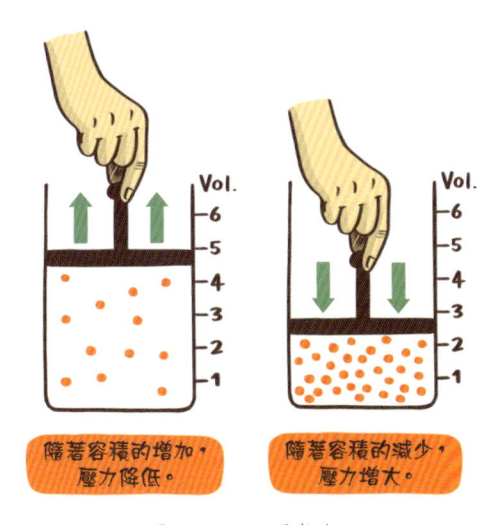

圖 4.3　波以耳定律。

用,來改變肺內的壓力。

所以,當我們呼吸進出肺部的是空氣,它是一種氣體,而氣體的特徵之一就是它會從高壓區域向低壓區域移動。你明白這是怎麼一回事了嗎?

吸氣時,我們會透過擴張胸廓向下移動橫膈膜,來增加肺部容積。肺內的壓力會下降,導致空氣從體外進入體內。然後,在呼氣時,我們透過讓胸廓向後移和橫膈膜放鬆並上移,來增加肺內的壓力。吸氣是主動的,但呼氣則可以是主動也可以是被動,如果我們想把多餘的空氣呼出的話。因此,呼吸是透過改變我們三維容器的形狀來實現。多做幾次深呼吸,看看你現在能否感覺到,肌肉在努力擴張你的胸廓。如果我們身體的形狀,需要改變以適應呼吸,那麼呼吸會受到我們身體如何被定位的影響,反之亦然。

橫膈膜和胸廓的運作,可以透過不同的方式結合,形成我們所說的呼吸類型。接下來,我們將討論腹式呼吸、橫膈膜呼吸和胸式呼吸。請注意,還有其他呼吸模式,如逆式呼吸,以及不同的呼吸分類方法。

當我們進行腹式呼吸時,你會看到腹部在移動。我們知道下面不是空氣,因為肺部位於胸部上方,腹部塞滿了內臟。(圖4.4)

那麼,是什麼導致了上升跟下降呢?胸廓之間的肌肉,被稱為內

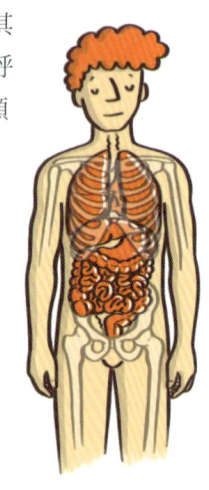

圖4.4
腹部塞滿了內臟。

肋間肌和外肋間肌,在這種呼吸方式中,它們處於輕度等長收縮狀態,使胸廓保持一定的硬度。當橫膈膜因吸氣時收縮,它會變平並將腹部內臟推開(圖4.5)。由於骨盆底板的作用,橫膈膜無法再向下移動;也由於脊椎的原因,橫膈膜無法向後移動,因此橫膈膜只能向外移動。腹部膨脹,你會看到或感覺到腹部隆起。呼氣時,橫膈膜放鬆,回到圓頂形狀,並允許重力和軟組織張力,穿過腹部前部,促使內臟回到起始位置。你會看到或是感覺胃部下降。

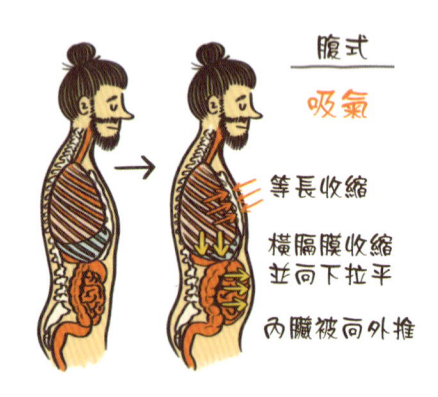

圖4.5 吸氣時,腹部會被向外推。

腹式呼吸消耗的能量最少,因為只有橫膈膜在做並完成了大部分的工作(圖4.5)。因此,腹式呼吸非常適合像大休息式之類的姿勢,在這臥式姿勢中,我們要努力放下一切,促進主動放鬆。此外,在這種臥姿中,腹部是更加放鬆,重力會幫助呼氣。有些學生在充分地放鬆腹部時會遇到困難,難以實現這種呼吸。如果是這樣的情況,不妨在腹部上放置一塊瑜伽磚,要求他們分別在吸氣和呼氣時,升起和放下在腹部的瑜伽磚。

在實行橫膈膜呼吸時，下腹部保持輕度收縮（圖 4.6）。這意味著，當橫膈膜收縮時，內臟無法移開讓橫膈膜向下變平。因此，膈肌的中央腱被固定在原位。橫隔膜的收縮會將胸廓底部向上拉。有時，這被稱為「水桶提把」活動。想像一下，水桶提把放在水桶側面邊上，當它被向上移動並離開一小段距離時，所產生的弧線。

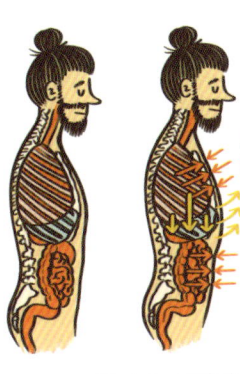

橫膈膜式
吸氣
- 上胸腔保持輕度等長收縮
- 橫膈膜無法往下移動，所以胸廓底部被向上和向外拉動
- 下腹部等長收縮

圖 4.6　胸廓底部向外張開。

如果我們從與橫膈膜呼吸相同的，下腹部收縮和橫膈膜動作開始，但再加上一些輔助肌肉的收縮，將上胸廓拉出並向上抬起，那麼我們就有了胸式呼吸的動作（圖 4.7）。

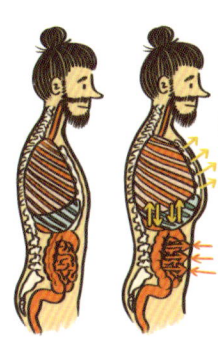

胸式
吸氣
- 輔助肌肉牽拉，上胸部向上和向外
- 橫膈膜無法向下移動，因此胸廓底部被向上和向外拉動
- 下腹部等長收縮

圖 4.7　胸廓上部擴張並向上拉伸。

在日常生活中，我們並不會刻意強求某種特定的呼吸方式（圖 4.8）。我們會自然而然選擇合適的呼吸方式。除非，我們出於某種原因（如焦慮或不安全感），而採用了一種反常的呼吸模式。此外，我們經常會使用多種模式的組合。例如，腹式呼吸中的腹部外展，但也會結合橫膈膜式呼吸中的下部胸廓外展。我們在移動活動的過程中，也會連續不斷在這兩種模式之間切換，只有在靜止或處在某種重複的情況下，才會固定在某一種特定模式上。這樣做的原因是我們在移動活動時，會對一些需要調整的部位造成緊張。

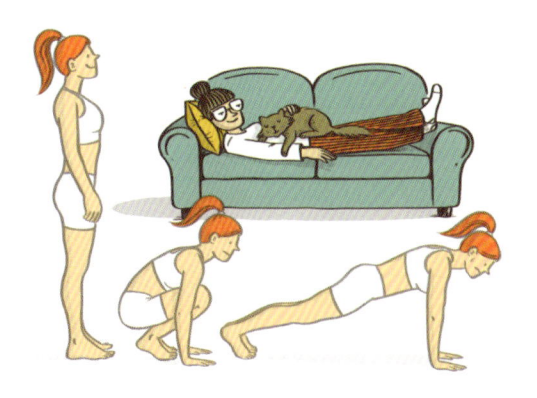

圖 4.8　日常活動中的呼吸。

想想看，當我們彎腰撿東西時，腹部會被壓扁，腹式呼吸也就無從談起（是沒有用的）了。我們必須要移動胸廓。如果我們把手伸向超過頭頂，胸廓就會抬起，腹部區域就會感受到張力，從而促進橫膈膜呼吸或胸式呼吸。

呼吸與姿勢

到目前為止，我們可以將談到的呼吸理念，應用到瑜伽姿勢與理解它們的影響。首先，我們可以回顧為什麼我們要呼吸。就是吸入氧氣，以產生能量還有排出廢棄物。因此，我們的呼吸量應代表著所進行活動的能量需求。你會發現當你從安靜地坐著，到起身四處走動等過程中，你的呼吸頻率和深度都會發生變化。因為我們可以透過胸式呼吸來產生最大的擴張，所以，胸式呼吸通常與高能量活動的高氧需求有關。

如果你想測試一下，請做 10 個波比跳（burpee），然後觀察自己的呼吸。如果你有這種想法並很想嘗試，也可以找別人來做，然後觀察他們。事實上，瑜伽練習者的心血管並不一定非常「心血管式地強健」，因為他們缺乏長時間心跳速度升起的活動，所以做 5 個波比跳可能就足夠了。大多數時候，我們在練習瑜伽時，並不需要這麼大的空氣量。偶爾，我們會在做完一個特別難的體位後氣喘吁吁，喘幾口氣，但如果你的目的是讓神經系統平靜下來，那麼最好把呼吸，作為努力程度的晴雨表，並加以控制（圖 4.9）。從這個角度來看，除非你在練習某種特定的呼吸法或調息技巧（pranayama）時，使用了胸式呼吸，否則胸式呼吸在瑜伽中是非必要的。

正如從下面章節中。你會看到有時由於我們的體位姿勢原因，我們不得不使用與胸式呼吸有關的，抬起上胸廓的動作。但是，我們不會將此與胸式呼吸相同體積的空氣量結合。

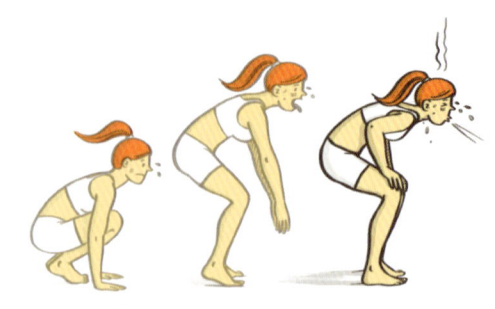

圖 4.9　在練習很困難姿勢後的「氣喘吁吁！」

在考慮吸入多少空氣時，我們可能會開始感到困惑，並也會開始想要放慢呼吸。這不代表僅僅因為我們吸氣 10 秒鐘，我們就會吸入比 4 秒鐘更多的空氣。你有可能會在幾秒鐘內就把肺吸滿；也有可能需要更長更多的時間。現在就親自來試試吧（請參閱下圖框）。

> 現在請身體坐直，充分呼氣，然後用鼻子吸氣。盡可能緩慢地吸入超細空氣流。完全不要憋氣，而是盡可能長時間地吸氣。在寫這篇文章的時候，我自己也親自嘗試了一下，並且很輕鬆就把吸氣時間延長到了 60 秒。在透過控制的情況下，你可以使用前面概述的任何方法，來調整你吸入多少的空氣量。
>
> 從姿勢瑜伽的角度來看，重要的不是你需要多少空氣，而是怎樣才是吸入空氣的最佳方式。

我在本章開頭就提到：「在我們建立塑造瑜伽姿勢時，你的呼吸會影響你的姿勢，同時也會受到它的影響。」正如你現在所知道的，我們的腹部或胸腔必須改變形狀，這樣我們才能呼吸。有時，呼吸會決定身體要

移動的部分；有時，姿勢會決定你要從哪裡呼吸。接下來，我們將在不同動作組的背景中考慮這一想法。

胸廓、橫膈膜和腹部區域，都與脊椎有共同的連結。我們可以從與呼吸有關的總運動趨勢，開始進行一般性思考。當我們在吸氣時，脊椎傾向於伸展，呼氣時則略微彎曲。因此，呼氣時，身體向內彎折疊；吸氣時，身體展開和伸展，通常看起來更直觀。

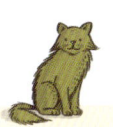

例如，在做「貓－牛」式時，呼氣成「貓」，吸氣成「牛」感覺就很好。如果你在練習某種流瑜伽，那麼如果吸氣成後彎式，呼氣時向前彎，呼氣時扭轉，吸氣時抬高，這樣就能更舒適順應身體的自然運動形成一股流動。

讓我們暫時只關注脊椎，我們可以考慮一些包含脊椎伸展的姿勢。在從站立開始的後彎中，你的前半身控制著你的下降。隨著脊椎的伸展，腹部會產生張力感。吸氣時，就會增加腹內壓力，並使腰部區域變得僵硬，限制後彎的自由度。呼氣時，壓力就會減小降低，而動作更容易可進入更大的伸展運動。當然，你也可以決定保持更多的腹內壓力，來幫助保護腰部是明智的（圖4.11）。尤其是這種重力輔助的後彎動作，身體運作就像一個長槓桿，會對腰部區域產生相當大的壓力。

我們可以透過一個簡單的坐姿輕鬆試驗，姿勢對呼吸品質的影響。盤腿坐在地板上，身體前傾，不要太在意是否坐得高不高。現在試著緩慢均勻地呼吸。將此與保持腰部曲線的挺直立坐姿進行比較（圖4.10）。

在上一個後彎練習的例子中，脊椎在伸展的同時，臗部也在伸展。這往往會固定骨盆底部，使腹部產生更大的張力感，使腹部在吸氣時，腹部難以向外擴張。另一方面，在彎曲臀部的姿勢中，重力和更放鬆的腹部，意味吸氣可以幫助後彎，而不是限制後彎。然而，柔軟的腹部更容易在某一個脊椎部位（折點）過度移動，因此，我認為最好在該部位及區域，保持一定的張力感，並注意感知你從哪裡移動。

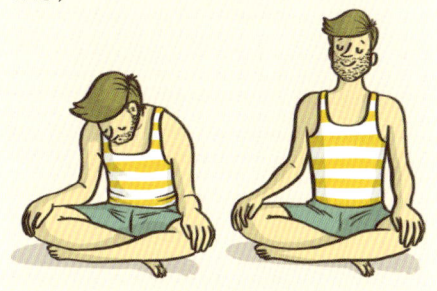

圖 4.10 如果在做呼吸練習時，坐姿不挺直，呼吸的品質就會大打折扣。

學生們常常發現，他們在坐姿進入冥想或調息時，很難找到均勻的吸氣和呼氣。這大部分可以歸因於他們脊椎姿勢定位方式所造成的。如果你的臀部在如此狀況下受到限制，膝蓋無法著地在地板上，那麼骨盆就會向後傾斜。自然的腰部曲線將會消失，身體會圓背向前。

相較之下，在深前彎練習中，我們會發現腹部被擠壓無法向外移動，因此更容易移動的是胸廓。如果你的胸廓靠在雙腿上，比如做深度的坐姿前彎式（*Paschimottanasana*），你可能會感覺這種上升和下降的起伏。如果你的雙腿緊緊地支撐著你的身體，牢牢固定在腿上，那麼胸廓可能會更多地向上或向側

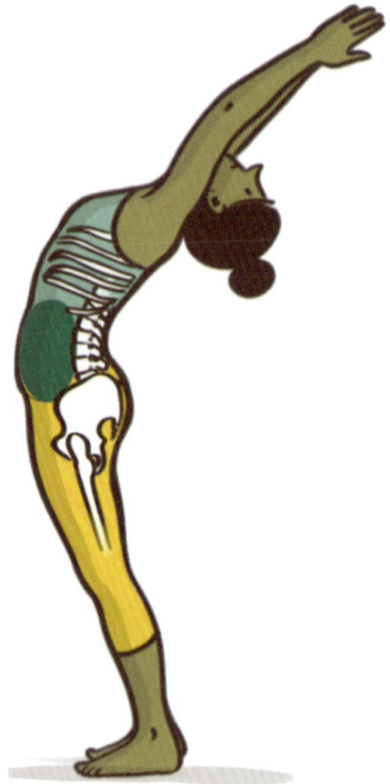

們可以啟動腹部肌肉,來阻止自己向後倒下(如果他們的骨盆,是向後傾斜),或者幫助他們向前移動,行使前彎。另一個例子是,利用腹部區域的穩定性保持「V」身體形狀的體位法,船式(圖4.12B)。

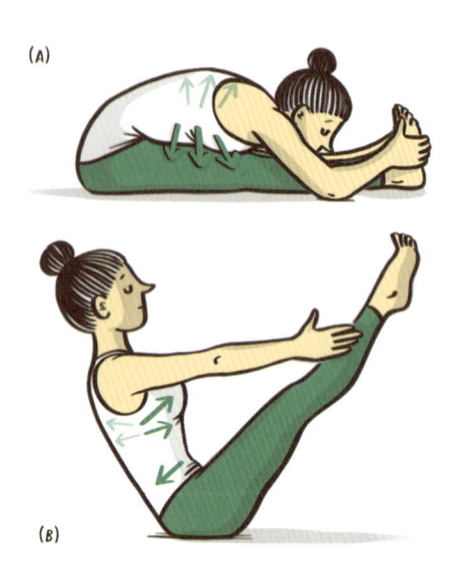

圖4.11 保持腹腔內壓力,有助於平滑腰椎曲線。

圖4.12 (A)當腹部在姿勢中,收緊時,意味著胸廓必須擴張伸展,
(B)船式(Navasana),此體位法是利用腹部區域的穩定性,來保持「V」身體形狀。

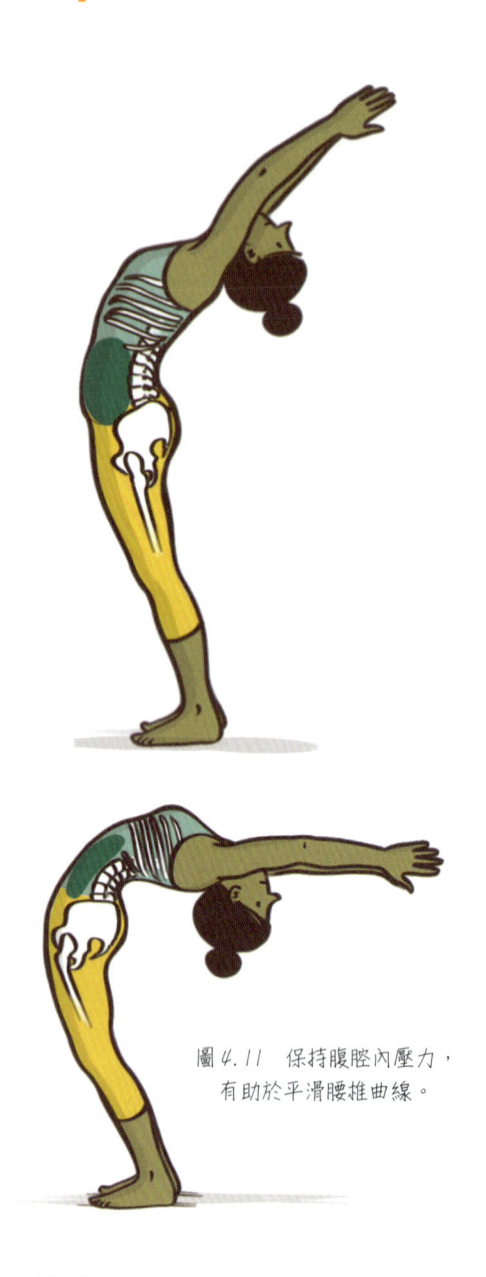

面移動(圖4.12A)。

有時,我們會啟動腹部肌肉穩定我們的姿勢,這樣也能固定腹部,並促進胸廓發生必要的運動。就練習停留在前彎式而言,如果學生覺得這組體位法具有挑戰性,那麼他

同樣地,扭轉是一組需要收緊腹部區域的姿勢。因此,橫膈膜呼吸或胸式呼吸成為了更自然的選擇。除非是劇烈的扭轉,在這種情況下,會束縛胸廓的底部,呼吸就會需要盡可能移到高一點。我們可以用聖哲馬利奇四式(*Marichyasana D*)這樣的體位為例子,將這一想法更進一步。因此,除了強度很大的扭轉之外,半蓮花坐式(*Ardha Padmasana*)中,還有一條腿。我們在腹部增加了一個腳跟,並且在這個姿勢中,胸廓

被擠壓到另一條腿上位置（圖 4.13）。這有助於解釋為什麼很多初學者在發現在這個姿勢中，很難獲得充分的呼吸。通常的建議是在身體後部尋求空間並坐直。肋骨與身體後部的脊椎相連，因此那裡也沒有太多的活動空間。

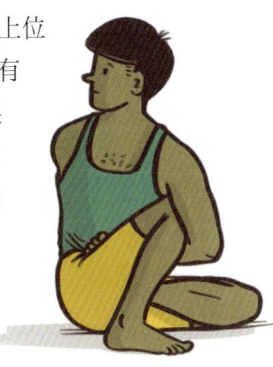

圖 4.13 腳跟貼近腹部，以及肋骨靠在腿上，呼吸空間變得困難。

由於多種原因，倒立式是一組有趣的姿勢。你還記得橫膈膜在無障礙收縮時的運動方向嗎？希望你還記得它在放鬆時呈圓頂狀，收縮時，則向下變平。在站立或坐著時，重力會幫助收縮橫膈膜的運動，並促進內臟器官向下運動。這轉化為向外運動，因為內臟器官無法向下運動。在倒立時，重力的作用正好相反。收縮的橫膈膜現在必須向上頂住，肝臟、胃、內臟和其他腹部內臟的重量（圖 4.14）。我們可以將倒立視為對橫膈膜的一

圖 4.14 倒立式意味著，收縮的橫膈膜必須上推著內臟。

種鍛鍊，就像其他需要更加努力工作的肌肉一樣，因為在倒立式中，為了找到靜止狀態的成功，很大程度依賴於肩帶、胸廓和胸肋骨盆界面（腹部）的穩定性。這往往會限制胸廓擴張的能力，如果再加上腹部僵硬通常會導致呼吸變淺。

因此，我們的姿勢和身體部位，會影響我們的胸腔和腹部經歷三維形狀變化的能力，同時，還可以透過我們與之互動的表面來影響。當在做瑜伽姿勢練習時，我們經常會發現自己處於這樣一個位置：由於我們與地面的關係，這些部位區域無法自由移動。例如，當我們處於俯臥（臉朝下）的姿勢時，我們的腹部會被地板阻止，無法向外移動。如果我們趴在那裡，仍然鼓勵腹式呼吸，我們可能會看到腰部和臀部，在吸氣時略微上升，在呼氣時下降。

在弓式（*Dhanurasana*）或蝗蟲式（*Salabhasana*）等體位中，我們會增加腹壁的張力（圖 4.15）。這與地面的阻力相結合，會導致腹式呼吸受到限制，而橫膈膜呼吸得到促進。隨著胸廓的擴張和收縮，身體很可能會搖晃或移動。

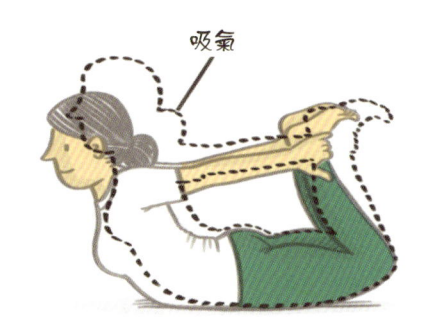

圖 4.15 在弓式中，會增加腹壁的張力。

許多瑜伽流派都採用橫隔膜式呼吸，並根據其對臍鎖鎖印（uddiyana bandh）的看法，對下腹部進行不同程度的收縮。我覺得如果瑜伽練習是屬於比較動態，有很多站立和平衡姿勢，這種做法是明智的，因為我們希望許多體位中，下腹部都能保持一定的穩定性。腹內壓力也有助於保護腰椎，尤其是在做後彎練習時。

大休息式（Shavasana）是一個理想的姿勢，能讓人感覺到地面的支撐，並釋放對呼吸的控制（圖4.16）。腹式呼吸是最自然的呼吸，因為腹部可以完全充分放鬆。如果你注意到腹部沒有隨著呼吸而起伏，代表你沒有完全放鬆那個區域部位。這樣無法放鬆的狀態，對於那些做大量腹部運動的健身愛好者，以及習慣於保持收腹姿勢的人來說相當常見。能夠進行各種形式的呼吸非常重要，這樣你的身體才能在任何給定的姿勢下輕鬆運作，所以若你發現自己在這裡處於大休息式無法發鬆，那請進行一些特定的訓練。

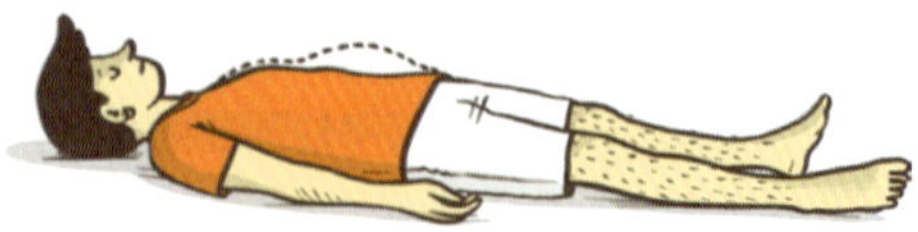

圖4.16　在做大休息式時，腹式呼吸最能讓人放鬆。

如果瑜伽練習更多是在地板上進行，並且有支撐，那麼，讓身體以你所處的姿勢以自然方式呼吸就可以了，通常是腹式呼吸。我們從這一部分。可以學到的主要內容是呼吸會根據我們的姿勢位置而改變，我們希望能夠根據所需自由地調整呼吸。

呼吸與創傷

撰稿人：約瑟芬．維克斯特倫（Josefin Wikstrom）

大多數時候，我們都在不經意地呼吸。

這是一個持續的無意識過程，它使我們得以生存。然而，呼吸與我們的情緒密切相關。當我們害怕時，我們會屏住呼吸；當我們高興時，我們會加快呼吸；當我們焦慮或緊張時，我們也會加快呼吸。如果我們感到平靜，我們的呼吸就會緩慢而放鬆。對於遭受過創傷的人和恐慌症患者來說，呼吸練習和專注於呼吸可能會具有挑戰性，因為這可能，會讓人想起與創傷或焦慮發作有關的情緒。

什麼是創傷（trauma）？

「創傷」一詞源自希臘語，翻譯為「傷口」。創傷是指在身體和情緒上，壓垮我們的事件。而所謂的壓倒性，是取決於每個人的個性、環境、遺傳、歷史、個人的獨特經歷和對創傷的理解，以及一般來說，保護性因素和壓力源之間的相互作用。

什麼被視為創傷事件，取決於我們是誰，以及事件發生時，我們的生活及生命狀態。創傷發生後，我們通常的反應是在最初的一段時間內，感到壓力過大和不知所措，這被稱為「急性壓力反應」。創傷，可以是單一事件，例如：事故、自然災害或暴力，也可以是人際關係和情感方面事件，又例如是：虐待、欺凌或忽視，或是在兒童成長過

程中，缺乏愛或關注。對創傷的一種描述，可能是你失去了對情況的控制，體驗到一種失去自我和方向的感覺。

創傷反應

創傷事件，會以幾種不同的方式，引發求生反應，通常被稱為「戰鬥－逃跑」或「僵直反應」。戰鬥－逃跑反應，使我們動員身體遠離危險。這種反應是由自律神經系統（ANS）的一部分：交感神經系統（SNS）啟動。自律神經系統控制著我們生存所需的身體機能，如心跳、呼吸、消化等。

與「戰鬥－逃跑」反應有關的交感神經，其中一種反應使我們的心跳加快，這種反應還與呼吸有關，使我們保持活躍和活動。僵直反應是指我們意識到自己無法逃離危險。它由神經系統的交感神經部分啟動，但也可能涉及副交感神經系統（PSNS）的過度活化，根據創傷研究專家史蒂芬·波格斯（Stephen Porges）的研究。副交感神經通常是自律神經系統（ANS）的休息和消化部分，它能讓我們恢復、感受社交和放鬆，還能通過迷走神經，減緩我們的心跳。身體可能會進入所謂的「僵直性靜止（驚嚇癱瘓）」狀態。身體開始關閉身體機能，甚至放慢心跳，就像裝死一樣，以逃避威脅。僵直反應可能是一種心理反應，或許是童年時期形成的一種反應和防禦機制。

失調

大多數時候，我們是可以讓自己平靜以調節創傷性壓力反應。畢竟，身為人類，我們是非常有彈性而且復原能力很強。我們最常用的平靜及鎮定方法是通過社會關係連結，如向家人或朋友求助，透過意識到危險已經過去了，以及透過呼吸和運動，從而使自己鎮定下來。根據我們的社交網絡、生活環境、遺傳和心理健康情況，有時這種壓力反應可能很難調節，而且也很難讓我們恢復到放鬆狀態。這可能會導致自律神經系統和中樞神經系統（即大腦和脊髓）失調。大腦仍會繼續做出反應，就好像我們仍然是處於危險之中，並繼續做出壓力性反應，即使危險已經過去，壓力荷爾蒙水平也會居高不下。因此，就有罹患創傷後壓力症候群（PTSD）的風險。

暴露於一種或有限的事件，被歸類為創傷後壓力症候群第 1 型，而長期反覆暴露於這些事件，則被稱為複雜性創傷後壓力症候群（Complex PTSD），這種類型的創傷通常是相互關聯的。幼年時期——大腦發育的關鍵時期——遭受忽視和虐待等創傷，這些創傷，會影響日後的人際關係和心理健康。在複雜性創傷中成長的兒童，更有可能會有注意力不集中的問題，並且有較高機率，可能患憂鬱症、焦慮症和反社會行為。這種創傷被稱為「發展性創傷」，在診斷手冊中尚未涉及。

創傷後壓力症候群，會導致以下症狀：閃回（重溫創傷）、睡眠障礙、記憶處理、注意力不集中、逃避場所和人群、社交孤立、焦慮、抑鬱、人際關係問題、情緒調節以及精神上和身體感覺上的分離。除了不良的心理影響外，它還可能導致第 2 型糖尿

病、心臟病、自體免疫性疾病，以及透過濫用藥物，當作一種來應對強烈情緒的方式。

瑜伽與創傷

事實證明，將哈達瑜伽的肢體練習與以創傷為基礎的正念指導和放鬆相結合，能有效減輕抑鬱和焦慮，以及由創傷壓力引起的許多負面症狀。此外，通常還能經歷睡眠的改善和提高心理意識。

貝塞爾・范德寇（Bessel van der Kolk）解釋，由於身體運動的調節是神經系統的基本優先事項，因此專注於身體運動，並培養對身體運動的意識，提高身心的同步性（2015 年）。他還在 2013 年發表了一項研究，結果顯示瑜伽組的 31 名參與者中，有 16 人（52%）不再符合創傷後壓力症候群的標準，而對照組的 29 人中，有 6 人（21%）不再符合創傷後壓力症候群的標準。

貝塞爾・范德寇（Bessel van der Kolk）說，瑜伽對那些患有憂鬱症和創傷後壓力症候群等心理疾病的人來說尤其有益，因為身心之間的連結感增強後，他們就能更好地控制和理解自己的「內在感覺」和存在狀態。透過減輕壓力和增加副交感神經活動，瑜伽可以直接降低，創傷後壓力症候群患者的杏仁核過度活化（為大腦的警鐘，當面對感知到的威脅，做出反應）和皮質醇（壓力荷爾蒙）水平的升高，從而減輕症狀。

瑜伽、呼吸、運動、放鬆和冥想等特定的干預措施，被認為是導致自律神經平衡向自律神經的副交感神經側轉移的原因。肢體瑜伽與正念、呼吸和放鬆相結合，對大腦中許多受創傷後壓力症候群負面影響的區域產生積極影響。

抗壓能力

許多心理健康問題，都與自律神經系統缺乏力量和靈活性有關。加強這一系統的最佳方法之一，就是實施間歇性提高和降低心跳的練習。這種做法之所以有效，是因為它與控制心率的自律神經系統有聯繫。迷走神經是副交感神經系統中，最長和最重要的神經。迷走神經將 80% 的信號，從身體發送到大腦，對身心意識至關重要。透過調動和加強迷走神經發出的信號，我們可以更容易增強社會安全感，並在經歷壓力後，冷靜下來。迷走神經會向心臟傳遞信號以減慢心率，而交感神經系統則向心臟傳遞信號以加快心率。這在一天之中，會自然發生，並保持心血管系統的健康。

如果我們感到放鬆或興奮，心率就會分別向副交感神經系統，或交感神經系統方向移動，一天中，心率會來回變化，這是一種健康的反應，稱為心率變異性（HRV）。心率變異性的變化越大，我們對壓力的適應能力就越強。而低水平的變化，則表明我們較難以在壓力環境下，培養能量或平靜下來。心率變異主要由腦幹延髓，發出的訊號介導，並透過迷走神經傳遞到心臟。其頻率高於來自交感神經系統的訊號。在創傷知情課程中，我們將結合靜止和姿勢，輕柔溫和增加脈搏，使心跳再次下降。這樣做的目的是提高心率變異，最終增加一些呼吸練習（圖 4.17）。

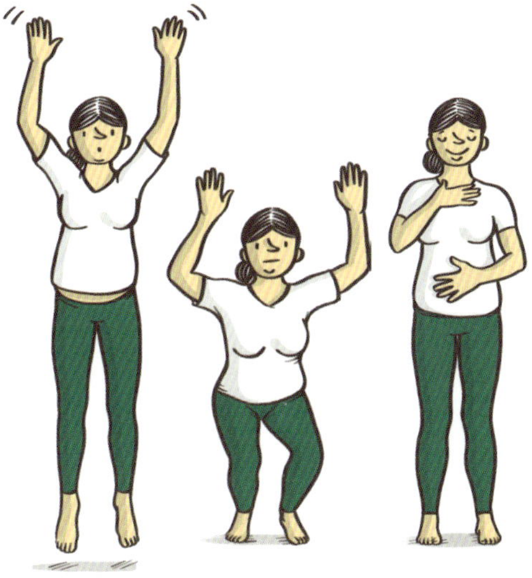

圖 4.17 嘗試四處走動，輕輕地提高心跳，直到感覺舒服為止，然後停止。你可以嘗試將雙手放在腹部和胸部中央，使心跳減慢。如果你願意，可以試著用鼻子或嘴巴放鬆、長時間地呼氣，或許可以發出「哈」的聲音，或者就像你在吹氣球一樣。

創傷知情瑜伽

以下是一些關鍵要素：
- **邀請性語言**，讓引導者和學生之間，有一種控制感和分享權力的動態。
- 允許在姿勢和動作上，有不同的選擇，**讓學生有安全感和代入感**。
- **內感知**，引導學生意識到身體的感覺。
- 在具有挑戰性的姿勢中，倒數計時，**以提供一種控制感**。
- 在課堂中，將主動動作與放慢速度運動相結合，以**增加心率變異**。
- 墊子放置在背部自由的位置，**讓參與者感到安全**。
- **不做肢體動作調整**。
- **設定長期間的例行程序**，和類似的程序，以便有識別感和安全性。
- 教師接受過**創傷知情瑜伽培訓**。

創傷與呼吸

在瑜伽練習的開始階段，尤其是當身體因長期的壓力和焦慮，而導致胸廓周圍的肌肉處於很大的緊張狀態時，會很難集中注意力於呼吸。此外，參與者的呼吸模式，逆向也很常見，即吸氣時，腹部向內收；呼氣時，腹部向外擴張。

此外，他們可能會感受到腹部經常受到牽拉。這可能是姿勢、習慣以及長期壓力造成的。逆向呼吸和節奏較快的胸式呼吸，也可能是一種保護機制和一種讓人感覺安全的東西。因此，我們在引入呼吸集中時一定要慢慢來。

放慢呼吸速度，會讓我們過快進入副交感神經驅動狀態，從而引發許多情緒。這可能會讓人想起僵直反應。呼吸也會讓人想起創傷，尤其是在創傷事件發生時，呼吸受到限制的情況下（圖 4.18）。

在教導動態課程的教學中，會使用數數的、均勻的呼吸節奏的等長呼吸法（sama vritti）。當停留在姿勢中，數一數，停在姿勢中，還剩下多少次呼吸，是個好主意，因為這可以加強共同節奏感和控制感。

創傷與呼吸——如何開始

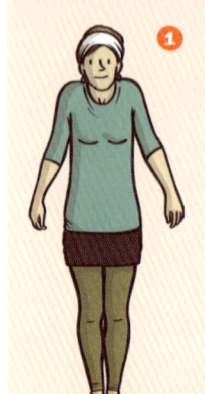

① 將肩膀抬高至耳邊，然後將肩膀向下滾動，同時從嘴裡長長地呼氣。

活動關節——手、手肘、肩膀和下巴。

將氣息降至腹部。心理意識的例子：

吸氣時默念：「我在呼吸。」

呼氣時默念：「我專注，且心平氣和。」

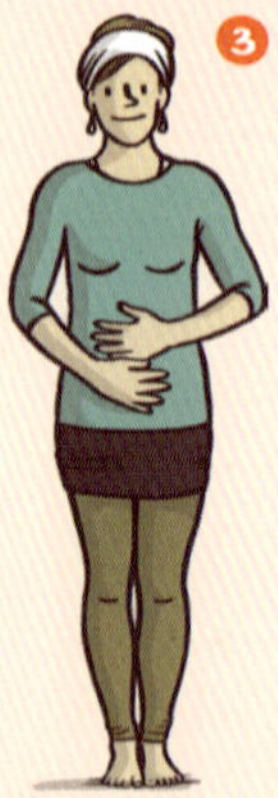

③ 呼吸感受放在腹部的雙手上。感受腹部的呼吸運動和雙手帶來的溫暖；感受雙腳與地面之間的連接。也許可以試著前後搖晃，以啟動雙腳。想像，當你在呼吸時，從地面進入腹部，呼氣時，又從腹部回到地面。完全清空肺部，透過鼻子或嘴巴呼吸。

請進入幻椅式姿勢。盡可能長時間地停留，能保持多久，就保持多久。你可以選擇繼續彎曲手臂，啟動手臂肌肉參與其中。

往前彎—長時間呼氣—重複幻椅式姿勢 x 3。最後滾動肩膀，釋放額頭、眼睛、下巴、肩膀、手、腹部、膝蓋和腳踝的緊繃。

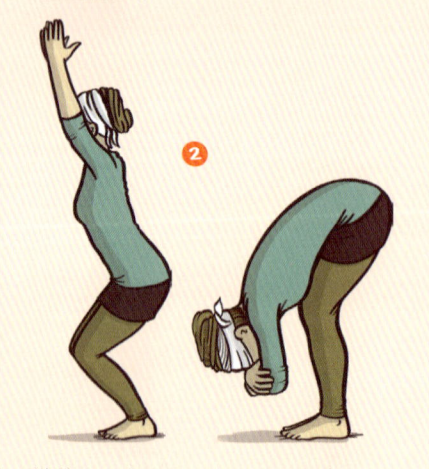

圖 4.18　如果有人感到不知所措，或恐慌發作，這裡有一些做法和建議。

其他引導

吸氣時，試著讓雙腿和雙臂緊張，呼氣時放鬆。注意緊張和放鬆之間的區別。你可以嘗試，在吸氣時，合上一隻手，在呼氣時合上另一隻手。這些練習，是為了將意識帶入身體，啟動手臂和腿部的協調性和肌肉，這些肌肉通常在當我們感知到危險時，會想要移動和參與。

- 如果有冷水，可以沖洗雙手和臉部。你也可以拿著比較涼爽的東西，這樣可以擾亂恐慌反應。
- 注意房間裡的 5 件日常用品。輕聲地對自己思考或說出這些物品的名稱。
- 如果你有一種特別喜歡的氣味，在你開始感到焦慮時，可以用它來聞一聞。這已被證明，對許多人來說都有鎮靜作用。

如何開始？

首先，讓學生有時間適應瑜伽課程，並在身體姿勢、集體安全感和姿勢序列中，建立安全感。在姿勢序列中，引入體位和輕柔的動作，這些體位和動作是可以幫助釋放關節和胸廓周圍積聚和可能限制呼吸的緊張。例如，側彎、開肩、腰肌伸展，如：戰士一式（*Virabhadrasana A*）和輕柔的後彎，如：半眼鏡蛇式（*Salamba Bhujangasana*），這將有助於伸展腹部肌肉。

當把注意力引向並集中在呼吸時，以同步節奏的移動和呼吸，尤其是同時調動鍛鍊大肌肉群，似乎更容易讓人忍受及接受。這些動作可以是在幻椅式（*Utkatasana*）中雙手向前推，同時用有力的手臂和腿呼氣。如果感覺合適，我們總是邀請參與者將呼吸焦點納入其中，並在他們感覺最適合的情況下，透過鼻子或嘴巴呼吸。

與呼吸建立連結的例子——自我控制

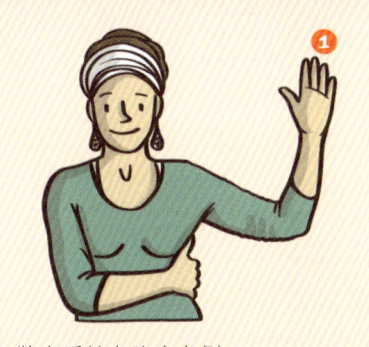

1 將右手放在胸廓左側。
放鬆左臂。吸氣並注意右手的活動，10～25 次呼吸。
躺下休息 5 至 10 分鐘。

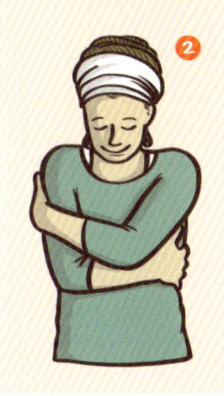

2 將左手臂交叉在左側，並擁抱自己，放鬆肩膀。
注意胸廓兩側和肩胛骨之間的呼吸，10～25 次呼吸。

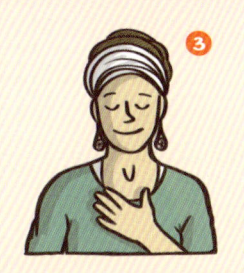

3 當你呼吸時，感受雙手在太陽神經叢和心臟中心呼吸的感覺，10～25 次呼吸。

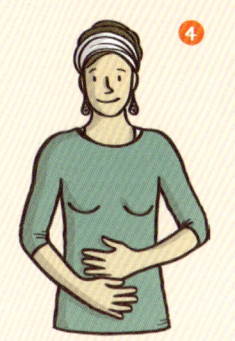

4 或許將雙手放在腹部，在呼吸時，加入哼唱嗡嗡聲，注意腹部的振動聲。你可以嘗試著，發出聲響時，張開嘴巴，並向不同方向移動，當你哼唱時，以釋放下巴和臉部的緊張。盡量嘗試，持續約 2～5 分鐘。

躺下休息 5～10 分鐘。

放鬆腹式呼吸和周邊神經系統

最終，當參與者感覺準備好可以進行更多的呼吸練習時，我們可以引入放鬆的腹式呼吸，這也能活化和加強迷走神經和周邊神經系統。對於長期處於交感神經過度活躍狀態的人來說，腹式放鬆呼吸可能是一個緩慢的過程。他們可能會感到胸部和腹部周圍的肌肉緊繃，腰肌（髖部深屈肌）也容易緊張。

為了要找到放鬆的腹式呼吸，最好仰臥，雙腳放在椅子上，腹部放一本書、枕頭或學生自己的手等物體會有所幫助。然後想像一下，在吸氣時，輕輕抬起物體；在呼氣時，放鬆，讓物體向脊椎方向下降。站立著或坐著時，也可以這樣做，將一隻手輕輕放在胸部，另一隻手放在腹部，與呼吸的運動相連結。

當出現放鬆的呼吸時，或許可以添加一個內部焦點，例如：數呼吸次數，或梵唱、默念個人詞彙，這樣會讓你感覺舒服。如果有壓力或焦慮感，可以延長呼氣時間，向大腦發送鎮靜信號，增加迷走神經的張力。還可以加上輕柔的哼唱聲，或「哈」聲，就像你呼氣時，在鏡子上起霧一樣。這可以進一步，增加迷走神經的活化，因為它與聲帶有聯繫。

連貫呼吸

最後，可以嘗試吸氣和呼氣時，長度相等的呼吸。開始時，嘗試如此這麼做是好的：以吸氣 3 秒鐘，呼氣 3 秒鐘開始。當對此適應後，呼吸長度可逐漸增加到 5-5 或 6-6。呼吸要盡可能地放鬆。如果感到緊張或心跳加快，則應降低呼吸次數。而若把體位法練習與呼吸技巧相結合，會有助於促進從主動狀態向被動狀態的轉變，進提高心率變異。

注意事項

快節奏呼吸技巧，如：火呼吸法，又稱頭顱淨化呼吸法（Kapalabhati）和風箱式呼吸法（Bastrika）等快節奏呼吸法，對於這些群體來說是禁忌，也不適合這些群體，因為這些呼吸法太過活躍，可能會讓人聯想到焦慮發作。許多人還可能患有高血壓。此外，也不建議長時間屏氣，如同在練習止息（Kumbhaka）呼吸法中使用。

參考資料

Balasubramaniam, M., Telles, S., & Doraiswamy, P.M.（2013）. Yoga on our minds: A systematic review of yoga for neuropsychiatric disorders. *Frontiers in Psychiatry*, 3:117.

Fried, R. & Grimaldi J.（1993）. The Psychology and Physiology of Breathing: in *Behavioral Medicine, Clinical Psychology, and Psychiatry*. American Psychological Association, Washington.

Kerekes, N., Fielding, C. & Apelqvist, S.（2017）. Yoga in correctional settings: a randomized controlled study. *Frontiers in Psychiatry*, 8:204.

Mason, H. and Birch, K.（2018）. *Yoga for Mental Health*. Handspring Publishing, Edinburgh.

Sfendla, A., Malmström, P., Torstensson, S. & Kerekes, N.（2019）. Yoga practice reduces the psychological distress levels of prison inmates. *Frontiers in Psychiatry*, 9: 407.

Streeter, C.C., Gerbarg, P.L., Saper, R.B., Ciraulo, D.A. & Brown, R.P.（2012）. Effects of yoga on the autonomic nervous system, gamma-aminobutyric- acid, and allostasis in epilepsy, depression, and post-traumatic stress disorder. *Medical Hypotheses*, May 78（5）:571–9.

van der Kolk, B.（2015）.《心靈的傷，身體會記住》*The Body Keeps the Score: Mind, Brain, and Body in the Transformation of Trauma*. Penguin, New York.

監獄瑜伽專案計畫

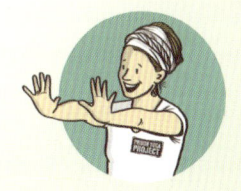

約瑟芬是令人驚嘆的監獄瑜伽專案計畫的一員。

想了解更多訊息，或為他們有意義的事業捐款，請使用以下鏈接：

https://prisonyoga.kindful.com

CHAPTER 5

其他個人因素

環境影響

從某種程度上說,練習實踐本質上旨在將焦點引向內在,卻時常與在外部美學場所的環境體驗聯繫在一起,這很有趣。幾乎所有宣傳瑜伽的圖片,都以美麗的瑜伽教室、充滿異國情調的海灘、俯瞰喜馬拉雅山或其他吸引感官外向的場景為背景。儘管如此,我還是在各式各樣的地方練習過瑜伽,像是在飯店房間、停車場、廚房、簡陋的臨時學校,還有一些奇怪的海景平台,而我必須承認,在一個讓你感到驚奇或受到啓發的地方,做你喜歡做的事情,有一種特別的感覺。我認為這更像是一種情緒設置,因為一旦開始,你幾乎不會注意到自己身在何處,直到,幾乎是偶然地,你恰巧再次瞥見了它。除了我們的視野之外,還有很多東西可以讓我們感到滿足或煩躁,讓事情變得更容易或更困難,讓我們奮發向上或是使我們沮喪。

環境影響包括我們周圍的任何直接事物,例如:墊子的類型、地板、溫度、在一

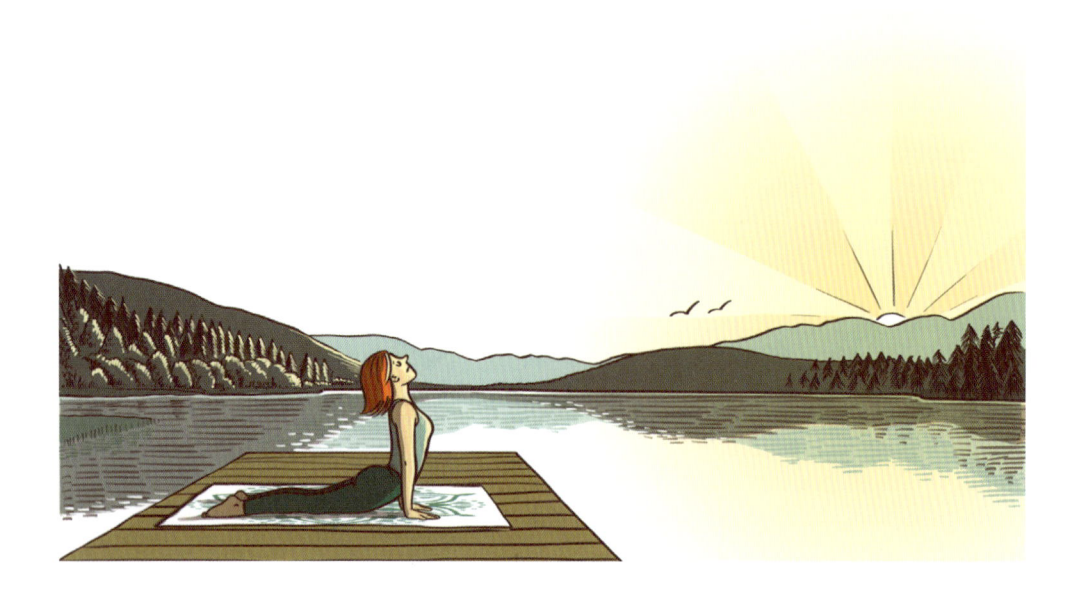

天中的時間點、噪音，當然還有視野，這些都會間接影響我們的情緒、柔韌性或其他身體或精神屬性。

有些人會說，我們甚至不應該使用墊子，但很抱歉，我很喜歡我的墊子。當你的根基正在滑落時，你又如何能集中注意力或從根基出發呢？墊子下面有什麼東西也同等重要，若是太軟材質，像地毯，就會有造成你的手腕可能受到壓力的風險；若是凹凸不平，像可愛的傳統牛糞地板（可怕的個人回憶），你會感到搖搖欲墜，發現難以維持平衡。如果你在沙灘上，訓練手倒立等動作，有一些柔軟的東西可以著地，可能會有一些心理上的吸引力，但實際上，對手腕造成傷害的可能性要大於可以得到的好處。

到達印度後，許多學生都會立即感受到，氣候熱度帶來的關節活動度增加。身體組織會像其他材料一樣變軟。顯然，只要組織溫度上升一到兩度，就足以產生不同的效果。一些瑜伽流派，如阿斯坦加瑜伽，注重透過呼吸、身體鎖印和動作串聯增加內部熱量。還有一些瑜伽流派，則會加熱房間本身溫度。溫度上升「x」度，和增加組織柔韌性，無論加熱的方式如何，本質都是一樣的。不過，從內部加熱的好處是同時可以潤滑關節、建立運動控制、運動模式、血液循環，總體上，讓身體為運動做好準備。相反地，如果太冷，身體就會緊繃和僵硬。我自己本身在寒冷的環境中一點也不適應，肢體活動度也不是很好。儘管我出生在英國，但我確信自己應該確實是地中海後裔。我甚至不喜歡英國食物。也許送牛奶的人，是從更南部的地方來的。

大多數學生發現，一天中的時間變化也會影響他們練習體位法和冥想的效果。有研究曾表明，下午 2:30 至 4:00 之間，是輕鬆運動的最佳神奇時間，而清晨，則是頭腦清醒的冥想時間。

當然，你在讀這篇文章時，可能會有完全相反的想法。不過有一件事，我已經測試過很多次，那就是我的睡眠時數。對我來說，如果我睡覺的時間少於 6 個小時（這不完全是你所認為的），我的身體就會感覺比睡得更多的時候柔軟靈活得多，而且這種明顯性程度大到足以誘人。不過，你必須在晚些時候，午睡一會兒，補補眠。你自己試試吧，我和很多老師都談過，而且他們都有同樣的感覺。

可能分散注意力的外部因素不勝枚舉，但有一點值得一提，那就是其他人的存在。他們飛揚的汗水、嘈雜的呼吸聲、不斷的咳嗽或抽鼻涕、揮舞的手臂、散發的異味、暴躁的脾氣等等，簡直就是一場噩夢，但是，就像合適的墊子一樣，鄰居其實也能給人啟發和鼓舞。我經常和我的妻子一起練習，這種集體體驗有它一些特別的地方。事實上，如今我最喜歡就是關於瑜伽這部分了。

一位好老師很容易成為最大的正面外部影響之一。這不僅體現在他們如何持有空間的方式上，還體現在他們的指導、支持和鼓勵上。然而，情況並非總是如此，如果你發現自己的老師控制欲太強、思想狹隘或不支持自己，那就另外尋找新的老師吧。

即使是錯誤的服裝也會影響我們。我的意思是，你怎麼可能穿著顏色不協調的衣服練習呢！開玩笑的！但就我而言，我不想穿

著緊身萊卡運動服展示我的雜亂無章,所以我曾經總是穿普通的運動短褲,但它們總是限制了許多前彎的姿勢。後來我找到了四向彈力衝浪短褲——太完美了。當我開始考慮顏色問題時,另一個突然出現在我腦海中的問題,就是即使是瑜伽墊的顏色也會產生影響。我討厭在黑色的墊子上練習,更喜歡紫色或綠色。

我也許我透露太多關於自己的事情,但即便是我在瑜伽教室中的位置,似乎也會對我的練習產生影響。我並不執著於一個確切的位置,但絕對執著於某一個區域。在我練習多年的紫谷瑜伽學校裡,我總想待在右前方的某個位置。我感覺那裡可能會稍微更明亮一些。如果我是在門前的某個地方,我能感覺到從門縫裡透進來的氣流,我可能就會回家了。我想,某天我是真的做了這件事,回家了。

我還記得,有一次我把墊子放在超級瑜伽明星馬克·羅伯茨(Mark Robberts)剛剛練習過的地方,我立刻微笑著想:「希望他能留下,他的一些能量吧!」那次的瑜伽練習,我認為是一次很好的練習!

> 在這一階段,不妨列出一份清單,列出對自己的瑜伽練習真正有幫助的事物和那些會阻礙你的事物。看看能否借此機會,消除環境的負面影響。

最後,值得提醒自己的是,壞事也能讓你變得更強壯。我記得,有一次在練習時,處在大風的條件下,這讓我很難在保持平衡的情況下練習,當我在正常環境條件下練習時,我發現其實這種處於不利於自身條件的外在環境中練習,是能讓我變得更加出色。任何負面影響都可能發生同樣的情況。這也或許可以將你的注意力,引向集中在內在的機會。

噢,對了,別忘了月亮。

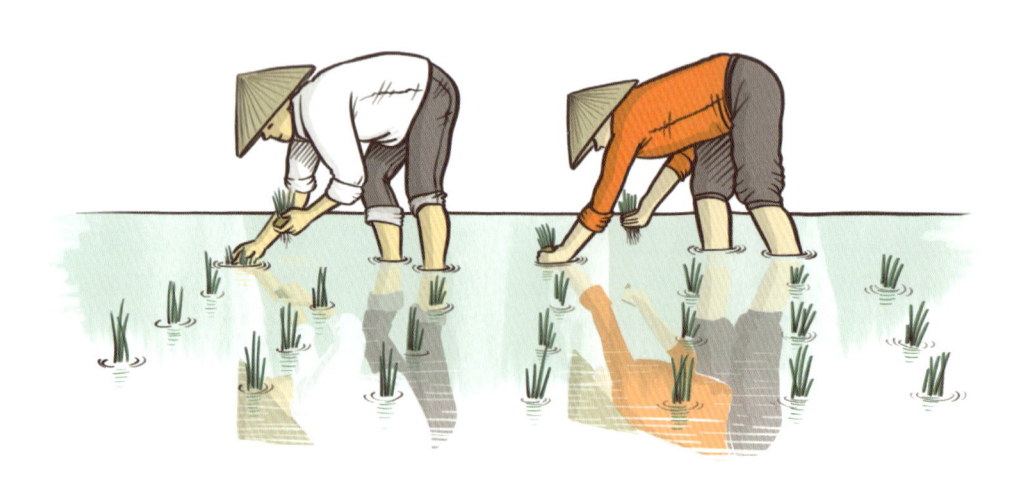

生活方式

毫無疑問地，練習瑜伽會對我們的健康和生活方式產生積極的影響，但我們在瑜伽墊外所做的事情，也會對我們的身體產生積極或消極的影響，從而影響肢體練習。工作是花我們時間最多的地方之一，很容易形成緊張或緊繃模式，而瑜伽練習會突出這些緊張模式。透過瑜伽練習，放鬆這些模式無疑是會帶來益處，但在此期間，它們也會對身體造成很大的限制，並成為潛在可能的受傷部位。我們在瑜伽墊外，花費的時間比在瑜伽墊上花費的時間要多得多，因此，當我們注意到失衡或緊張時，首先要做的第一件事情，就是探索我們的習慣和工作方式，並嘗試改變那些有害的習慣和工作方式。

一個很好的例子是那些從事辦公室工作的學生，需要長時間坐著對著電腦。身體前部的結構可能會顯著縮短，因此，在做涉及後彎等體位時，臀部、肩部和胸部的前部可能會產生阻力。相反地，如果你從事的職業，與瑜伽練習使用的技能相當，你可能會在這些相同的動作中，享受到一些自由。正如我們在本書前面提到的，一個整天插秧種稻的人，很可能能夠輕鬆做前彎的動作——至於他們在插秧之後，是否還想去練習瑜伽，那就完全是另一回事了。

瑜伽教師們通常都不鼓勵學生從事其他運動，因為他們擔心這些運動會對練習及執行的體位能力產生負面影響。不過就我個人是持相反的觀點。從健康和健身的角度來看，瑜伽並沒有均衡或充分解決所有方面的問題。我們已經討論過推的動作多於拉的動作，髖關節外旋的動作多於內旋的動作。對心血管系統的鍛鍊，也達不到像跑步或騎自行車那樣的效果。除此以外，增加關節活動度這件事，通常比創造控制關節活動度的力量，更受到重視。

透過在練習中加入過多的調整，來解決以上提到的議題，會造成瑜伽有可能會變得不那麼到位的問題，被認可為瑜伽。我總是建議學生，如果他們喜歡，還是可以繼續做其他形式的運動鍛鍊，但也要採取行動，解決任何潛在的有害副作用。跑步就是一個很好的例子。有些學生認為他們需要跑步帶來的愉悅感來應對壓力，或者喜歡在戶外活動，大自然中奔跑，覺得跑步有助於控制體重，或者能讓他們變得更健康。一直重複低於完全關節活動度的運動，會縮短某些肌肉的長度，但如果在跑步後，進行適當的緩和放鬆動作和伸展，這種情況很容易得到緩解。

如今，人們對自己身體的掌控有了更高的要求與期待，許多我稱之為「新一代教師」的老師們，都在練習之外借鑒技巧。如何倒立的方法，就是一個很好的例子，同時也能在力量、控制和穩定性等方面，有所提高改進有助於身體練習。我最喜歡的另類運動之一是健身操（calisthenics），但衝浪也能與瑜伽相輔相成，因為衝浪中的划水動作，能提供瑜伽練習中缺少的拉力鍛鍊。

有句俗話說「人如其食」：我們吃什麼，就會變成什麼。我們沒有要在這裡，談論整個營養議題及問題，但重要的是所擁有的進食方式，既要支持你的熱量輸出水準，又要為身體修復和更新提供營養。人體含水

量約為 60%，而肌肉組織的含水量具體約為 75%，因此適當補充水分，是一件好事。有些人說，吃肉的人除了聞起來不一樣之外，身體也比較僵硬。至於是否這樣，我將等待這方面的研究結果。

回顧第二章中的〈柔軟度〉，我建議將一些身體肢體基本動作，如深蹲可以輕鬆融入我們的日常生活方式中。瑜伽是一種生活方式，身體練習越能與我們在瑜伽墊外的時間相結合，就越能對我們在瑜伽墊上的時間更加顯著。

個人歷史

在此刻之前，所發生的一切，都以某種方式影響著我們。這種影響可能是積極正向，也可能是消極；可能微小，也可能巨大；可能孤立，也可能是複合性。今天發生的一切，明天就會成為歷史。儘管我們身處當下，但我們與過去並不分離。如果我們曾經歷過創傷、傷害、失去、極度喜悅、疲憊或其他任何事情，這些都會在現在的身體裡表現出來並發揮作用。我們可以活在當下，但這並不意味著，我們沒有活在這當下的過去。

我現在將為你們，舉一個我的個人歷史為例。前段時間，我不小心受了重傷，患上了右側薦髂關節急性炎症。在康復期間，我不得不拄著拐杖行走了大約 2 個月，大約過了 6 個月後，我才能再像以前一樣練習瑜伽。然而，我發現當我做涉及髖關節外展的體位時，例如束角式體位，我的左髖關節受到了很大的限制，我的左膝蓋會翹起，停留在空中，而右膝蓋則落到了地上。

很長一段時間以來，我都不明白為什麼我現在骨盆左側的前部有些緊繃，因為受傷的地方是在骨盆右側的後部。後來有一天，我的大腦突然提出了解決方案——我想這個問題，一定是在我的潛意識中被解決的，這對我來說並不罕見。在我使用拐杖的那段時間裡，我的右髖關節幾乎無法使用，所以我會把左腿著地，然後把右腿拖往前。這個動作涉及我左腿內收肌的收縮，由於過度勞累，內收肌已經收緊。它們的張力使得我的左膝蓋保持在空中，當我在練習如束角式體位時，因為它們在抵制髖關節外展。

由於在恢復過程中，會出現各種代償性動作和模式，先前受傷造成的失衡會出現在遠離原本受損部位的地方，表現出來是很常見的。我還發現從最初的事故開始到現在的時間，跨度可能非常大，這可能是因為這些同樣的適應性從未完全消失。這是一個身體上的例子，但我遇到過很多受過去心理創傷限制的人。當然，並非所有過去的影響都是負面的。我們絕對可以從我們所面臨的挑戰中，學到很多關於我們自身的訊息與快樂的

時光，也會給我們帶來開放心態和探索的意願。

心理學

心理學，在我們所做的每一件事中，都發揮著重要作用，瑜伽體位也不例外。我們如何對待整個練習過程？我們是平靜、自我驅動還是懶惰；我們是否難以集中注意力還是我們過於緊張？我們是積極投入且盡心盡力；還是是否發現我們難以堅持保持有規律的練習？我們的思想和身體是否都保有柔軟度及靈活度，還是僵化且不願改變？我們還可以列出許多其他特質，在某種程度上，這些特徵及特質，其實只是我們個性的延伸，並在生活中許多不同領域及層面重複地出現。瑜伽的目的之一，就是提供我們一個機會，來解決及克服這些障礙，但同樣也會很容易地，可以迴避或忽視這些障礙。瑜伽的姊妹科學——阿育吠陀會指導我們，觀察自己的阿育吠陀體質組成：風能（Vata）、火能（Pitta）、水能（Kapha），以幫助及確定我們在瑜伽練習中需要什麼。

因為這不是我的強項，所以我們在這裡就不討論太多細節了，但很多人透過從阿育吠陀學的角度看待特定的事情，審視自己，從而對自己有了清晰的認識，也明白自己為什麼會做一些特定的事情。如果你對這個主題感興趣，我強烈建議你閱讀更多與這主題相關的書籍內容。

根據我的初步理解，其基本原則是，你的體質是三種體質能量：

風能（Vata）、火能（Pitta）、水能（Kapha）的不同程度原生體質（Prakriti）組合。在大多數情況下，其中一種或兩種體質是主要的影響因素。在雙重原生體質的情況下，影響最大的原生體質能量，首先會被表現出來，例如：風能-水能（Vata-Kapha）、風能-火能（Vata-Pitta）或火能-水能（Pitta-Kapha）。任何的能量不平衡，都會嚴重影響你的練習方式，反過來又會受到你體質能量的影響。不過，任何人都可能在任何一種體質出現失衡，經歷任何能量的不平衡。

如果你想嘗試平衡你的體質能量，最好的練習方式，是以違背你的自然傾向的方式來練習。換句話說，如果你感覺自己很「水能」，你可能會很平靜、很腳踏實地，但你的練習節奏可能會有點慢，也許會很沉重和遲緩。你可以決定為自己的練習注入一點活力。如果你主要是「風能」體質，或者你的「風能」體質偏弱，你可能會很難集中精力及注意力，而且練習時，會容易傾向於匆忙完成練習，並有點焦慮。在這種情況下，放慢速度，專注於呼吸，透過雙腳和雙腿，牢牢地著地踩住地面，可能會有所幫助。你還可以決定針對特定體質能量，排定特定序列動作來練習。

對於學生來說，以前有過不愉快的練習經歷而對倒立有恐懼，或不願意嘗試某個體位的情況並不少見。作為老師，你甚至可能覺得你的學生已經具備所有其他要素。可能只是他們的想法阻礙了他們做出特定的姿勢。以我自己的經驗來說，當我第一次嘗試獨立手倒立式，在沒有任何輔助工具或物品的狀況下，旁邊墊子上還有其他同學，我的

恐懼感急劇上升，生怕自己摔倒在別人身上（圖 5.1）。即使你在不同的情況下，已嘗試做過某個瑜伽體位或姿勢很多次，這種恐懼也足以會讓你放棄嘗試。

恐懼也可能與其他人的看法、不想傷害自己、嘗試新事物、不安全感、失敗等有關，我相信還有很多其他原因。從我非專業角度來看，我認為恐懼和恐慌症等心理抑制因素，並非基於邏輯思維過程。這並不代表它們對個人的真實性有所降低，而指的是更難透過邏輯推理擺脫這種抑制因素。橫向思維和階梯式進步，通常會是一種方法。

以前受過的傷，也會成為想要保護某個區域部位（請參閱〈個人歷史〉章節）。儘管在開始時，這種想法與感覺是明智的，但在傷勢痊癒後，這種想要保護某個部位區域的感覺，可能會持續很長時間。這或許會讓我們形成異常的運動模式，這是需要被加以解決。想要取悅他人，或得到認可的慾望，可能會導致我們過於努力或冒險去做一些我們還沒有準備好的事情。也可能會與身體的某些區域

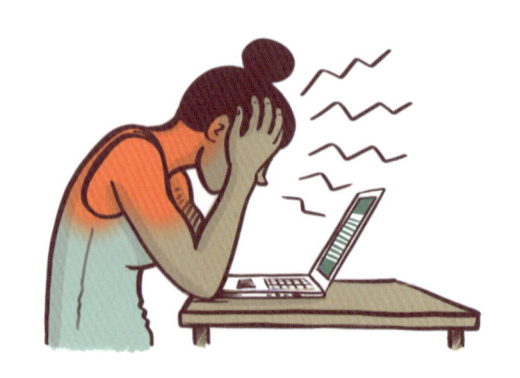

圖 5.2　我花了什麼錢？瑜伽課？

存在心理創傷相關。我們可以很容易地假設工作和經濟壓力可能位於頸部和肩部周圍顯現（圖 5.2）；性虐待可能位於臀部和骨盆顯現；恐懼或不安全感可能位於胸部和腹部。我不是訓練有素的心理學家，所以不要把這些當作事實。因此，這些部位很可能會不願意自由活動，不喜歡特定的姿勢是因為會喚起他們的感覺及感受，甚至在做完一個深度的姿勢後，情緒會傾瀉出來。我最近遇到一個學生，他在做強有力的肩部打開動作時，產生了強烈的憤怒情緒。

還有一種自然的傾向，就是多做我們覺得擅長的事情，少做我們覺得困難的事情。問題在於在瑜伽中這往往與身體特定區域的開放性或肌力力量有關。因此，我們其實應該反其道而行之，因為這些部位很可能是我們需要努力去付出心力，創造身體平衡的區域。

因此，我想我們可以從〈心理學〉章節中，得到我們應該向內探究自己的結論，為什麼要這樣以某種特定方式，練習瑜伽並將其與我們認為身體和心靈最需要的東西進行

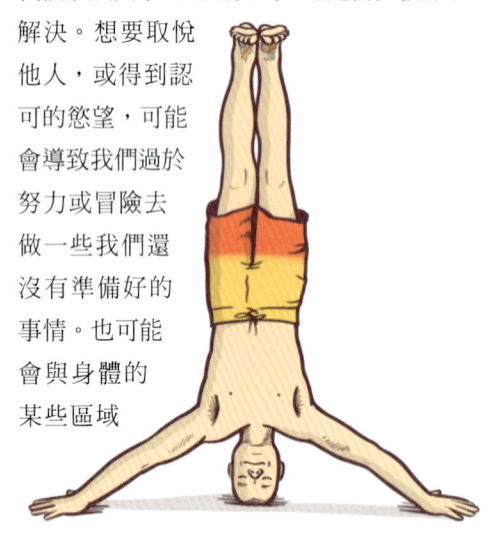

圖 5.1　當所有的基礎都在一個平面上時，這姿勢可以玩弄心靈。我就知道它對我有用！

比較。每個個別的瑜伽體位，都有機會解決恐懼、障礙、自我、倦怠，當然還有我們心理的許多其他層面。如果我們不這樣做，就會錯過一個將學習經驗，從瑜伽墊帶到現實世界的理想機會。

我認為有時還需要考慮是什麼驅使我們想要掌握特定的姿勢，尤其是那些需要極大關節活動度的姿勢。我一直很驚訝於，自己內心湧起對做單腿繞頭式（*Eka Pada Sirsasana*）的渴望，儘管我非常懷疑這個姿勢可能帶來任何潛在的健康益處，而且對這體位的風險分析，也會告訴自己說算了吧！因此，我繼續朝著這個姿勢努力，儘管我做得很慢，也很小心警惕，也許我是個老頑固的這個事實讓我感到安心，因為在這個遊戲的後期階段，我不太可能取得成功。

至於這方面的家庭作業是，找出你練習方式中的某些內容。決定在接下來的幾週裡改變或改進它，看看這麼做能為你帶來什麼結果。

風險因素

我記得當我開始練習瑜伽時，我媽媽對我說：「要確保你不會開始變得怪異。」她說的「怪異」指的是吃素、唱誦念經、穿著怪異，以及取一個不尋常的名字。

所以，瑜伽練習當然也存在著風險，那就是你可能會以某種他人不理解的方式發生改變，但這裡我指的是潛在的受傷風險，而不是其他任何東西。我們甚至不是在談論滑倒、絆倒之類的情況。意外事故的發生，可能在某種程度上，與我們正在做的事情無關（不完全正確，但目前現在這樣定義就足夠了）。我們如何擺放及定位我們的身體——無論是有意還是無意——才是我們所關心的，因為瑜伽姿勢如何形成，是我們自身的工作與作為。

由於，瑜伽被籠罩在某種神秘的治療及療癒泡沫中，所以很多時候，人們都會認為無論在瑜伽課上，他們被要求做什麼，都一定對他們有好處。

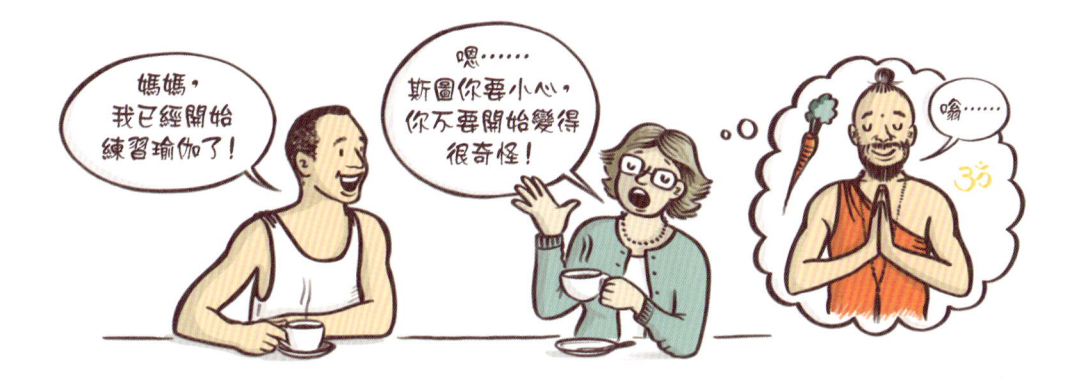

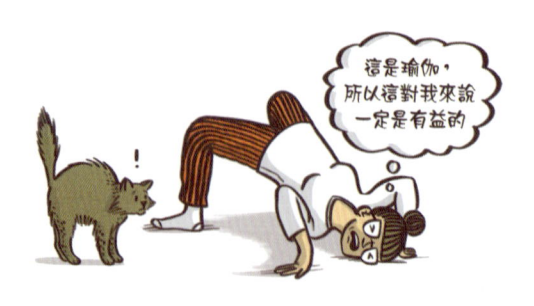

當然，事實並非如此。我認為儘管近年來媒體關注這一話題的動機，可能值得商榷，但提高公眾對潛在傷害的認識與認知是一件好事。許久以前，當我還在考取私人教練證書時，我們曾經必須列出某項特定運動的所有健康和安全要點。我記得當時我對這方面的內容感到非常厭煩及無聊，因為很多動作都重複，而且在你年輕的時候，你會覺得自己是無敵的，而且不一定會將出錯的事情和自己聯繫在一起。然而，隨著時間推移，如果你幸運的話，你會變得越來越有智慧。我認為在考慮瑜伽體位時，我當年不願投去的那種批判性挑剔眼光，也可以派上用場。

不難看出一些複雜和更極端的體位，在測試我們肌力力量和關節活動度的極限時，有可能對身體結構造成壓力。然而，一個體位並不一定要複雜至極，才會給某些人帶來問題，即使是看似簡單直接的坐姿前彎式，如果做得不正確，也會給腰部帶來壓力。瑜伽不是一項團隊運動，我們也不是在高速運動，也沒有人隨時準備撲向我們身上（除了一些，奇怪過於熱心的姿勢調整者），所以潛在風險的變數很小。練習瑜伽潛在風險的變數，僅限於姿勢本身、練習者和外力。

讓我們來先談外在力量。我認為外在力量有兩種形式：調整者和重力。調整的目的這件事，本身就是可以進行一個大完整的討論，所以現在我們只想先說調整有多種用途，而且可以以各種不同的意圖進行。

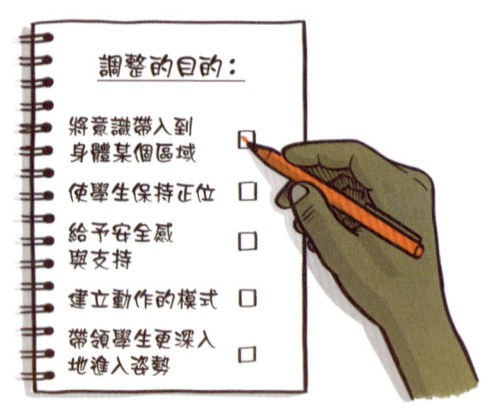

以下是一些例子：讓學生將意識帶入到身體某個區域、使學生保持在正位、給予安全感和支持、建立動作模式，以及帶領學生更深入地進入姿勢。這些情況中的大多數風險都很小，但公平地說，在深入瑜伽體位時，也可能發生任何負面的事情。不幸的是，在我的身體鍛鍊過程中，我遇到過很多人把自己目前的問題歸咎於調整者過度調整。這並不是說是調整者的錯，因為個人責任也占很大比例。許多學生在評估自己能進入一個體位多深入的能力時，對老師給予了太多的信任。

有些姿勢，會因為含有可用的槓桿作用，而導致過度調整，開腿前彎式三（*Prasarita Padottanasana C*）和肩膀，就是一個很好的例子（圖 5.3）。關於這點，現在談到這裡就足夠了，因為它並不是體位本身的一部分。

第 5 章：其他個人因素　　143

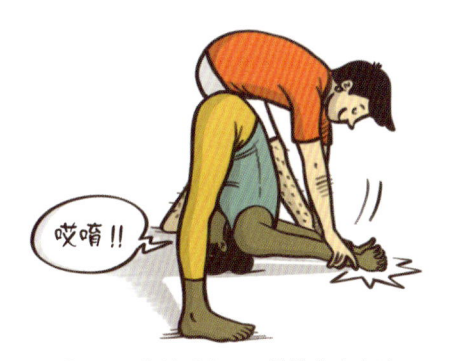

圖 5.3　長槓桿作用，對某些人來說太有誘惑力了。

另一方面，重力即使是一種外力，但也會對我們的無法達成姿勢起到一定的作用，這取決於姿勢要求我們在空間中的定向方式。我們討論過重力在平衡姿勢中的作用，我以前絕對也曾「砰」的一聲摔倒在地，使勁揉搓也無濟於事。我們可能會想質疑這究竟是重力的錯，亦或是學生沒有做好準備。我們感興趣的或許是地心引力更為隱蔽的影響。重力是一種向下的力，因此，會增加關節處承受的壓力。例如，當我們在做手倒立式練習時，手腕可能會受到壓力；在做頭倒立式時，是頸部會受到壓力，和戰士二式等姿勢時，膝蓋內側會受到張力。這些不利影響，大多可以透過正確的啟用肢體來避免，但我們需要知道如何去做到這件事。

練習者的角色是一個很好的角色。毫無疑問，我們可能會因為用力過猛、忽視指示、未能與身體協調保持一致，以及抱有不切實際或以目標為導向的期望，而在練習中，給自己帶來風險。所有這些事情都與心理學有關，但練習者也會帶來限制、力量失衡或不足，以及以前或現在的傷病等包袱。我們都是帶著自己的包袱來的，而有些姿勢會或多或少適應我們的包袱。因此，一個姿勢的危險因子在很大程度上，是取決於練習者本身。如果你現在已患有一些疾病或已知的弱點，你可能需要對姿勢，進行大量修改，以避免這些疾病及弱點進一步惡化。

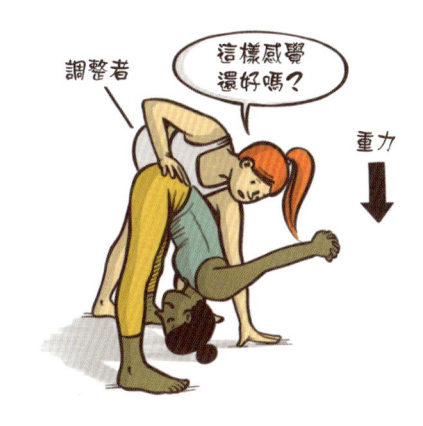

關節活動度的侷限會導致另一個區域部位，不得不承擔起責任填補空缺，而這往往會對其造成損害。如果我們是一名經驗豐富的練習者，熟悉某種姿勢，並且經過一段時間的練習，已經具備了適當的肌力力量和必要的關節活動度，那麼這個姿勢可能會被認為是相當安全的，儘管對於許多人來說，這姿勢可能會帶來許多風險。這也是人們對多程度課程的擔憂之一。因此，從某種程度上來說姿勢就是姿勢，我們如何形成並練習此姿勢，才會增加受傷風險，但這並不是故事的全部。

姿勢本身要求我們做什麼，其本身的風險有多大？在許多姿勢中，我們可能會做一些，從長遠來看對身體無益的事情。膝蓋或手肘過度伸展；頸部過於彎曲；頭部承受過

多重量，以及後背彎曲過度就是很典型的例子。不過，從某種程度上來說，這些問題都與正確的練習技巧有關，而不是姿勢本身的具體錯誤。有些姿勢包含較高的受傷風險，因為要做出這些姿勢，我們必須使肢體處於某個位置，那會使身體的某些部位，更容易受到傷害。當然，這與第一章〈正位〉部分中提到的，個人對姿勢的準備程度，和身體健康狀態與安全有關聯。讓我舉幾個例子，你們就會明白我的意思。

練習鶴式這體位法時，肩部必須移到手腕前方。如果你想用伸直的雙臂做這個姿勢，你前部分身體就必須再往前一點，如果你希望你的臀部不要過於指向空中，那就必需再向前移動一點。所有這些都必須做到，才能輕鬆平衡你的身體重心。也許你的力量越大，就越能調節這一點。如果你的重心分布有點偏重於屁股，那麼這也會讓你的前部分身體更靠前，往手腕前部分的位置移動。肩膀相對於手腕的這種前傾位置，會需要大量的手腕伸展，而這本身就會對這種負重姿勢下的手腕造成損害（圖5.4）。

這裡還有一些例子：
- 在肩倒立式中，如果肩膀沒有從毯子上抬起，會造成頸部過度彎曲，這會對頸椎造成壓力（圖5.5）。
- 在手抓腳趾單腿站立式中，向前往腿方向伸展去觸碰腿部時，當抬起的腿，髖關節屈曲度小於約120度時，腰椎就會受到負荷。

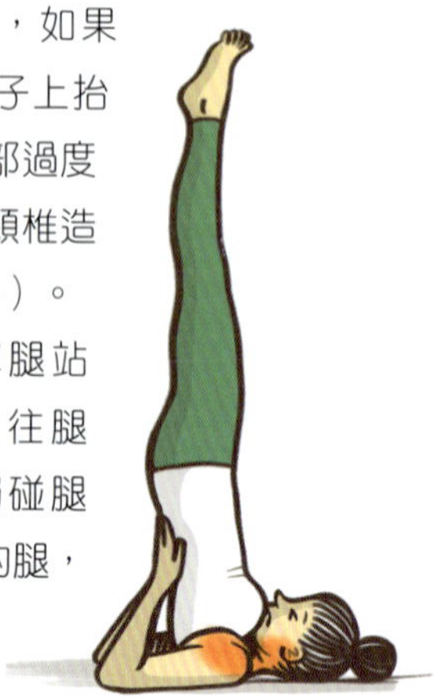

圖5.5 頸椎可以處於很脆弱的狀態。

- 在扭轉側三角式（圖5.6）中，如果後腿的腳底板放在地板上，髖關節沒有足夠的外旋，骶骨周圍就會受到扭力。同理也適用於戰士一式動作。

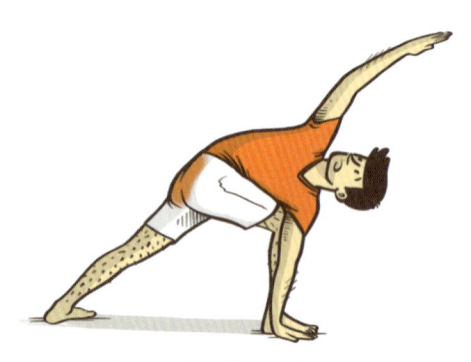

圖5.6 當腳掌向外著地時，這樣可以將骨盆鎖定到位。

- 於站立後彎式中握住腳踝。在這動作中，你可以看到在做強烈的後彎動作時，脊椎的某一特定部位很容易產生折點（圖5.7）。

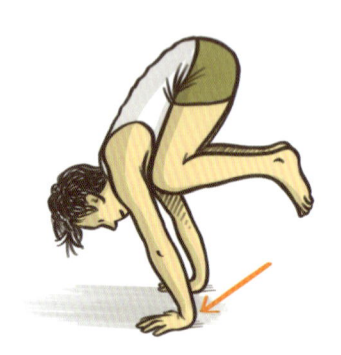

圖5.4 對於某些練習者來說，難以承受腕關節的伸展幅度過大。

第 5 章：其他個人因素　145

- 在頭碰膝三式（Janu Sirsasana C）中，彎曲的那條腿，如果小腿相對於大腿外旋，無法控制且侷限，那麼膝關節處的扭轉力就會增加。
- 頭部著地時，頭倒立式中，頸椎受到的壓迫力（圖 5.9）。當手臂和手離開頭部時，如在無手支撐頭倒立式（Mukta Hasta Sirsasana A、B、C）中，情況會更加如此。

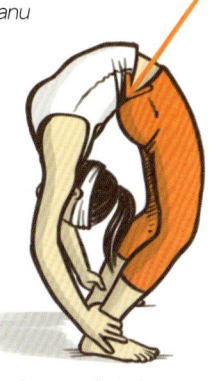

圖 5.7　我們在「後彎」一章中討論了「脊椎折點」。

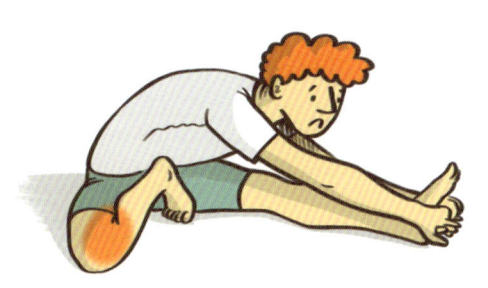

圖 5.8　頭碰膝三式（Janu Sirsasana C）是我最不喜歡的姿勢之一，因為它有可能產生扭力。

當然，在上述例子中，肌力力量、關節活動度、技巧和熟悉程度等因素，會在降低風險方面發揮重要作用。還有許多姿勢的妥協形式或替代式，在某種程度上是公認的規範。除非你是正在跟隨最注重正位取向的老師們學習。

聖哲馬利奇四式（Marichyasana D）就是這樣一個姿勢，它有一個公認並所被接受的不太完美版本：單側臀部抬起時，骨盆會處於不平均狀態，脊椎側向彎屈，此外，再加入一個扭轉和蓮花坐式（雙盤）中的單腿，此腿的膝蓋可能會發生潛在的浮動（通常可以看到，其中一個或兩個膝蓋浮動）。

在我看來，聖哲馬利奇四式是一個很好的例子，它說明對於

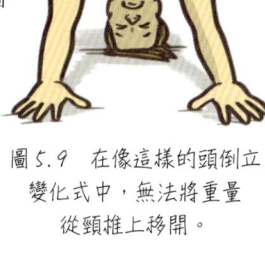

圖 5.9　在像這樣的頭倒立變化式中，無法將重量從頸椎上移開。

大多數學生來說，姿勢風險和學生技術並不同步。如果在雙髖著地蓮花坐式（雙盤）中，單腿膝蓋著地在地板上，腳踝沒有鐮狀彎曲，脊椎微屈的情況下做聖哲馬利奇四式，那麼可以說這個姿勢沒有風險（圖5.10A），因為與之前提到鶴式的例子不同，聖哲馬利奇四式這樣的姿勢，並沒有要求關節正位排列和負重。然而，這個姿勢被廣泛接受的標準是單側髖關節向上（即一側臀向上），膝關節也經常向上，這確實有風險，即使你的想法隨著時間的推移及你持續的練習，你會將其中一個或兩個關節都向下。

要能夠去形成這個姿勢，會要求一條腿

保持在半蓮花坐式中，然後，加上一個手臂纏繞在腿上行使扭轉。對於保持在半蓮花坐式，髖關節外旋不足的學生進一步下壓膝蓋，會造成抬高對側臀部，使得骨盆更加不保持在水平狀態。從這個位置開始，如果上半身向抬起臀部的一側移動，以抓住或綑綁纏繞腿部，脊椎將不得不側彎和彎曲（這側彎和彎曲程度會更多一點，如果學生習慣於身體前傾，以纏繞手臂）。從這個彎曲的姿勢開始，在膝蓋通過處開始發生綑綁時，脊椎就會增加一個扭轉（圖5.10B）。由於手臂與腿部接觸，因此可以在方程式中，增加一些力量均衡（如果這姿勢，並不是自由地可形成的，而且學生意志堅定的話，有時會增加很多力量）。

在日常生活中，人們最常見的背部受傷方式之一就是脊椎彎曲、旋轉和承受負荷重。例如，從汽車後備箱中取出重物，然後扭轉並彎曲脊椎將其放在旁邊的地板上。由此可見，你可以看到這種姿勢很容易會產生負作用力。我們還可以在這個等式中，添加上一個事實，那就是在蓮花坐式（雙盤）中，腿的膝蓋常常處於空中，這又會再次使它變得脆弱且易受傷害。由於大多數學生，都無法獲得更安全的姿勢定位，因此，一種折衷的代價姿勢被廣泛接受。

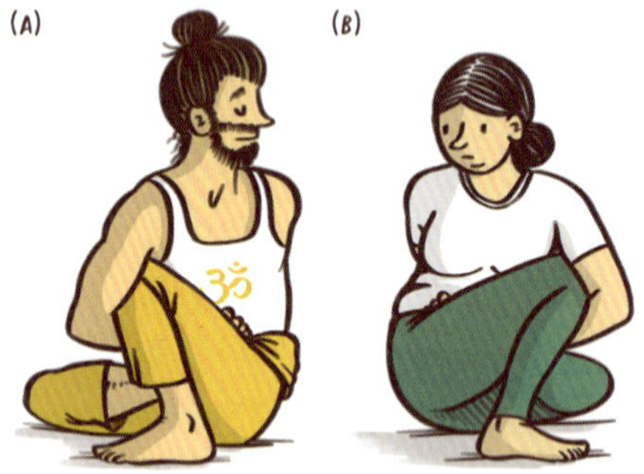

實際上，只有那些大腿和小腿之間，有特定比例關係的學生才能在彎曲腿，並將腳向下放在靠近臀部附近，同時保持同側坐骨著地。不過，應避免骨盆高度傾斜。我們將在第三部分〈體位法分類〉中再次討論這個姿勢。

據我的觀察，馬虎程度發生率較高的其他姿勢，還有單腿繞頭式（*Eka Pada Sirsasana*）、深度後彎（*Drop Backs*）和臥龜式（*Supta Kurmasana*）。我相信，如果你開始思考，你會想出很多其他體位法。這樣思考是為了讓一個姿勢，更容易能被掌握，還有，應該在多大程度上，對體位做出妥協。

還有其他因素，也可能使姿勢的風險增大或減小：

- **體位排序**：在進入更複雜的姿勢之前，我們是否已經先打開身體正確的區域？我們是從哪個姿勢，轉換過渡到這個姿勢的？舉例來說，我們可能已經給某個關節增加了負荷，然後透過旋轉增加負荷，進而為了進入下一個體位，例如，從戰士三式進入半月式，站立的髖關節可能比較脆弱。你如何轉換姿勢，進入到狂野式（*rock star or wild thing*）（如果你在練習這些姿勢的話）？我們甚至可以在這裡加上你是如何為自己做好準備，進入這個姿勢。

圖5.10　(A)讚恩的位置正確，(B)溫蒂的臀部太高，她的脊椎必須橫向彎曲。

- **熱能和熱能不足：**你是否因為沒有適當熱身，而感到身體冰冷，柔韌性較差。另一方面，你是否處在一個較炎熱的環境中，使你比平時更加柔軟，而且有可能進入姿勢太深，如果你不習慣這種環境？
- **年齡：**你是否已過巔峰期，現在應該看看電視、喝喝茶（不，這不是真的！）隨著年齡的增長，軟組織的彈性會降低，結構也會變得更加脆弱。特別是，椎間盤容易受到擠壓，使這些人在頭部負重時更加有困難。此外，隨著年齡的增長，身體往往會背上，更多生活給的包袱。從好的一面來看是，偶爾也會有更多的智慧。
- **關節不穩定：**由於以前受過傷、缺乏肌力力量或過度活動。
- **時間：**你花多少時間在保持姿勢上。
- **表面的適宜性：**傷害你手腕的最快方法是，在沙灘上練習手倒立式，因為鬆軟的沙子，提供了一個不穩定的地基表面，無法均勻並適當分配重量。
- **運動技能和協調性：**例如，在開始嘗試做，其他關於手倒立式花哨的動作之前，你是否已經學會了，如何在倒立式中保持平衡。你只是一個笨手笨腳的人嗎？我們一定都認識一些總是受傷的人。
- 當然，還有我們在其他主題中，提到的所有其他要素（如正位對齊、肌力力量、心理因素等）。

歸根結柢，我想灌輸的觀念是：一個姿勢本身就會帶來或多或少的風險，但我們也可以透過自己的行動、準備、心理、意識等，來減少或增加風險。除此之外，每個人，對特定情況的反應也不盡相同，這取決於他們的限制條件、以前的傷病、身體比例等。

我們所處的環境也會影響整個過程。

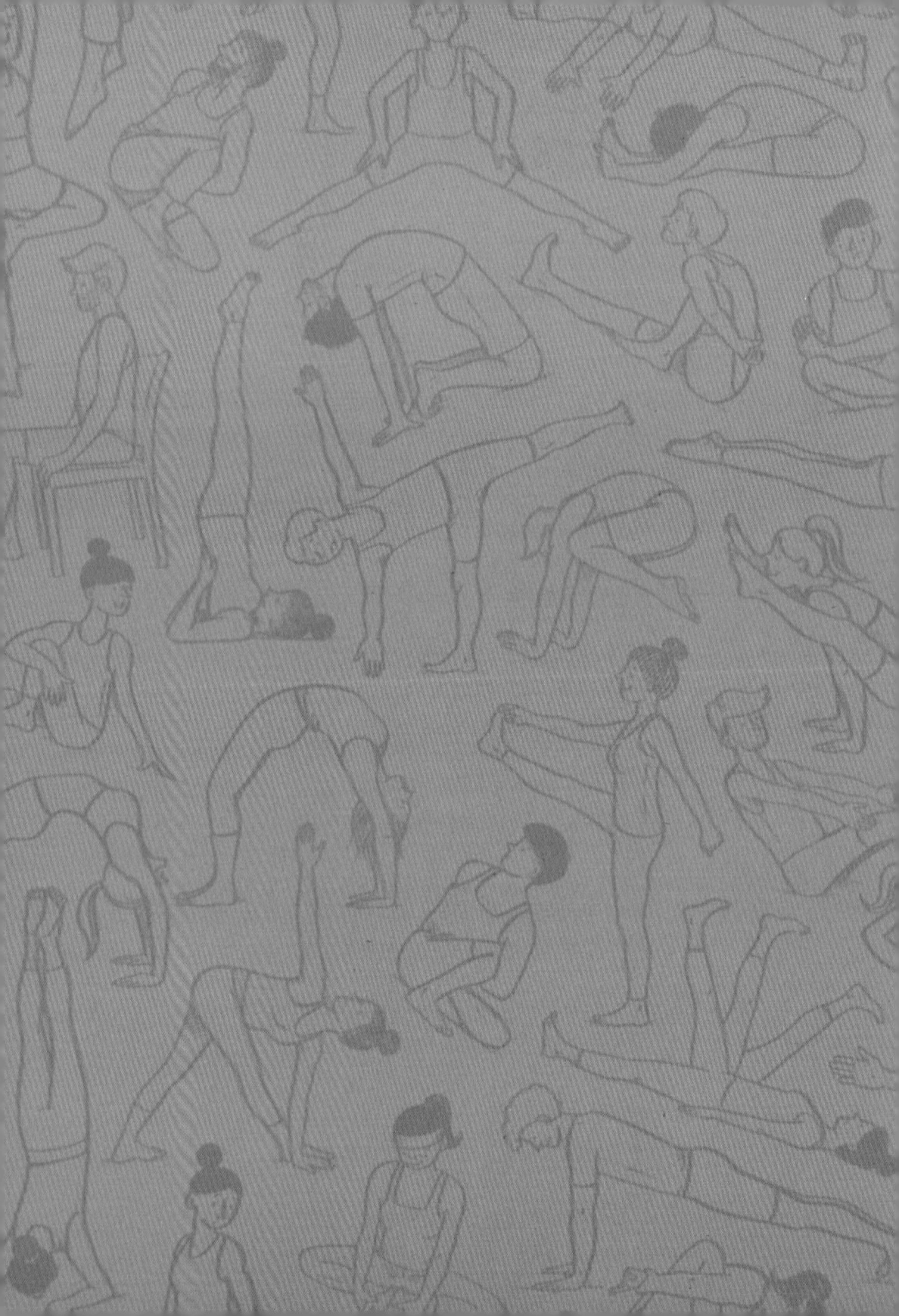

第二部

身體部位

「雖然將身體分解成不同零碎片段很方便，
但身體在每個層面，都是一體化的，
沒有什麼是孤立存在的，一切都遠非如此簡單。」

導言

在接下來的章節中,我們將圍繞在重要的關節、腳和踝關節、膝關節、髖關節、脊椎、肩關節、腕關節和肘關節來討論身體。當我們在這裡塑造特定體位法組的身體形狀時,這一部分和下一部分會有交叉。考慮到這一點,我將在介紹關節構造和肌肉動作的同時,更多地關注在我們可能會對關節產生負面影響的體位與姿勢。

當你在任何一本常規的解剖書籍上,閱讀到肌肉的去向和來源時,它們會精確地指出起點和止點(肌肉的附著點)的細節。如果你能好好利用這些細節,那就再好不過了。但其實就我們的目的而言,只要知道大致的位置(正面、側面、頂部、底部等)就已經足夠,這樣我們就能應用我們的「概念要點」。有時,可能會有一個眾所周知的地標性詞彙值得一用——否則,我會盡量保持術語的簡潔。

你可能會認為考慮由哪些肌肉會使某個關節活動相對較簡單,儘管我們會以這樣方式表述,但在現實中卻並非如此。肌肉有深度和大小之分。這可能意味著,在同一塊肌肉中的特定纖維組具有不同的牽拉方向。因此,這些區域負責不同的動作。

以橫跨背部,從顱骨底部到最低胸椎,再到肩部的大斜方肌為例。在肌肉的不同部位,纖維會完全地改變方向,從而產生相反的動作,例如肩胛骨的上提和下壓。如果你想非常具體了解其他肌肉,你會發現,有時上部纖維和下部纖維或深層纖維和淺層纖維之間的作用會發生變化。如果你詳細地觀察臀中肌(Gmed)的作用,你會發現前部纖維可使髖關節內旋,而後部纖維可使髖關節外旋。

即使是因執行主要動作,而被歸類同一類的肌肉,也可能有不同的次要或輔助動作,例如,髖關節的深外旋肌,該肌群的六塊肌肉中,有些也能使髖關節外展,而其他則能使髖關節內收。更詳細地說,如果髖關節屈曲,其中一些進行內收的肌肉也會進行外展。

如果你一想到所有的可能性,大腦就開始凝結,別擔心,為了我們的目的,我們將保持簡單,先主要著重在主要動作上。我希望你明白就像與人體有關的大多數事情一樣,簡單性在現實中並不存在。值得記住的一點是,肌肉所能完成的動作取決於纖維的牽拉方向。當我們透過關節活動度,移動一個關節時,其拉力的方向會發生變化,而最有效完成特定動作的肌肉,也會發生變化。

我建議你做這個簡短的練習,以便對我剛才所陳述的內容有所了解。我們只是將一條腿向側邊移動,並改變髖關節的位置,這樣你就能感覺肌肉的運動是如何發生細微變化的。在任何時候,你若需要休息,放下腿,恢復一下,再把腿往上移。如果你花點力氣,把腿抬得盡可能高,你就能更容易能感受到是什麼在起作用。

在做每個動作時,都要感覺一下,該側邊的臀部和髖部區域,以確定哪塊肌肉運作得最賣力——你可能也會感覺到這部分。但不需要知道是哪塊肌肉,只需去感受從臀部側面到背部薦骨的整個區域。也可以注意是否有更深層的肌肉在運作。

我們將從靠近牆壁開始,將單肩靠在牆壁上,以幫助隔離動作,並防止身體側傾。將重心及重量放在最靠近牆壁的那條腿上,然後:

- 將另一條腿向側方抬起,但不要轉動,也不要使其偏離身體範圍。這個動作就是直接的髖關節外展。
- 停留這裡,將腳轉向地面。
- 將腳轉向天花板。
- 臀部向前彎曲 90 度,重複前面三個動作。

你甚至可能已經感覺到,你通常不怎麼鍛鍊這些肌肉。我在做這個練習時也有這種感覺。也許你還注意到,透過特定的旋轉或屈曲髖關節更容易抬起腿。希望你能從這個小實驗中能體會到,在瑜伽體位中,我們並不是處在解剖學位置上,所以肌肉的工作和互動方式並不是一成不變。

我們已經討論過這樣一個事實,即我們活在一個完整的身體中,相鄰和較遠的區域之間,存在著相當大的相互作用和適應性。肌肉可能跨越多個關節,而一個關節的位置會影響另一個關節的功能。此外,任何特定的體位或姿勢,都可能有多種變化和細微差別。將身體分割成若干部分,無疑地會使學習更易於管理,因為我們可以一次只考慮一個區域。然而,複雜性會出現,當我們討論對於多肢節動作中,涉及的特定興趣點。在大多數的情況下,我已把要討論的議題內容放到章節中,而此章節是有關受身體位置影響最大的關節。在更合理的情況下,我有時會在一章中介紹一個概念,然後在另一章中進一步擴展。

CHAPTER

足部和踝關節

6

足部是由 26 塊骨頭、32 個關節和 100 多條韌帶組成的奇妙結構，能讓我們在凹凸不平的地面上保持平衡，並傳遞運動所需的力量。它們也是我們處於練習體位中，身體意識的絕佳晴雨表。足部就像木棍末端的旗幟一樣，當我們在坐姿未啟動雙腿時，它們就會向我們招手，示意我們的雙腿癱軟、腳踝彎曲成鐮刀狀或不利脫落。足部甚至會給我們提供線索，表明我們過度使用了特定的肌肉，或試圖擺脫身體限制，比如在做深度後彎（Dropbacks）或向上弓式（輪式）時，雙腳向外開。雙腳的方向會受到其上方結構的影響，反之，我們如何放置雙腳以及放置的位置，不僅會影響踝關節，還會影響其上方的其他結構。

看看從身邊走過的人，你會驚訝於我們認為幾乎是下意識的動作變化。有的人雙腳外翻，有的人雙腳內收，有的人甚至雙腳筆直。現在再看看他們的膝蓋和臀部。一個人的膝蓋可能筆直地指向前方，雙腳外翻，旋轉來自腳踝或膝蓋。另一個人的膝蓋可能和腳一樣朝外，旋轉似乎來自臀部。甚至髖部的移動方式也可能不同，有的看起來像是卡住了；有的則鬆弛而有節奏。在此基礎上，再看看跑步的人，你會看到更明顯的差異。有些人的腳在向前移動時會打圈圈，可能是用腳的一側或另一側敲擊地面。而步態可能沉重而像鉛球，也可能輕盈而飄逸——兩側腳的運動方式，甚至可能存在明顯差異。

這些人會把他們的活動模式帶到瑜伽墊上，觀察他們的雙腳的狀況，引導你走向發現之路。下一次，當你有機會看到堂課上的人，停留在攤屍式（Shavasana）時，看看他們的腳，然後問自己一些問題，探索他們的身體可能發生的情況（圖 6.1）。

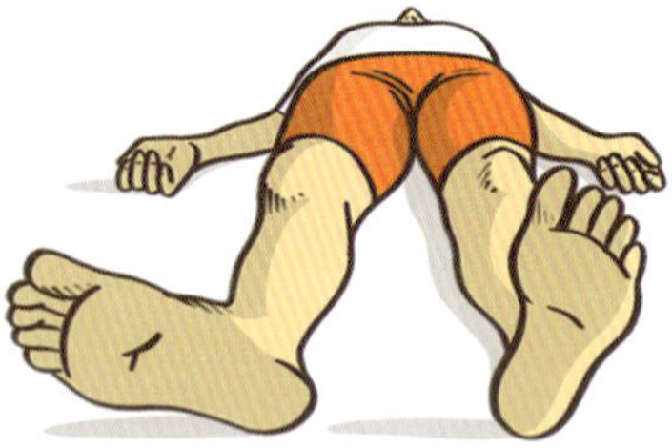

圖 6.1　腿部不平整是很常見的現象。

足部和踝關節的構造

足部的骨骼有各種形狀和大小。在我們稱之為前足的部位，骨骼細長。構成腳趾的骨頭被稱為趾骨，趾骨的後面是蹠骨。腳中部是跗骨，像不規則的立方體，再往後移到後腳掌，則是相當大的腫塊。其中最大的是跟骨，也就是你的腳跟（圖 6.2）。

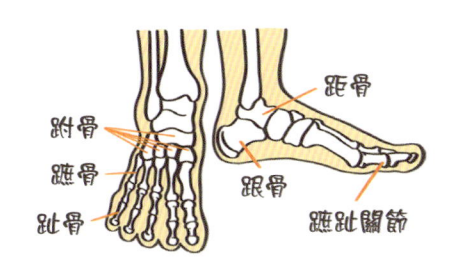

圖 6.2 足部與踝關節的結構。

小腿的兩塊骨頭——脛骨和腓骨與最上部的跗骨形成一個關節——距骨。人體約 60% 的重量從距骨傳遞分布到跟骨，其餘 40% 的重量透過其他跗骨分布傳遞到腳掌。你可以感覺到脛骨，它是小腿前部的尖銳脊骨，通常被稱為小腿脛骨。

腓骨是一塊小得多的骨頭，幾乎不承擔身體的任何重量（不到 15%），但它的遠端（遠離身體）有助於形成踝關節。腓骨是兩塊骨頭中更靠外側的一塊，記住這一點就很容易在照片中確定你看到的是哪條腿（只要你知道是從正面還是背面看的）。腳部的眾多骨骼，有助於它適應不同和不平整的表面，並保持特有的形狀。

我們可以踩壓我們的腳，張開腳趾（我妻子稱之為「張腳趾」〔fleece your toes〕），用腳掌按壓等，但腳的主要運動是發生在腳踝處。

我們通常所說的踝關節，實際上是兩個不同的關節（圖 6.3）。踝關節本身是腓骨末端（外側踝骨）和脛骨末端（內側踝骨）與距骨相接的地方，形成一個榫卯型關節，只允許背屈（腳背向後伸向脛骨）和蹠屈（腳指向前方）。現在摸摸你的腳踝，腳掌上方的兩個突出部分，就是我們常說的踝骨。下面是距下關節，距骨位於舟狀骨和跟骨之上。這裡有外翻（腳底板轉向身體外側）和內翻（腳底板轉向身體中線）運動。

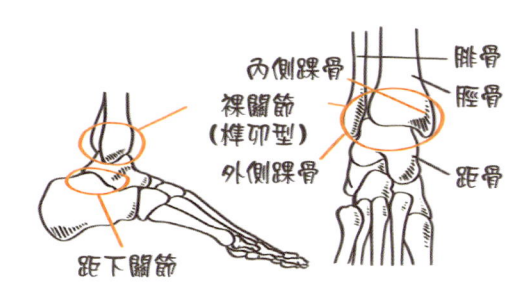

圖 6.3 踝關節的結構。

距骨是許多踝關節活動中不可或缺的一部分，因此 70% 的距骨都覆蓋著透明軟骨。這一關節的構造和穩定韌帶的斜角，導致我們在內翻時的關節活動度，大於外翻時的關節活動度。因此，不要指望它是均勻的，我們的身體構造並非如此。

這裡的意思不是要糾纏於細節，而是要認知踝關節是比我們想像的要複雜得許多，有許多肌肉需要完成必要的動作。在我看來，哪裡複雜，哪裡的適應性就高，但也就存在著更不穩定性。想一想，扭傷腳踝發生的機會有多容易。在練習不那麼那麼簡單直接的體位法時，我們需要考慮到這種脆弱性。

儘管如此，我認為了解關於踝關節的一個具體細節，會對防止韌帶反覆受力而受傷還是很有幫助。

距骨本身並不完全對稱。距骨滑車表面（與脛骨遠端連接的部分）的前部比後部

寬。後果是當你蹠屈（足部指著）你的腳時，距骨在榫槽內的配合會比腳背屈時稍鬆一些。這種額外的作用，導致穩定性降低，韌帶承受的壓力增加。最不穩定的位置是腳內翻、蹠屈時。如果我們的髖部沒有足夠的外旋來正確定位足部跟腳時，那麼當我們將腳放入半蓮花坐式或蓮花坐式（雙盤）時，足部跟腳就會處於這個位置。我們將在第8章〈髖關節〉中再次討論這個問題。

韌帶是一種結締組織，從一根骨頭連接到另一根骨頭，以增加關節的穩定性和抵抗不良運動及活動。因此，我們不希望過度拉伸韌帶，因為這會帶來不穩定性。大約拉伸6%後，就可能出現損傷，即扭傷或撕裂。對於韌帶活動過度的人來說，韌帶的彈性及伸展性更大，關節活動的幅度也更大，但隨之而來的也可能是疼痛和脫臼的可能性增加。增強肌肉力量是擁有過度活動性瑜伽練習者的首要任務之一，這樣他們就能在享受自由肢體練習的同時保護自己的身體。

對於每一位練習者來說，在姿勢中保持身體的主動積極活動性，比只是被動停留並懸掛在關節上，更有可能可保護韌帶。韌帶非常擅長抵禦突如其來的力量，但在長期受力的情況下，韌帶往往會變弱和被拉長。由於韌帶有助於支撐足弓，因此對於經常需要站立工作的人，反覆及長時間負重會導致足弓變平。因此你經常可以在有過度活動性的學生身上看到同樣的足弓變平現象，由於他們的韌帶可能更薄弱且更靈活。

活動足部和踝關節的肌肉

人體中的肌肉的排列方式通常會位於所移動或穩定身體部位的相鄰位置。例如，比目魚肌位於小腿後側，而它的作用是足底彎曲及蹠屈。在足部和踝關節部位，我們有位於足部的肌肉（內部肌肉），也有位於小腿的其他肌肉（外部肌肉），如圖 6.4 所示。我們不會單獨挑出內部肌肉，但作為一個群

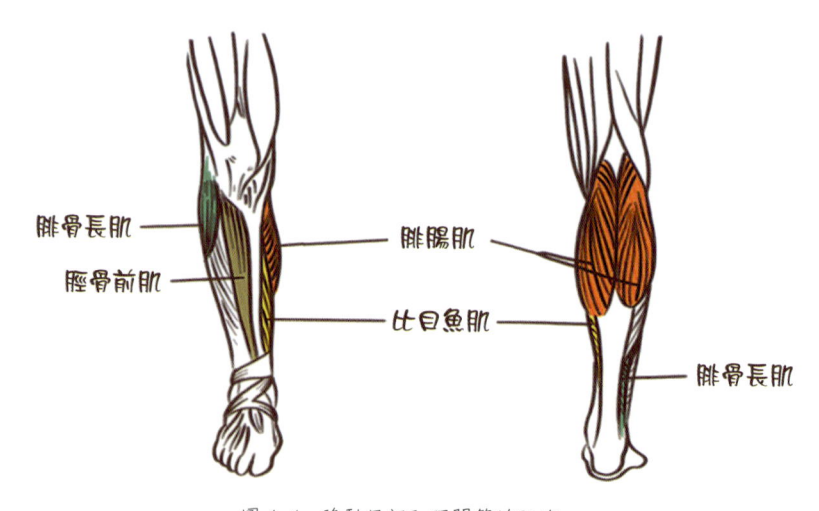

圖 6.4 移動足部和踝關節的肌肉。

體，內部肌肉在支撐足弓，在步態中分配力量以及單獨移動腳趾方面起著重要至極的作用。用腳趾抓住毛巾和抬起各個腳趾等運動，會有助於增強這些肌肉的力量，進而幫助支撐塌陷的足弓。

足部和踝關節的粗大運動，是由位於小腿後側、前側和外側的外在肌肉完成的。就我們的目的而言，其中最重要的是脛骨前肌、腓腸肌、比目魚肌和腓骨長肌，因為它們能產生蹠屈、背屈、內翻和外翻的運動。

脛骨前肌

脛骨前肌位於小腿（又稱脛骨）的前部，但由於脛骨呈楔形，因此它位於脛骨的外側。有趣的是，它穿過踝關節前部附著在足弓內側下方。由於這個斜拉角度，它不僅能使足部背屈，還能使足部行使內翻（圖6.5）。

腓骨長肌

腓骨長肌（又稱腓長肌）是小腿外側室的一部分，附著於腓骨外側表面（圖6.6）。它的肌腱從外側踝骨後方穿過，在腳下與內側足弓相連，與脛骨前肌的位置幾乎相同。因此，這塊肌肉會像脛骨前肌一樣使腳背屈，但同時也會外翻，因為它在腳部下方穿過。

脛骨前肌和腓骨長肌共同形成一個馬鐙骨，幫助支撐足弓。這些肌肉還有助於側向平衡，比如當你在單腿站立時。

圖6.5 脛骨前肌的動作：背屈和內翻。

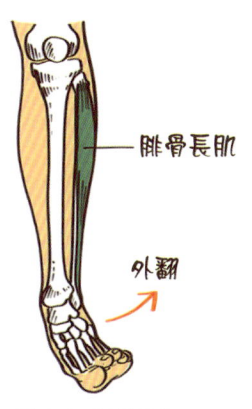

圖6.6 腓骨長肌。

腓腸肌

腓腸肌是一種多關節肌肉，有兩個肌腹、上端穿過膝蓋，附著在靠近膝關節的上腿骨（股骨）背面（圖6.5）。膕旁肌從外側穿過附著在小腿上。肌肉下端通過跟腱與小腿骨相連。當它收縮時，會引起蹠屈和膝關節屈曲，但會抵制背屈。如果踝關節已經強烈背屈，它可能會阻止膝關節伸展。

比目魚肌

比目魚肌沒有穿過膝蓋，而是附著在小腿骨（脛骨和腓骨）的後部，見圖6.7。然

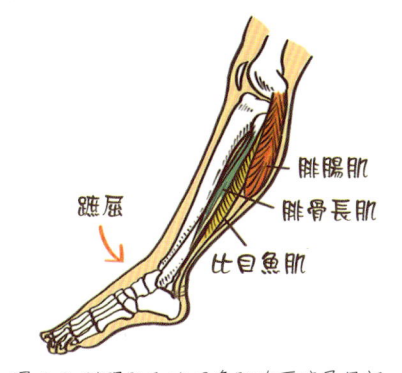

圖6.7 腓腸肌和比目魚肌均可蹠屈足部。

後,和腓腸肌一樣,它透過阿基里斯跟腱連接到跟骨。由於腓腸肌沒有穿過膝蓋,因此它只能蹠屈,並能抵抗背屈。

肌肉作用快速參考表

蹠屈	背屈
腓腸肌	脛骨前肌
比目魚肌	腓骨短肌跟腓骨長肌
脛骨後肌	伸趾長肌
腓骨短肌跟腓骨長肌	伸拇長肌
屈拇長肌	腓骨第三肌
屈趾長肌	

內翻	外翻
脛骨前肌	腓骨短肌跟腓骨長肌
伸拇長肌	腓骨第三肌
後脛肌	伸趾長肌
屈拇長肌	
屈趾長肌	

你會發現,表格中列出的肌肉比我們介紹的要多出許多。為了簡單起見,我們會將重點放在做特定動作的主要肌肉上,並在表格中首先列出。不過,通常也還有其他肌肉,可以幫助或完成相同的動作。我們在也表格中列出了這些肌肉,提供有興趣但不覺得有必要去了解這些所有細節的人參考。這方式同樣適用於本書這一部分中,所有的肌肉作用快速參考表。

足弓

足部有三個足弓,包括兩個縱向(內側和外側)和一個橫向(圖 6.8)。它們有助於將身體重量分散到整個足部,在行走和跑步時產生槓桿作用,並起到類似脊椎彎曲的減震作用。足弓本身由骨骼的形狀、韌帶、肌肉活動和肌腱(作用有點像韌帶)維持。如果沒有這樣的支撐,身體的重量就會使足弓變平。

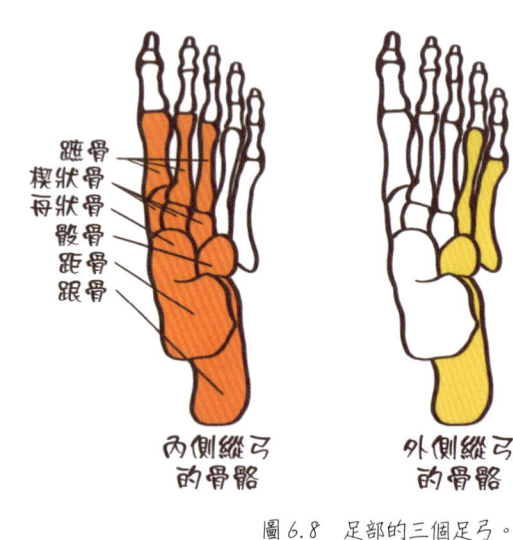

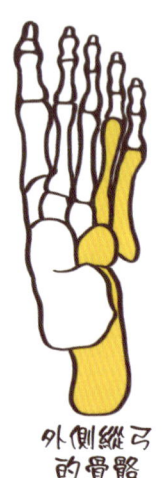

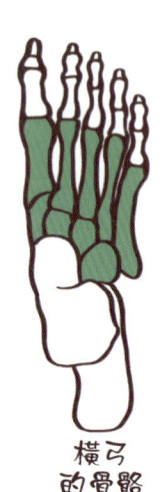

圖 6.8 足部的三個足弓。

你從圖片中可以看到，有些骨骼被認為是多個足弓的一部分。從某些方面來說，這種劃分有些隨意，你可能會認為有一個三維的足弓橫跨整個足的後部和中部（圖6.9）。

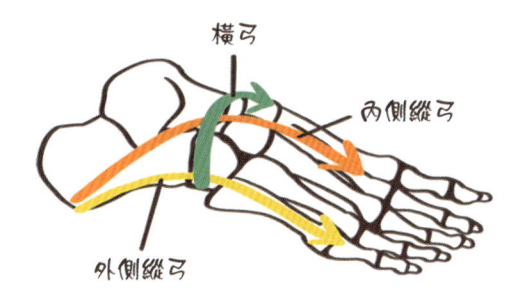

圖6.9 足部有三個足弓，但它們都融合成一個三維結構。

當內側縱弓得不到適當的支撐，而高度降低時，這種情況就被稱為扁平足（扁平足或足弓塌陷）。扁平足通常是先天性，但也可能是後天造成，例如，由於工作需要長時間站立不動，腓腸肌和比目魚肌長期處於緊張狀態，支撐結構反覆受到壓力。如果你被認為是過度活動性，那麼你也可能容易患有扁平足。由於韌帶在支撐足弓方面起到非常重要的作用，因此那些允許在其他關節周圍活動過度的柔韌韌帶們，也會在足部出現問題。

造成足弓異常的原因多種多樣，但在許多情況下，我們可以做很多事情來恢復足弓的活力。鍛鍊支撐足弓的肌肉、積極尋求更好的足部正位方式、避免長時間站立不動，以及更積極活躍地使用雙腳，這些都將大大有助於阻止足弓的變糟發展，並有望扭轉足弓的衰退。

足弓變平的常見後果之一是，足部會外轉（外展）和外翻，因為足內側受到的壓力更大。這很可能與輕微的背屈增加結合在一起。這三個動作結合就構成了足旋前。如果這樣的狀況過度，則稱為足部過度旋前，其特點是腳跟向內塌陷。這對踝關節內側的韌帶造成壓力，並可能導致踝關節外側的軟組織壓迫。瑜伽提供了一個理想的機會解決這一問題。儘管如此，練習者仍需時刻不斷意識到這一點，因為腳的內側會自然而然地不斷塌陷。當練習單腿平衡姿勢時，需要特別注意，因為單腳腳踝所承受的重量更大。在所有站立式體位中，都會出現這種情況，有些體位比其他體位更明顯。最主要的是去試著嘗試創造一種新的模式，在多種變化姿勢中來支撐腳內側和腳踝。

要想使內側足弓得到一定的提升，一個非常好的辦法就是，利用已經存在用來完成這項工作的結構之一。足底筋膜是一條厚厚的筋膜帶（實際上是一條肌腱膜，但我們還是不要迂腐了），一端連接到跟骨（跟骨），另一端連接到腳趾根部（圖6.10）。

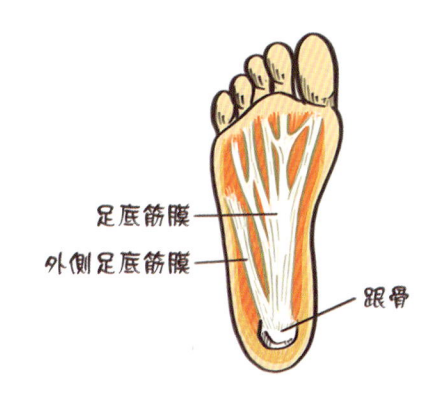

圖6.10 足底筋膜橫跨足底。

通過連接足弓的兩端，它可以提供支撐並防止足弓下垂。我認為它很像 A 型框架或畫架的橫梁。當然，它與上述範例的不同之處在於足底筋膜可以伸展，這使得它可以充當減震器，並能在步態週期的各個階段返回能量。如果腳趾背屈就會進一步拉緊足底筋膜導致足弓上升。

因此，如果我們在嘗試正位對齊足部後，有塌陷的傾向，我們可以翹起腳趾，使足弓得到一些提升（圖 6.11）。這將立即減少腳踝內收的程度和腳產生外翻的意願。現在棘手的一點在於，當你將腳趾放回地面時，要去感覺到在這一過程中參與運動的肌肉，並保持一定的活力與使力啟動。透過練習你就能在不先翹起腳趾的情況下重現這個動作。

也有很多人把更多重量放在腳的外側——這種內翻、蹠屈和內收的組合，導致了腳掌旋後（足內翻），也可能表現過度（過度旋後）。足內翻它不像過度足內翻那樣容易發現（除非你在看別人跑步），但在平衡姿勢中，你可能會開始看到腳的內側抬起。

這些學生需要積極地去行使外翻，幫助腳和腳踝回到中立位置。通過大腳趾根部壓向地面，這樣的提示口令可能會有所幫助。如果觀察到這些學生的雙腳在倒立、扭轉和腳底向彼此移動時分開，這一點也不奇怪。指導學生將膝蓋、腳踝骨和大腳趾關節併攏，同時用腳球將腳掌延伸，將有助於把事情弄直。作為一名老師，你經常會發現自己是從正面前方觀察學生，如同你從下圖所看到的那樣，當涉及到踝關節正位時——從後方觀察就能充分說明了（圖 6.12）。

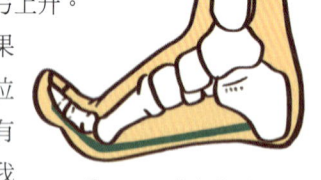

圖 6.11 拉起腳趾會拉緊足底筋膜。

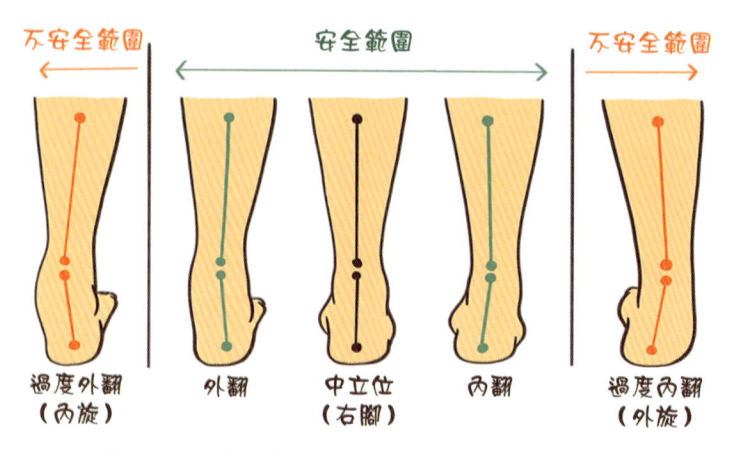

圖 6.12 從背部更容易可觀察到腳踝向內或向外下垂。

正如我在本章開頭所提到的，雙腳的位置會對身體其他部位產生影響，特別是膝關節因為它是最接近的關節（更多內容請參見第 7 章〈膝關節〉）。瑜伽體位法練習是可以加強與支撐足弓的腿部肌肉的大好時機。現在建立起的這種意識，將能幫助你在日常生活中保持這種正位姿勢。如果你是一名老師，你需要不厭其煩地提醒你的學生，因為我們都會很容易回到我們根深蒂固的舊有模式中。

足部正位對齊

足部的縱向排列正位是透過第二蹠骨（大拇趾旁邊的腳趾）和腳跟中心。腳趾本身就是趾骨，所以我們這邊說指的是腳趾後面的腳部區域，但你應該明白這一點。當你在做山式時，雙腳可要對齊，雙腳大腳趾兩邊外側相觸，腳跟略微分開（圖6.13A）。你可以自己檢查一下，當你在練習站姿體位法時，要記住這一點。先將腳正位對齊，然後再從這裡開始進入體位法練習（圖 6.13B）。

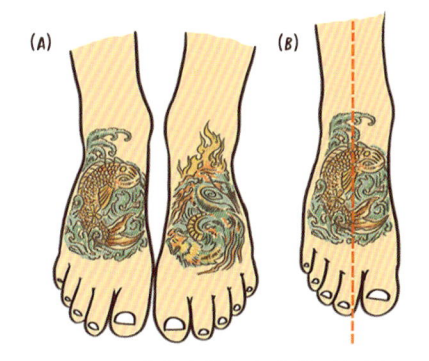

圖 6.13 山式中的雙腳（A）腳趾相觸，腳跟略微分開，（B）雙腳正位對齊。

下犬式，是另一個檢查是否處於正位情況的好姿勢，因為它很容易可以看到及觀察到你的雙腳（圖 6.14）。如果你的腳是扁平足且過度旋前，那麼當你的腳踝內收時，你的腳跟很可能會向墊子的中心

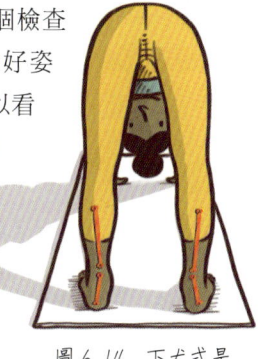

圖 6.14 下犬式是可以觀察腳踝外翻的理想姿勢。

線移動。注意這種情況，並讓腳回到中立位置。如果腳跟沒有向下，這種情況可能會比較誇張——我們可能還會注意到，如果我們的腳指向外側，而沒有結合其他動作就把腳伸直，可能會造成膝蓋向內的不良後果。想一想，我們可能指的是哪個例子呢？

當移動雙腳以對齊膝蓋去產生正位姿勢時，膝蓋過度向中心移動是有問題的。這種情形最有可能會發生在以下情況中，腳尖首先就是已經先指向外側，是因為足弓塌陷或緊繃模式導致小腿相對於上肢，產生側向旋轉。在正常的姿勢中，你會發現膝蓋和雙腳的朝向方向並不相同。當從髖部開始旋轉時，雙腳和膝蓋們往往會朝向同一方向。當你移動雙腳時，雙腳和膝蓋也會朝向並保持同一方向。當然，我相信所有的這些情況都有可能同時發生。

如果是足弓的問題，那麼當我們正位對齊我們的雙腳時，如果我們透過使用肌肉參與和抬起腳趾來重新建立足弓，那麼膝蓋就會移回中心。但如果我們在專注於其他事情時，就會讓所建立起的足弓狀態再次移動。

然而，如果原因是小腿的外側旋轉，那麼膝蓋的正位對齊就不會那麼容易可以被糾正了。我們必須要決定什麼比較重要——是膝蓋朝前但雙腳向外，還是雙腳正位對齊但膝蓋向內。我會認為，膝蓋朝前會更重要，否則，膝蓋會很容易受傷。你現在可以了解到這不是只關於讓一個人把腳移到某個特定位置那樣容易。

因此，比方說我們已經調整了正位對齊方式，然後我們做了一個串聯動作，進而跳回或站回，站立姿勢對於大多數人來說，你已經回到了你慣有的平常模式。因此，注意力需要放在在我們重新站起來之前或站起來時。

這不僅僅是山式，而是所有姿勢——站姿、坐姿或倒立。前者收到更受關注，是因為我們處於開始準備進入練習的位置，但實際上，我發現一旦學生開始移動，他們就會忘記當他們站立不動時所做的一切。練習倒立時，是觀察和糾正足部正位對齊的絕佳時機，因為很容易透過身體去形成一種模式。

平衡姿勢也是另一個讓人可關注足部在練習時是什麼狀態的好時機。我們可能會傾向於將重心放在腳的內側或外側，以及向前或向後。在瑜伽中，我們試圖透過雙腳的四個角落來接地（圖6.15）。

如果你的重心是朝向在外側，那麼如前面所提到，你需要更用力按住大腳趾根部，並考慮將雙腳外翻。如果

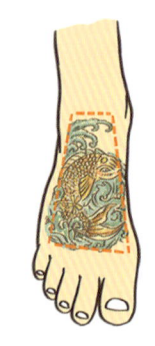

圖6.15 透過雙腳的四個角落接地。

你有扁平足或過度內旋傾向，那麼你很可能會將重心落在足內側，腳掌外翻。這時，你可以練習倒置你的腳，將更多重心分散到腳的外側。你會驚奇地發現，透過拉高內側足弓，你可以在多大程度上重新調整腳的正位位置。當足弓上升時，它往往會減少已發生的外展量，使腳掌回到中線和中立位置。記住提示，將腳趾移離開地面感受足弓的抬升，然後嘗試將腳趾放回地面同時保持這種抬升。

即使你已建立好足部正位對齊，但在保持平衡時，你很可能會把腳轉出來，尤其是在有一點晃動的情況下。一個很好的做法是，在結束一個姿勢時定期檢查你的腳，看看你在停留姿勢中可能無意識地做了什麼。一般來說，保持平衡不要過於僵硬和用力。相反地，要在平衡的邊緣做文章，輕柔地移動重心，不要過度糾正。

腳部方向異常的模式，會在許多看似無關的不同姿勢中重複出現。例如，我們可以考慮，姿勢中雙腳扭曲的常見問題。

比方說，在坐姿前彎式中，雙腳腳底掌不是彼此背外，朝向外側方向，而是轉向中線，如此一來，雙腳腳踝就會開始分開。這種模式可能會在很多體位法中重複出現，不僅僅是那些屬於同一坐姿前彎的體位類型，例如：頭碰膝式（*Janu Sirsasana*）。你也可能在蝗蟲（*Salabhasana*）、頭倒立式（*Sirsasana*）、肩倒立式（*Shoulderstand*）、戰士式三（*Virabhadrasana C*）中，體驗到同樣的動作。事實上，任何一個或多個雙腿伸直，不受地面摩擦力限制的體位都是如此。

特別有問題的是，腳在視線之外那些的

姿勢，因為我們必須依靠空間感，而空間感總是會給我們錯誤的回饋訊息。有些東西給人的感覺是方方正正或內嵌整齊劃一，但如果有人給你看一張圖片，或者更好幫你做些許的姿勢調整就會很難接受。感覺是對的，但這就是模式的本質。

那麼，我們該如何開始練習呢？

如果你發現，自己的雙腳在坐姿中出現了向一側或另一側扭轉，那麼，這正是調整及鍛鍊它們的好時機，因為它們就在你的面前。你可以用手將腳轉回它應該處在的位置，然後透過持續接觸來保持腳的位置。我覺得這是一個明智的起點，因為這樣做能告訴你，腳是否會可以處在你想要的位置，或者，是否有什麼東西在物理上阻止了它。腳甚至可能會讓你不得不釋放某處的肌肉參與來移動它。如果腳移動了，那麼你就可以思考是否是緊繃張力模式，將腳拉離了原位，還是你使用肌肉來練習姿勢的方式產生了副作用，導致腳的位置變形。

因此，我們已經開始透過身體，移動腳來啟動這一切，但我們並沒有充分地建立新的模式。我們需要開始讓肌肉也參與進來，以便讓腳保持在我們放置它的位置上。我們需要做的是放鬆對腳的抓握，直到最柔軟的觸碰，然後看看我們停留在姿勢時，能否還能保持腳的位置。如果腳開始向後偏移，還在原地的手會讓我們知道。然後，在視覺回饋的支持下，你可以開始移除手的幫助，閉著眼睛擺放腳的位置。現在，我們正在培養運動技能，以移動並能保持腳停留在我們想

要它停留的位置上，以在看不到腳的情況下，也能做到這一點的空間意識，例如：在練習頭倒立式中。

我看到很多學生在練習頭倒立式時，腿與腳不對稱，如果你仔細觀察，他們的整個身體很可能都有點偏斜。開始調整腿部和腳部的正位排列，可以讓身體開始變直，並增加穩定性。根據你如何擺放你的腿部，不同的部位會有不同的接觸點。例如，如果你的腿有點彎曲狀，膝蓋就不會互相接觸。最重要是要去感覺身體兩側相同的部位，以相同的壓力和位置接觸。如果結構允許，目標是試著去感覺到大腿內側、膝蓋內側、內側踝骨

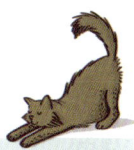

這裡有一個練習你可以試試。安排一個小幫手拍一些照片。以平常的意識水準練習頭倒立式，並請你的朋友從後面拍一些照片。然後，在他們的聲音提示下，調整自己的身體，確保所有部位接觸的方式與上面之前描述的完全相同（大腿內側、膝蓋內側、內側踝骨和大腳趾關節的內側表面）。然後，在保持這一切不變的情況下，用腳趾根部（如果是足部蹠屈）或整個腳掌底（如果是足部背屈），真正地伸向天花板。

當你在比較的時候，不要只是關注在腿部，還要看整個身體。這是否也讓你感覺更有安全感？在攝影期間，不妨請小幫手也拍一些你做戰士式三、半月式和蝗蟲式等姿勢的照片，這樣你就可以看到，你的腳和腿是否像你想像的那樣正位對齊了。

（踝骨）和大腳趾內側基底部位都均勻接觸。不要只滿足於它們互相碰觸的情況，要將你的注意力集中到每個部位的相同點上。

在蝗蟲式中，即使雙腳大腳趾保持互相接觸，很多人也會讓膝蓋和腳踝分開。這是否是一種有意識的選擇呢？如果是，原因何在？還是只是缺乏空間意識和注意力？另一個做練習的好時機是練習肩倒立時，因為腿部姿勢與頭倒立式相似，但在肩倒立中，我們是可以看到我們的雙腳，並糾正它們的位置。同樣地，你可以閉上眼睛試試，然後看看它們是否保持在你認為的位置上。

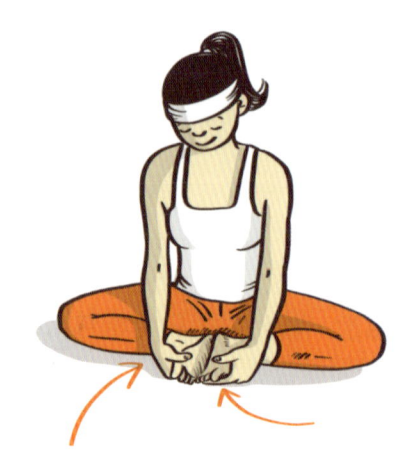

圖 6.16　倒轉雙腳，有望可以幫助進入髖部。

結合實際情況

讓我們來考慮一下，在某些姿勢中我們對腳踝的要求，以及在什麼情況下，我們可能會使用其中的一些動作。請回想我們在第 3 章〈對立肌肉的侷限〉中講到的內容，即在一個方向上，產生運動的肌肉，可以抵制在相反方向上的運動。此外，第 3 章〈肌力力量〉中，還提到透過橫跨關節的肌肉使力，我們可以在該關節中創造穩定性。

在束角式中，我們倒置雙腳。指令通常會是：「試著像翻開書一樣，打開雙腳。」我們甚至可以用雙手來鼓勵這個體位的進行，但目的並不是在腳踝處創造更多的內翻，而是在更高的位置（髖關節的外旋和外展）激發更大的開放，見圖 6.16。

我們不要做得太過分——一旦髖部穩住了，我們就不應該繼續嘗試用手來倒轉雙腳，因為這樣只會給踝關節或膝關節帶來壓力。不過，腳踝在這裡的位置，要比在蓮花坐式（雙盤）或半蓮花坐式時穩定得多，因為腳是背屈而非蹠屈，而且腳踝的外側是靠在地板上。

在手抓腳趾單腿站立式（圖 6.17）坐姿前彎式等體位法中，透過抓住大腳趾，我們可能會傾向於將腳拉成內翻式，這時要積極地將腳外翻，並用大腳趾的根部推開，使足部恢復並保持水平。在同樣的姿勢中，如果站立腿的足弓塌陷，腳踝內收，這時則要積極地行使脛前肌（和它的朋友們）在脛骨前側和外側的力量，以促進足弓內翻和拉高。還可以嘗試翹起腳趾，讓足底筋膜幫助抬高足弓。這個概念可以在任何與單腿平衡相關的姿勢中重複使用。

對於不習慣下蹲的人來說，在套索扭轉式中，將腳跟放下來通常很困難（你也可以想像在幻椅式中的深入坐式姿勢）。要能做到這一點，踝關節需要有足夠的被屈能力，但由於比目魚肌是足底屈肌，因此可能會受

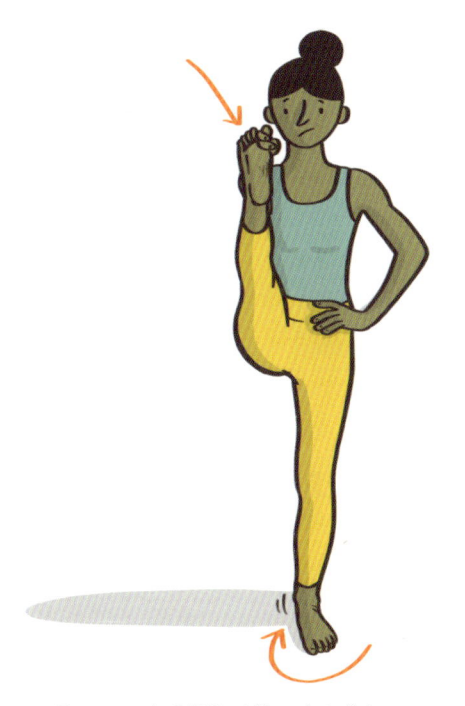

圖 6.17 在手抓腳趾單腿站立式中，
有很多工作要做。

到比目魚肌張力的限制（圖 6.18）。你會好奇並發問，為什麼不是腓腸肌呢？腓腸肌也是踝關節的足底屈肌？但產生在腓腸肌的張力會降低，因為它穿過並與膝關節交叉，而

膝關節在這樣姿勢下是彎曲的，從而使上部和下部附著點更加靠近。因此，要想在屈膝的情況下改善背屈，你需要專注在同樣有屈膝要求的姿勢。下犬式就不適合。

人們普遍認為在單腿鴿王式（Eka Pada Rajakapotasana）等動作中，腳背往上抬會有助於穩定和保護膝關節。如果你看一下圖 6.4～6.7，就會發現沒有負責背屈的肌肉穿過膝蓋。因此，孤立地說這一動作，可以實現這一功能是不可靠的。不過，這個動作似乎確實有幫助，可能是因為在你行使肌肉把腳背往上抬的同時，你也下意識行使肌肉以穩定腿部的其他部分（圖 6.19）。雖然這很有用，但根據腿的方向，它並不總是最好的選擇。關於這一點，我將在第 7 章〈膝關節〉中對此進行更多詳細講解。

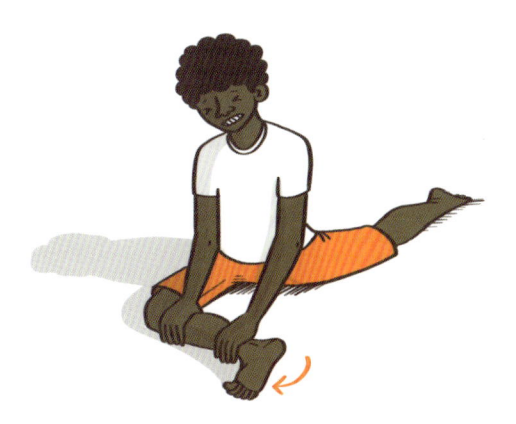

圖 6.19 如果前脛骨向後往臀部移動，
阿倫就需要改變他足部的定位方向。

看看你的雙腳在墊子上的磨損模式。它們均勻嗎？如果不是，問問自己為什麼不是呢？如果你的練習是有涉及到向前跳躍，那麼很可能是你的其中一條腿使用了更多的

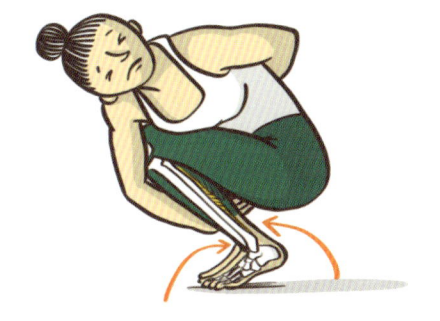

圖 6.18 比目魚肌可以很好地阻止，踝關節
向更深的位置移動而進一步進入背屈。

力量,或者是你在推開墊子往前跳時沒有保持水平。

當我們翻轉腳趾(或向後滑動雙腳)從鱷魚式進入到上犬式時,許多學生都會讓腳踝向外翻(即使從上犬式到下犬式,腳屬於較少的移動範圍時也是如此),而不是使保持腳掌繃直(圖6.20)。這背後的有很多原因,可能是缺乏意識要去使大腳趾關節保持僵硬、大腳趾過長、腳踝和脛骨前部分受限等。然而,這樣的結果導致上犬式的姿勢並不太完美,因為在這樣的情況中,腳踝往往會保持外翻的位置。如此一來就很難均勻地壓到腳掌上,而且往往會使腿部張更寬。所以,當骨盆向地面下降時,會導致腰部承受更大的張力。

你可能會注意到學生在嬰兒式(Balasana)中看起來很高,而且很不舒服。臀大肌和腰部肌肉緊繃可能是原因之一,但也要看看腳踝前部與地面之間是否有間隙。這表明了進行背屈的肌肉(如脛前肌)可能受到了潛在的限制,因為它們會限制蹠屈,而這正是本例中,需要發生的情況(圖6.21)。也想想反向棒式(Purvottanasana)及在此姿勢中,腳底掌不接觸地面。不過,最後一個例子的原因,通常是核心薄弱或是肩部受到限制。

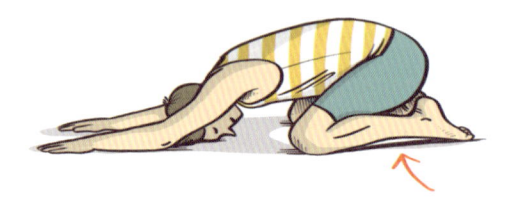

圖6.21 脛前肌可以充分抵抗踝關節的蹠屈。

在做側三角伸展式(Parshvakonasana)和戰士二式(Virabhadrasana B)等體位法時,你可能會經常注意到,較多的重量進入後腳內側邊緣,甚至腳外側邊緣離開地面。積極地將翻轉腳的動作,有助於平衡與地面的接觸,減少膝蓋內側的壓力(圖6.22)。

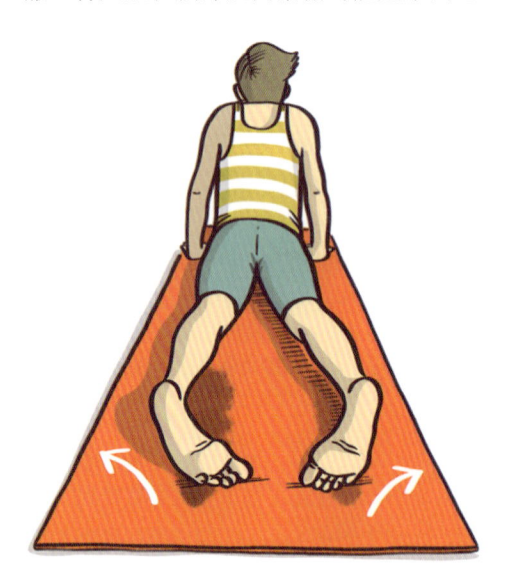

圖6.20 班在過渡動作時,確實是需要控制下他的腳踝。

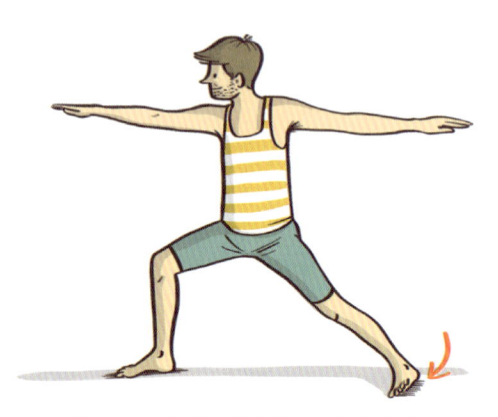

圖6.22 積極地將後腳進行內翻動作將有助於保持其穩固在地上。

當我們觀察膝蓋時，我們會考慮為什麼在許多姿勢中，要讓腳和膝蓋指向同一個方向很重要，還有膝蓋是否總是需要始終保持在腳踝後面或與腳踝保持一致。

我們還可以繼續往下討論，但你明白了：雙腳是非常重要的。如果你發現雙腳在做一些你不希望它們做的事情，那麼問問自己為什麼，這是有原因的。在接下來幾週的練習中，多關注你的雙腳，觀察看看你是否在做這裡我們所提到的事情，或者實際上是我們沒有提到的事情。然後去嘗試改變，如果做不到，請思考為什麼這件事情很困難。通常，這是需要創造一種新的模式並堅持下去。如果你是一名老師，請開始注意你是否在學生身上，發現了特殊的腳部動作模式，以及在練習中的位置——這可能是最容易開始解決問題的方式。

CHAPTER 7

膝關節

膝關節，是瑜伽中的一個重要關節，也是許多學生會遇到問題的關節。膝關節位於人體最長的兩塊骨頭——股骨和脛骨之間，有可能受到多種力量的相互作用。膝關節本身和鄰近關節周圍的肌肉限制、正位或膝關節相對於基礎和身體質量的空間位置都是影響因素。由於膝關節的構造，特別容易受到剪切力和扭轉力的影響。我們將探討身體的位置如何產生這種可能性。膝關節面臨很大程度的風險，與髖關節的自由度，以及在創造姿勢時的必要移動量有關。另一個考慮因素是，許多西方練習者的運動模式。

我們可以將膝關節稱為「改良屈戍」，因為除了屈曲（彎曲）和伸展（伸直）運動外，膝關節還有內旋和外旋運動，但只有在膝關節彎曲時才有。這些額外的運動能使膝關節具有更強的適應能力，例如：對不平坦表面等的適應能力。平均而言，膝關節的外旋運動幾乎是內旋運動的兩倍。

膝關節的構造

與手肘部有防止過度伸展的骨質止點不同，膝關節的骨骼形狀不會限制向任何特定方向的運動。不過，值得慶幸的是，我們從經驗中了解膝關節在未受損時，是相對穩定的。這種穩定性，主要由膝關節內和周圍的韌帶以及橫跨膝關節的多塊肌肉所負責。

股骨遠端有兩個大的圓形突起，稱為髁。相反地，脛骨的末端就像一個高原中間有一個脊。膝關節的構造中，有幾個因素，有助於消除潛在的不穩定性。股骨跟脛骨兩塊骨頭之間，是馬蹄形的軟骨，即內側和外側半月板（medial and lateral menisci）（單數：半月板〔meniscus〕），它們也起到一定的減震和分力作用。然而，是韌帶提供了最大的穩定性（圖7.1）。

膝關節外側是外側副韌帶（LCL），內側是內側副韌帶（MCL）。這些韌帶可阻止兩塊骨頭的任何側向移動，並防止裂開。它們還有助於在一側或另一側受到撞擊時，能夠保護膝蓋。

膝關節內有十字韌帶，即前十字韌帶（ACL）和後十字韌帶（PCL）。這些韌帶阻止股骨和脛骨向前或向後的相對運動。前十字韌帶試圖阻止脛骨向前方移動，前十字韌帶的損傷是最常見的運動傷害之一，通常也涉及到後十字韌帶。前十字韌帶最常見的損傷機制，是來自側面的撞擊或樞軸動作，即股骨和脛骨，在完全負重的情況下，向相反的方向旋轉，可能還包括動量。幸運的是，前十字韌帶並不是我們在瑜伽中容易受

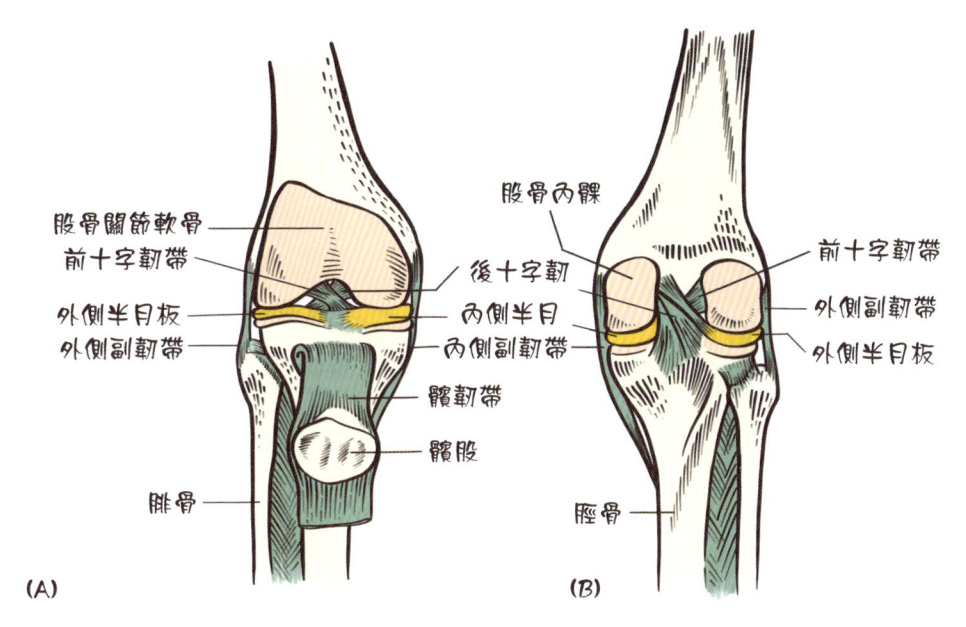

圖 7.1　右膝關節的構造，(A) 前視圖，(B) 後視圖。

傷的部位，但我們可能會對副韌帶造成損傷。我們會在稍後再詳述。

還有一塊骨頭是我們還沒有提到的，髕骨或「膝蓋骨」。髕骨位於股四頭肌腱內，當膝關節屈曲時，髕骨幫助股四頭肌腱順利穿過原本開放的空間。它還能將肌腱固定在比原來更靠前的位置，從而增加股四頭肌的收縮力潛能（如果你想知道它是如何起作用，可以尋找相關資料）。

活動膝關節的肌肉

橫跨膝關節的肌肉有很多，正如我們前面提到它們不僅能移動膝關節，還在穩定膝關節方面發揮著重要作用（圖 7.2 和 7.3）。

股四頭肌

股四頭肌由股外側肌、股內側肌、股中間肌和股直肌組成，它們都具有伸展膝關節的功能。我不認為你需要區分股四頭肌的三個肌腹部，它們都附著在股骨上部。重要的是股直肌穿過髖關節連接到前下髂棘，因此，要有效地拉伸股直肌腹部，就需要在屈膝的同時伸展髖關節。股四頭肌穿過膝關節，通過髕韌帶連接到脛骨粗隆（位於膝關節下方脛骨前端）。這些肌肉的力量是提供膝關節穩定性的重要因素。

腓腸肌

腓腸肌在上一章中已經介紹過，因為它也穿過踝關節，在那裡執行蹠屈。在膝關節中，它是負責膝關節屈曲的肌肉之一。

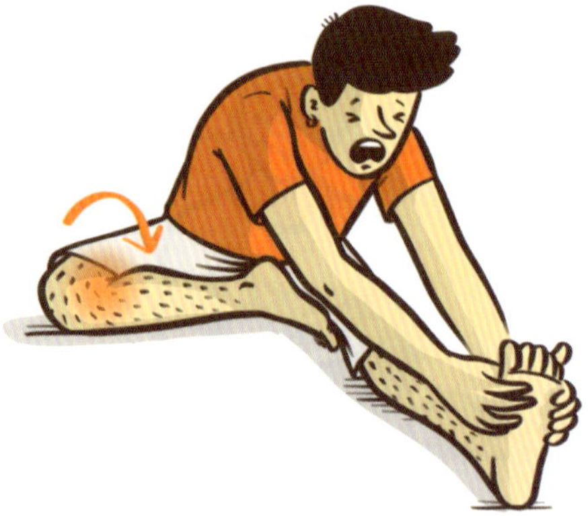

圖7.14 上大腿相對小腿進行內旋。

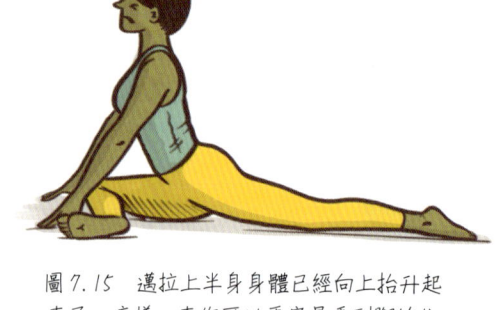

圖7.15 邁拉上半身身體已經向上抬升起來了，這樣一來你可以更容易看到腳的位置。無論是身體是向上還是向下，腳的位置原理都是一樣的。

出於同樣的原因，單腿鴿王式的臥姿變化式，也會出現類似的情況。這個變化式有時也被稱為「睡鴿式」，可以非常有效成為一個開展式，打開髖關節去行使外旋，但也充滿了問題。雖然這個姿勢看起來似乎很簡單直接，但我會認為，若此體位法完整又確實表達到位的話，是一個進階的體位，原因有很多，我們將在下一章討論。就目前現況而言，我們將討論腳的位置會如何影響膝關節。

如果前腿的脛骨是與墊子前端平行，那麼腳就可以蹠屈或背屈。大多數情況下，聽到的指令會是使腳背屈。我認為這是基於這樣一種假設，即這一動作會帶來一定的膝關節穩定性，就像在做三角神展式（*Trikonasana*）等體位法時，收縮股四頭肌一樣。然而，足背屈的肌肉並沒有穿過膝蓋。這可能意味著是腓腸肌在背屈的拉伸下產生這種感覺，因為它確實穿過了膝蓋。因此，如果髖部有足夠的關節活動度使整個大腿腿著地，我建議在平行脛骨的情況下，可以使用任何一種腳部姿勢（圖7.15）。

更重要的是，當腳從平行位置向腹股溝方向移動時，踝關節會發生什麼變化。大腿會想要向內側旋轉，尤其是在腳在躺著的情況下。現在，如果踝關節處於背屈狀態，就會像上一個例子中相同固定住小腿，而大腿則會相對於小腿旋轉，可能就會造成膝關節不適。因為這個原因除了前腿處於與墊子頂部平行的位置，若是在其他位置最好是處於足底蹠屈（圖7.16）。我也會想要建議，在完全直立的單腿鴿王式體位法中，腳踝也應

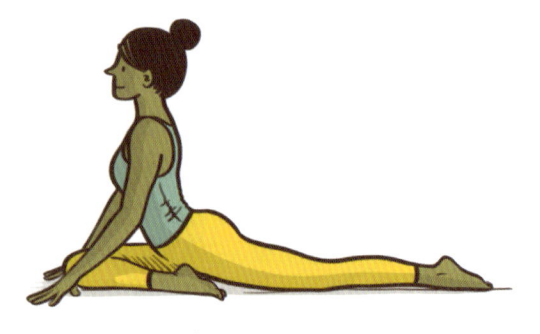

圖7.16 當腳向後往臀部移動時，腳必須蹠屈以保護膝蓋。

採用同樣的足底蹠屈姿勢，儘管你會看到很多足部是背屈的圖像。不過，這在臥姿中的單腿鴿王式極其重要，因為當骨盆前傾時，大腿才可以會被拉動旋轉。

在瑜伽練習中，保護膝蓋極度重要，因為很多體位姿勢，都會需要屈腿。一旦膝蓋受損，許多練習者不得不停止身體練習，甚至在冥想或使行調息練習時，都很難找到舒適的座位。

平常坐下時,支持體重的地方位於骨盆底部,由於它們是坐骨上的圓形突起,因此被稱為坐骨粗隆(著名的膕旁肌就附著在這裡)。在坐骨粗隆和恥骨聯合之間是恥骨弓。從真正的基本術語來定義的話,骨盆兩半之間的空間,就是骨盆入口。

骨盆一側是髖關節窩稱為髖臼,薦骨與髂骨相交處的後方是薦髂關節(SIJ)。我們再來看看股骨。有許多肌肉附著在頂部的那塊大骨頭上,值得了解的是它的名字叫大轉子。瑜伽愛好者最喜歡的肌肉,腰肌,附著在拐角處的小骨塊上,也要記住小轉子。

髖關節的構造

如前所述,髖關節是一個杵臼關節,可以進行各種不同的動作與運動(圖 8.3)。杵臼位於骨盆的一側(花名為髖臼)。杵部的部分是股骨頭(上腿骨的末端)。髖臼的深度和方向因人而異。髖臼越淺,穩定性可能越差,但受壓迫的風險也可能會降低,不

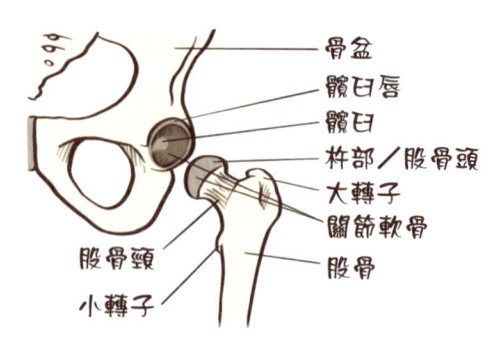

圖 8.3 髖關節構造。

過這也取決於其他因素。髖臼內和周圍還有一圈軟骨,稱為髖臼唇,它可以加深髖臼。如果我們在某些瑜伽體位中向髖臼內用力,這塊軟骨就很容易受損。

我們需要將強大的運動力量,從腿部傳遞到身體,因此髖部透過大量的韌帶得到了額外的穩定。阻力最大的方向是伸展,因此我們在這個方向上可達到的關節活動度,通常只有 20 到 30 度。大多數學生發現很難理解最後這一點,因為他們會想像人們在練習猴神哈努曼式,所以我們稍後會澄清這一點。

髖關節的主要變化集中在髖臼的方向和股骨頭的角度上。我沒有打算太詳細的討論,因為除非有 X 光片,否則我們不會知道我們的髖關節長什麼樣。不過,一般來說,男性和女性的骨盆形狀略有不同,因為女性需要生育。

女性骨盆的特點是更寬、更短,骨盆入口呈橢圓形。恥骨弓的角度通常也大於 90 度。其結果是髖臼通常比男性更朝向前方,以使雙腿回到身體下方。更寬的骨盆也會使坐骨粗隆(坐骨)更圓,因此在船式等體位法中,更容易保持平衡。髖臼表面的角度也會不同,這是影響髖關節夾擠的因素之一(我們一直在說的硬擠壓)。

股骨頭的形狀和方向也存在著一些多樣性。股骨頸離開股骨幹的角度(傾斜夾角),通常約為 125 度,但也可能更大或更小。這就是股骨頸向上的程度(圖 8.4)。如果角度小於正常值,那麼在髖關節外展時,大轉子可能會更快地撞擊骨盆。

第 8 章：髖關節　179

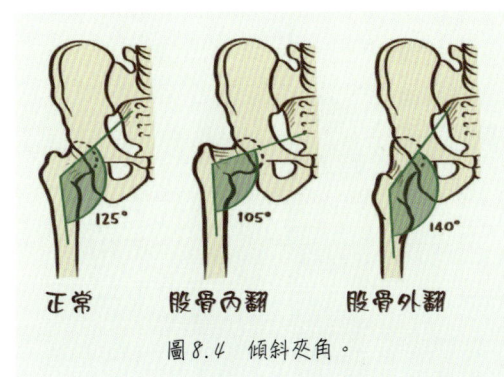

圖 8.4　傾斜夾角。

股骨頭也可以或多或少地指向前方（股骨頸前傾）（圖 8.5）。當角度小於正常值時，稱為股骨頸後傾。我們沒有在這裡把它包含在內，但這種變化也是影響內八字和外八字步態的一個因素。

此外，股骨頸可能變長或變短，大轉子可能變大或變小。

因此，所有的這些可能性在不進行明顯比較的情況下，我們很容易理解人類的差異性會如何表明，僅從基本結構來看，有些學生的體型更有利於所需動作及運動；而有些學生的體型則不那麼有利。要得出對此現象的具體結論已超出了本書的範圍，但如果你想閱讀更多關於這一主題的書籍，我可以向你推薦《你的身體、你的瑜伽》（伯尼‧克拉克）這本書。

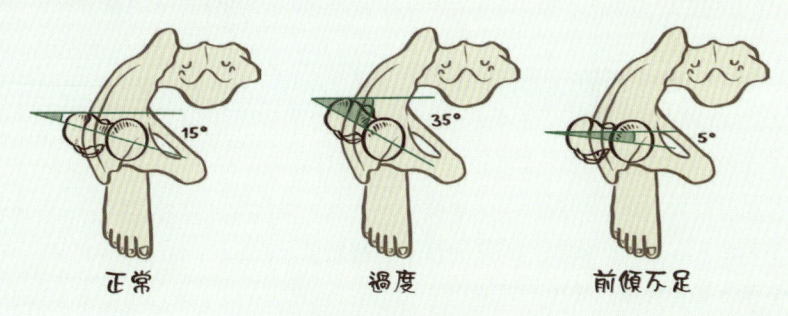

圖 8.5　前傾角度。

有趣的是，雖然髖部可能可執行很多動作，但其設計所提供的穩定性，意味著它比膝蓋等部位更難受傷。當然，我們仍有可能拉傷某個肌肉，或扭傷其中一個韌帶，但這在身體任何地方都有可能發生。因此，本章的重點將放在理解並了解，那些為我們的個別性增添光彩的髖部設計差異上，而不是我們如何損傷它。我將接下來的幾段，放在我們的解剖學技客（geek）部分中，實際上，只要這樣想即可，因為髖關節形狀可能略有不同，而這也解釋為什麼個體之間增加的脆弱性和關節活動度限制，而這些是和軟組織（肌肉、肌腱和韌帶）的限制無關。

譯注：
①股骨前傾角度＝股骨頭長軸與股骨踝的連線。正常角度約為 12～15 度。
②連線夾角 >15 度＝過度前傾（Anterversion），可能出現足內八（in-toeing）的代償步態。
③連線夾角 <15 度＝前傾不足（Retroversion），可能出現足外八（Out-toeing）的代償步態。

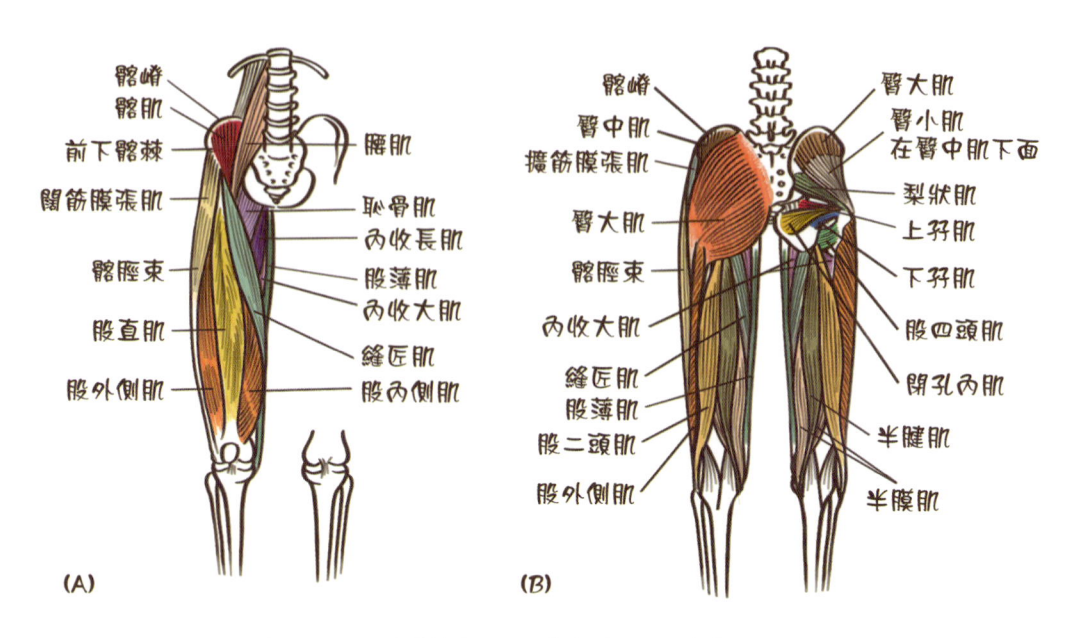

圖 8.6 活動髖關節的肌肉，(A) 前視圖，(B) 後視圖。

在第 3 章〈對立肌肉的侷限〉中，我們介紹這樣一個觀點，執行一個動作的肌肉會抵制相反動作。這對髖關節來說仍然適用，但值得注意的是，有些學生的骨骼結構允許更大的外旋或外展，有些則相反。韌帶鬆弛（韌帶伸展性較強）的學生，可以伸展並能進一步外旋髖關節，因為同一條強韌的韌帶會抵制這兩個動作。

活動髖關節的肌肉

髖關節可進行的所有動作，意味著有大量的肌肉將腿部帶過這些肌肉，然後再由其他肌肉將腿部帶回來。當你看到所有標籤時，這看起來有點像一場噩夢，但一旦你開始將它們組合在一起分類（如股四頭肌、膕旁肌、內收肌、深外旋肌），情況就沒那麼糟糕了（圖 8.6、8.8 和 8.9）。

腰肌

腰肌並非源自骨盆，而是源自腰椎體和腰椎橫突。它穿過髖關節前部附著在股骨小轉子上。它執行的主要動作是髖關節屈曲，但也可以外旋。請記住，髖關節屈曲可以被認為是腿部朝向軀幹，反之亦然。當腿處於某些位置時，腰肌還能協助髖關節內收與背部肌肉一起，它還能幫助穩定骨盆和軀幹。要伸展腰肌則需要將髖關節伸展，但膝蓋彎曲的程度並不重要。當腰肌與脊椎交叉時，一些練習者喜歡在這個姿勢中加入側屈（圖 8.7）。

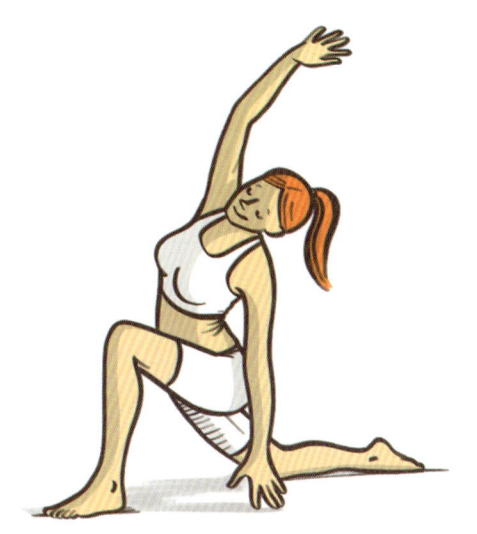

圖 8.7 增加側彎可以增加對腰肌的伸展，因為腰肌附著在腰椎上。

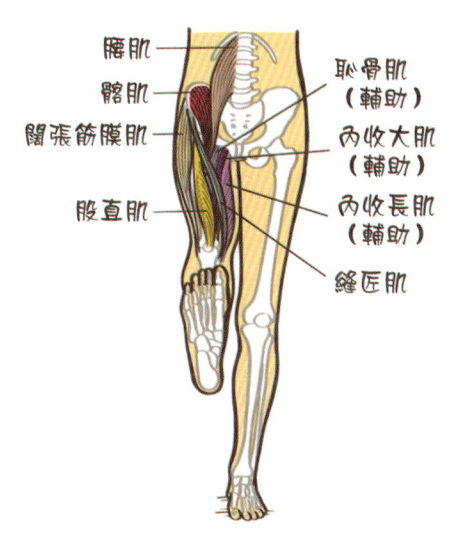

圖 8.8 髖關節屈曲（前視圖）。

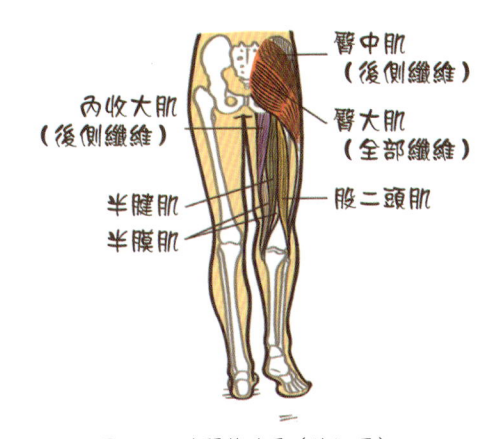

圖 8.9 髖關節伸展（後視圖）。

髂肌

髂肌下端與腰肌有一條共同的肌腱附著在小轉子上，但在端部並沒有穿過脊椎。相反，髂肌附著在髂骨（髂骨窩）上。與腰肌一樣，它也能屈曲和外旋髖關節，還能幫助內收髖關節。

股直肌

股直肌（股四頭肌之一）是橫跨髖關節和膝關節的多關節肌肉，我們在上一章中，介紹了它的去向和來源。在髖部，股直肌的作用是幫助髖關節屈曲。

臀大肌（Gmax）

在骨盆上最明顯的肌肉是臀大肌。它從薦骨後側表面和髂嵴一直延伸到股骨頂部和髂脛束。它的作用是髖關節伸展、外展和外旋。

臀中肌（Gmed）和臀小肌（Gmin）

另外兩塊臀肌是臀中肌和臀小肌，從髂骨延伸到股骨大轉子。主要作用是髖關節外展（圖 8.10）和內旋（圖 8.11），但它們也

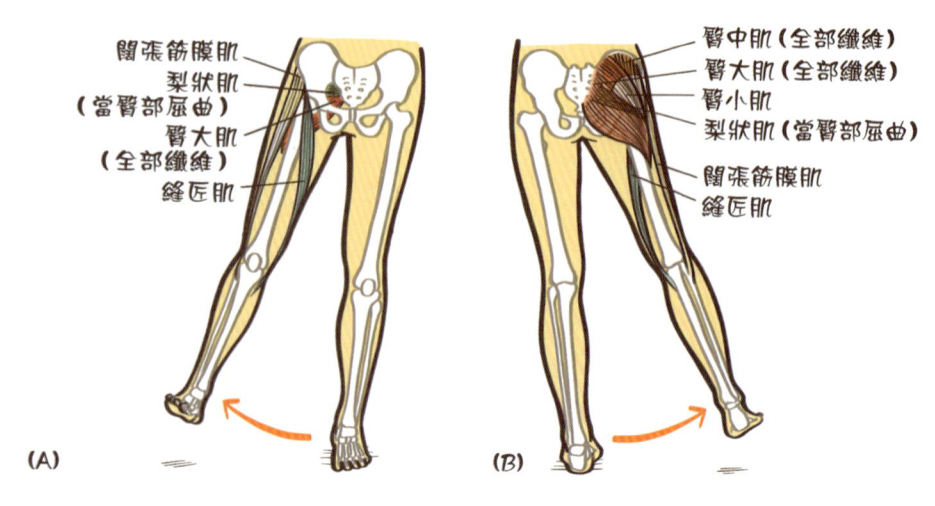

圖 8.10　髖關節外展，(A)前視圖，(B)後視圖。

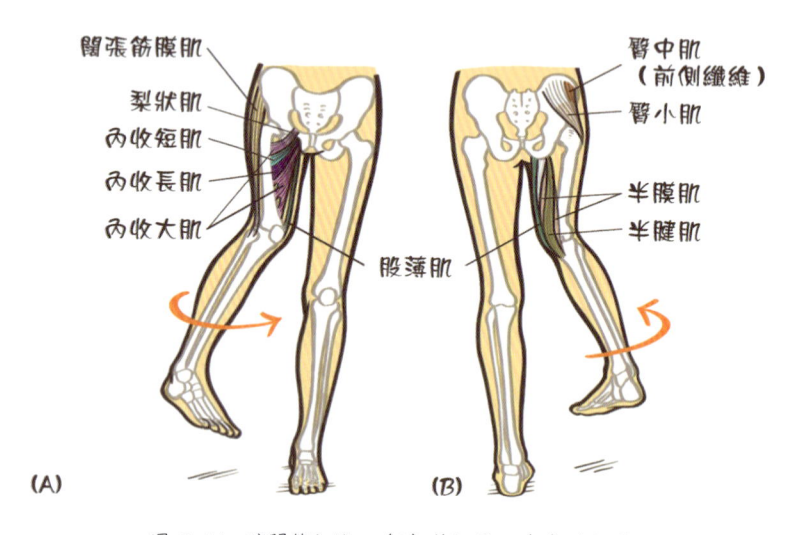

圖 8.11　髖關節內旋，(A)前視圖，(B)後視圖。

可以幫助屈髖。我們先就此打住，但老實說，這並不是百分之百正確，因為正如我們已經提到的，同一塊肌肉中的不同纖維可以有不同的動作，這些肌肉就是這種情況。

深層外旋肌群

深部外旋肌群有六個，其中最值得注意的是梨狀肌，從圖 8.12 中可以看出它附著在薦骨前方。其他還有上、下孖肌、閉孔

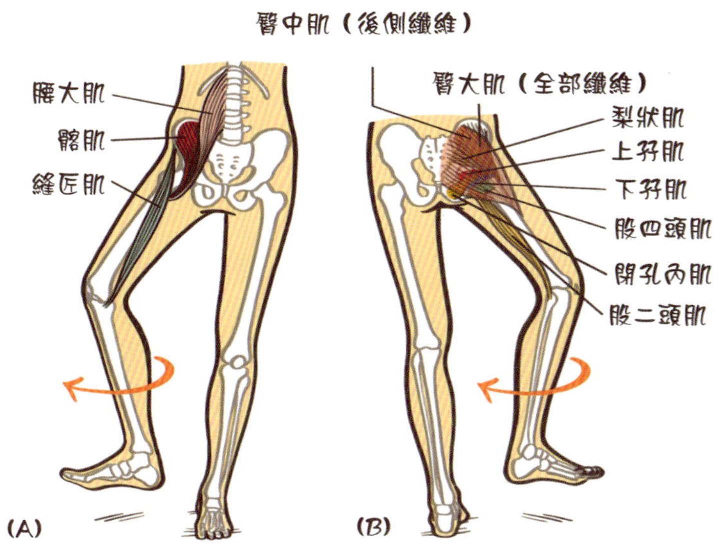

圖8.12 髖關節外旋，(A)前視圖，(B)後視圖。

內、外肌和股四頭肌。你不需要記住它們所有的名字，但要把它們看作一個群體，因為它們都能外旋髖關節。這些肌肉形成像扇形一樣的外觀，附著在骨盆下部的不同位置，然後再附著在股骨大轉子上。當髖關節屈曲時，梨狀肌還能使髖關節外展。

膕旁肌

膕旁肌可能是瑜伽練習者最為熟悉的肌肉。膕旁肌由三塊肌肉組成：半腱肌、半膜肌和股二頭肌。它們位於大腿後部，執行伸髖和屈膝動作。兩條膕旁肌分別附著在膝蓋下方的內側和一條附著在外側。在頂部，它們都附著在坐骨粗隆上，不過股二頭肌有兩個肌腹，其中一個與股骨相連。除了髖部伸展髖和膝蓋彎曲外，膕旁肌還可以旋轉膝關節，但僅限於屈曲時。此外，膕旁肌還能使骨盆後傾。你可以在駱駝式（*Ustrasana*）這樣的姿勢中看到這一點。這動作本質上仍然是髖關節伸展，但移動的是骨盆而不是腿。

縫匠肌

縫匠肌被列為人體中最長的肌肉，是橫跨髖關節和膝關節的多關節肌肉。它從前上髂棘一直延伸到膝蓋下方的脛骨內側。在大多數情況下，我認為這是一塊不常被提及的肌肉之一，但這並不是說沒有任何與之相關的負面張力模式。不過，我還沒聽說過有人會說：「我要伸展我的縫匠肌。」

人們認為縫匠肌這名字，是源於拉丁語中的裁縫師（sartor）——裁縫師的肌肉，因為他們整天都盤腿坐在地板上。在這種姿

勢下肌肉會被縮短，因為肌肉做的動作是屈曲、外旋、外展髖關節以及屈曲膝關節。我會認為縫匠肌是這些所有動作的協同者或輔助者，而不是主要原動力。與所有持續的異常姿勢模式一樣，它很可能會導致肌肉縮短。這種情況或許源自於他們的職業有關，也可能是其他大部分時間，是以類似方式度過的人有關。對參加過一個月或更長時間內觀（vipassanās）的學生進行調查，應該會發現很有意思的結果。

闊張筋膜肌（TFL）

闊張筋膜肌起源於髂嵴（前上髂棘正上方），然後像臀大肌的一部分一樣，與髂脛束合併。學生會用到闊張筋膜肌，尤其是在嘗試相對於腿部穩定骨盆時，例如在平衡體位中。

內收肌

我們共有五個內收肌：內收短肌、內收長肌、內收大肌、外加梨狀肌和股薄肌，顧名思義它們的主要作用是髖關節內收（圖8.13）。你會發現它們的上部附著點不同，其中兩個附著在骨弓上部（恥骨上枝），另外兩個附著在骨弓下部（恥骨下枝）。內收大肌與坐骨粗隆相連，膕旁肌也是如此，只是更內側一些。它們的位置會影響拉力方向，但除了內收大肌外，我無法想像你會根據這些附著點來訓練特定的內收肌。不過，了解它們為何有不同的次要動作是會有所幫助。

還要注意的是，只有一個內收肌（股薄肌）穿過膝關節，因此它也能幫助膝關節屈曲。在大多數情況下，內收肌的下附著點是會位於股骨後側。這一事實，以及骨盆相對

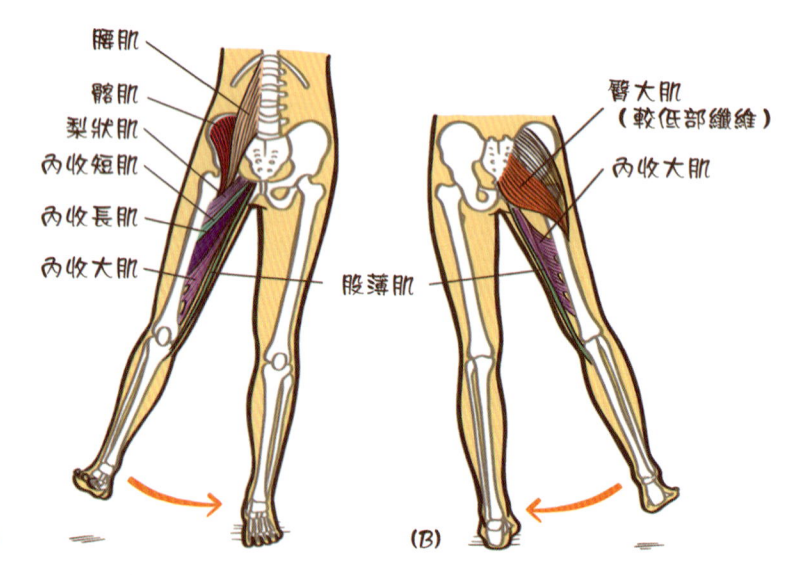

圖8.13 髖關節內收，(A)前視圖，(B)後視圖。

於股骨的位置，將影響其執行內旋或外旋的額外動作之能力。除非你還有其他傾向的考量，否則只需記住它們的名稱與哪個穿過膝蓋，以及哪一個連接到坐骨粗隆即可。

肌肉動作快速參考表

屈曲	伸展
腰肌、髂肌	膕旁肌
股直肌	臀大肌
縫匠肌	臀中肌（後側纖維）
闊張筋膜肌（TFL）	內收大肌（後側纖維）
臀中肌（前側纖維）	
臀小肌	
內收肌：內收大肌、內收短肌、內收長肌、梨狀肌	

內旋	外旋
臀中肌（前側纖維）	深度外旋肌
臀小肌	臀大肌
半腱肌	臀中肌（後側纖維）
半膜肌	內收大肌（後側纖維）
內收肌：內收大肌、內收短肌、內收長肌、梨狀肌、股薄肌	股二頭肌
闊張筋膜肌（TFL）	

外展	內收
臀中肌及臀小肌	內收肌
臀大肌	腰肌跟髂肌
闊張筋膜肌（TFL）	臀大肌（較低部纖維）
梨狀肌（當髖關節屈曲）	

結合實際情況

當學生試圖進入髖關節前部，伸展腰肌和髂肌，我最常見到的作弊方法之一就是讓骨盆向前傾斜（圖 8.14A）。看起來似乎髖關節的伸展更顯著有效，因為你可以在弓箭步蹲得更深，但實際上，伸展的幅度更小。腰部區域彎曲的學生之所以能保持軀幹直立，是因為他們用腰部來適應骨盆前傾。相

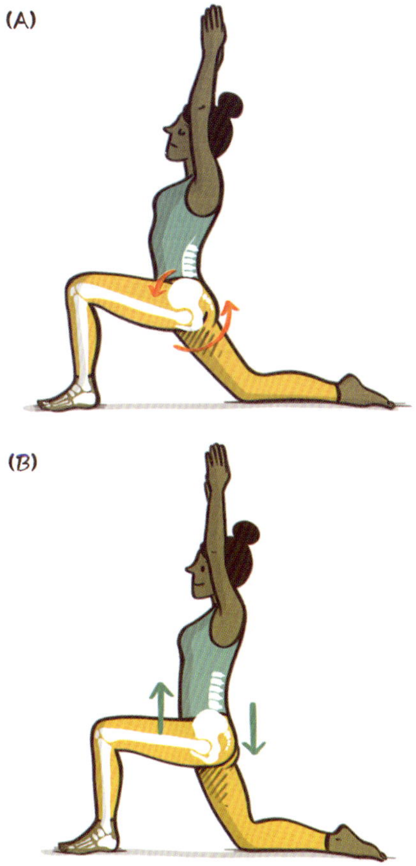

(A)

(B)

圖 8.14（A）邁拉讓骨盆前傾。弓箭步蹲得更深，但對腰肌和髂肌的伸展效果是較差。
（B）邁拉向上拉動恥骨，向下拉動薦骨，以保持骨盆中立，維持自然的腰部曲線。

反地,當你向前行使弓箭步時,應保持骨盆中立(圖8.14B)。

同樣的模式,會出現在一個或多個髖關節處於伸展狀態的許多體位中,如戰士一式(圖8.15)和駱駝式。有這種模式的學生通常很難在髖關節前部打開,因為他們總是在規避啟動這部位的練習。在做較深的後彎動作時,他們很可能會做同樣的動作,並增加讓脊椎過度運動的可能性,而不是分散脊椎負荷重量。關於這一點,當我們稍後談到後彎動作時,會再次詳盡討論。

在第3章〈肌肉次要動作〉中,我們以猴神哈努曼式和深度後彎為例,說明腰肌和髂肌被拉伸到外旋的潛在拉力。這種讓臀部向外滾動的模式,也是在避免臀部前側受侷限的常見作弊方式之一。問題是這樣往往會將壓力傾向傳向薦髂關節。顯示這種侷限的信號是大腿往外翻、腳足部會外翻以及膝蓋之間的空間增大(圖8.16)。如果積極啟動與維持基礎,並抵制大腿外翻,這種模式就可以被中和。

當你在坐角式及其他類似的姿勢中,分開雙腿時,內側膕旁肌會比外側膕旁肌受到的拉伸更大。根據雙腿分開的程度,在身體開始向前彎之前,你可能感覺不到內收肌有

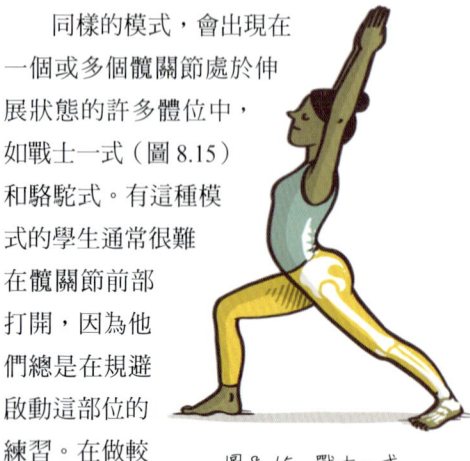

圖8.15　戰士一式中相同的前傾模式。

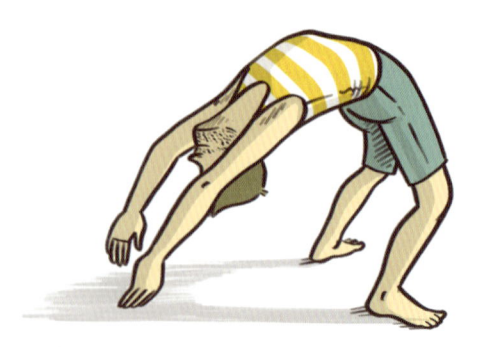

圖8.16　一種非常常見的模式是讓雙腳外翻,以避免來自髖屈肌對髖關節伸展的某些限制。然而,這更有可能給腰部和薦髂關節帶來一些緊繃感。

什麼變化。我們稍後會詳細地介紹前彎式,但基本上,骨盆會隨著你的往下而向前傾。

這會使恥骨和坐骨粗隆向後移動,並遠離內收肌的遠端附著點。尤其是坐骨粗隆會移動的更遠。附著在此處的內收大肌將受到雙重拉伸,因為兩腿也分開了(圖8.17)。內收大肌的作用會類似於內收肌和大腿後肌群,有些人甚至將其稱為第四腿筋。因此,在這種姿勢下,不宜將人推向前方,因為內收大肌很脆弱。

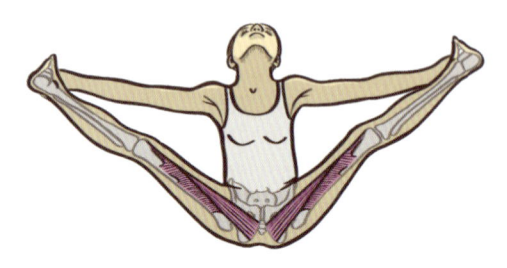

圖8.17　當你在坐角式從下往上看,會可以顯示內收大肌。

臀中肌肌肉無力是與腰痛有關。站立姿勢是可以檢測臀中肌肌肉,是否不夠強壯的

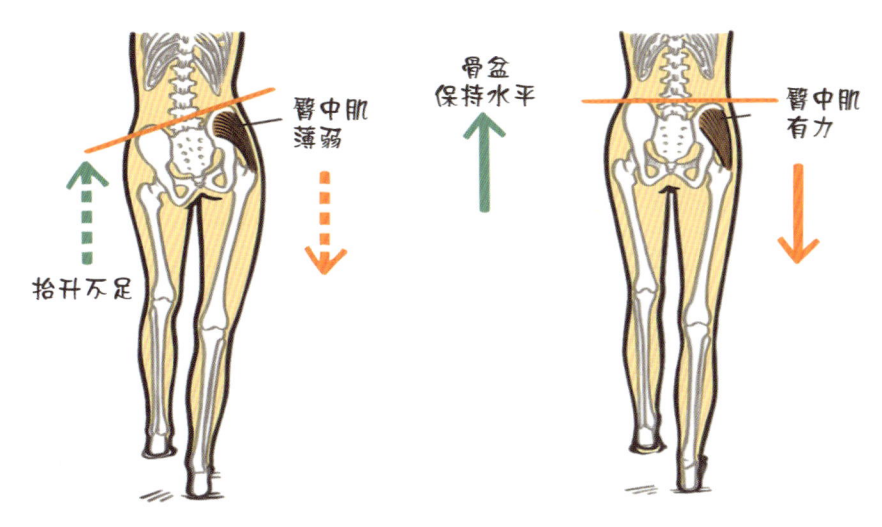

圖 8.18　如果臀中肌薄弱，當抬起一條腿時，骨盆就不會保持在水平的位置。

方法之一。如果你將單腳離地，骨盆無法保持水平，那麼臀中肌肌肉就很可能過於薄弱（圖 8.18）。保持手抓腳趾單腿站立式和小狗尿尿式等姿勢，並保持良好的骨盆正位將是可改進的理想選擇。

另一方面，經常跑步或參加相關運動的學生，可能會出現闊張筋膜肌和相連的髂脛束肌肉緊繃，從而導致膝關節外側疼痛。可以重點練習一些包含髖關節內收的體位法，如仰臥手抓腳趾伸展式C，有助於促進髖關節內收的釋放。在許多瑜伽序列動作中，這個動作經常被忽視。

由於膕旁肌穿過膝蓋，如果你想引起柔軟性的變化，在屈髖時保持雙腿伸直是非常重要的。在單腿屈髖體位法，如保持手抓腳趾單腿站立式和仰臥手抓腳趾伸展式中，經常會看到被拉伸腿之外的另一條腿無意中會彎曲。這表明所啟動的伸展已經過深，使骨盆偏離了位置，並連帶伸展了對側腿部。

如果我們以站立式版本為例，熱衷的學生會不斷地嘗試，將抬起的那條腿拉高，即使髖關節屈曲確實已經停止。這樣做的結果是膕旁肌附著點牽拉坐骨粗隆，使骨盆開始向後傾斜。當這種情況發生時，站立腿的膝關節就會彎曲，以促進其發生。解決方法：不要讓站立腿彎曲，否則你就是在讓本該會被啟動的肌肉使力（圖 8.19）規避掉了。

圖 8.19　嗯嗯。溫蒂把那條腿拉高了，但這只是因為那彎曲的膝蓋，使得骨盆後傾，腿才能被拉高。

當你躺下，在練習仰臥手抓腳趾伸展式時，也可以看到相同的狀況。即使學生設法

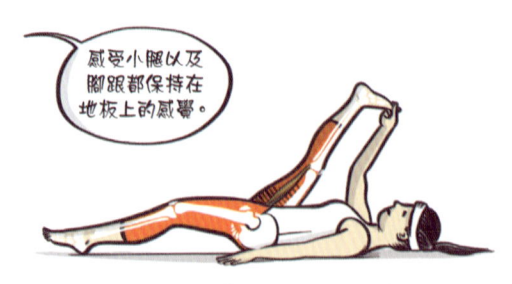

圖 8.20 小腿離開地面是另一種作弊方法，它給人一種髖關節彎曲幅度更大的錯覺。

保持腳跟向下，膝蓋也會彎曲（圖 8.20）。我的指導方針是去感覺小腿和腳跟都保持停留在地板上。如此一來，那條在地上的腿，就必須保持伸直。

讓我們回顧一下第 3 章〈對立肌肉的侷限〉中，有關臀部旋轉肌肉的內容。許多學生在思考髖關節屈曲和伸展時，邏輯思考上沒有問題，但一涉及旋轉時，就開始感到有點困惑。

讓我們在這裡簡單地回顧一下，如果我們想伸直腿屈曲髖（前彎），那麼與伸髖動作相反的肌肉就會限制我們的動作。這主要是膕旁肌，也許還有臀大肌。將同樣的思維過程應用於髖關節旋轉，內側旋轉肌將抵制外旋，而深層外旋肌（梨狀肌和它的朋友們）將抵制內旋。

我認為當我們開始談論姿勢和我們使用的短語時就會產生混淆。例如，蓮花坐式（雙盤）這體位法，會要求我們將臀部行使外旋。如果我們感受到不舒服，那麼我們需要專注在練習更多的外旋而不是外旋肌。我們必須努力提高臀中肌和臀小肌（內側旋轉肌）的柔軟度，透過使用並練習，同樣需要外旋之可做得到的姿勢，來達到這一目的。

髖部動作是許多瑜伽體位法的核心，因此我們將在本書的下一部分中，介紹更多的體位法和〈概念要點〉示例。

CHAPTER 9

脊椎

脊椎是我們的存在軸向旋轉和內在力量的中心。時而剛硬、時而柔韌、時而起伏，有韌性但也很脆弱。在本章中，我們將詳細地介紹，這個神奇卻有時令人沮喪的身體部位。只要你的背部受過傷，你就能體會到它與我們所做的一切，有多麼密切的關係，從允許扭轉和彎曲的活動度，到為我們穩定和移動身體四肢提供一個核心的內在基礎。通常，在瑜伽中被強調的其中一個重點是，創造出優美的深度後彎，但很多學生可能更願意花更多時間練習力量和穩定性。在許多課堂上，我們很容易發現下垂的鱷魚式、下沉的船式和搖搖晃晃的倒立。在練習柔軟度的同時，要保持身體的健全完整性是健康練習的關鍵。

脊椎的構造

當我們從正面或背面觀察脊椎時，除非脊椎側彎（一種導致脊椎向一側彎曲的疾病），否則脊椎就是一條直線。然而，從側面看雙S形的特徵就很明顯了。由於脊椎有這些曲線弧度，因此它對衝擊的適應能力更強，更容易分散身體重量和負荷。

脊椎分為五個部分，即頸椎、胸椎、腰椎、薦椎（薦骨）和尾椎（尾骨），其中頸椎和腰椎有前凸（向前方彎曲）曲線，胸椎、薦椎和尾椎有後凸（向後方彎曲）曲線。作為人體變異的一部分，每個人都會自然而然地擁有或突出或縮減的曲線，但這些曲線也可能因姿勢、運動、工作習慣、心理等原因而被誇大。如果額外的弧度過大，則稱為「過度後凸」或「過度前凸」。骨骼形狀和密度的變化，以及軟組織的張力模式，都可能是導致弧度增加的原因。

有一些醫療疾病可能會導致脊椎異常，但最常見與運動無關的脊椎過度前凸原因是，體重在脊柱前方的分布比例失調，例如懷孕和肥胖（圖9.1）。另一個常見原因是，某些體育運動（如舞蹈和體操）中，存在的肌肉力量和柔軟度差異，會導致肌肉張力失衡，從而導致脊椎下垂。會造成張力失衡

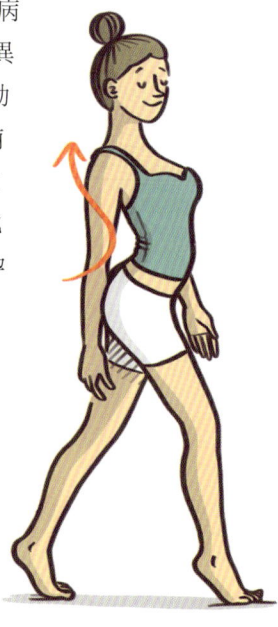

圖9.1 因懷孕或肥胖等原因，導致的脊柱過度前凸。

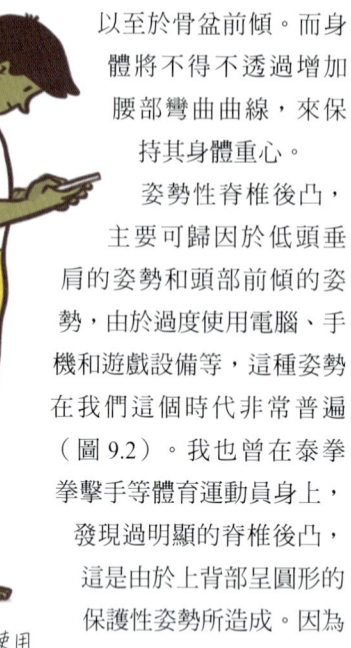

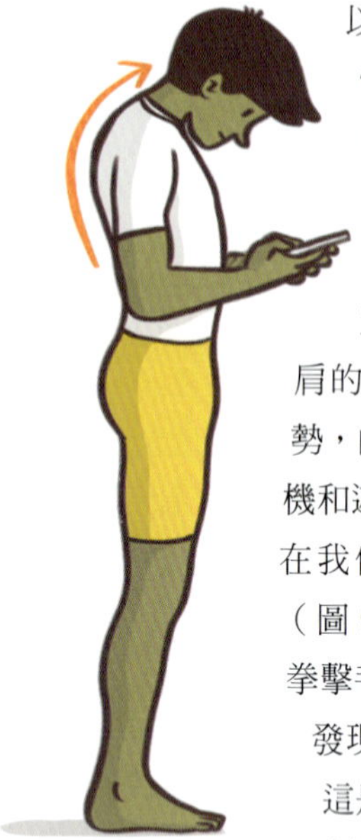

以至於骨盆前傾。而身體將不得不透過增加腰部彎曲曲線，來保持其身體重心。

姿勢性脊椎後凸，主要可歸因於低頭垂肩的姿勢和頭部前傾的姿勢，由於過度使用電腦、手機和遊戲設備等，這種姿勢在我們這個時代非常普遍（圖9.2）。我也曾在泰拳拳擊手等體育運動員身上，發現過明顯的脊椎後凸，這是由於上背部呈圓形的保護性姿勢所造成。因為姿勢和肌肉失衡，導致的脊椎彎曲弧度變化的好事是，只要透過正確的鍛鍊和練習處方，這些變化可以被矯正。

圖9.2 過度使用電腦或手機等，導致的脊椎後凸。

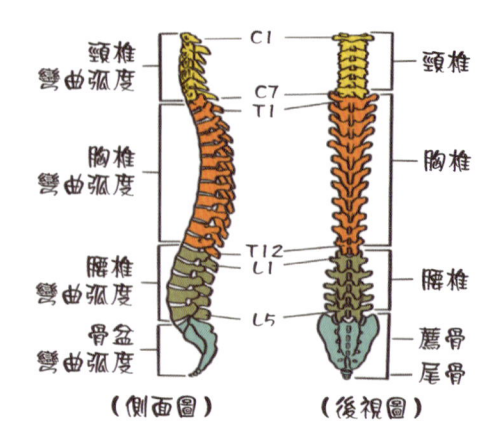

圖9.3 脊椎的構造。

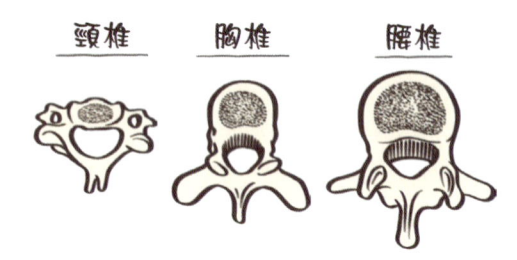

圖9.4 脊椎骨的大小，隨著脊椎的下移，而有很大的不同。

脊椎的每個節段，都有一定數量的椎骨——頸椎（7節）、胸椎（12節）、腰椎（5節）、薦椎（5節融合）、尾椎（4節融合）——但任何人都可以多一塊或少一塊（圖9.3）。在識別特定椎骨時，我們會給出該節名稱中的字母，以及從頂部開始計數的數字。因此，最上面的頸椎骨是C1，最後一個是C7。如果是討論到脊椎的某一運動部位，則會參考相鄰的兩塊椎骨，如T12／L1，即最下面的胸椎和最上面的腰椎。

脊椎之所以具有驚人的活動能力，是因為它有許多可活動的節段，如果包括腰椎第5節和薦椎第1節（L5～S1）交界處，共有24個節段。我想從圖9.3和9.4中，你可以看出頸椎部位的椎骨非常小，隨著向下移動到薦骨部位，椎骨越來越大（圖9.4）。

脊椎椎骨可分為前部和後部，前部基本上是一個橢圓形的骨塊（椎體），後部由多個骨突起組成（圖9.5）。每個椎體之間有一個椎間盤。這些軟骨關節被歸類為可輕微活動的關節，因此活動機會（關節）的數量非常重要。椎間盤容易受到損傷，如膨出和突出（破裂），但其本身並不限制方向性運動——這是由於脊椎椎骨的後部造成的。

椎體後方是一個橢圓形的空間（椎孔），脊髓就是從這個空間穿過。然後向側面突出的稱為橫突，雖然肌肉和韌帶附著在

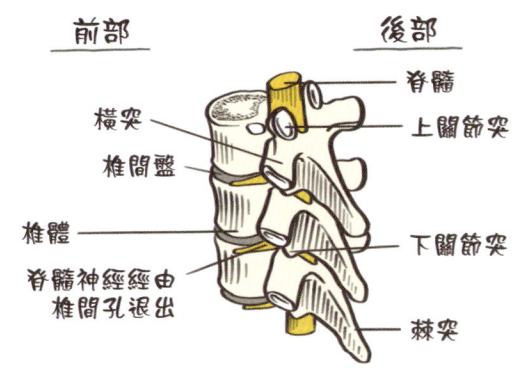

圖9.5 你可能會認為椎骨的前部是承重的，而後部則是限制及透過肌肉附著點和塑造姿勢過程允許運動。

橫突上，但我們對它們並不太感興趣，因為它們對脊椎的活動沒有任何骨性限制。向後突出的是棘突，棘突在不同部分之間，存在顯著且相應的變化。

在胸椎區域，棘突是最長並向下突出，大約呈 40 到 60 度（在整個剖面中會發生變化），因此幾乎會壓在下面的棘突上（圖9.6）。如果你還記得第 2 章〈壓縮〉中的內容，當骨骼與骨骼相交時在該方向上，就不會再有移動了。在脊椎的這一區域，骨骼對伸展就會存有絕對的限制。雖然當你觀察胸廓時，你可能會看到一個明顯的弧度，但實際上並非如此。

請看 X 光片再現的一位柔體雜技演員，做後彎時屁股置於頭上的動作（圖9.7）。儘管這個動作比我們在練習瑜伽時要深得多，但你可以看到胸椎幾乎沒有伸

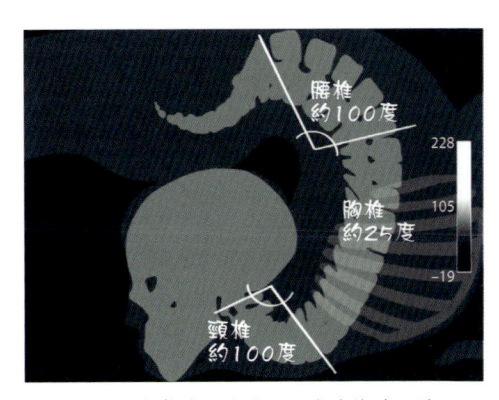

圖9.7 胸廓的曲線並不代表胸椎的曲線。

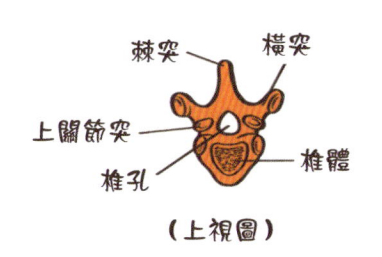

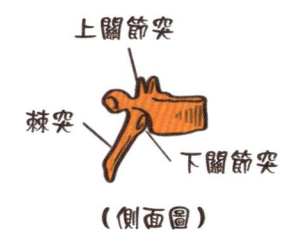

圖9.6 胸推：特別注意在胸推棘突的角度。

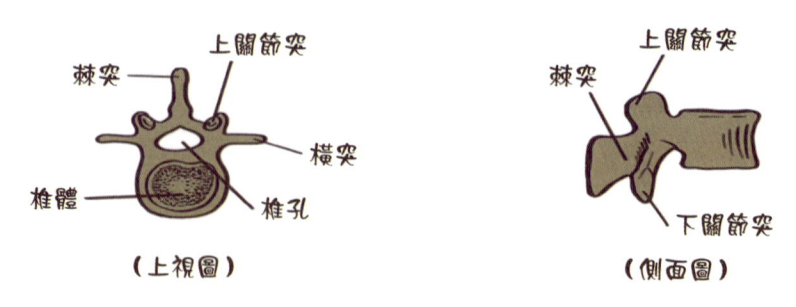

圖9.8 腰椎：這裡的棘突相對較直但較寬。

展。要將動作做到這麼深，你必須在多個地方產生折點*。

> 譯注：什麼是「折點（hinge）」。根據脊椎生物力學專家 Stuart McGill 的說法，「折點是承受負荷超過應受比例的動作區段。」它們是脊椎曲線的不連續處，而這也是我們用來找出折點的線索。一般來說，脊椎相當僵硬，但有時會出現一個關節（或著兩個）活動度特別高。因此動作傾向由這個位置獨力承擔。

當我們到達腰椎時，棘突相當平直但更寬（圖9.8）。棘突之間的空間因人而異，通常會隨著年齡的增長而縮小，原因是棘突本身增厚或椎間盤變窄。同樣地，我們有可能會受到硬擠壓，從而阻止我們更進一步使行後彎動作，但腰椎這一區域的設計確實會允許我們啟動後彎這樣動作的發生。

頸椎區域的棘突一般較短，但在較低的棘突長度會增加（圖9.9）。當你觀察一個人的後頸部位時，頸椎第7節通常比較突出，因為它是頸椎部位最長的棘突之一，而且它離開椎體的角度比較直。很明顯我們在頸椎中，可以進行的大量屈曲和伸展活動中，約有50%發生在頭骨和頸椎第1節之間。幾乎50%的旋轉，發生在頸椎第1節（寰椎）和頸椎第2節（樞椎）之間的一個關節下方。

我們之前已經討論過側向和後向突出的部分，現在讓我們從我們的角度來討論最重要的部分。每對椎骨之間的小面關節，最終決定我們可以進行哪些運動，因為它們的方向會隨著我們沿著脊椎長度移動時的變化，而有所不同（圖9.10）。這些小面關節，是由椎骨兩側，指向上（上部）和下（下部）

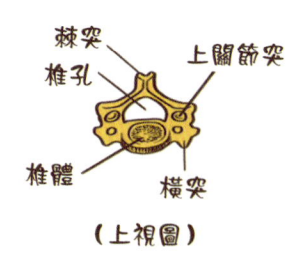

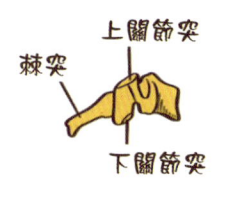

圖9.9 頸椎：這裡的棘突一般較短。

的關節突形成的。若我們以胸椎第9節為例，兩個上關節突與胸椎第8節的兩個下關節突相交；胸椎第9節的兩個下關節突與以胸椎第10節的兩個上關節突相交。

胸椎的這些關節突位於冠狀面，這代表它們巧妙地允許旋轉，但會抵制屈曲尤其是伸展。在腰椎區域，這些關節突於矢狀面上允許屈曲和伸展，但抵制旋轉。在頸椎區域我們可以很恰當地展示關節活動度，這是因為小面關節的方向會從冠狀面，朝向前方約30至40度（圖9.11）。

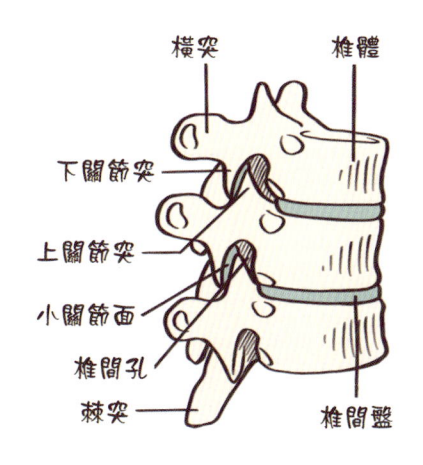

圖9.10 關節突決定了脊椎的可用動作。

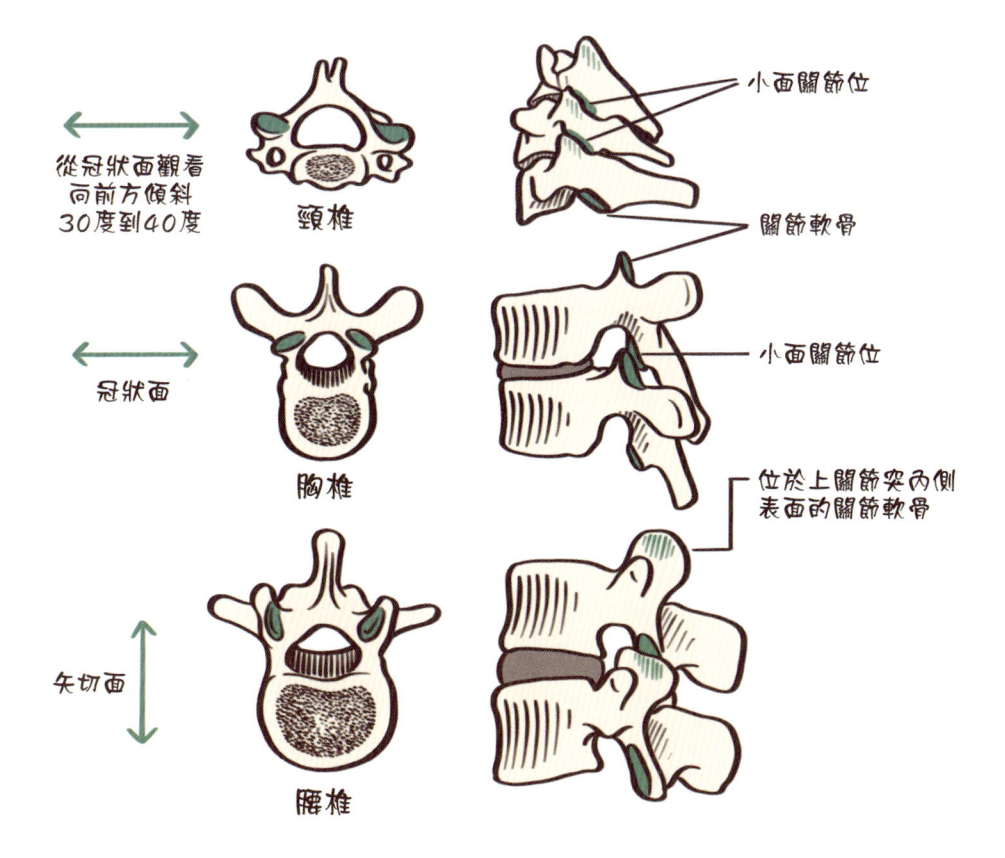

圖9.11 關節突的方向性會隨脊椎長度而變化。

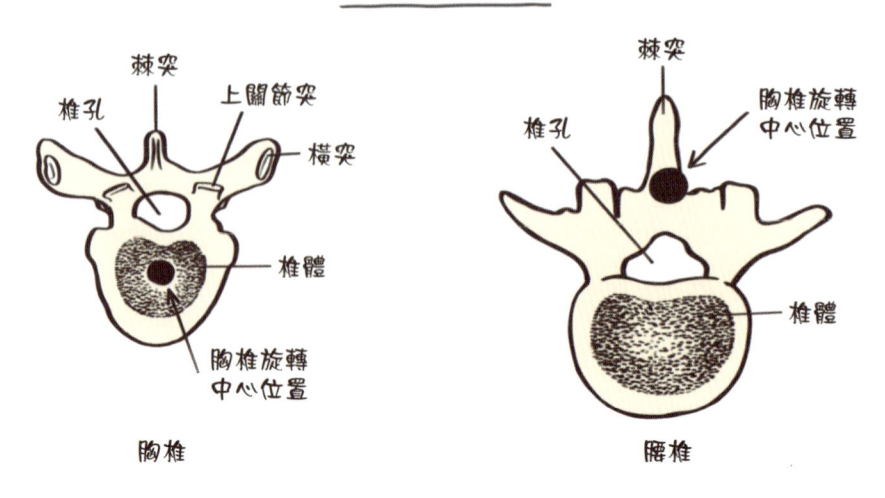

圖 9.12　胸椎和腰椎的旋轉中心位置不同。

讓我們來考慮一些可能會限制關節活動度的其他因素。胸椎的主要功能之一，是保護我們的重要內臟器官。實現這一功能的其中一種方式就是有胸廓圍繞住它們。你可以這樣想，如果你有一個保護的容器，你就不會希望它有太大的變形，否則裡面的東西就會被擠扁。因此，為了滿足其功能的要求，胸廓會嚴重限制脊椎這一區域的屈曲，而甚至更多的限制是伸展。每塊胸椎上都有一對肋骨，連接在所謂的肋骨關節面上（這裡指的不是指靠近海邊，而是指肋骨*）。

譯注：肋骨的英文"costal"和海岸的英文"coastal"同音。

由於脊椎是可彎曲產生曲線的，每個椎骨的旋轉中心也會發生變化（圖 9.12）。在腰椎區域，旋轉中心位於棘突的底部，而在胸椎區域，旋轉中心位於椎體的中心。這樣有助於胸椎區域發揮提供旋轉動作的功能。

作為瑜伽練習者了解脊椎三個活動區域（頸椎、胸椎和腰椎）之間的結構差異，以及隨後對我們應該嘗試，和關注某些特定動作的影響對我們很有幫助。這就相當於，胸椎區域是被設計成可以扭轉，但屈曲能力較差而且是抵抗伸展，腰椎區域被設計成可以彎曲和伸展，但不能扭轉，而頸椎區域可以適應大多數動作。

我們現在要考慮脊椎的整體穩定性（圖9.13）。脊椎上有兩條長韌帶，一直延伸，分別位於椎體的前方和後方。前面是前縱韌帶（ALL），後面是後縱韌帶（PLL）。前縱韌帶抵禦脊椎的伸展，後縱韌帶能抵禦脊柱的屈曲，它們都有助於支撐椎間盤。前縱韌帶比後縱韌帶更強壯及更粗厚，這可能表明身體自身認為過度伸展是更危險。我們將在第 15 章〈後彎體位〉中，再次討論。

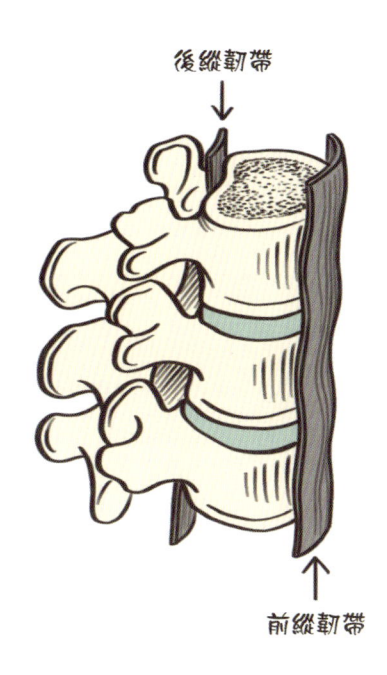

圖 9.13　脊椎整體穩定性：
前縱韌帶和後縱韌帶。

　　在一個區域和另一個區域之間存在過渡的地方，例如：胸椎到腰椎或腰椎到薦椎，小面關節的方向會更加自由，並包含來自相鄰部分的一定程度運動。這就導致了一定程度的不穩定性，從而增加受傷的風險。到目前為止，最常見的損傷部位是腰椎第 4～5 節和腰椎第 5 節到薦椎第 1 節之間（占椎間盤突出症的 90% 到 95%），頸椎第 6～7 節、頸椎第 7 節到胸椎第 1 節和胸椎第 12 節到腰椎第 1 節之間的交界處，也顯示出較高的損傷發生率。你也可以觀察到一些學生在這些部位活動主要是在做深後彎時。我會將這種過度的局部運動稱為「折點」。更重要的問題是這對脊椎健康是否有害。

　　作為一個起點，我們在不轉身的情況下，與身後的世界進行互動的功能需求確實有限。這並不是說我們不需要伸展脊椎，但除了在馬戲團娛樂觀眾之外，我們沒有必要折成一半。我們大多數人花在電腦上和彎曲狀態下與世界互動，所以透過往後退動作來鬆開這種模式，似乎是明智之舉。但是，倒退到什麼程度才能算是足夠呢？研究似乎表明，在身體這一區域，我們最需要的是穩定性和力量而不是不穩定性。如果學生經常進入那些已經不太穩定的區域，最有可能的結果就是這些區域會變得越來越不穩定。與此同時，鄰近的銜接關節將保持一樣，越來越不穩定。背痛的發生往往與缺乏穩定性有關。

　　有一種觀點認為只要有足夠的腹部和背部力量，即使在極端的伸展姿勢下，脊椎也能得到保護。我或許會承認在短期內這可能是正確的，但隨著年齡的增長和身體的衰弱，這些一樣不穩定的部位，不再能夠得到同等的支撐，那又該怎麼辦呢？此外，我想說的是瑜伽體位法屬於健康和保健範疇，而非娛樂領域，那麼高強度的深後彎練習會有什麼積極意義呢？

脊椎側彎

　　當脊椎具有包括側彎的姿勢模式時就稱為脊椎側彎。脊椎側彎可能是一個曲線（C 型），有時也可能是兩個曲線（S 型），其中第二個曲線，試圖使頭部回到身體重心上（圖 9.14）。

　　曲線的頂點可以位於脊椎的任何部位，而且通常也會有一個旋轉因素。曲線的外側

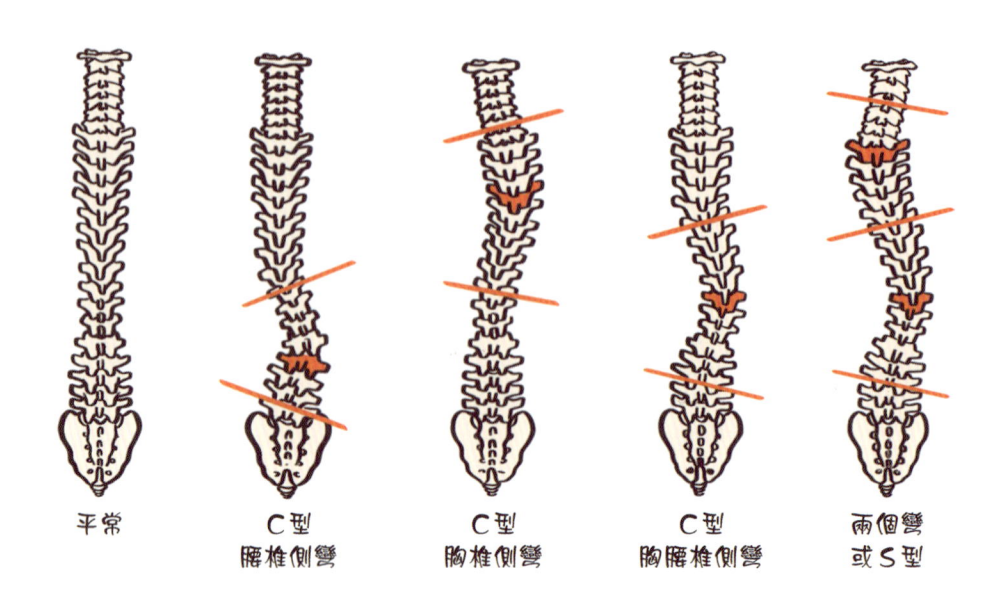

平常　　C型　　　C型　　　C型　　　兩個彎
　　　腰椎側彎　胸椎側彎　胸腰椎側彎　或S型

圖 9.14　脊椎側彎曲線的類型（曲線的頂點為橙色）。

被稱為凸面，脊椎會朝著這個方向旋轉（圖 9.15）。

你可以看到脊椎側彎是一種三維適應，因此解決這個問題很複雜。脊椎側彎可能是結構性的，即椎骨發生了變化；也可能是功能性的，即脊椎本身通常沒有問題，但由於肌肉緊繃或腿部長度不均，會使脊椎處於側向彎曲位置。很多人其實可能都患有輕度脊椎側彎而不自知，因為通常不會伴隨產生相關疼痛感（圖 9.16）。

從視覺和經驗感受上來看，有幾個因素會突顯出可能的脊椎側彎（圖 9.17）。當學生站立時，可能會單肩較高且向前，在做下犬式時，雙手不均勻地放在墊子上，一側胸廓下有皺摺，或者一側肩胛骨（肩胛）和一側胸廓下部，從後面看起來更加凸起。此外，他們的骨盆可能看起來不方正，或者在做前彎體位時，似乎沿著脊椎旋轉（圖 9.18）。

我發現像嬰兒式、貓式、下犬式、站姿前彎式和坐姿前彎式這類的體位法，會讓人注意到脊椎側彎，其中一個豎脊肌群，似乎有更多的肌肉。實際上，通常並沒有肌肉肥大（肌肉體積增大），只是因為下面的椎骨在旋轉，它們的橫突將肌肉組織從下面推上去，所以才會呈現出這種情況。

患有脊椎側彎症的人，可能會注意他們向某一個方向扭轉或側彎會更容易許多，或者在倒立（如：手倒立式、頭倒立式和肩倒立式）時，看起來有輕微的旋轉或彎曲。如果脊柱側彎更加明顯，則會影響身體其他功能，如呼吸和消化，或帶來一定程度的疼痛。如前面所述，解決脊椎側彎本身或任何相關症狀並不是簡單的事情，應在訓練有素的專業人士指導下進行。

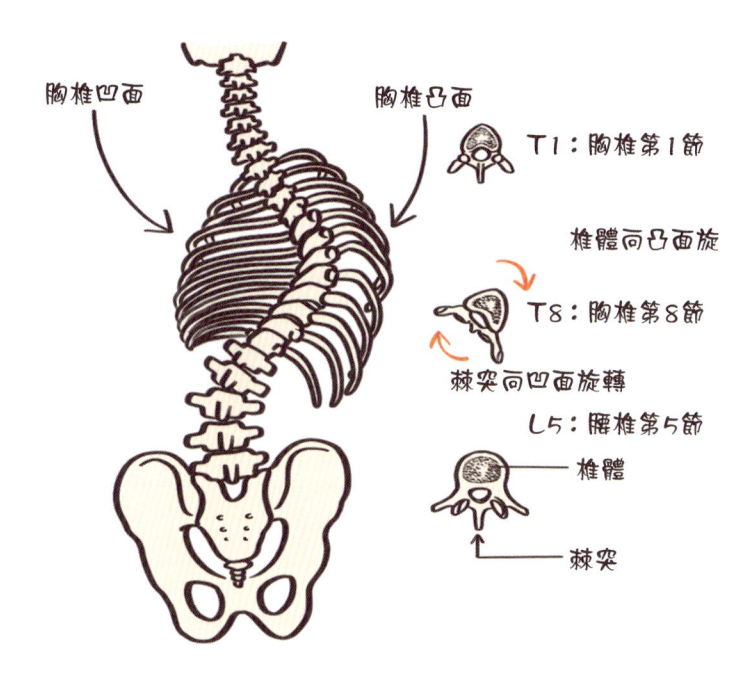

圖9.15　脊椎側彎通常會向曲線的凸面旋轉。

椎間盤

這不是一本瑜伽治療書籍，因此我們不會討論與椎間盤問題有關的干預措施，但接下來的內容概述，是可能發生在椎間盤上的情況，以及隨後可能出現的一些禁忌的概述。在每個椎體及其相鄰椎體之間都有一個椎間盤，它有一個柔軟的內核（髓核）和一個較堅硬的外層（纖維環），椎間盤起著間隔物和減震的作用。由於重力對人體的影響，椎間盤在白天往往會被壓縮，而當我們不負重時，椎間盤又會在一夜之間豐滿起來。在我們的一生中，椎間盤也會像我們其他人一樣，發生一定程度的退化，包括變薄、乾涸和裂開（退化）（圖9.19）。對它

們的損傷可能是漸進的，如與年齡有關的變化、創傷、疾病引起的損傷或磨損（骨關節炎）造成的損傷。

常見的兩種情況是輕微的椎間盤突出和椎間盤突出症。輕微的椎間盤突出可以是瀰漫擴散性的，即椎間盤相對對稱地向外擴張；或是在某區域局部性的，即椎間盤在某一區域比另一區域突出得更多。然而，在這兩種情況下，椎間盤髓核都沒有突出。患者仍可能伴有疼痛和肌肉緊張，但很多人對輕微的椎間盤突出，卻完全沒有察覺。

另外，當椎間盤突出（也稱為脫垂）時，椎間盤外壁的撕裂導致部分內部物質脫出。根據椎間盤突出的方向，椎間盤物質很可能會壓迫神經路線從而引起疼痛。此外，

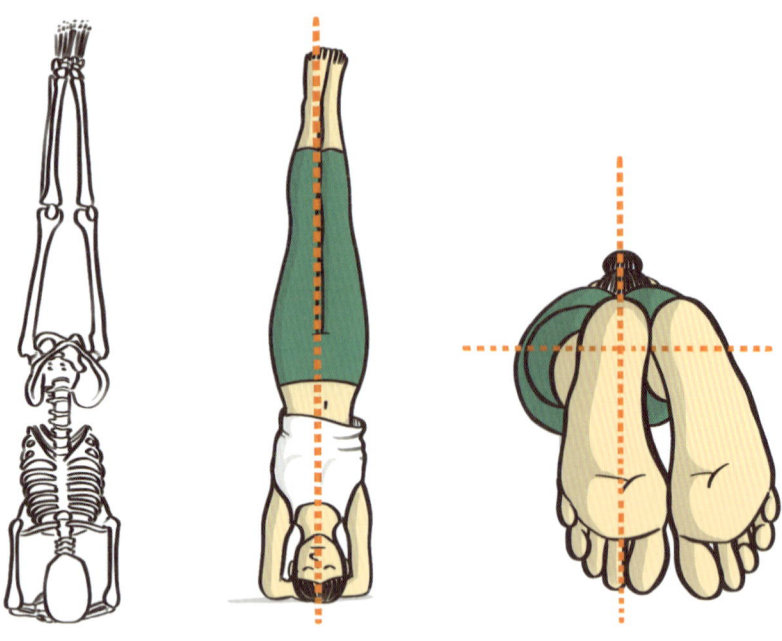

圖 9.16　許多學生都有輕度脊柱側彎，但他們自己卻沒有意識到，因為這種側彎並不會產生任何不適，視覺上的呈現提示也微乎其微。敏銳的眼睛有時會注意到頭倒立式（Sirsasan）等體位法中的輕微旋轉或不對稱。

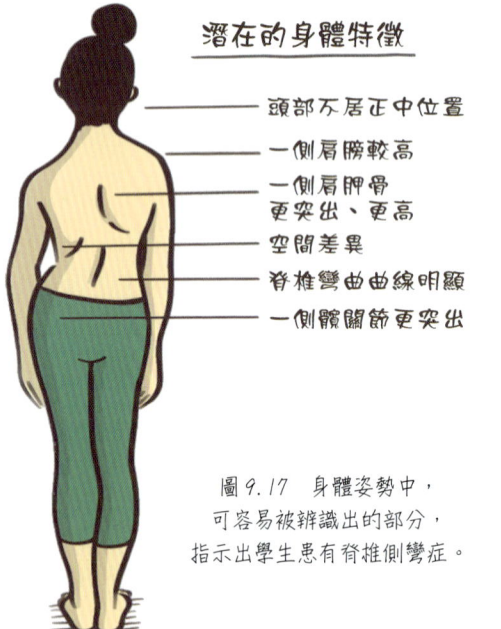

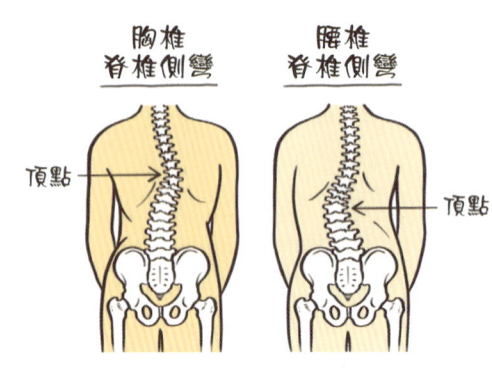

潛在的身體特徵
- 頭部不居正中位置
- 一側肩膀較高
- 一側肩胛骨更突出、更高
- 空間差異
- 脊椎彎曲曲線明顯
- 一側髖關節更突出

圖 9.17　身體姿勢中，可容易被辨識出的部分，指示出學生患有脊椎側彎症。

胸椎脊椎側彎　　腰椎脊椎側彎
頂點

圖 9.18　脊椎側彎的頂點，可能位於脊椎的不同部位。

還會出現局部發炎症和反應性肌肉痙攣。顯然，椎間盤突出症患者，也有可能沒有疼痛感，但我認為這只有在沒有神經通路受到牽連的情況下，才會出現這種狀況。

大多數與椎間盤突出症相關的疼痛，都能在 6 週內透過保守治療得到緩解。注意身體運動和活動量，似乎是最好的辦法，而不是完全休息，除非運動不在考慮範圍之內，有時就是會發生這種情況。創傷性椎間盤突出的通常發病機制與撞擊無關，而是由於脊椎彎曲超過負荷重所致，有時還包括扭轉因素，例如從汽車後車箱拿重物時。可以公平地說，損傷很少是單獨發生的——很可能是有姿勢不良的過去歷史、重複性受力及使力，或者僅僅是老化，隨著時間的推移而導致情況惡化，為更嚴重的損傷埋下伏筆。

幾乎所有的椎間盤突出症，都發生在腰椎底部，即腰椎第 4～5 節和腰椎第 5 節到

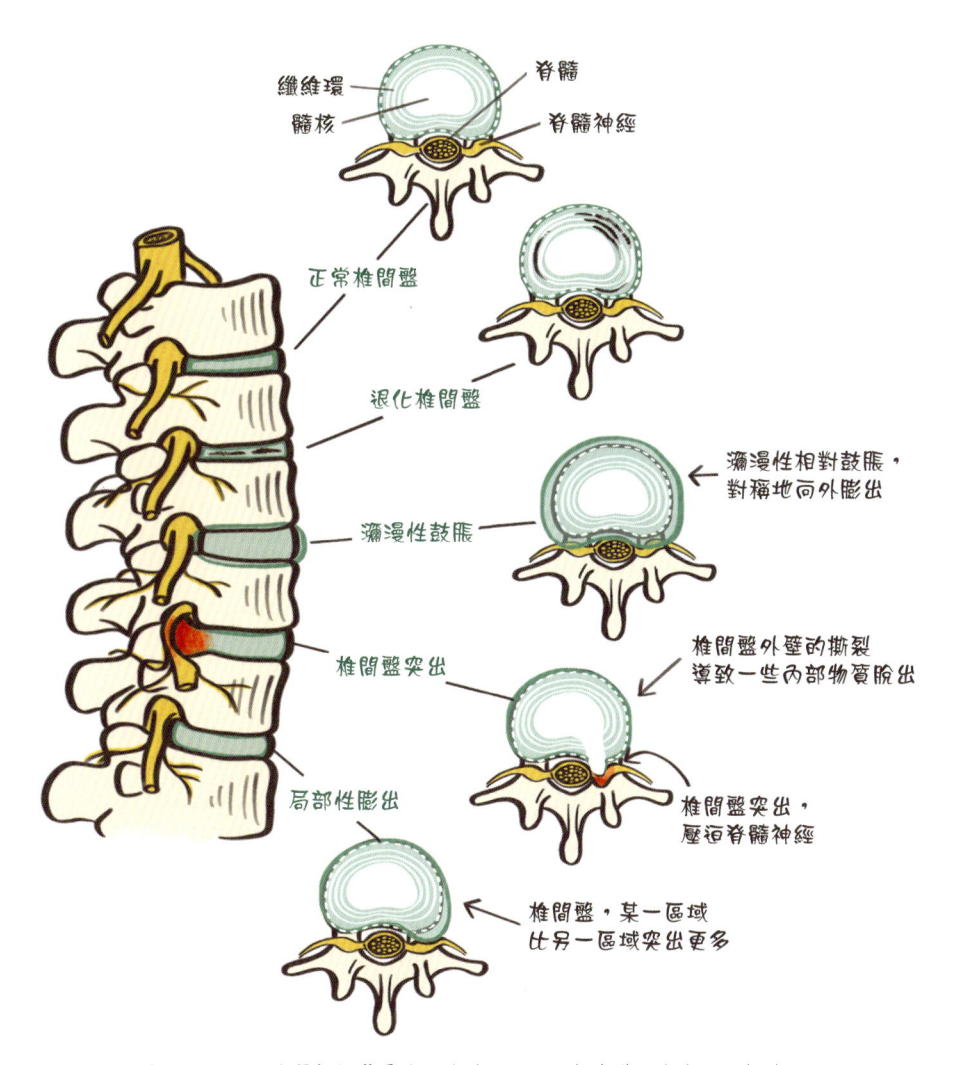

圖 9.19　如果椎間盤物質壓迫脊椎神經，很可能會導致疼痛和功能障礙。

薦椎第 1 節之間。由於屈曲姿勢和支撐椎體後部的後縱韌帶，大多數椎間盤突出的方向，都是後外側（朝向後方和側面）。不幸的是，這也是脊神經退出離開椎間孔的位置。因為這樣溢出的物質很可能會壓迫神經根而引起疼痛。因此，對於有後外側椎間盤突出的練習者來說，前彎的體位是禁忌的，因為它們可能涉及到相同的脊椎屈曲位置。如果椎間盤突出在前方，被禁止的則是後彎體位。在上述任何一種情況下，都不宜做深度扭轉動作，因為這種動作往往會壓迫脊椎增加對神經根的壓力。

活動脊椎的肌肉

活動脊椎的肌肉有很多，但我們不會單獨列出其中的大部分，因為在瑜伽練習中，你不會單獨針對它們進行訓練。我認為從開始著手，將這些肌肉分為兩組會更有幫助。首先是與胸廓和上肢的粗大運動有關的肌肉，其中只有一部分是直接附著於脊椎本身上，但一定會對其位置產生很大影響。

腹部的四層肌肉——腹橫肌、腹斜肌（腹內斜肌和腹外斜肌）和腹直肌——都不與脊椎相連，而是與胸廓和骨盆相連。由於肋骨與胸椎的每個椎骨相連，因此透過這些腹部肌肉的收縮，移動胸廓進而移動脊椎，可以實現脊椎屈曲、旋轉和側屈等運動。同樣，透過這些肌肉的等長收縮和支撐軀幹，也能在很大程度上增強脊椎的穩定性。

另一組是附著於脊椎本身的肌肉，直接負責脊椎的運動、姿勢控制和穩定。其中，最著名的是豎脊肌群，除其他作用外，它還負責脊椎的伸展，但也有其他肌肉，例如參與穩定的多裂肌和旋轉肌。腰方肌（QL）是我最喜歡的肌肉之一，它附著在脊椎、胸廓和骨盆上，橫向彎曲脊椎並穩定腰部區域。

有些肌肉附著在脊椎上，但主要作用是移動其他部位。例如，斜方肌附著在胸椎的一些棘突上，但其作用是移動和穩定肩胛骨。大名鼎鼎的腰肌附著在腰椎上，雖然如果腿部相對於骨盆保持穩定，腰肌可以幫助腰部屈曲，但其主要作用是作為髖部屈肌。

請注意，其實還有其他更複雜的方法，會影響脊椎位置和運動的肌肉進行分組和劃分。不過，我認為以上我們所使用的分類方式，對於我們的目的來說已經足夠了。

豎脊肌群

豎脊肌群沿著脊椎兩側，從薦骨一直延伸到顱骨，在許多人身上都很容易看到（圖9.20）。它由髂肋肌、最長肌和棘肌三個子

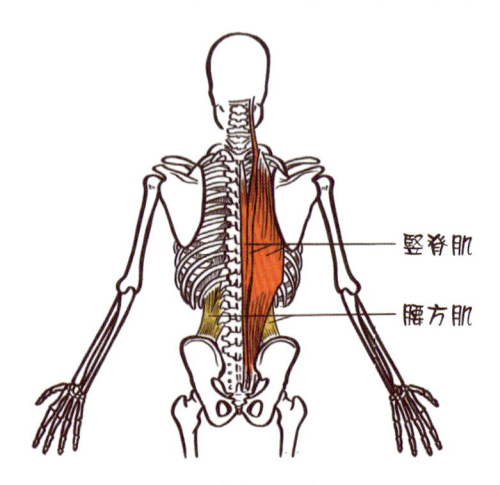

圖 9.20 豎脊肌和腰方肌。

群組成。這些子肌群本身在頸椎、胸椎和腰椎區域都有部分。它們的共同作用是，如果兩側同時收縮，則可以讓脊椎伸展（雙側作用）；如果兩側單獨收縮，則可以讓脊椎側屈（單側作用）。

腰方肌

橫跨肋骨底部、髂嵴和腰椎之間的是腰方肌（圖9.20）。同樣地，腰方肌也有單側和雙側作用，分別是側屈和穩定腰椎。它們還可以協助脊椎伸展。

還記得，當肌肉收縮時 A 區域會向 B 區域移動，反之亦然嗎？那麼，這裡也是如此。腰方肌可以將胸廓拉向髂嵴，也可以將髂嵴拉向胸廓。這兩種情況，都會導致側身縮短，但在骨盆穩定的情況下，動作是側彎；而在骨盆移動的情況下，動作是髖關節抬升。如果是腰方肌出現單側痙攣，那麼由此產生的髖部抬高就會導致腿短，並引發代償性張力模式。如果腰部過度受壓，腰方肌通常會立即發揮作用，固定腰部區域。它們的雙側收縮會使腰部僵硬，通常會阻止向前彎曲行使前彎，個人通常會感到整個腰部痠痛。我遇到過很多熱情洋溢參加後彎研討訓練班後，出現這種保護性痙攣的學生。

腹部肌肉

腹部由四層組成（圖9.21）。從最深處向表面依次為：腹橫肌、腹內斜肌、腹外斜肌和「六塊肌」腹直肌。腹橫肌透過向內牽拉腹壁，提供胸椎和骨盆的穩定性，並壓迫腹部內臟。它環繞身體跨越胸廓和髂嵴之間的間隙。在身體後部周圍，它融入腰部的厚筋膜（胸腰筋膜）合併，並附著在胸廓（下六根肋骨）的內表面。

腹直肌不是從兩側繞過，而是沿著腹部中央向下延伸，從劍突和胸廓一直延伸到恥骨嵴和恥骨聯合。向心收縮會引起腰椎屈曲，等長收縮會支撐腹部。這塊肌肉有助於用力呼氣，從而產生強大的收腹效果。

腹斜肌再次與肋骨和髂嵴相連，但連接方式略有不同，導致肌纖維相互垂直，從而產生相反的肌肉動作（圖9.22）。如果你想

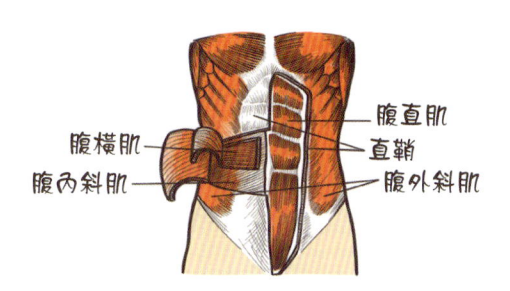

圖9.21 腹部肌肉。

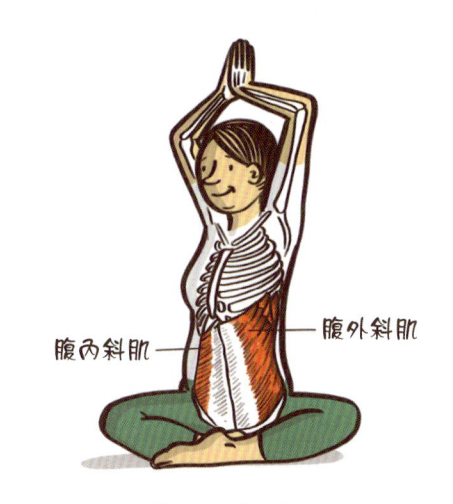

圖9.22 腹斜肌。

像肩部在胸廓和脊椎旋轉時而移動，那麼我們可以說，腹內斜肌向後牽引同側肩部，而腹外斜肌向前牽引同側肩部。因此，當我們扭轉時，它們是成對工作的，一側是外部，另一側是內部。如果一側的腹斜肌收縮就會產生脊柱側屈。它們共同一起協助脊椎彎曲，同時也是呼吸的輔助肌肉。

肌肉動作快速參考表

屈曲	伸展
腹直肌	豎脊肌群
腹外斜肌（雙側收縮）	腰方肌（雙側收縮）
腹內斜肌（雙側收縮）	

側屈	旋轉
腰方肌	成對的腹斜肌
豎脊肌群（單側收縮）	

結合實際情況

在第三部分中，有關於後彎體位和扭轉體位的章節，因此，在下面的段落中我們將重點放在討論這章節詳細所述的資訊，如何告訴我們可能的運動模式和受傷風險。

一個過度駝背的學生在彎曲脊椎狀態時可能感覺到舒適，但會難以伸展脊椎。因此，他們在做前彎和扭轉等體位法時，會陷入這種圓背彎曲脊椎模式的機率會更高。當涉及到圓背彎曲脊椎的體位法時，例如束角式 B（Baddha Konasana B）或膝蓋夾耳式（Karnapidasana），學生很可能會表現出色。不過，我建議他們要盡量避免這些體位法，因為這些體位法會助長他們已存在的現有模式。雖然胸椎通常不會有太大的伸展，但過度後凸的脊椎，在我們嘗試後彎時，充其量仍會處於後凸的水平，後果是身體其他部位，會試圖彌補該部位所需的運動而產生代償作用。

我想說的是，學生的下脊椎出現「折點」現象的可能性會很高。後彎越深，身體其他部位就會越需要適應這個動作。在我看來，表現出脊椎過度後凸和「折點」傾向的學生應限制自己，去練習做以下動作，是較淺且可控的後彎式，如眼鏡蛇式（Bhujangasana）和駱駝式（Ustrasana）。

在阿斯坦加瑜伽中的橋式（Setu Bandhasana），是我認為幾乎每個人都應該避免的姿勢（圖 9.23）。脊椎最脆弱的部分──頸椎部位（頸部）處於伸展的姿勢，而且承受負荷很大。更糟糕的是對於這姿勢，所聽到給予的指令，往往是讓前額朝向地面，這會進一步增加了頸部的伸展。這個動作幾乎總是一個誇張的「折點」，因為胸椎的伸展很小，再加上許多學生沒有力量將臀部抬得很高。

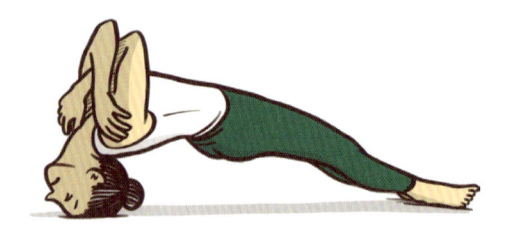

圖 9.23　我認為在做橋式時，將頸部處於過度伸展狀態，對大多數學生來說，都是不建議的，尤其是對那些頸部已有問題的學生。

接下我們的討論駝背學生的部分，對他們來說這是一個「想都別想」的姿勢，因為他們的背椎會折點得更嚴重。這個姿勢經常被吹捧為強化頸部的必備姿勢，尤其是將腿放在頭後的姿勢，例如單腿繞頭式。

在這一點上，我的觀點是選擇一種不那麼複雜的方式來強化你的頸部，而不要做像剛才提到的那種會對頸部造成壓力的姿勢（圖9.24）。

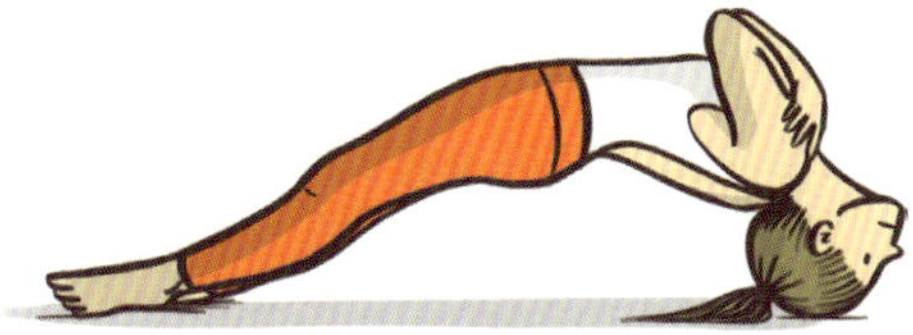

圖9.24 這是一種更健康的正位方式，因為臀部和胸部處於較高位置，頸椎處於中立狀態。但如果學生不做這個姿勢，我還是會比較感到高興。

讓我們在花些時間繼續討論頸部的脆弱性，並來討論這頭倒立這姿勢。頸椎和腰椎，尤其是椎體之間的尺寸大小差異，表明隨著我們往脊椎向下移動時，承重能力會增加。這是有道理的，因為隨著我們的下降動作，我們在每個椎體上方的重量越來越多。在頭倒立式中，除了頭部之外，我們身體的所有重量都在頸椎上方。雖然一般聽到給予的指導口令，都是透過積極地使用並啟動前臂和肩膀使力，按壓地面來減輕壓力，但除非你能將頭部抬離地面，否則這樣做的效果甚微。想一想，如果我讓你保持鱷魚式，你是否會很快就感到疲倦（因為雙腳是放在地板上的，所以這還不是你身體的全部重量）。

讓我們繼續討論頭倒立式，我又要挑出我們脊椎過度後凸的學生了。我不認為他們有可能可以做到脊椎中立，所以我認為如果不借助頭倒立凳等輔具，就不建議他們做這個姿勢。除了他們，我還要加上任何有頭朝前傾姿勢或患有頸部疼痛或緊繃的人。從我的角度來看，我更希望看到所有學生在嘗試這個版本的頭倒立式時，都能將頭抬離地面。

很抱歉！我還沒準備好結束這個話題。進入和退出頭倒立式式時，是頸部最脆弱的時候，因為有可能會出現不穩定的狀況，並且在負重時，處於非中立的位置。因此，建議最好不要跳躍式，跳進或跳出。進入和退出此體位時，都需要有控制性地移動，最好的方法是使用單條直腿抬高，往上進入姿勢。

經典的頭倒立式是唯一可以讓頭部離開地面，或至少可以嘗試減少負重的變化式。無手支撐頭倒立式A是一個流行的變化式，在這個變式中，你別無選擇，只能將重量分散到整個頭部。無手支撐頭倒立式A是進入手臂平衡，和其他高難度挑戰體位序列的一個非常有用的姿勢，但我建議如果你要使用這個體位和類似的變化式，請限制你停留在這些體位的練習時間。確保身體穩定，並高度注意脊椎定位。

我們在正文中提到來自某些運動或鍛鍊背景（如舞蹈和體操）的學生可能會出現腰椎過度前凸的情況。由於髖關節屈曲占主導地位，需要強有力的髖屈肌和股四頭肌，因此膕旁肌很可能是靈活但薄弱的。這就會導致骨盆前傾，腰椎前凸增加。這對所提倡的

站立姿勢也可能受到了一些影響，因為在這些訓練中，臀部和胸部向外突出，前凸曲線較深，往往被認為是美觀的。加強核心力量以縮小胸廓和恥骨之間的空間，以及加強腿筋本身的力量，可能會在一定程度上改變姿勢模式。既然是一種模式，那麼不斷意識到自己是如何站立，以及強化這種可意識模式的瑜伽體位法，將能再次讓學生更容易感知自己的身體定位。

脊椎過度彎曲前凸的學生，他們通常會覺得後彎很容易，因為脊椎在設計用於伸展的區域中已經朝那個方向伸展移動了。但他們也可能因為過度強調這一區域的使用，而導致背部問題或敏感。每當有一個體位法需要同時伸展臀部和背部來塑造姿勢時，這些學生應將重點放在收緊腹部，使之緊實，以減少腰部區域過度運動的可能性，並將關注更多地放在啟動髖部前側。

說到肩倒立，我相信你已經知道重心應該放在肩膀上，而不是脖子後面。即便如此，對於大多數學生來說，我覺得讓身體垂直於地面，沒有使用輔具磚塊或毯子的情況下提高肩部，讓頸椎的角度更柔和，這樣做是不太合宜及明智的（圖9.25）。另一種選擇，是讓臀部保持在更靠後的位置，從那裡開始抬起雙腿，使之與地面垂直。

在許多體位法序列中，肩倒立的後續體位法是犁式（Halasana）。要使雙腳落地，需要直腿髖部屈曲的良好幫助。若沒有直腿屈髖的學生，可能會為了讓雙腳落地而使頸部承受過多的壓力。讓雙腳懸在空中也不可取，因為重力會逐漸將其拖往下。比較安全的做法是讓學生的腳可以放在並處於一個長枕或墊塊上（圖9.26）。另外，對於脊椎過度後凸的學生，我建議不要做膝蓋夾耳式（Karnapidasan），因為雙腿的槓桿作用會增強胸椎的圓弧模式。

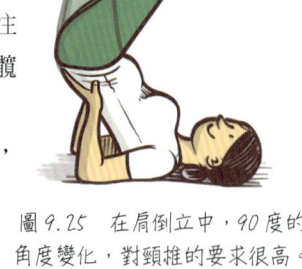

圖9.25　在肩倒立中，90度的角度變化，對頸椎的要求很高。最好使用一塊毯子磚當輔具，或調整臀部位置並注意保護頸部。

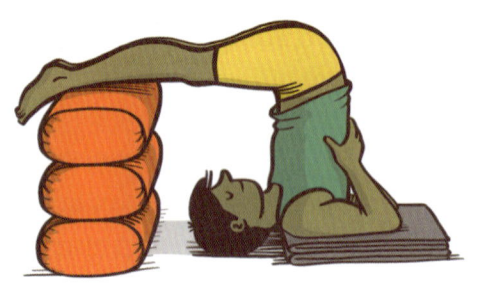

圖9.26　如果學生的髖關節屈曲只有90度，那麼雙腿就應該在這個位置。否則，他們就會誇張地彎曲脊椎，試圖把腿放下來。

CHAPTER 10

薦髂關節

薦髂關節的構造

在薦骨與髂骨的交匯處，就是薦髂關節，兩側各一。從背面觀察，它們與水平面成大約成 15 度左右。薦髂關節略呈迴力鏢狀關節，包含纖維軟骨和透明軟骨（圖 10.1）。隨著年齡的增長，此關節會變得更加纖維化和受到限制，即使是在我們十幾歲的時候，也只有幾度的少量活動空間。

薦骨可以相對於髂骨向前傾斜（點頭），也可以相對於髂骨向後傾斜（反點頭）（圖 10.2）。骨盆的兩半，各自也可以相對於薦骨前傾或後傾。同樣地，這種動作是最小化的，主要發生在步態週期等運動中，有助於將運動力向上傳遞到脊椎。在這個例子中，骨盆的兩半分別各自向不同的方向移動。

薦骨前表面和後表面都有大量韌帶，這與關節的形狀一起保持了關節的穩定性（圖 10.3）。雖然有些肌肉附著在薦骨上（包括多裂肌、梨狀肌和臀大肌），但薦骨相對於髂骨的移動，並不是因為肌肉的作用，而是身體的定位。由於這個原因，再加上韌帶非常結實，以及可用的活動度很少，我認為去嘗試增加這裡的活動不太明智。相反，在〈結合實際情況〉的段落中，我會將重點關注在保護薦髂關節，使其免受我們在姿勢瑜伽中，可能產生扭轉力的影響。

薦骨下方是尾骨，與薦骨一起，尾骨在整個個體範圍內，或多或少都會彎曲，而彎

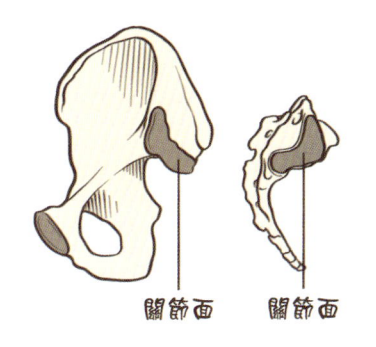

圖 10.1 骨盆的右半部分（無名骨），薦骨在垂直軸上，旋轉 180 度，以便看到相應的關節面。

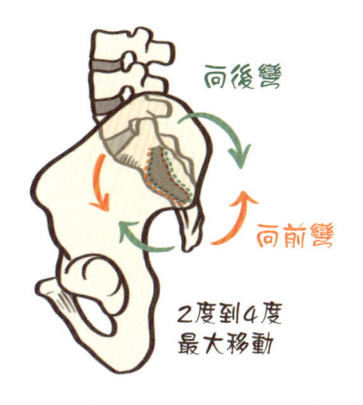

圖 10.2 虛線表示潛在的活動與移動。

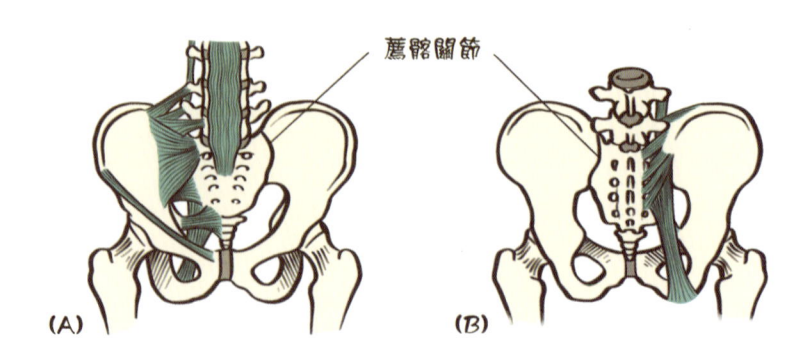

圖 10.3 薦髂關節的前（A）面和後（B）面都有大量韌帶。

曲的程度，會因人而異。如果弧度偏直，學生可能會覺得在尾骨上滾動和保持平衡很不舒服。

活動薦骨的肌肉

梨狀肌是唯一完全附著在薦骨上的肌肉，其他肌肉只附著一些纖維在上，而這些纖維是與骨盆更廣泛連接的一部分，然後附著在骨盆以外的其他骨骼上（圖 10.4）。梨狀肌起源於薦骨前表面，但跳過骨盆連接到

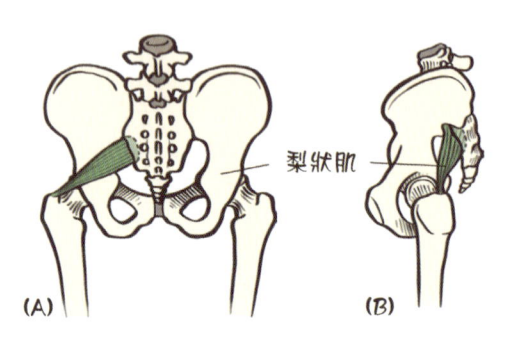

圖 10.4 顯示了梨狀肌附著在薦骨上，但不附著在骨盆上，
（A）為背面視角，（B）為側面視角。

股骨大轉子。因此，我還是會堅持這樣的觀點：沒有肌肉是能直接移動薦骨。許多肌肉可能對薦髂關節的移動有一定的作用，但卻是透過改變身體的定位來間接實現。

我們在稍早就已經討論過，將身體分割並以這樣的方式來討論關節動作、穩定性和運動，所涉及及產生的相關問題。薦髂關節就是一個典型的例子，它不僅受到相鄰近骨骼的影響，還受到深遠處的筋膜連接、肌肉鏈、整體定位和區域穩定性的影響。

如果你拉伸了薦髂關節周圍的韌帶，那麼你將很難再次穩定薦髂關節，這正是因為缺乏直接的肌肉參與。通常在這些情況下，會接收到的指令是要你加強周圍的肌肉，尤其是那些會產生橫向運動的肌肉。

通常情況下，薦髂關節疼痛是直接會在薦髂關節上感覺到，似乎是從某個特定位置，而不是整個關節發出的（圖 10.5）。但它也可能導致疼痛發生在臀部、腰部、大腿後側甚至腹股溝，尤其是在你感到疼痛時，有出現保護性肌肉痙攣的情況。所經歷到的疼痛，它本身通常表現為鈍痛，但也可能是

銳痛的、刀刺痛的或難以想像的疼痛。你所經歷的疼痛的程度，將取決於問題的嚴重程度，例如：韌帶扭傷、關節發炎、不穩定或錯位。

關於薦髂關節疼痛的觀念，我們再繼續討論的更具體些，我遇到過許多學生說自己的症狀是幾個月到幾年不等的鈍痛感。而我就沒那麼幸運了，當發生在我身上時，我的薦髂關節引發了急性發炎症。我所經歷的疼痛是如此劇烈，以至於在第一次出現不適後的幾個小時內，我就需要注射配西汀（Pethidine）（極強的鴉片類藥物止痛藥）。各種肌肉都出現了保護性痙攣，而我還需要依賴拐杖休養幾個月。

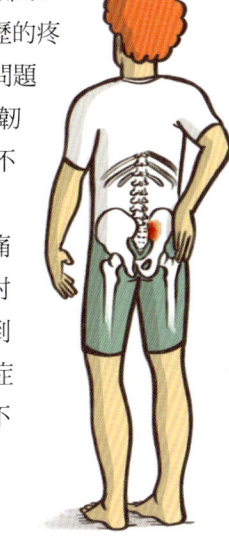

圖 10.5 薦髂關節疼痛，通常會直接在關節本身上感覺到。

重要的是，薦髂關節疼痛不容忽視。採取相應的行動，探究是什麼原因使該部位疼痛加劇。有一些被誤導的學生認為這些疼痛和不適感，是通往更開放身體的旅程之一部分。但以薦髂關節疼痛來說，事實絕非如此，在這個部位更是，因為我們並不是要增加這個關節的關節活動度。好消息是，並非所有表現為薦髂關節疼痛的情況都這樣，因在許多情況下，可能是臀中肌或臀小肌的疼痛觸發點，將疼痛引向了薦髂關節該區域。

結合實際情況

運動中的碰撞、摔倒、車禍等事故，都有可能造成韌帶撕裂或扭傷，從而傷害到薦髂關節或使其錯位。幸運的是，瑜伽是涉及有控制的活動，因此學生不太可能受到外傷。但我們更有可能透過在該部位，反覆施加扭力來伸展或扭傷韌帶。許多瑜伽學員可能會出現令人不安寧的薦髂關節疼痛或更嚴重的症況。因此，了解我們可以對這些支撐韌帶，施加壓力的方法會很有幫助。

我認為有三種主要類型的動作，可能會造成較重大問題：被動扭轉、不對稱姿勢和將腿部作為槓桿。它們共同都涉及到一種力量的引入，這種力量實際上是在試圖在髂骨內移動薦骨，反之亦然，以對抗韌帶的保護性阻力下。

透過主動式扭轉，你會移動到在正確的位置，因為你只使用到旋轉肌肉來完成這項工作。但是，如果有重力或槓桿的幫助（被動式扭轉），那麼當胸腔區域停止旋轉時，這時旋轉力就會轉移到腰部或薦骨區域。如果骨盆不能隨脊椎自由移動，那麼這種扭轉動作就會對薦髂關節造成壓力。槓桿的例子可以是透過肘部或手臂來增加扭轉深度、強有力的調整或使用綑綁動作。

我們將用扭轉側三角式（*Parivrtta Parsvakonasana*）體位法來探討這一想法。如果在做這個姿勢時，將腳底轉向一側，就能有效鎖定骨盆的位置。這時，學生是否應該使用前膝蓋外側的手臂或肘部來增加扭轉，這個使力產生的力量將無處可逃，能量很容易進入腰部或薦骨區域（圖 10.6）。如

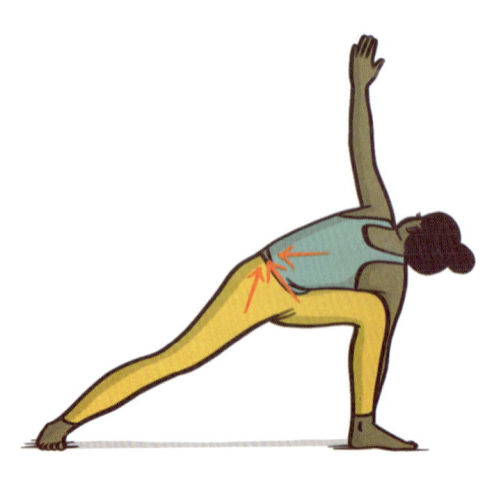

圖 10.6 如果在腿外側，使用手臂作為槓桿來增加扭轉，就有可能將壓力帶到薦髂關節上。

猴神哈努曼式就是一個很好的例子。在這個姿勢中，前髖關節部分是屈曲，後髖關節伸展。如果兩條上肢腿都能輕鬆著地，那麼髖關節處就有足夠的關節活動度。另一方面，如果上肢腿下方還有空間，無法完全著地，那麼重力向下的力量就會挑戰髖關節的可用關節活動度。如果肌肉阻擋並抵抗任何進一步的關節活動度，那麼髂骨就會被雙腿拉向相反的方向。這會再次地對薦髂關節周圍的支撐韌帶造成壓力（圖 10.7）。你認為我會如何看待留在這種姿勢下，並產生彈跳呢？

雙腿並不總是要處於相反的位置，才能產生類似的效果。前面猴神哈努曼式的例子中，一側髖關節彎曲，另一側髖關節伸展，但像是受歡迎鴿王式就很容易出現問題。在這個姿勢中，如果脛骨是與墊子的前面部分平行，髖關節就會深深地外旋同時也會屈曲。這個姿勢對許多學生來說是極具挑戰性，你可能會發現前腿的大腿和臀部沒有著地。這種姿勢不僅會對膝蓋外側（外側副韌帶）造成壓力，還會導致骨盆扭轉，再次使薦髂關節易受重力影響（圖 10.8）。基於這些原因，所以我會認為將脛骨放在這個位置上，當你停留在鴿王式，是一種進階的姿勢，且不適合放在初學者的練習體位序列中。

果學生用腳掌使力過猛，那麼骨盆就會開始隨脊椎旋轉。我們將在第 16 章〈扭轉體位〉中，繼續深入探討扭轉體式。

涉及髖關節不對稱的姿勢可能會施加力量試圖將骨盆的兩半，向不同的方向用力。步態週期就是一個例子，健康的薦髂關節可以舒適且適應這種自然運動。然而，當你將雙腿固定在位置上，然後施加力量時，就會出現發生脆弱性漏洞的可能性。

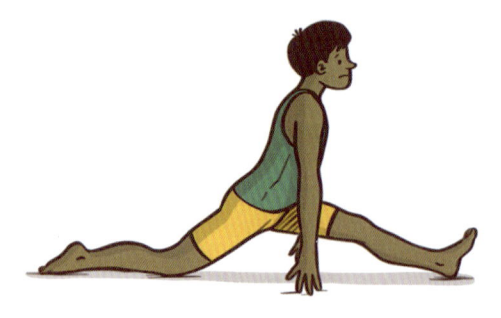

圖 10.7 負重的不對稱姿勢，會對薦髂關節造成壓力。

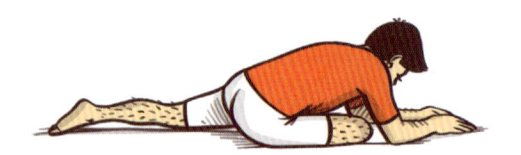

圖 10.8 在這裡，戴夫將脛骨向前邁出，但他的身體侷限導致了骨盆扭轉。

前面兩個不對稱體位的例子，也可以歸入在「將腿作為槓桿」這一類組別。不過，在其他體位中，當雙腿做不同動作的姿勢時，也其實都會給薦髂關節帶來壓力，尤其是當薦髂關節已經受到刺激或當韌帶已經鬆弛時。

我們之前討論過頭碰膝式可能會對膝蓋造成壓力。此外，當學生試圖向前彎移動時，彎曲那條腿的髖部限制也可能會讓骨盆固定在某個位置。如果他們圓背彎曲脊椎並將自己向前拉行使前彎，就有可能會對彎曲那條腿的側薦髂關節造成額外的壓力。順帶一提，這個想法也同樣地適用於圓背脊椎變彎曲的所有前彎動作。如果壓力沒有傳導到腰部，就會傳導到薦髂關節。

我提到的最後一類體位組別，是與將腿作為槓桿有關。阿斯坦加瑜伽的練習者開始出現薦髂關節疼痛的典型時間是，當他們開始練習中級系列中的體位，開始將腿擺在頭後系列姿勢時。除非有足夠的外旋和髖關節屈曲，否則學員會過度的圓背彎曲脊椎，腳可能會可放在脖子後面。如果這對頸椎和腰椎來說還不夠糟糕，更糟糕的是他們在抬腿時，可能會將臀部抬離地面（單腿坐姿版本），導致在過程中，使骨盆受力不平衡。然後，在試圖坐更直的過程，他們會用頸後部來移動腿部，進而移動薦骨上的骨盆（圖10.9）。這會對所有相關涉及適應的身體部位區域產生非常強大的力量，尤其是對薦髂關節而言。

這一次，我們不再考慮將骨盆的兩半向不同的方向移動，而是考慮將雙腿向兩側伸展。在束角式和直角式等體位法中，雙腿可

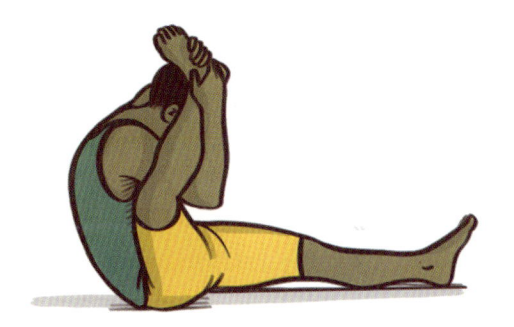

圖10.9 每次看到這種身體扭曲的姿勢，我都會因恐懼而感到畏縮，我經常為此崩潰！

以作為骨盆上的槓桿，將髂骨與薦骨拉開。當然，這將受到韌帶的阻力抵抗，但腿很長，而且又重。

由於韌帶在提供薦髂關節穩定性方面，發揮著如此重要的作用，任何影響其柔韌性的因素，都會影響關節的完整性。身體過度活動的學生需要格外注意這個部位，因為他們的韌帶已經有鬆弛的趨勢。另一個需要特別關注的群體是懷孕的學生，因為他們的身體會釋放荷爾蒙鬆弛素，為骨盆做好分娩準備。有些學生可能會在月經週期的後半段感到身體不太協調，這也是因為鬆弛素的釋放造成的。

我這樣說下去，可能會讓人覺得與其練習瑜伽，不如坐在椅子上喝杯茶更安全。大多數情況下，大部分學生是都能安全練習。本章的目的是提醒你：事情可能會出錯，通常是由於缺乏意識性造成的。如果你或你的學生在薦髂關節區域感到不適，那麼是時候仔細檢查一下所練習的體位法了。

CHAPTER 11

肩關節

就像下半身的髖關節－膝關節－腳踝－足部之間的關係一樣，上半身的肩膀－手肘－手腕－和手，身體組合元素之間也存在著許多相互作用。在瑜伽練習中，當我們發現自己在做綑綁動作或做反向祈禱式時遇到困難，無法阻止手肘向外伸。或者在某些體位法中，無法伸直手臂時，我們通常會開始質疑肩部發生了什麼問題。在某些瑜伽體位中，我們確實需要用手或前臂來支撐自己，我想更多的學生會注意到他們的上半身比下半身更弱或更不穩定。

手臂和腿部的骨骼和關節構造有些相似。向外依次是杵臼關節、改良式屈戌關節和關節組合。這種先大量運動，然後再少量運動，接著再大量運動的排列方式，使人體四肢具有超強的功能性和適應性，同時也提供了更強的控制能力。就骨骼本身而言，我們的上臂和腿部，有一塊骨骼，下臂有兩塊骨骼（一塊是粗的，一塊是細的），然後是可負荷重量的腕部、手部、腳踝和腳部（圖11.1）。

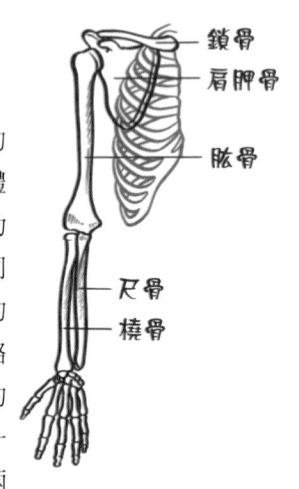

肩關節的構造

髖關節是為承重而設計，由於有強大的穩定韌帶而相對堅固，與肩關節則不同，它是被設計為與我們的環境互動。我們希望能夠做到高高地伸手，可以抓到背，並準確而敏捷地擺放和定位我們的手。肩關節的結構反映了這些功能要求，肩關節窩較淺，韌帶比髖關節輕得多。然而，對此靈活性和移動性的需求是有代價的。其代價是穩定性的降低，從而會增加了受傷的風險。

當我們說「肩關節」時，一般是指肱骨（上臂骨）的連接處，但實際上這被稱為盂肱關節（GHJ），因為關節窩的名稱是位於肩胛骨上的關節盂窩。肩關節比髖關節更複雜，因為肩胛骨是肩帶的一部分，而肩胛骨本身又與中軸骨骼（頭骨、椎骨、胸廓和胸骨）相銜接。組成肩帶的另一塊骨頭是鎖骨（領骨），因此鎖骨兩端也有一個關節。鎖骨與胸骨連接處為胸鎖關節（SCJ）與肩胛骨肩峰突連接處為肩峰鎖骨關節（ACJ）。最後，肩胛骨與胸廓的連接處是肩胛胸廓關節（STJ）。這個與其他關節不同，因為沒

圖 11.1 上肢骨骼。

胸鎖關節 SCJ
肩峰鎖骨關節 ACJ
盂肱關節 GHJ
肩胛胸廓關節 STJ

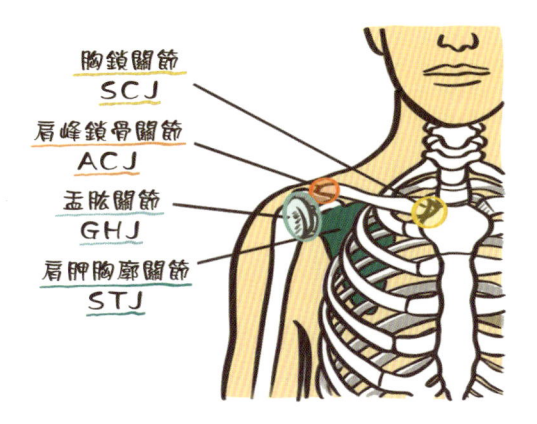

圖 11.2 肩關節複合體。

有關節囊或滑液（圖 11.2）。肩胛骨只是很好地貼合在胸廓後部，並由肌肉固定在那裡。我們可以將這四個關節的組合稱為肩關節複合體。

　　骨盆和腿部的關係與手臂和肩胛骨的關係，這兩組之間的一大區別在於肩胛骨可以在背部移動。結合肩帶的排列，肩胛骨可以向後繞過胸廓滑向脊椎（後縮）、向前和向外側滑動（前突）、向上（上提）和向下（下壓）。肩胛骨還可以向上向下旋轉，從而改變關節盂窩的角度，進而改變我們手臂的可以上舉及移動的幅度。我不想讓你大吃一驚，但肩胛骨還可以向前和向後傾斜，並圍繞其垂直軸向外側和內側旋轉。我們可能會注意到這個最後一個關節活動，那就是學生們在做鱷魚式動作，當身體往下移時，我們可以看到肩胛骨的內側邊緣（內側邊界）會從背部向外移動。我們傾向於將這種外觀現象稱為「翼狀肩胛」，儘管這與醫學上的同名病症並不相同。

　　請不要覺得這一切太複雜而陷入困境，你只需要明白藉由移動肩胛骨，我們可以加強手臂的動作可行性，但我們也可能需要穩定背部的肩胛骨（圖 11.3）。當肩胛骨在移動時，在肩峰鎖骨關節（ACJ）和胸鎖關節（SCJ）上也會出現關節活動。

　　肩胛骨有三個突起部分，分別是橫跨肩部頂部的肩峰突、從鎖骨下方突入胸部的喙突和橫跨背部的崤，稱為肩胛棘。肩胛棘是一個方便的標誌，但對我們瑜伽愛好者來說，了解更多關於肩峰突的訊息，才是有用的。

　　肩峰突的形狀可分為三種：扁平型（I型）、彎曲弧型（II型）和鉤狀型（III型）（圖 11.4）。我相信如果我們考慮到人體骨

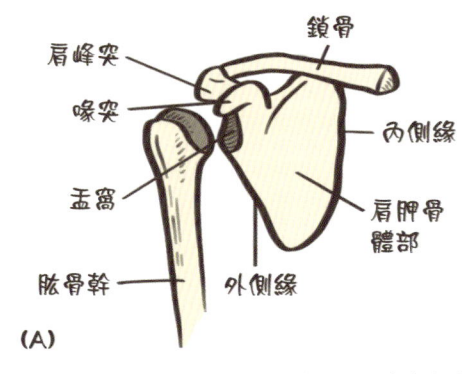

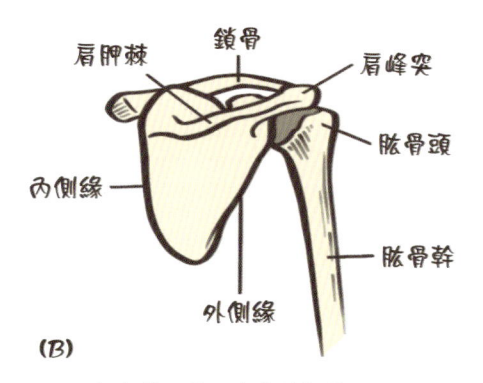

圖 11.3 與骨盆一樣，了解肩帶的標誌也很方便（A）前視圖，（B）後視圖。

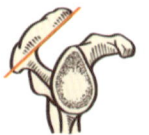

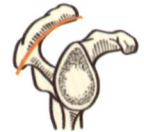

扁平型（I型）　彎曲弧型（II型）　鉤狀型（III型）

圖 11.4　不同形狀的肩峰突起。實際上應該還有第四種，是向另一側彎曲弧形狀。

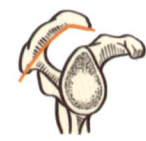

骼的可變異性，也有可能將不同長度的肩峰突，更外側懸伸突出的肩峰突，以及關節盂窩的形狀、角度和深度的細微差別結合在一起。如果一個人的肩峰突呈現鉤狀或有其他變異，那就有可能意味著骨頭懸垂程度比較較多，那麼肱骨很可能會在肩關節完全屈曲之前撞擊肩峰突（硬擠壓）。這代表著同樣的人在做下犬式動作時，軀幹和手腕之間會無法形成一條直線。任何牽涉到肩膀完全屈曲姿勢時，例如：手倒立式、戰士一式或坐椅式，都會出現同樣的情況。

大多數人都是屬於第二型，但就像所有深層潛在的骨骼結構一樣，如果沒有進行 X 光檢查，你不會知道。重要的是要了解這種深層潛在的骨骼結構，可能是肩關節屈曲的障礙之一（圖 11.5）。

同樣的擠壓規則也適用：不要用力壓迫

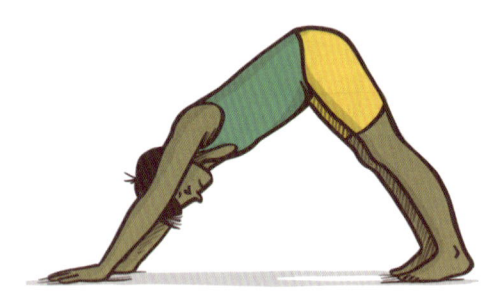

圖 11.5　肱骨對肩峰突的硬性壓迫，可能會阻礙肩部實現全方位的屈曲。

骨頭，因不適感會產生並出現在行進方向的前方。唯一可能影響這種情況的因素是，肩胛骨在否沒有以應有的方式在背部移動。另外，有趣的一點是旋轉肌袖撕裂患者中，肩峰突呈 III 型（鉤狀型）的比例要高得多。

當肩帶上提、下壓、前突或後縮時，肩胛骨在胸鎖關節（SCJ）和肩峰鎖骨關節（ACJ）上的可活動性，有助於肩胛骨在胸廓上移動。與薦髂關節（SIJ）一樣，沒有肌肉專門負責移動這些關節。因此，如果維持其骨骼關係的韌帶受損，就很難恢復穩定性。稍後，我們將討論如何在瑜伽練習中，讓這兩個關節承受壓力。

活動肩關節的肌肉

肩部周圍有許多肌肉（圖 11.6）。我們將從肩帶開始，然後移動到肩關節（關節盂窩）。肩帶可進行的運動包括上提、下壓、前突和後縮。

前鋸肌

前鋸肌是纏繞包覆在軀幹上的一束手指，看起來很神奇，在拳擊運動員身上很容易看到。它來自肩胛骨的內側邊緣，但會從肩胛骨下方，並繞到身體一側周圍，附著在前 8、9 根肋骨上。它的作用是使肩胛骨前伸並向上旋轉，當肩部屈曲或外展時（圖 11.6、11.7 和 11.8）。我還認為前鋸肌將肩胛骨吸向胸廓。當我們看到肩胛骨呈翼狀時，這很好地說明前鋸肌很薄弱，或許還有下一塊肌肉——菱形肌，也很薄弱。

第 11 章：肩關節　213

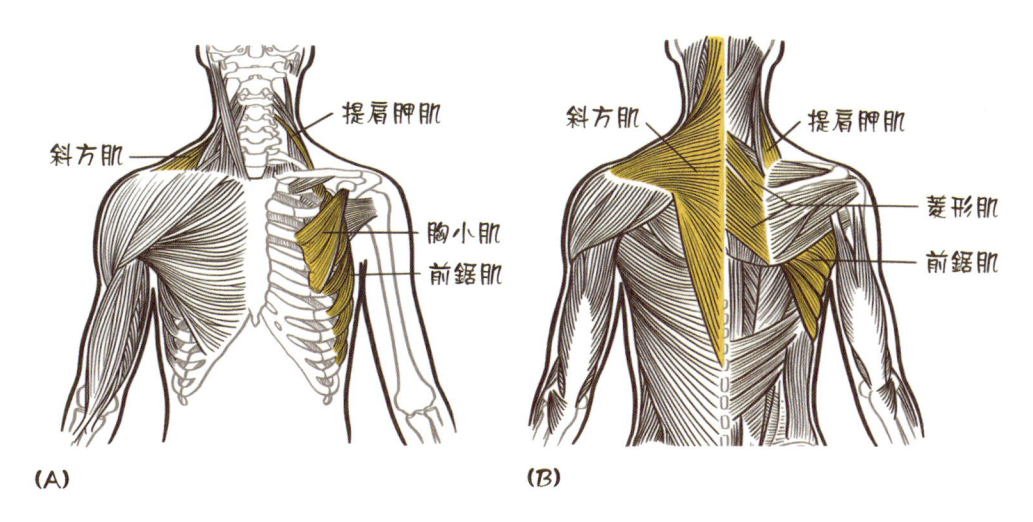

圖 11.6　活動肩關節複合體的肌肉，(A) 前視圖，(B) 後視圖。

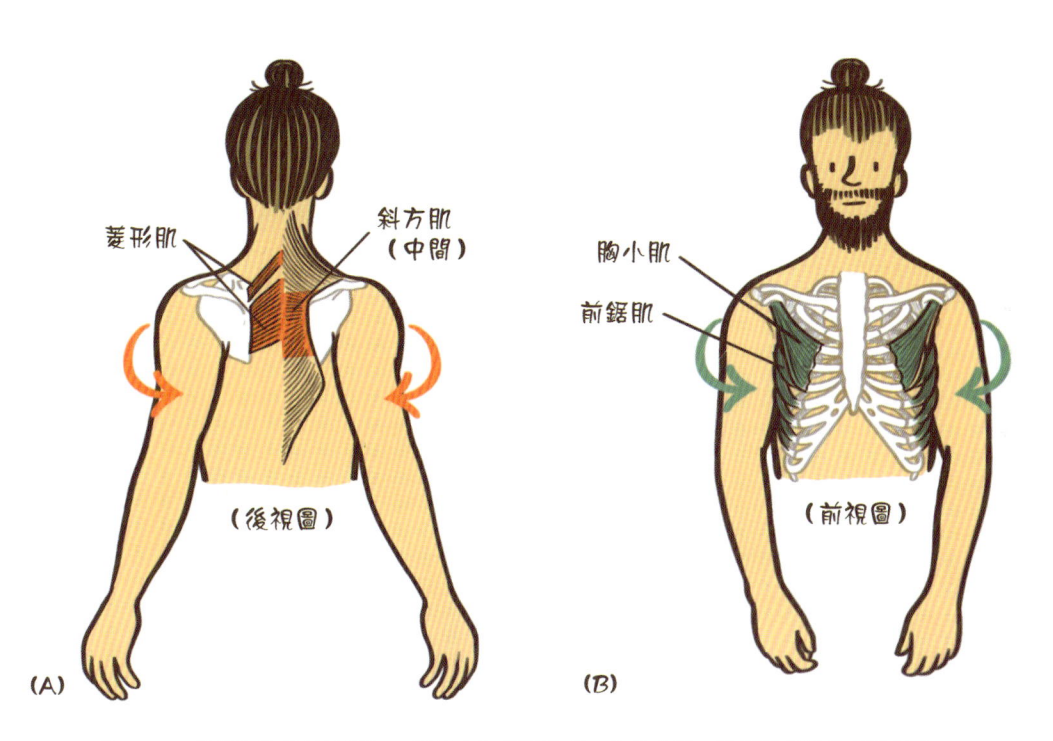

圖 11.7　前鋸肌就像新的腰肌，每個人都想談論它，公平地說，它確實在穩定肩帶方面，發揮著重要作用。但是，菱形肌和斜方肌也共同作用，以平衡後縮 (A) 和前突 (B)。

菱形肌

菱形肌位於脊椎和肩胛骨內側緣之間。菱形肌分為大菱形肌和小菱形肌，但它們的作用相同，即後縮及上提抬高肩胛骨，並協助其向下旋轉（圖 11.6、11.7 和 11.8）。與前鋸肌配合，它們有助於穩定背部的肩胛骨，這樣我們就可以在使用手臂時，肩帶就不會移動。

提肩胛肌

這塊肌肉的作用正如名字所指示的一樣，即肩胛骨上提（圖 11.6、11.7 和 11.8）。它附著在肩胛骨的頂部內側角上，然後附著在上部 4 個頸椎的橫突上。因此，就像菱形肌一樣，內側的向上拉力也有助於肩胛骨向下旋轉。如果你試圖視覺化一下，什麼時候會用到這個動作，可以試著想像，身體抬起來做 L 型坐姿——當肩帶被下壓時，肩胛骨也會向下旋轉。

斜方肌

橫跨頸部、中背部和肩部的巨大菱形肌肉被稱為斜方肌。它不僅附著在從第 7 頸椎到第 12 胸椎的棘突上，還附著在頸後部的頸韌帶、鎖骨外側、肩胛棘和肩峰突以及顱底上。由於其尺寸不同，它纖維的運行方向不同，因此這三個主要部分的作用也不盡相同。

上部提升肩胛骨、中部後縮、下部下壓。上部和下部還有助於肩胛骨回縮，並能在抬起手臂時共同旋轉肩胛骨（圖 11.6、11.7 和 11.8）。斜方肌是一塊非常強大有力的肌肉，當手臂獨立於肩帶運動時，它是穩定肩胛骨在背部適當位置的主要肌肉之一。

胸小肌

我們有兩塊胸肌，即胸大肌和胸小肌，但只有胸小肌能移動肩帶，因為胸小肌附著在肩胛骨的喙突上，而胸大肌附著在肱骨上。胸小肌的另一端，起源於第三至第五肋

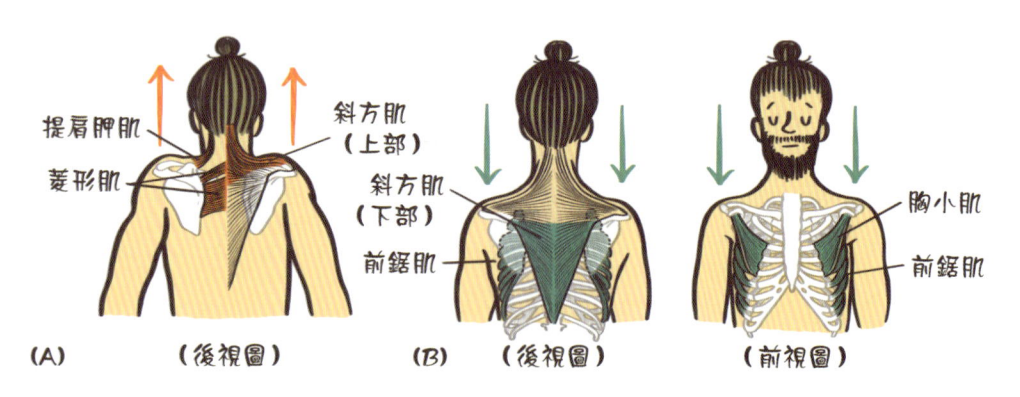

圖 11.8　肩部上提（A）和下壓（B）所涉及的肌肉。

骨。它能使肩胛骨前伸並向下旋轉（圖11.6、11.7 和 11.8）。因此，如果它與前鋸肌（一種向上的旋轉肌）共同作用，就可以實現肩胛骨的牽拉而不旋轉。胸小肌也是呼吸的輔助肌肉之一，能將胸廓向上拉以產生更大的體積。

現在，讓我們來深思有那些活動肩關節的肌肉（圖 11.9 和 11.11）。當我與學生交談時，我發現他們對哪些肌肉能活運肩關節有些困惑。簡單地說，我們現在討論的是肱骨的運動，因此，要能夠產生動作的肌肉必須是附著在肱骨上。我們剛剛介紹的一些肌肉是附著於肩胛骨上，即是肩窩所在的骨頭（關節盂窩），但這些肌肉都並非來自肱骨。

現在我們已了解到許多肌肉，其中一些是起源於肩胛骨，但所有肌肉都會附著在肱骨的某處。現在是提醒自己，回想並注意肌肉牽拉方向和第 3 章〈肌肉次要動作〉的好時機，因為這將幫助你直觀地理解肌肉如何在肩部產生動作的原因。我們在肩關節可產生的運動，包括內旋和外旋、屈曲和伸展、外展和內收以及水平外展和內收。

旋轉袖肌群肌肉

我們首先要介紹由四塊肌肉組成的肩肌群，它們被統稱為旋轉袖肌，因為它們的肌腱與肩關節囊相融合，幫助將肱骨頭穩定在淺窩內（圖 11.9）。除了發揮這一關鍵作用外，旋轉袖肌群還負責許多動作（圖 11.10）。這種雙重作用也意味它們很容易受傷，尤其是在重複性高舉超過頭的動作或負荷時。

棘上肌

棘上肌位於肩胛棘的上方，然後在肩峰突下行進與肱骨頂部相連附著。它幫助三角肌完成肩部外展的動作。我們也順便提一

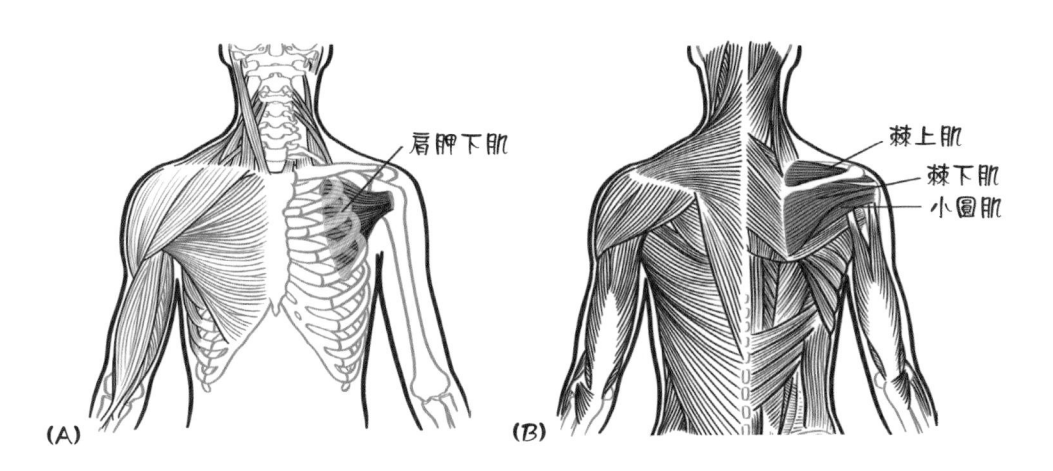

圖 11.9 旋轉袖肌群肌肉，(A)前視圖，(B)後視圖。

216 | 瑜伽體位教科書：針對體型的高矮胖瘦，有不同的指導和動作解說！

內旋

肩胛下肌
（肩胛骨下）
大圓肌
闊背肌
（後視圖）

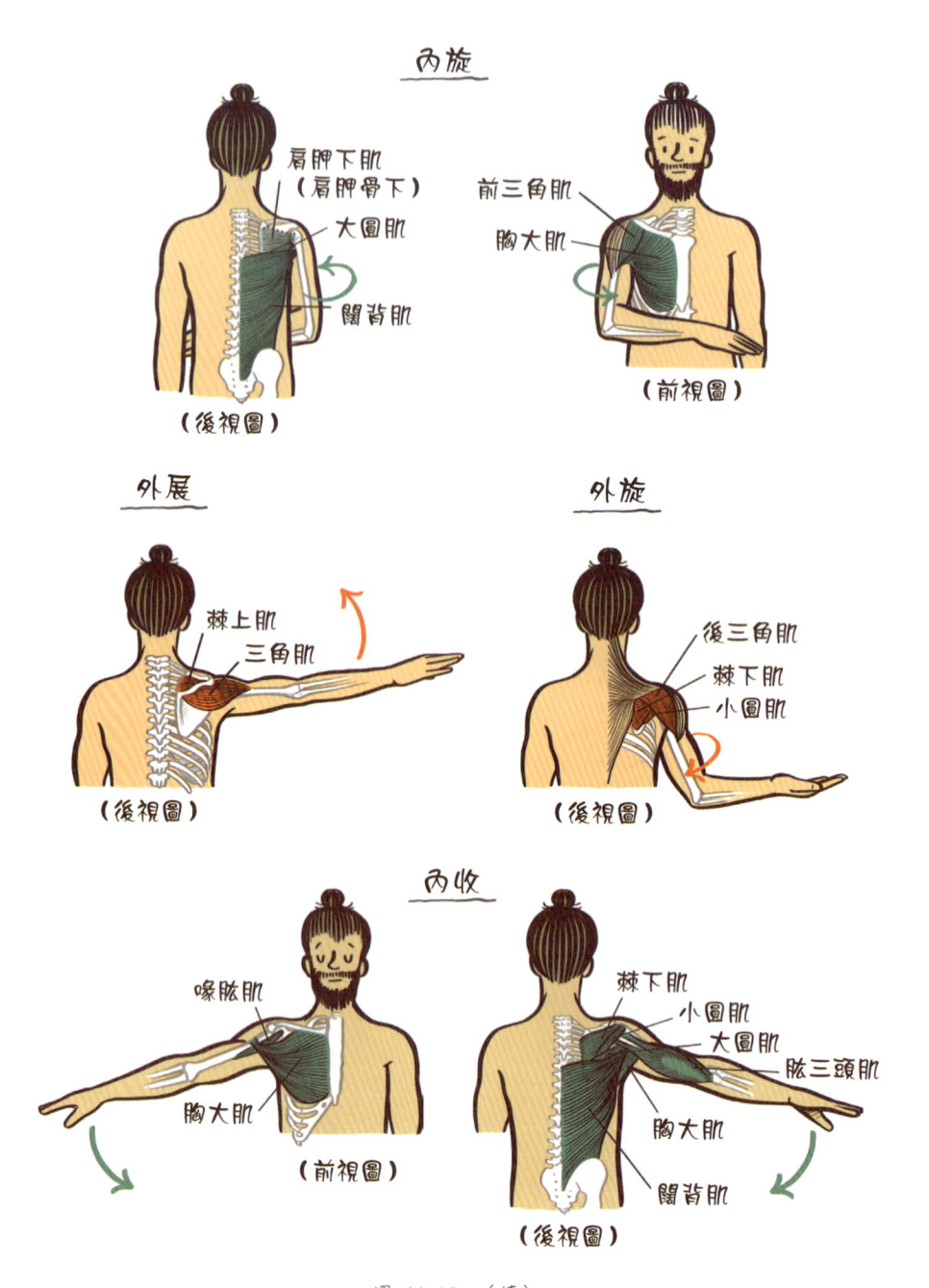

前三角肌
胸大肌
（前視圖）

外展

棘上肌
三角肌
（後視圖）

外旋

後三角肌
棘下肌
小圓肌
（後視圖）

內收

喙肱肌
胸大肌
（前視圖）

棘下肌
小圓肌
大圓肌
肱三頭肌
胸大肌
闊背肌
（後視圖）

圖 11.10 （續）

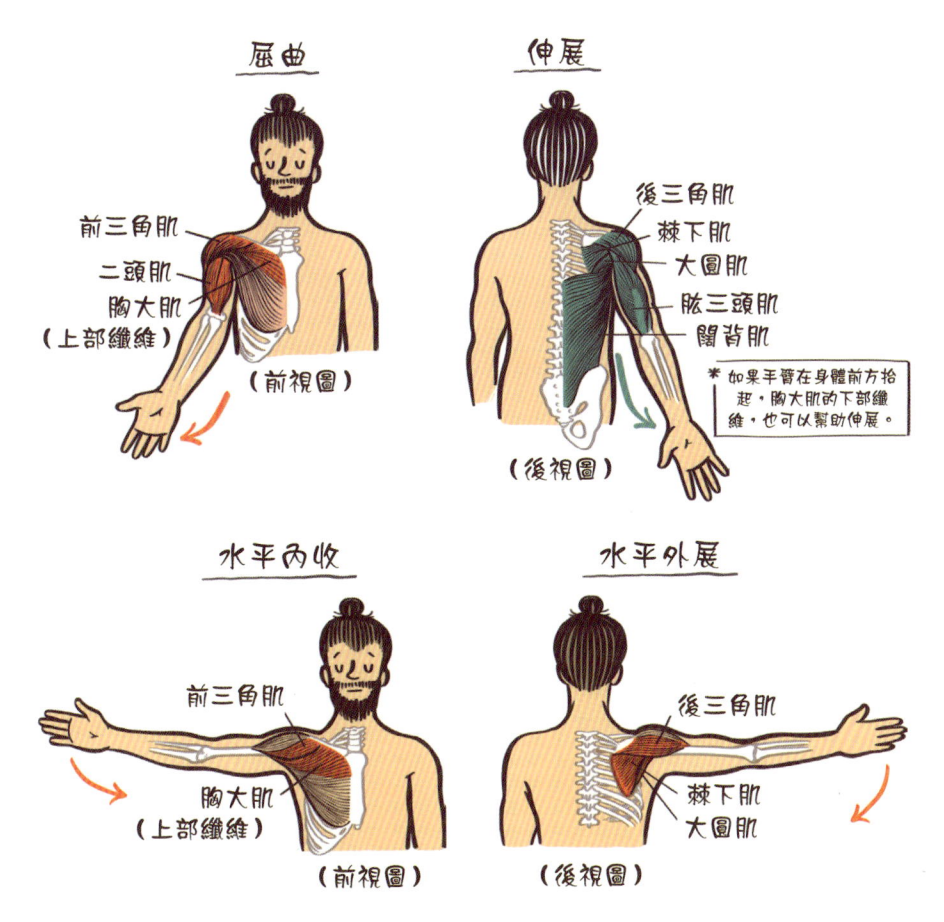

圖 11.10　肩關節的多種可行使動作。

下，在肩旋轉肌腱撕裂症中，它是最容易受損的肌腱。如果你在向前或向外側抬起舉起手臂時，無法行使這些動作並感到疼痛，而疼痛感之後並沒有消失，那麼你就應該尋求建議和指導，因為若是什麼都不做可能會導致病情進一步惡化。

棘下肌

　　棘下肌是主要的外旋肌，因此，在與許多強大的內旋肌過度鍛鍊時，容易出現激痛點。它還能幫助水平外展和伸展。棘下肌是肩旋轉袖肌群肌肉中，最大的一塊占據肩胛棘下方的整個區域，並附著在肱骨的後外側（背面／側面）。

小圓肌

　　小圓肌從肩胛骨外側緣延伸至肱骨後側，具有外旋和幫助內收的功能。

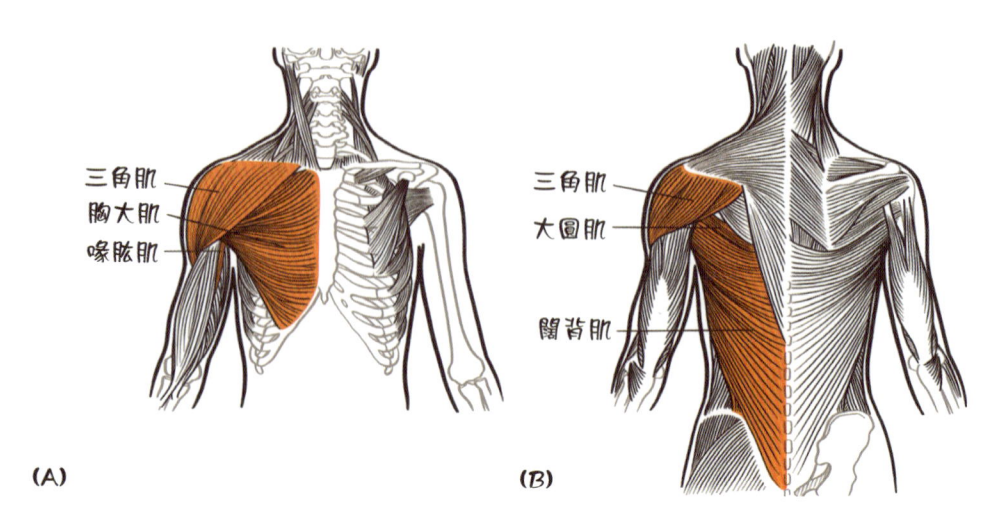

圖 11.11 其他活動肩關節的肌肉，(A) 前視圖，(B) 後視圖。

肩胛下肌

　　肩胛下肌從肩胛骨下方（前表面）一直延伸到肱骨前方，因此可以進行內旋。它還能協助內收和伸展。

活動肩關節的其他肌肉

胸大肌

　　胸大肌位於上胸部的前方，完全覆蓋住胸小肌。它附著在胸骨、鎖骨和前六根肋骨的軟骨上，也附著在肱骨的前外側（前方／外側）。由於胸大肌粗大有力，其纖維方向性同樣會對不同部位產生不同的作用，有的從高處或低處拉動；有的則直接橫向拉動。胸大肌分為三個部分：上部（鎖骨）、中部（胸骨）和下部（肋骨）。所有部分都能使肩部內收和內旋。上部纖維可以屈曲肩部並水平內收，而下部纖維則可以做相反的伸展動作。由此可見，你可以知道這是一塊非常有用的肌肉。由於拉力的方向會不斷變化，其中一些動作在弧線的某些階段會更好。

闊背肌

　　闊背肌幾乎覆蓋了整個中背部和下背部。作為上半身最大的肌肉，附著點遍布各處，包括從第 7 胸椎到薦骨的所有棘突、胸腰筋膜、髂嵴和底部四根肋骨。在另一端，它延伸到手臂下方，連接附著在肱骨內側。當它同心收縮時，其作用是伸展和內旋。

　　闊背肌有潛力能成為一塊巨大且非常有力的肌肉，如果好好得到鍛鍊並發展，就能呈現出從窄腰到寬肩的經典「V」字形。在我的成長過程中，我觀看了大量的奧運會比賽，因此我認為它是游泳運動員的肌肉。在我的健身房時代，有一種健美姿勢叫「闊背

肌伸展」（Lat Spread），從背後面看起來像一隻烏龜，而從前面看則像一隻昆蟲（圖11.12）。我扯遠了，但我的回憶是有目的的。你不會在瑜伽練習者的背闊肌上，看到太多的肌肉張力，因為我們不做牽拉動作，而這正是它的工作──肩部伸展。

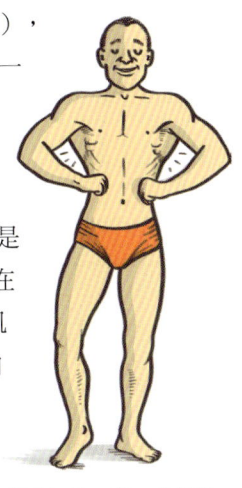

圖 11.12　啊，這就是「闊背肌伸展」。

> 譯注：背面闊背肌伸展（back lat spread）
> 　　健美比賽中，選手背對裁判站立，將雙手手肘張開，兩手掌置於腰部，一隻腳以腳尖著地並提起腳跟向後支撐，同時盡力將闊背肌用力伸展開來，小腿用力收縮肌肉的動作。進行此項展示動作時，嚴格禁止選手將腰側健美褲往上拉起，以展現臀大肌部分。裁判評審的重點是看闊背肌伸展的程度及背肌之厚度與密度，然後再從頭到腳全身審視一次

　　闊背肌可以將你的手臂從屈曲中拉回，或者將你的身體拉向手臂。另外，請記住第3章〈肌力力量〉中的內容，如果你的雙手手臂高舉超過頭頂，除非有阻力，否則重力將是使手臂落下的力量，而不是背闊肌的收縮。如果你不相信我對於瑜伽體位法練習，關於缺乏牽拉動作的說法，現在請試著想一想，例如，頭倒立式、手倒立式、肩倒立式、下犬式和鱷魚式都是推力動作。

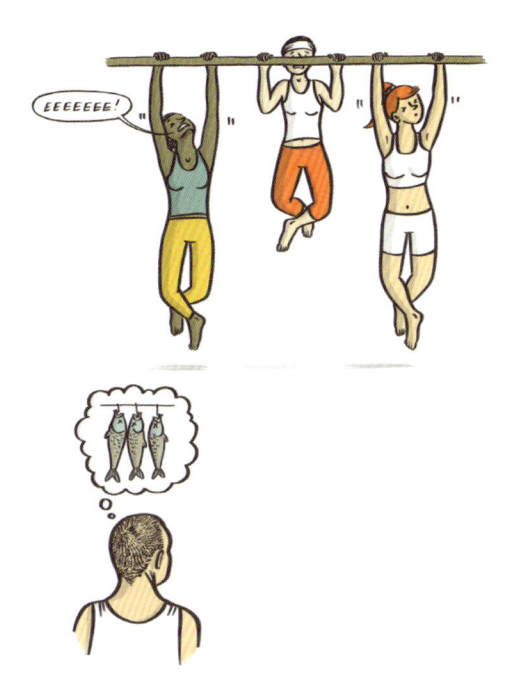

圖 11.13　看看你能否將自己拉到單槓上！

　　有時，為了和一群人一起找點玩樂的點子，如果周圍有方便的桿子，我會把學生舉起來，讓他們可以抓住桿子，然後看他們能不能把自己拉上去到單槓（圖11.13）。除了極少數人之外，其他人都會像在太陽底下，曬乾的鹹魚乾一樣懸掛在原地。因此，如果我們想在拉力肌肉和推力肌肉之間建立平衡，我們就必須找到其他方法來增強上半身的拉力肌肉。這也包括肱二頭肌。

大圓肌

　　大圓肌是小圓肌的兄弟（或姐妹），位於肩胛骨外側的類似位置。不過，它的另一端則位於手臂下方，像背闊肌一樣附著在肱骨內側。因此，它的作用與其同胞兄弟相

反,即內旋作用是與肩胛下肌相同。儘管名稱相似,大圓肌並不屬於旋轉肌袖的其中一員。我的拉丁語並不是很好,但顯然 Teres 的意思是圓形。從身體後部到前部,大圓肌還可以協助內收和伸展。

三角肌

三角肌是因其特有的三角形狀而得名,就像希臘字母 delta Δ 一樣,不過方向是反過來的。這些的高深東西大概就講到這裡,所以不用擔心。三角肌肌肉頂端環繞肩部,沿著肩胛棘、肩峰突和鎖骨形成一條線。實際上,這塊肌肉在自身上本身就對折翻了一倍,因此,儘管所有纖維在肱骨外側都有相同的附著點,但卻仍存在著三個不同的部分,既有一個共同的動作,也有幾個不同的動作。這些部分通常由它們所處的位置,來被辨別:前部、外側(有時為中間)和後部。這三個部分的肌肉都能進行肩關節外展,但外側纖維的工作強度最大。然後,前部和後部還分別具有相反的動作,即屈曲和內旋,以及伸展和外旋。

喙肱肌

我必須承認我從未真正提到過這塊肌肉。但在研究過它的動作之後,它是在鷹式中,負責使手臂,得以橫跨身體的肌肉之一,因為它可以完成肩部的屈伸和內收。它像胸小肌一樣,附著在肩胛骨的喙狀突上,然後連接到肱骨的內側。它還有助於將肱骨頭固定在肩窩中。

肱二頭肌和肱三頭肌,確實穿過肩關節,但與其他肌肉相比作用較弱。肱二頭肌可以幫助屈曲,肱三頭肌可以幫助伸展。我們將在第 11 章詳細介紹它們。

肌肉動作快速參考表

上提	下壓
斜方肌(上部纖維)	斜方肌(下部纖維)
菱形肌	前鋸肌
提肩胛肌	胸小肌

後縮	前突
斜方肌(中部纖維)	前鋸肌
菱形肌	胸小肌

水平外展	水平內收
後三角肌	前三角肌
小圓肌	胸大肌(上部纖維)
棘下肌	

屈曲	伸展
前三角肌	後三角肌
胸大肌(上部纖維)	闊背肌
肱二頭肌	大圓肌&小圓肌
喙肱肌	棘下肌
	胸大肌(下部纖維)

外展	內收
三角肌(全部纖維)	闊背肌
棘上肌	大圓肌&小圓肌
	棘下肌
	胸大肌(全部纖維)
	肱三頭肌(長頭)
	喙肱肌

外旋	內旋
後三角肌	前三角肌
棘下肌	胸大肌
小圓肌	闊背肌
	大圓肌
	肩胛下肌

結合實際情況

我們需要特別小心，不要對胸鎖關節（SCJ）和肩峰鎖骨關節（ACJ）施加壓力，因為如果韌帶受損，這兩個關節區域就很難穩定。那麼，在哪種姿勢下可能會出現這種情況呢？

從肩鎖關節（ACJ）開始，在什麼情況會對此關節施加壓力，我認為當肩膀處於伸展狀態，並且肩關節的運動停止時，但手臂仍努力向身體後方伸展到更遠的位置時，就可能出現這種情況。我的判斷是因為肩關節位於肩胛骨上，處於其關節活動度的極限末端時，肌肉緊繃就會導致肩胛骨與肱骨一起移動，從而可能導致肩峰鎖骨關節（ACJ）過度旋轉運動。

由於手臂較長，它可以起到強而有力的槓桿作用。我舉兩個例子，一個是手臂相對於軀幹移動，另一個是軀幹相對於手臂移動——在開腿前彎式三中，如果手臂被助手太過用力地向下拉（圖 11.14）；反向棒式中，如果臀部被擠壓或抬得過高（圖 11.15）。

胸鎖關節（SCJ）容易受到鎖骨在胸骨上槓桿作用的影響。這種情況可能發生在諸如臥龜式等之類的體式中，因為學生的髖關節屈曲空間不夠，而且脊椎過度彎曲成圓背狀以縮短了胸部穿越的空間（圖 11.16）。伴隨著雙腿的重量壓在雙臂上，因此壓力會傳導到胸鎖關節（SCJ），由於雙腿的重量壓在雙臂上，鎖骨會被迫向前或向後移動，而這取決於肩帶的後縮程度。我認為對一些學生來說，臥龜式也會帶來同樣的問題。

因為棘上肌肌腱和肱二頭肌長頭在肱骨頂部和肩峰突之間移動，會有種可能性，就

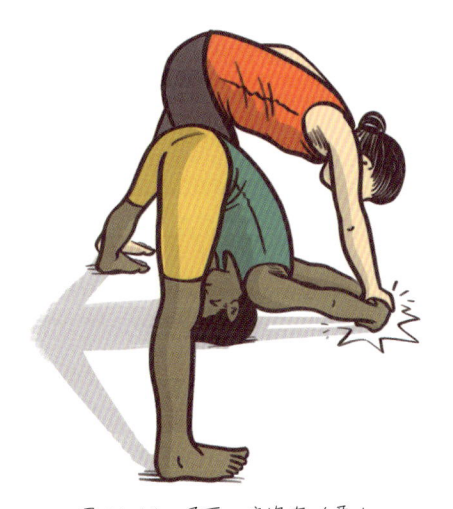

圖 11.14 喔不，這沒有必要！

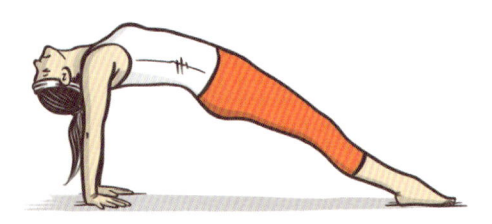

圖 11.15 對這個體式的調整，可以是為學生抬起臀部。但如果這調整的太起勁，可能會對肩峰鎖骨關節（ACJ）造成壓力。

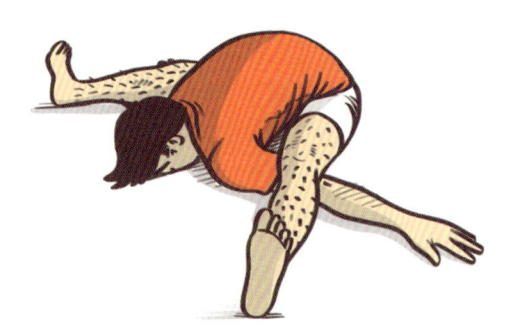

圖 11.16 在這種姿勢下，如果脊椎過於彎曲成圓背狀，胸鎖關節（SCJ）就會受到傷害。

是棘上肌肌腱和肱二頭肌長頭會被擠壓在兩塊骨頭之間。這種情況若長期反覆發生，就會導致肌腱磨損或發炎。將手臂高舉過頭頂的動作，尤其是以外展弧線移動行進時，就會凸顯出這種脆弱性。這個動作正是做拜日式時會發生的情況，許多學生在做這個動作時會感到不適。

我們有兩種有用的調整方法可以消除潛在的壓力。第一個動作是在手臂離開身體兩側時，外旋肩膀，使手掌朝上。第二個動作是將手臂稍微地向身體前方伸出，使其與身體成約45度角。這兩個動作可以使肌腱處於不易受到緊密接觸的位置。

當手臂高舉過頭頂時，可能發生的另一件事是手肘部可能會在我們不希望的時候外展。可能會發生這種情況的常見姿勢包括：後彎式鴿王式（Kapotasana）、向上弓式（輪式）（Urdhva Dhanurasana）、戰士一式（Virabhadrasana A）（圖11.17）和海豚式（Ardha Pincha Mayurasana）。手肘部彎曲或伸直並不重要，因為會造成這種現象的侷限因素存在於肩膀部位。只是，注意手臂是否有彎曲，會較容易發現。

如果考慮到伸展肩部的肌肉，其中兩塊大肌肉：即胸大肌和背闊肌。這兩塊大肌肉具有內旋的次要作用。我相信你還記得第3章〈肌肉次要動作〉，因此，我們可以將此概念應用到這裡。當雙臂在肩部屈曲，向前往上舉時，限制

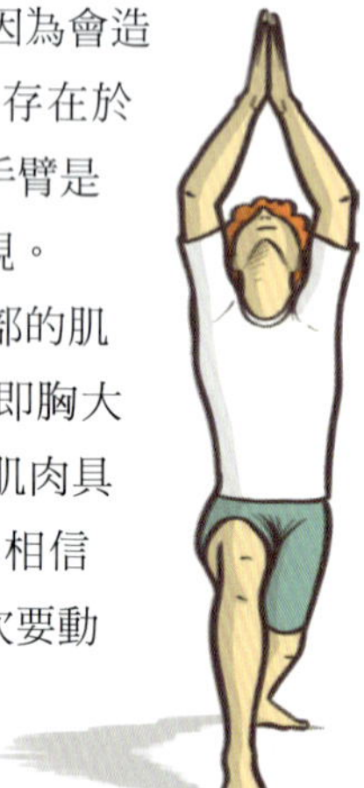

圖11.17 去注意手肘部位是否向外。

動作的將是相對的肌肉。當它們被拉伸時，肌肉纖維的牽拉線，會導致次要動作的發生，在這個例子中，次要動作就是內旋。當手臂向內旋轉時，手肘部會指向外側。

如果你留心並反應機靈，你就會聯想到，可能是其他肌肉造成的，如果限制不是在胸大肌和背闊肌這兩塊肌肉上的話。大圓肌和肩胛下肌都能使肩部向內旋轉，因此，當手臂高舉再次超過頭頂時，它們也會被拉伸，這也可能是造成肘部偏斜不穩定的原因。

那麼要我們怎麼知道可能是哪種情況呢？通常根據經驗，我的做法是分別拉伸每塊肌肉，然後重新測試原來的位置，看看是否有任何改善。當我們談到〈體位法分類〉（第三部分）時，我會告訴你，我們可以如何做到這一點。一旦你找到了正確合適的肌肉，就可以選擇其他瑜伽體位，來有效地練習它們。

手肘部向外，並不是我們屈曲肩膀時，唯一可能出現的適應情況，有時胸腔部位也會被拉出。回到我們的「拜日式」例子，大多數學生的腦海裡都認為手臂要指向天花板。如果在這個動作完成之前，肩膀已經達到了屈曲的極限，那麼身體就會很樂意透過拱背的方式來適應你（圖11.18）。現在，我認為即使每次做「拜日式」時，都重複這樣的腰部伸展動作，也不會造成問題，不過，學生卻失去了鍛鍊肩部靈活性及活動能力的機會。

透過保持腹直肌的等長收縮，想一想，胸廓和恥骨之間的連接，就可以防止腰椎的伸展（圖11.19）。現在，在達到肩關節屈

曲的限制時，學生可以積極主動地做動作。如有必要，現在可以逐漸慢慢地放鬆腹部繼續向上推進。即使你更喜歡在拜日式的第一階段，就進入後彎動作，也可以採用同樣的原則。先練習肩部的活動幅度，然後開始脊椎的伸展。

我們現在來思考肩帶的動作，即上提、下壓、前突和後縮。當我們用手臂支撐自己時，我們希望肩胛骨能很好地緊貼在胸廓上。在完全前突的姿勢下，我認為背部過度彎曲造成圓背得太多，也會導致胸部區域變窄。最好是在前突和後縮之間找到平衡，並利用前鋸肌（前伸肌）與菱形肌和斜方肌（後縮肌）之間的相互作用，來增強動態穩定性。保持高位平板式支撐是訓練定位的好地方。有些學生在做這個姿勢時，還會將頭垂向地面，這同樣會導致胸椎和頸椎不必要的彎曲。最好還是保持頭部和頸椎，處於一個中立的位置（圖11.20）。

當肩帶後縮時，可以為胸部前方區域提供空間，有助於抵消上背部的彎曲。在做手抓腳趾單腿站立式等體式時，許多學生會發現肩部被抬起的腿之重量和限制向前拉。這

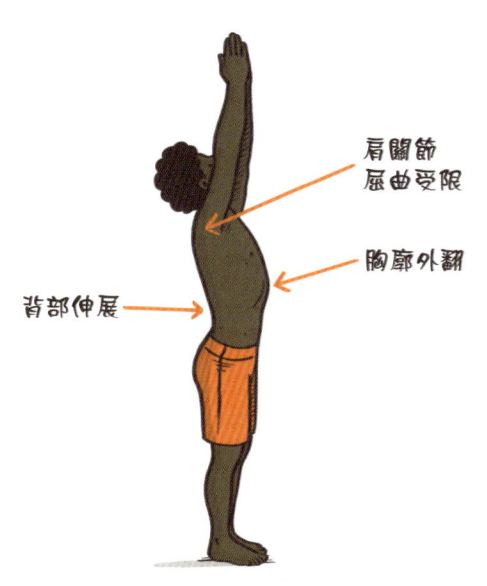

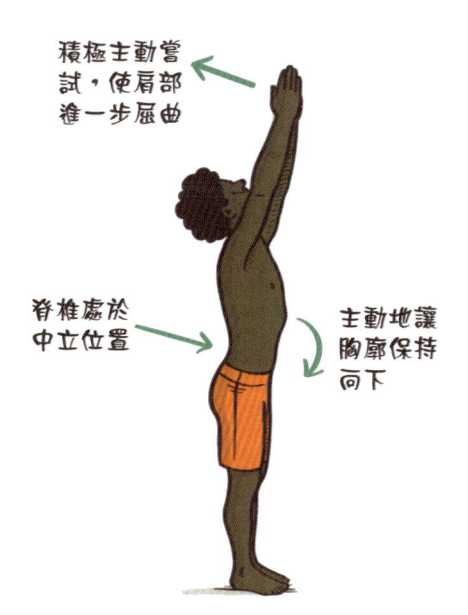

圖11.18 肩部屈曲受限
會導致胸廓展開和下背部拱起。

圖11.19 保持胸廓和恥骨之間的連接，
使學生能夠解決他們的侷限，
並進行主動性的肩關節屈曲練習。

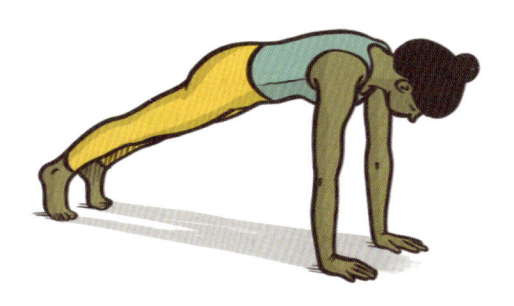

圖11.20 對於邁拉來說，最好將頭部遠離
地面，使她處於更加中立的姿勢。

正是鍛鍊菱形肌和斜方肌，將肩胛骨拉回脊椎的理想時機。

另一個專注於肩帶後縮的好時機，是在如綑綁側三角式（*Baddha Parsvakonasana*）或聖哲馬利奇式三（*Marichyasana C*）中的束縛扭轉。纏繞在腿上的手臂肩膀會被向前拉，但我仍然認為，努力將其向後拉是有好處的（圖 11.21）。自由的肩部會更容易可以控制，這一側的後縮，可以讓你的整個胸部區域打開，拉長脊椎增加胸腔區域的扭轉。

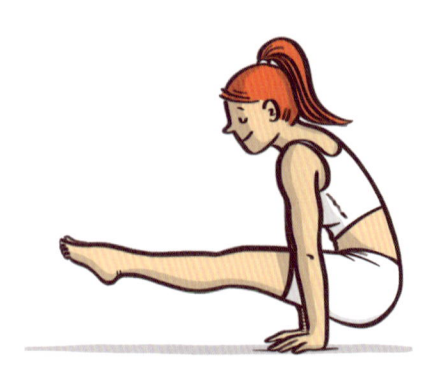

圖 11.22　L 型坐姿非常適合鍛鍊力量，尤其是肩帶的下壓。

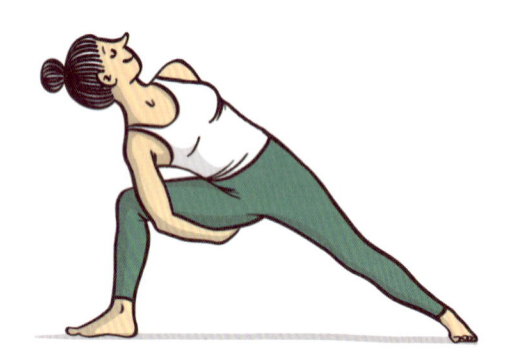

圖 11.21　薩沙透過後縮肩帶，努力保持胸前開闊。

從山式到戰士二式（*Virabhadrasana B*），肩帶下壓，都可以很好地防止肩膀向耳朵方向上移的情況。在 L 型坐姿或雙手支撐上提蓮花式（*Utplutih*）等，任何上提騰空姿勢中，它都能有使手臂變長效果，與地面有更大的間隙，甚至可以允許騰空的動作發生（圖 11.22）。需要注意的是，當手臂舉過頭頂時，肩胛骨必須向上旋轉。因此，在像下犬式這樣的體式中，雖然我們通常喜歡看到手臂和頭部之間有一些空間，但其目的，更多是為了釋放頸部可能存在的緊張。肩帶不需要被拉得太低。經常使用的提示語：「肩胛骨向後並向下」，可能適用於山式等體式，但並不是通用的。事實上，在現代手倒立式中，肩胛骨抬高和手臂觸及耳朵的動作被積極鼓勵。

我對肩部的疑問之一是，我們會需要多大程度的肩部伸展？平均而言，人們的肩關節伸展角度約為 45 至 60 度，這個角度無疑足以進行並完成許多功能及動作：抓背、擺動手臂和在汽車上伸手去拿後座上東西等動作。要去想出一個功能，是需要更多的伸展角度滿足而受益，就不那麼容易了。將這一想法，置於對肩關節固有的不穩定性，及其脫臼傾向的認識之上結合起來，對於努力實現 90 度，或更多的肩關節伸展能力，似乎會是錯誤的。而對於那些肩關節，已經過度活動的學生來說（這群人在過度活動性的群體中非常常見），他們必須應該努力增強這一部位的力量。作為一名教師，當你的教學體位序列中，涉及到肩部柔軟度姿勢時，值得為學生準備好肌力力量選項，來為他們做好準備。

關於移動頭部的一些知識

我們在這裡添加並補充一些關於頭部動作的內容，似乎最為合理。我們不需要再談論構造並多做介紹，因為在第9章中，我們已經了解了頸椎的構造。移動頭部和頸部的動作和運動，涉及到許多的肌肉，但我將只介紹另外幾塊肌肉，然後再重溫我們已經提到過的一些肌肉。

胸鎖乳突肌（SCM）

胸鎖乳突肌（SCM）的名字很怪異又有點瘋狂，這名稱來自於因為它附著在胸骨、鎖骨和乳突上（圖11.23）。當頭部旋轉時，這塊肌肉很容易看到，讓我想起了木偶線。它能橫向彎曲頸部，將耳朵拉向同側肩膀，或將頭部旋轉至對側肩部。如果兩側都收縮（雙側），則會彎曲頸部。胸鎖乳突肌是呼吸的必要肌肉，它能透過抬高胸廓起到輔助呼吸的作用。

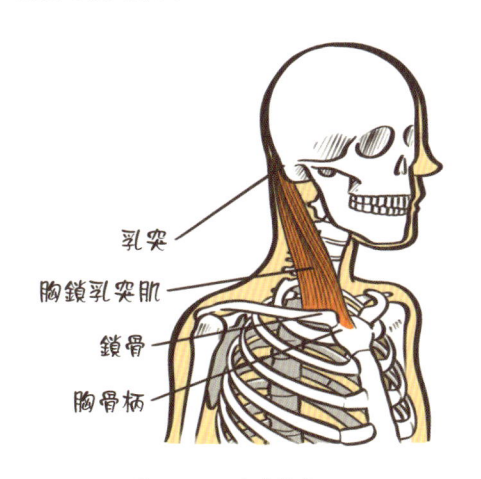

圖 11.23　胸鎖乳突肌。

斜方肌和提肩胛肌

斜方肌（上部纖維）和提肩胛肌，兩者都能幫助頸部伸展、側屈和旋轉（斜方肌向對側，肩胛提肌向同側）。

結合實際情況

除非頸部特別僵硬無法彎曲，否則頸部並不是姿勢的限制因素，若頸部真的特別僵硬，那麼就會需要以地板為基座的動作，而且雙腿不超過頭部高度。我們希望鼓勵頸椎的自然運動，同時又不對頸椎造成壓力。在扭轉體式中，最後才轉頭而不是用頭部去引導動作，這樣就不容易造成頸部肌肉過度緊張。在某些姿勢中，我們可以用眼睛注視，而不必誇大頭部的動作。我已經提到過考慮到頭部前傾的高發生率，許多學生應該完全避免頭部負重，其他學生則應該盡量減少頭部承重。

我認為最需要注意的兩種體位是，頸部負重時的不穩定性，例如在三點頭倒立式中：身體左右搖擺以及在向後伸展過程中，彎曲頸部後部。在後一種情況下，最好想像一下，你正在將自己的脊椎在網球般大小的物體上彎曲，而不是僅僅將其向後傾斜。如果頸部後仰移動時，會導致疼痛，在已進行檢查完畢之前，應停止練習這動作。

許多學生在開始練習瑜伽時，都存在頸部緊繃現象，這通常是由於他們的工作習慣或壓力造成。使用一些簡單的倒立非負重體式，為頸部尋找一些空間和放鬆，可能會有幫助。站姿前彎式（*Uttanasana*）等姿勢，

骨與骨之間的擠壓，是限制過度伸展幅度的決定性因素；除此之外，其他因素也會發揮作用（圖 12.3）。我們將以四名學生為例，來探討這現象，包括極端的過度伸展和保持屈曲這兩個幅度的極限。

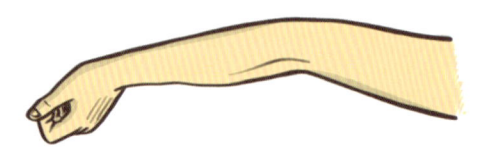

圖 12.3　過度伸展在瑜伽室中並不罕見。

學生 1　擁有在骨骼接觸前的伸直幅度範圍大於 180 度的直線，但無論軟組織（韌帶、肌肉、肌腱、關節囊）是否允許，都無法超過壓縮時間。

學生 2　則處於天秤的另一端，他無法完全伸直手臂，因為骨頭在達到 180 度之前，就已經互相接觸。多年來，我遇到過好幾個這樣的學生。同樣地，軟組織的變化是無關緊要的。對於這名學生來說，骨頭與骨頭之間的接觸，就已經先阻止了關節的全範圍移動及運動。

學生 3　的骨骼可以允許伸展超過 180 度，但肘屈肌群的肌肉張力阻礙了肘關節進入過度伸展狀態。

學生 4　的骨骼排列結構，允許手臂伸直到 180 度，但肌肉張力使其很快停止，無法達到可用範圍，手臂仍保持輕微屈曲。

希望你明白壓縮有絕對的限制，但如果需要可以使用軟組織張力，來縮小活動範圍，同時也可以防止活動範圍過大。與第 2 章中的〈壓縮〉主題一致，手肘部後側會感覺到硬性擠壓，而前側則會感覺到軟組織限制。關於手肘關節過度伸展是否可取，以及如何利用充分旋轉的問題，我們稍後再討論。

> 現在請將你手臂伸直到身體面前，手掌朝向天花板。現在，觀察你的下臂。它在肘部改變了方向，而且朝拇指這一側（橫向）移動伸展，還是整隻手臂看起來像在一條直線上呢？

當你坐在那裡時，請為我做一件事（上面的有色框框裡的資訊）。無論你看到什麼，都別擔心你是正常的。這種方向的改變被稱為「肘關節外翻角度」（carrying angle），與過度伸展性完全不同（圖 12.4）。有些人沒有角度偏差或偏差很小；而有些人則偏差很大。這一設計特點，背後的理念是讓手臂在擺動時經過臀部，而不會撞到臀部。儘管女性的肩膀通常比男性窄，臀部比男性寬，但據我的觀察，兩性之間的角度變化似乎並不一致，而且與身體比例關係不太相關。

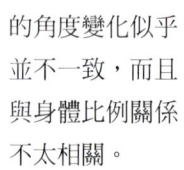

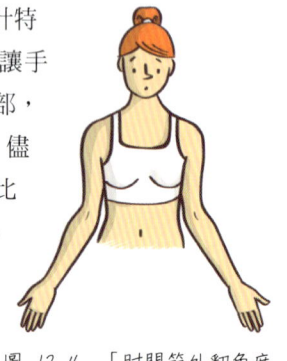

圖 12.4　「肘關節外翻角度」與「過度伸展」不同。你可以同時擁有肘關節外翻角度較大和過度伸展，也可以只擁有其中一項或者兩者都沒有。

需要理解的主要概念，與可以有意識地控制的過度伸展不同，肘關節外翻角度是無法改變的。在體式中，肘關節外翻角度，經常被誤認為是過度伸展，在與有肘關節外翻角度較大的學生交談時，他們表示，在做下犬式等體式時經常被混淆。有可能同時存在，既有過度伸展又有較大的肘關節外翻角度的狀況，也有可能只有其中之一，或者兩者都沒有。

活動肘部的肌肉

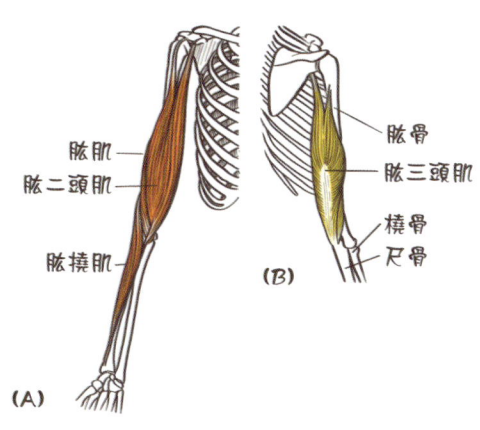

圖 12.5 活動肘部的肌肉，(A) 前視圖，(B) 後視圖。

肱二頭肌

我認為沒有人會不使用肱二頭肌這塊肌肉的最後一點部分，但肱二頭肌確實與在腿筋的兩腹肌腱股——股二頭肌區分開來。有一點，如果你猜到了，那就是「brachii」這個字在拉丁語中是「手臂」的意思。

在肌肉頂部，兩個頭都附著在肩胛骨上但位置不同。長頭肌附著在關節盂窩正上方，幾乎位於喙突基部，短頭附著在喙突末端。在肌肉的遠端，肱二頭肌與橈骨相連，使其成為強有力的前臂旋後肌和肘部屈肌。它還能幫助肩關節屈曲（圖 12.6）。

肱三頭肌

上臂背面是肱三頭肌（圖 12.7）。它有三個頭，分別是長頭、內側頭和外側頭，而

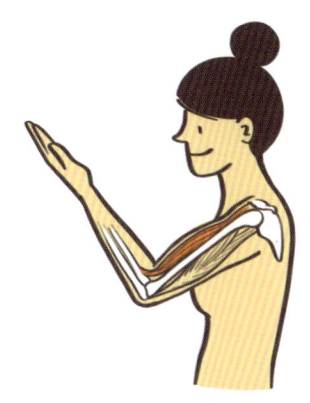

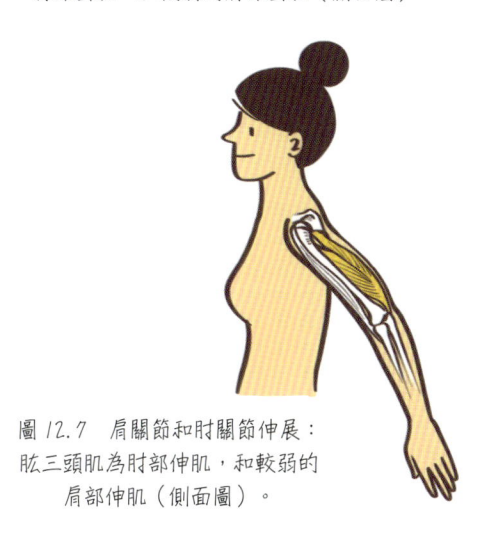

圖 12.6 肩關節和肘關節屈曲：肱二頭肌是肘部屈肌，和較弱的肩部屈肌（側面圖）。

圖 12.7 肩關節和肘關節伸展：肱三頭肌為肘部伸肌，和較弱的肩部伸肌（側面圖）。

其中長頭附著在肩胛骨上，因此能夠幫助肩部伸展。另外兩個頭附著在肱骨後部。

在遠端，肱三頭肌與尺骨的鷹嘴突相連，使其成為強有力的肘部伸展肌。與肱二頭肌不同，許多瑜伽練習者的肱三頭肌都很強壯，因為它是屈臂力量的關鍵因素，在手臂平衡等體式中，它能使我們保持遠離地面。當然，這完全取決於在瑜伽練習中的動作。

活動肘部的其他肌肉

還有很多其他肌肉穿過肘部可以幫助肘部屈曲、旋前或旋後，但我認為我們有足夠多的肌肉可以使用（圖 12.8）。我們始終要關注的焦點就是在姿勢瑜伽的環境背景下來理解身體。我想不出有哪個體式的限制因素是，前臂的旋前或旋後。

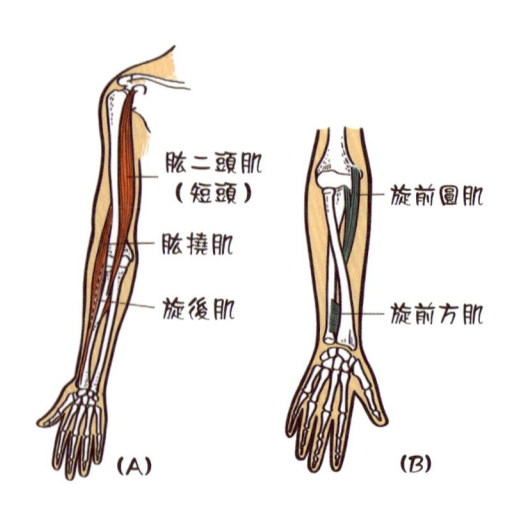

圖 12.8 我真的不認為你會需要記住這些執行旋後（A）和旋前（B）的肌肉，但為了完整起見，我還是把它們放在這裡。請注意，這些肌肉的名稱中，有一些線索可讓你更容易認識它們。

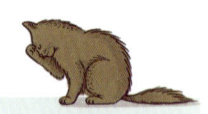

試試這個有趣的小練習。

前臂前旋（手心朝地），充分屈曲手肘部，然後擠壓一下你的小肱二頭肌（下圖❶）。我說「小」肱二頭肌，因為正如我在本書前面部分所提到的，我們在瑜伽中不怎麼做拉伸動作。

現在完全將前臂完全旋後（手心向上轉），轉向眼睛看得到手心握拳的位置，一樣上舉前臂，同時保持肘部屈曲❷，感覺手指下方的肌肉啟動增強並變得結實❸。

現在的你，正在啟動並使用肱二頭肌的兩個主要動作。

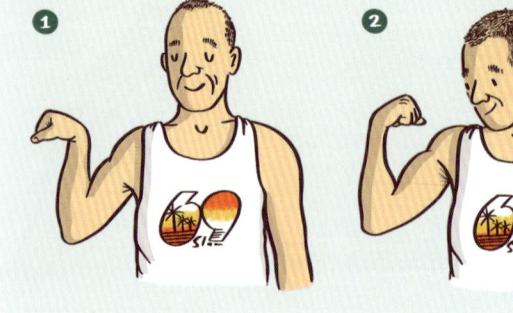

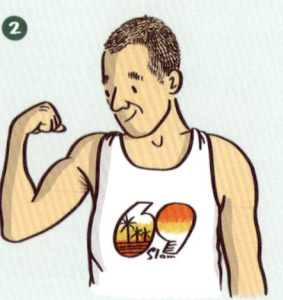

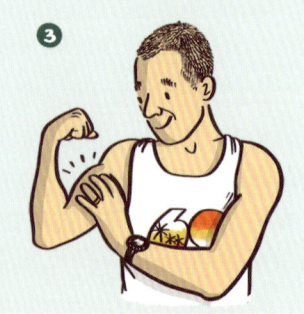

肌肉動作快速參考表

屈曲	伸展
肱二頭肌	肱三頭肌
肱肌	
肱橈肌＆其他一些	

旋前	旋後
旋前圓肌	旋後肌
旋前方肌	肱二頭肌（短頭）
	肱橈肌

結合實際情況

練習瑜伽時，當我們將手臂放在身後，進行綑綁動作，或雙手進入反轉祈禱式時，通常會被給予的口令提示是強調需要向內側旋轉肩膀。我曾多次嘗試這樣進行試驗，我認為這會給肩膀前部造成不必要的壓力，這也導致有些學生會感到疼痛。如果能更多利用手肘部的旋轉，那麼肩部所需的旋轉幅度就會減少，這會給許多人帶來舒適感。現在，請你們自己想想，如何去做這個動作，我

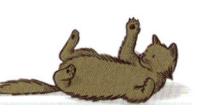

讓我們來玩玩旋前和旋後的遊戲。

首先，在身體面前伸直一隻手臂，掌心向上❶。握住上臂，保持上臂和下臂之間的關係不變，身體向內滾動手臂，使掌心朝向地面❷。現在將上臂轉回原位❸。這些動作發生在肩部，分別是內旋和外旋。

這次，握住上臂❹，旋轉下臂時不要讓其移動，直到手掌心，再次朝向地面❺。最後，只旋轉下臂，使手掌心回到朝上位置❻。

這些發生在肘部動作，透過肱骨上的橈骨旋轉，分別為旋前和旋後。

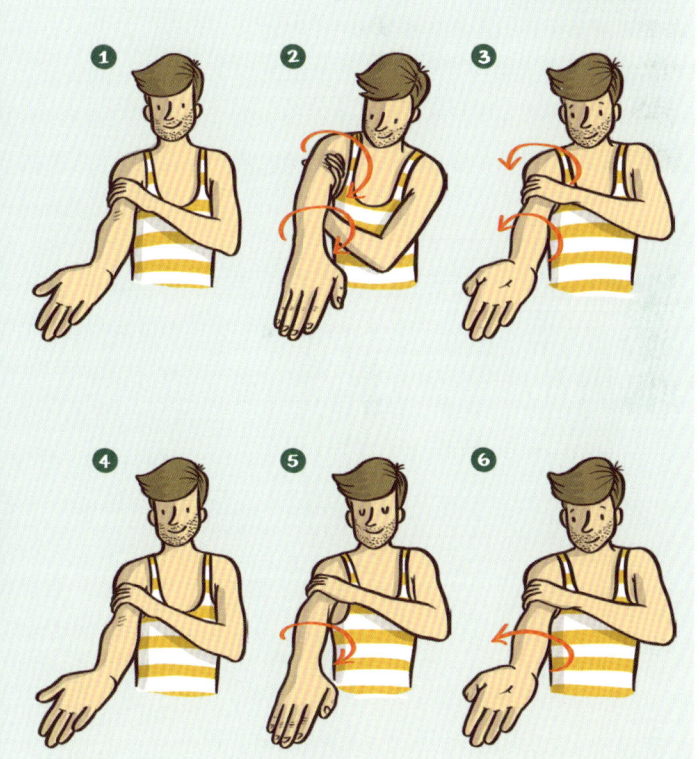

將會在第三部分〈體位法分類〉中，進一步闡述這個想法。

在上一章中，我討論體式中手肘向外的問題。接下來，我將回到這個話題，但這次是在鱷魚式中。在這裡，原因不是肌肉受限，而是肌力力量不足。當手臂在身體下蹲緊貼兩側時，是肱三頭肌的離心運動作用減緩了肘部的屈伸，三角肌前部主要減緩了肩部的伸展，胸大肌的上部纖維也提供了一點幫助。當手肘部向外偏移時，胸大肌可以提供更多幫助（圖12.9）。因此，肱三頭肌較薄弱的學生會下意識試圖透過使用較大的胸大肌，來避免肱三頭肌的工作。

這種模式造成的第一個問題是，肱三頭肌需要更長的時間才能變得更強壯。其次，由於軀幹的牽拉肌（背闊肌）和推舉肌之間，可能已經存在不平衡，這將進一步加大差異。這種不平衡會導致肩部呈圓形向前傾姿勢模式。

我在上一章中，提到的另一個姿勢是龜式。如果沒有擁有所需的屈髖能力，這個姿勢對於那些擁有肘部過度伸展能力的學生來說也是一種危險。正如我們對〈多肢段運動〉（第2章）的理解及預期的那樣，當肩膀遠離地時，往往會發生的情況是腿部的重量會向下壓迫在手臂上，進而使阻力最小的部位受到擠壓。對於這類學生來說，這個部位通常是肘部，往往是他們進入過度伸展的部位。我曾觀察過一些學生的前臂會平貼在地板上，但肩膀仍保持在空中。我們所追求的動作是需要從髖部開始透過髖部屈曲來實現。這種產生的代償作用，只會給肘部帶來不必要的過度壓力。

現在是我們考慮是否肘關節過度伸展會有問題的時候了。首先，我們可以說，如果學生的關節設計是允許肘關節伸展角度超過180度，那麼在非負荷重情況下就不會造成損傷。這裡的關鍵細節是「非負荷重」。當我們考慮到負重位置的差異性時，我們的手臂就會承受很大的負荷。基礎及基底元素的數量越少承受力量就越大。如果骨骼排列整齊可能會有一些壓縮力，但關節和韌帶是處於穩定狀態的位置。如果手肘是處於過度伸展的位置，那麼部分力量會將肘部向後壓迫，使其進一步啟動過度伸展。鷹嘴突會阻止運動，但你是在啟動槓桿作用於關節結構。因此，目前我的判斷和結論是，手臂應該透過肌肉參與來保持手臂伸直。有很多姿勢都可以做到這一點，例如：駱駝式、反向棒式、肩立橋式、鶴式，當然還有手倒立式。

那麼，在這些非負重姿勢及體位中，該

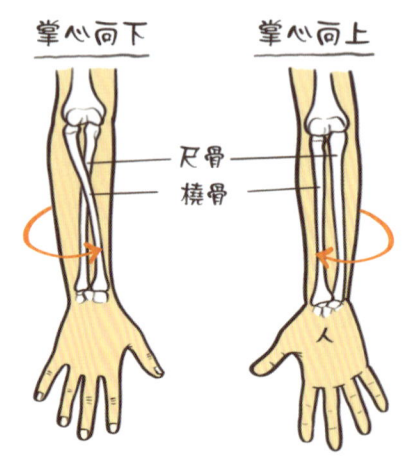

圖12.9 當前臂旋前時，橈骨和肱骨之間的車軸關節，可使橈骨得以越過尺骨。

怎麼辦呢？這就是我認為我們可以借鑒鼓勵新模式這一理念開始的地方。如果學生在戰士二式和半魚王式等體式中，只是讓肘部過度伸展，那麼這就是既定的模式感覺也是最自然的。在注意力不集中的時候，這種模式就會重複出現。我的建議是即使在不負重的情況下，手臂也要微彎，並同時加強肘部屈肌（肱二頭肌）的力量，使其為伸展提供更多的張力阻力。

當手臂有可能過度伸展時，努力保持手臂伸直需要大量的意識。簡單的指導方針是從屈曲位置開始，然後利用該關節屈肌的離心收縮來控制關節的移動程度。停止時手臂微彎是有用的。這將比鎖死手臂更困難，因為肌肉要努力保持這個姿勢，但我覺得這對關節更健康。

因此，我們不妨從另一個角度來進行平衡的概述。許多專業手平衡者和馬戲團藝術家在表演倒立時，肘部都是鎖定於過度伸展的，好像他們的肘部天生就能這樣，並自然做到這一點。這樣做的背後理由是鎖定肘部定位，比透過啟動肌肉力量來保持姿勢所消耗的能量要少得多。根據我所讀到的資料，與韌帶或其他損傷相比，在過度伸展這一群體中，因試圖保持手肘微彎，而造成肌肉肌腱損傷的發生率似乎更高。

我認為現在你必須決定自己的立場。如果在負重姿勢下，過度伸展會導致手肘疼痛，那麼就一定不要這樣做；如果沒有產生任何疼痛，那麼你就有更多選擇，但我最後要說的是，作為瑜伽練習者，我們不必太在意能量保存，因為我們不會長時間保持或停留在體式或倒立式中。有鑒於此，我仍然認為，微彎曲手肘是瑜伽練習者應該做的事情。

以前曾有瑜伽愛好者問過我，如果你的肘關節外**翻**角度較大，練習手倒立式是否安全。同樣地，對於過度伸展的情況也是如此。力量會在沿著手臂下行的過程中，發現方向的改變，並對手肘造成壓力。任何負面影響都可能受到角度變化程度，以及個人骨骼結構堅固程度的影響。在這種情況下，我認為最好謹慎行事，慢慢並且逐漸增加負荷時間。

手臂上的關節鏈意味著與膝關節一樣，如果上下關節的關節活動度不足，那麼中間的關節往往就不得不妥協。肘部安全的關鍵之一是，肩部要有所需的活動範圍，尤其是在屈曲時，因為在這個位置我們可能會引入並承受最大的負荷。肩部力量也是肘部安全的一個重要組成部分，因為與腿部不同，我們不習慣用雙手承受整個身體的重量。任何因力量不足而影響肩部定位的任何妥協情況，都必須由下面的關節來承擔。

腕部的構造

我們在介紹腳踝和腳部位時，涵蓋了很多細節，但說到手和手腕時，我想把事情變得更簡單化。原因是，我們在瑜伽練習中，對手部和手腕的要求相對簡單。例如，我們希望能夠抓住東西、承擔負重，以及將手放在祈禱式的位置上。雖然會有很多小的適應性動作，但這些動作與我們日常和周圍世界互動時，使用的動作並無不同。我們最需要的動作是手腕伸展，而這對一些學生來說可

能會是個問題。這並不是說,學生們的手腕都不會出現問題,而是這些問題的發生主要是由於負荷重造成的。

下臂的兩塊骨頭,即橈骨和尺骨在手腕處相互銜接,但只有橈骨與近端的一排腕骨(四塊腕骨中的三塊)相銜接(圖 12.10)。這就是所謂的橈腕關節,就是在這裡可以進行腕關節的伸展、屈曲、內收和外展,結合起來還可以進行腕關節迴旋運動。再往下,我們有另一排四個腕骨,然後是手掌骨,最後是指骨(手指)。

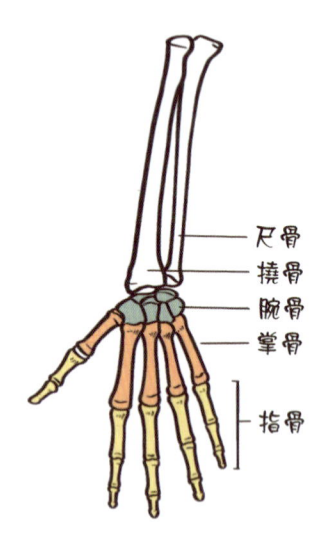

圖 12.10 手腕的構造。

活動腕部的肌肉

有四塊肌肉是可以讓手腕伸展;五塊肌肉可以讓手腕屈曲(圖 12.11)。我們把它們放在一起,並可以知道,腕部伸肌在前臂後部,腕部屈肌在前臂前部。如果你想知道哪個在前,哪個在後,請試想想解剖位置。它們的組合可以做腕關節的外展和內收。學生經常會搞不清楚哪個動作是屈曲,哪個動作是伸展。如果你在下犬式、平板支撐式、手倒立式或鶴式中,你的手腕會有不同程度的伸展。會明白為什麼我會說,伸展是一個重要動作的意思了吧。

結合實際情況

瑜伽練習者的手腕疼痛發生率相對較高,尤其是新學員。我們的腳和腳踝的設計,比手腕和手的設計更堅固,因為我們的時間都花在腿上。造成手腕疼痛的主要原因之一,可能是練習得太多且太快了。肌肉、肌腱甚至骨骼都需要時間才能變得更強壯,並準備好承受更大比例的體重,因此,應在幾個月內逐漸增加負重。

另一個關鍵因素是,現有的手腕關節活動度。大量使用電腦等的工作方式會使手腕更加不靈活。如果這種情況下,該部位可能已經很敏感且更容易受到傷害。在做手臂平衡等體位練習時,需要格外小心,因為在這些姿勢中,通常會需要更大的關節活動度,手腕處承受的重量也更大。有時候,練習時最好在雙手下使用楔子支撐物輔助。

我要提到的最後一個要素是動態負荷,例如,前後跳躍,尤其是跳躍進入坐姿。當身體處於運動狀態時,就很難控制運動中的關節活動度,因為動量會讓我們移動的比我們準備好的更遠。動態穩定會給韌帶和肌腱帶來額外的壓力。尤其重要的是,如果你的體重偏重,或者需要左右晃動身體,才能完

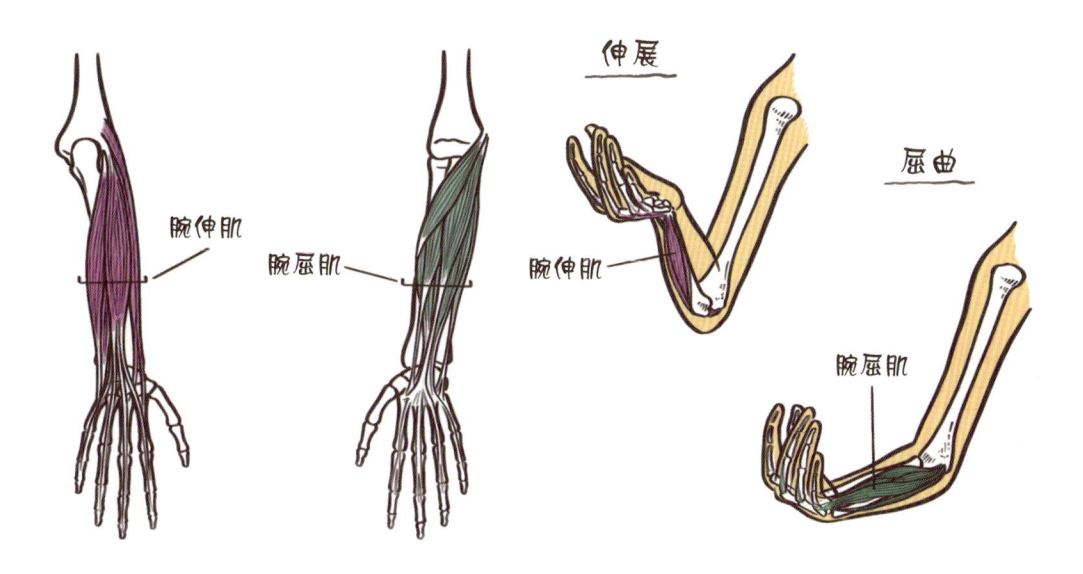

圖 12.11 活動手腕的肌肉。

成穿越手臂動作到坐姿，那麼，就必須仔細小心地評估，這些過渡動作所產生的影響。

這一點與肩膀同樣相關，因為一旦你在空中，你就會在重力的作用下被重力拉下，拉回到地面。由於我們的手臂在負責承受整個身體重量中，所占的比例並不大（約為5%～6%），因此幾乎所有的重量，都必須由肩部相對較小的肌肉來控制，而這些肌肉在這種負荷下，很容易就會無法承受。同樣為了可以保持手腕和肩膀健康的關鍵是，慢慢逐漸地增加動態轉換的次數。

說到疼痛，有些學生表示在做反向祈禱式等姿勢時，手腕會感到不適。根據我的經驗，這些學生其實並不是需要更大的手腕活動度，而是需要更大的肩部活動度。我還沒有遇到過任何這樣的學生，當他們被要求在他們身體面前做祈禱姿勢時，也會提出手腕有同樣的不適感。如果你的肩膀允許，你就可以在背後重新建立與身體前部，完全相同的前臂和手之間的關係。因此，我們可以推斷出，肩部的限制導致腕部的正位對齊方式，不得不改變，而正是這種妥協的定位方式加重了腕部的不適。

如果你要做一些手腕和肩膀負重的動作，比如手倒立式部分，我會建議多花一些額外的時間，做專門的手腕和肩膀熱身。我將與大家分享，我最喜歡的腕屈肌伸展動作。

基本的起始姿勢位置，是縮短的平衡桌面式，雙手分開與肩同寬並反向，指尖指向膝蓋。保持雙手底跟部，穩固著地，通過彎曲膝蓋，將重心慢慢向後移至腳跟部（圖12.12）。這將增加手腕的伸展量，並使屈肌得到拉伸。你可以在靜止和順時針、逆時

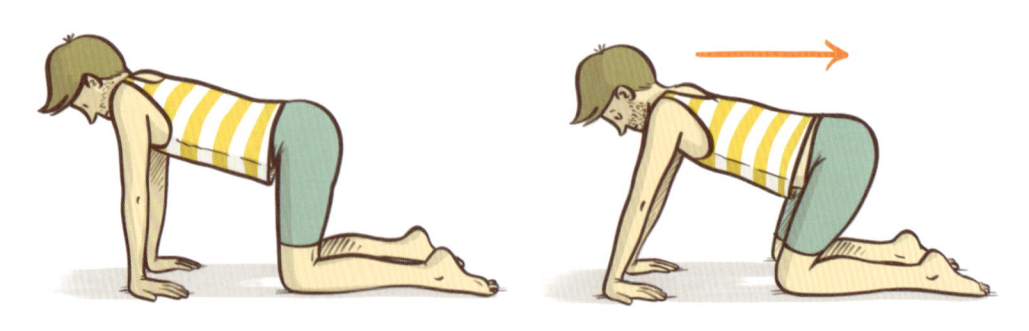

圖 12.12　當身體輕輕後退時，保持雙手底部著地。

針轉小圈圈，這些動作之間交替進行。對於那些可以過度伸展的學生來說，很容易在手腕處停止移動，轉而彎曲肘部。為了避免這種情況，最好從彎曲手臂開始，一直保持這姿勢，直到達到手腕伸展的最大範圍完全伸展為止。然後才開始伸直手臂，當達到微彎時停止。

雖然正如我所提到的，手腕伸展是腕部最有用的動作，但也有一個「適可而止」的時候。如果你能做到 110 度的伸展動作，我會認為這就足夠了。沒有必要嘗試做得更多，而是要在肌力力量上下功夫。

第三部

體位法分類

「一個單一的體位,可以被歸納為許多類別,
包括此處未使用的分類,例如:站姿、坐姿、修復式、平衡式等等。
也許更重要的是,執行這體位背後的目的或意圖。」

我喜歡的評估屈腿髖關節屈曲的姿勢是「快樂嬰兒式」（圖 13.4）。為了達到乾淨俐落的技巧，小腿要保持垂直於地面，雙腳不要扭曲，雙腳要處於像你站在天花板上一樣。雙手抓住雙腳的內側或雙腳外側邊緣皆可以接受。大腿相對靠近胸廓兩側。

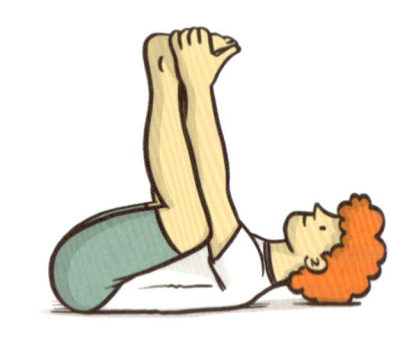

圖 13.4 「快樂嬰兒式」是我常用首選的評估姿勢之一，也可以作為拉伸作業。

正如第 2 章〈壓縮〉中提到的有些學生在這個姿勢中，可能會有中等程度的壓迫感。如果調整肢體後，對舒適度沒有任何影響，那麼他們就不應該嘗試更深的深度。侷限的第一個信號是，學生無法勾到他們的雙腳，而膝蓋可能高於胸廓。在這些情況下，學生應該使用瑜伽繩或帶子等輔具，以免肩膀被拉離地面。如果膝關節可以下降到胸廓外側，這表明他們的關節活動度相當好，如果膝關節可以下降到達了地面，那麼（a）他們的骨盆形狀允許他們可以這樣做，（b）他們在練習姿勢是有包含要求彎腿髖部屈曲的要求時，應該也不會有任何問題。

前彎中的脊椎彎曲

如果你在物理治療師那裡，他們要求你，從站立開始向下移動，伸手到腳趾，我想他們不會期望看到髖關節折點，而是希望你在伸手向下時，骨盆前傾，背部彎曲。通常，他們會觀察脊椎是否均勻彎曲，以及髖關節是否屈曲。一般來說，我們希望身體的背部鏈條能夠共同合作實現屈曲運動，並且沒有相對於相鄰區域不靈活的區域部位。這並不意味著我們一定要做這樣的動作，彎曲的膝蓋和保持中立脊椎自然弧度仍然是可取的。

不過，我們甚至還可以做一些加強型動作，比如傑佛遜彎舉（Jefferson Curl）（類似於拿著重物，站立前屈），該動作向下時（離心），採用有控制的前彎屈曲，將身體帶往地面，彎曲脊椎，使脊椎從頸椎到腰椎，最後是髖部，反方向，身體帶回向上反轉時（向心）。雖然這個動作不適合那些身體有肢段性不穩定或行動不便的人，但這個動作可以展現人們並不總是認為彎曲脊椎圓背是一件壞事。

然而，在瑜伽環境中，我們希望在大多數體式中，強調髖關節的屈曲（圖 13.5）。這個關注將有助於保護腰椎，使人意識到屈曲運動的來源，並讓身體開始為需要較大髖關節屈曲關節活動度的體式做好準備，如龜式和螢火蟲式。

透過骨盆前傾來啓動向前移運動，可以讓脊椎盡可能地長時間保持自然彎曲中立曲線。在較深的體式中，脊椎不可避免地不會保持這種形狀，而是會變圓，尤其是當胸廓

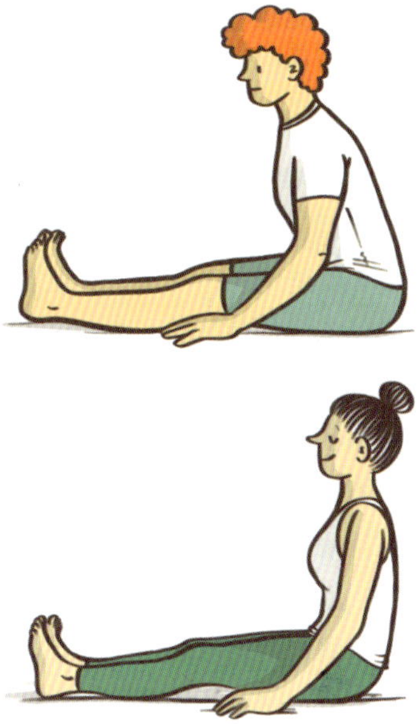

第 13 章：前彎體位　　241

行使彎屈腿前彎時，往往會遇到同樣的問題，即試圖將髖關節與脊椎分開。例如，在「快樂嬰兒式」中，如果允許腰椎彎曲，膝蓋就會更接近地面些。如果這是我們的測試，那麼同樣會對髖部的關節活動度產生錯誤的認識。在這個姿勢中，提示的口令是保持薦骨貼地（圖 13.7）。在蹲坐中，透過啟動雙腿，不要使胸部過於前傾向前移，並強調坐直坐高，可以減少背部的圓弧曲線產生。

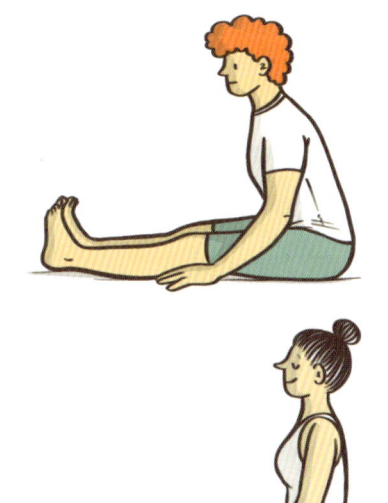

圖 13.5　除非骨盆能從手杖式進入前傾狀態，否則任何坐姿彎曲，都會在開始之前就受到影響。

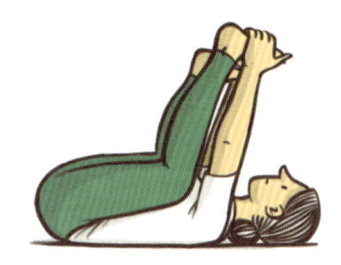

圖 13.7　保持薦骨著地。

接觸到大腿時（圖 13.6）。由於個人體型的不同，學生們的即使靠在雙腿上，背部也會出現不同程度的圓弧狀。當直腿髖關節柔軟度較差時，學生應盡量不讓脊椎彎曲圓背，如果需要能觸碰到腳部，可以使用輔具瑜伽繩或綁帶。這時，最好參考我們嚴格的關節活動度測試，因為它提供一個可實現的現實姿勢定位。

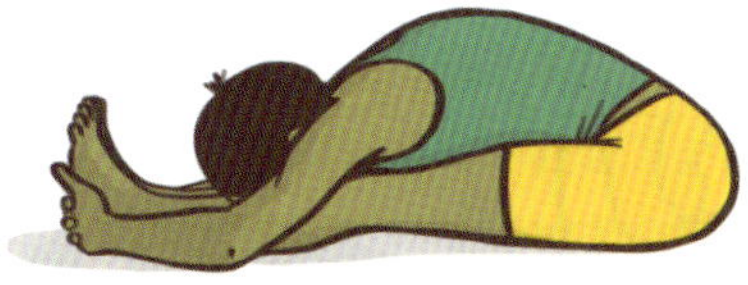

重力影響

當然，重力在我們所做的所有姿勢中都會產生影響，但我覺得在前彎和後彎中，更容易發現它的作用。一方面，我們可以利用這種力量；另一方面，它也可以成為我們需要克服的東西。如果我們把前彎看作是身體的上半身和下半身相互靠近，那麼，我們可以讓兩個半部身體，同時移動也可以只讓上半身移動，或者只讓下半身移動。所有的變化式都會導致髖關節屈曲量的增加。讓我們首先考慮一些，我們可以擁有常見的共同方向以及這些方向，會如何影響不同程度柔軟度的學生。

圖 13.6　一旦肋骨接觸到腿部，脊椎就會隨著頭部的往下而變圓弧狀。

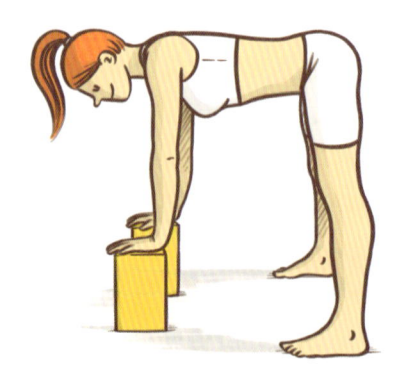

圖 13.13　用瑜伽磚或墊塊，來填補雙手與地面之間的空隙，而不是用圓背來填滿。

這並不是說，我們無法伸展收縮的肌肉，因為從本質上來說，這就是離心收縮中發生的情況。但是，若在不穩定的姿勢下，進行更深層次的拉伸，是具有挑戰性的。就嚴格程度而言，仰臥姿勢提供了最佳位置，因為背部位於地板上，若要產生圓背就會受到阻力。然而，柔軟度面臨挑戰的學生將得不到重力的幫助。

影響前彎的髖部肌肉

我將把討論侷限在雙腿保持在中立正位對齊時的髖關節屈曲的現象，因為髖關節旋轉和屈曲時會發生的情況，我們將在另一章節中討論。根據我們對抗肌肉的侷限之基本概念了解，髖關節屈曲的主要抑制因素是那些進行髖關節伸展的肌肉，即為膕旁肌和臀大肌。然而，故事並沒有就此結束，因為許多其他肌肉也會發揮作用。當雙腿分開（外展）時，內收肌就會受到伸展，而骨盆的前傾運動，會增加內收肌的伸展。罪魁禍首將是內收大肌，因為它與膕旁肌相似，都附著在坐骨（坐骨粗隆）上，但位置稍偏內側；正因為如此，它甚至被稱為第四膕旁肌（圖13.14）。內收肌受到的限制會取決於它們的相對靈活性。

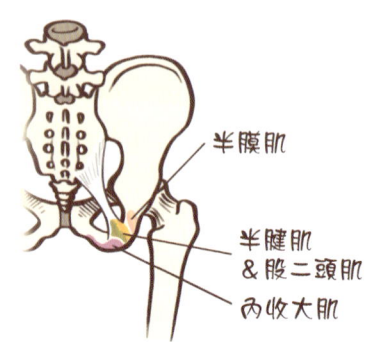

圖 13.14　內收大肌附著於坐骨，與膕旁肌和內收肌的作用類似。

例如，如果一位學生的髖關節外展可以很輕鬆，那麼他可能會發現，當雙腿併攏時，來自內收肌的阻力很小，只有當髖關節充分外展時，然後再加上屈曲動作，內收肌才會發揮作用。另一方面，髖關節外展能力較差的學生，即使雙腿併攏，也可能因內收肌緊張而受到阻礙。當雙腿保持合理的互相遠離距離時，如體位法坐角式，由於腿部相對於骨盆的角度變化，伸展的重點在外側膕旁肌（股二頭肌）的部分會減弱，而增加對內側膕旁肌（半腱肌和半膜肌）的拉伸。對於內收肌和膕旁肌嚴重受限的學生來說，將雙腿分開很容易導致骨盆後傾。如果是這樣，替代方案或調整方式，可以透過彎曲膝蓋或坐在瑜伽磚或墊塊上將是有益的。

對於髖關節內旋和外旋的肌肉（主要是臀中肌和臀小肌）以及深層外旋肌也是如此。由於它們附著在股骨大轉子上，因此，

當骨盆在前彎運動中，圍繞股骨頭旋轉時（或反之亦然），這些肌肉也會受到伸展。同樣地，髖關節旋轉自如的學生，只有在雙腿處於中立位置時（即雙腿伸直向前，坐姿前彎式）才可能感受到髖關節屈曲輕微的阻力。但髖關節旋轉能力有限的學生可能會注意到相當大的影響。

如果你在直腿前彎狀態時，感到骨盆前傾受到限制，那麼很可能是膕旁肌發出強烈的訊號，或者就像是之前提到的部分所述，如果雙腿分開，則是內收肌和內側膕旁肌在大聲喊叫。但正如我們所說，這並不意味著其他肌肉不會產生一些阻力。

然後做下面的每一個熱身開展式動作（或替代動作），每做完一個動作後，都要重複最先的原來姿勢。先對此試驗一下是個好主意，因為很容易被看似不合作的膕旁肌困擾。具體做法是先充分熱身，然後在練習幾個嚴格的前彎動作，如坐姿前彎式。根據需要重複多少次都可以，只要你感覺當前的姿勢深度能夠反映出並代表你的常規能力。然後做以下每個開始動作（或替代開始動作），每次做完後，都重複最先原來的姿勢。你會發現自己進入更深屈髖狀態的能力是否發生了變化。

一旦你發現是否有其他髖部肌肉影響了你前彎時的舒適度，你就可以決定瑜伽體位練習的順序排列，先做一些相關類型的體式。雖然在我們的小實驗中，使用了我所說的「開展式」（openers），但你也可以用針

檢查前彎時的受限

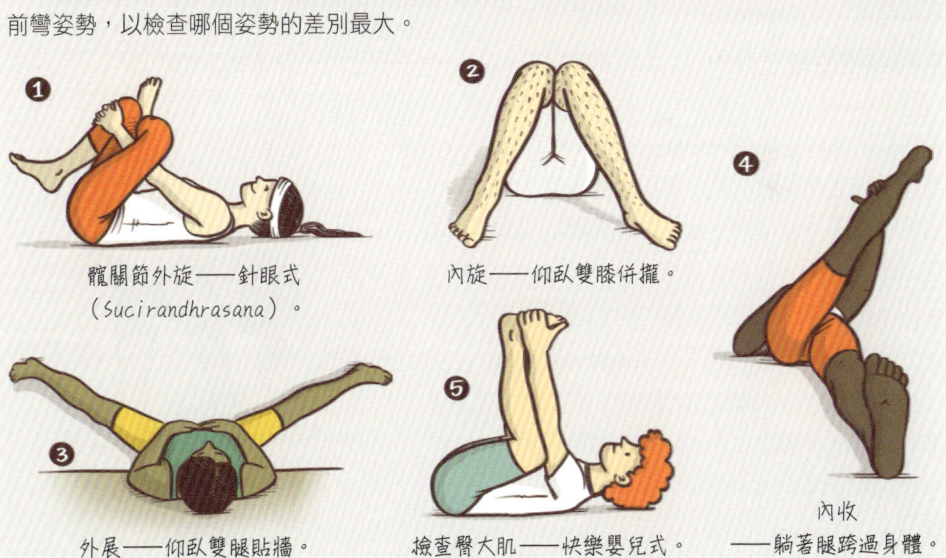

重複數次坐姿前彎式或選定的前彎式替代姿勢。在每個姿勢之間，重複練習原來最初的前彎姿勢，以檢查哪個姿勢的差別最大。

❶ 髖關節外旋──針眼式（Sucirandhrasana）。

❷ 內旋──仰臥雙膝併攏。

❸ 外展──仰臥雙腿貼牆。

❹

❺ 檢查臀大肌──快樂嬰兒式。

內收──躺著腿跨過身體。

對相同肌肉的體式來替代。在更大的範圍內，如果要教一群做前彎有困難的學生，那麼在進入練習前彎之前，先做一些其他體位，而這些體位是針對髖部用這樣的方式排序練習體位是很有意義的。

身體後鏈

我們已經指出前彎體式主要是為了獲得更多屈髖動作可達成性，但隨著體式的深入，除了髖部之外，其他身體區域部位也會參與進來。我們可以將這一主題分為兩部分：（1）直接負責塑造部分體位的區域部位；（2）潛在的間接影響。

在坐姿前彎式中，當胸廓接觸到腿部時（圖 13.15），脊椎會變彎曲產生圓背，使頭部向下往前貼近腿部，這是預期形狀的一部分。螢火蟲式一（*Tittibhasana A*）這樣的深度姿勢也是如此，在這體位中，肩部需要越過腿部。這兩個例子中，脊椎彎曲現象都是前屈動作的一部分。如果這個動作受到阻力就會影響最終的姿勢形態。實際上，我認為我們所說的這種脊椎屈曲，在做前彎動作時，要求的脊椎彎曲度，對於大多數學生的正常範圍內是舒適的，除非因為受傷造成的背部僵硬情況。

當然，與所有姿勢一樣，它們可能會被誇大。我曾見過一些學生在螢火蟲式二（*Tittibhasana B*）動作中的照片，他們脊椎彎曲的程度是如此之大，以至於他們甚至可以自如地檢查自己的肛門是否有痔瘡（圖 13.17）。

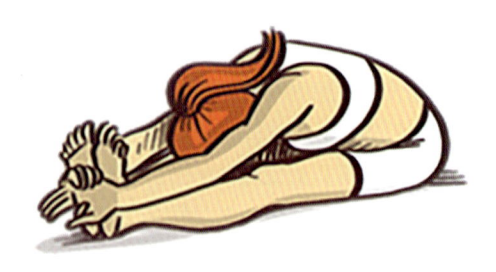

圖 13.15 坐姿前彎式通常被稱為整個身體後部的「開展式」。

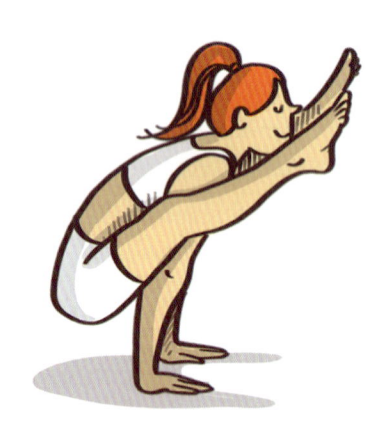

圖 13.16 螢火蟲式是一個很深的前屈動作，因此會有一個自然的圓背現象產生。

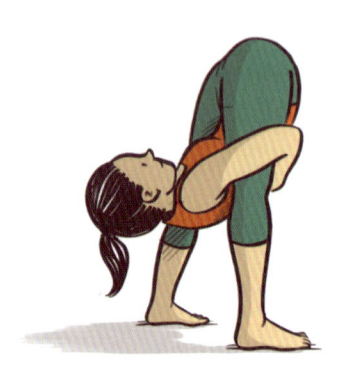

圖 13.17 天哪，原來這就是我背後的景象。

淺背線實驗

一個非常受歡迎的淺背線概念驗證實驗，即在網球上滾動你的腳，然後重新測試你的前彎練習。這裡提出的想法是透過釋放足底筋膜（也就是用腳滾動網球時，在網球下面的筋膜）的張力，淺背線本身會遇到更小的阻力，從而實現更大的髖關節屈曲（圖13.18）。

幾乎每個人都有積極的體驗，在玩過網球後，及在網球上滾動腳，會發現前彎的程度可以變得更深。如果你以前沒做過，首先，第一件事就是可以試一試。

用適度的壓力，來來回回地滾動幾分鐘，就應該就會有效果。順便說一下，神奇之處並不在於網球，它可以是任何可以滾動的東西，我以前甚至用過拳頭。

現在是第二階段，最好隔一段時間後再進行。選擇一個關節活動度，比你想要的還較小的部位，多次嘗試這個動作幾次，直到你覺得已經擺脫了困惑。現在，像之前一樣，用網球滾動腳底幾分鐘，然後重新測試原來的動作。你發現有什麼不同了嗎？我經常這樣做。

我對這種現象的解釋，還是再次圍繞著神經系統的系統性影響。另一個似是而非的原因，可能與足部在反射療法等，許多其他學科中的作用有關。如果這類事情能激起你的好奇心，那就自己設計實驗，測試不同的滾動和測試方案。你可以隨時向我彙報你的發現。

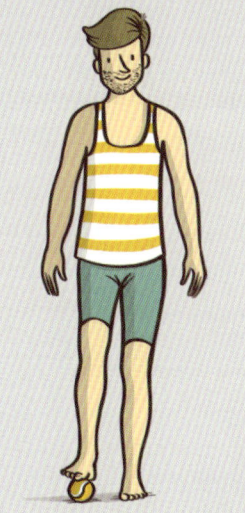

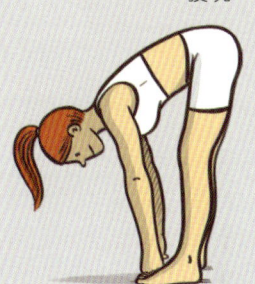

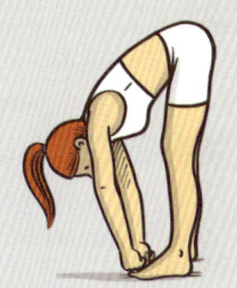

圖13.18 在滾動腳底後，大多數學生都發現自己的髖關節屈伸能力有所不同。

而當說到間接影響時，我發現各種區域部位都可能增加髖關節屈曲的整體張力阻力。這種觀點與設想一個區域與另一個區域之間的筋膜連接關係最為密切。湯姆·邁爾斯（Tom Myers）成功地從身體上解剖出一條筋膜連接的肌肉和結締組織鏈（淺背線），從頭顱前部一直延伸到腳底的足底筋膜。這意味著一個部位的緊張，可能會傳遞到鏈條上的另一個部位。就我自己而言，我發現如果我伸展一下，因為電腦工作而經常緊繃的脖子，我的髖關節屈伸就會有所改善。我邀請你親自體驗、探索一下「淺背線」，看看是否有任何東西能帶來有益的變化。

像往常一樣,我想提供一些其他的視角或替代觀點供大家參考。我曾嘗試伸展與淺背線無關的部位,如前臂屈肌,但卻發現,我在髖關節屈曲方面仍然存在差異。我在想是否可以在神經系統中,再次找到解釋。也許透過解決某一部位的緊張與緊繃,就有可能在系統層面上改變緊張阻力。我的假設是,如果身體在某一部位感到脆弱或過於敏感,它很可能會為了以防萬一,而控制整個身體。然後,當身體開始對受到保護的部位感到更加舒適時,它就會更全面地放鬆。從這個角度來看,我在伸展頸部後更容易屈髖,可能與「背線」的存在無關,而只是巧合,尤其是,我伸展的斜方肌可能多於豎脊肌。於是,我再次邀請你來測試一下,既可以用你的緊張部位來測試,也可以用前一頁的實驗來測試。

腳部定位

淺背線的另一個重要部位是小腿。有觀點認為腳背屈時,腓腸肌肌腱會向外推擠穿過膝蓋的膕旁肌肌腱,使其向另一個方向附著在脛骨上,從而增加張力(圖13.19)。無論是筋膜連接還是肌腱連接,腳的位置似乎確實會有一些因素,會影響髖關節屈曲的難易程

度。例如,如果你看一下,更深的前彎體式,其中有很多都是足底蹠屈。你可以親自試一試。在仰臥手抓腳趾伸展式中,將腿伸到髖關節屈曲的最深處,膝蓋保持伸直。現在在足背屈和足蹠屈之間轉換,看看是否有區別。

如果你認為腳的位置能以積極正面的方式,改變髖關節的屈曲,哪怕是一點點,那麼就值得考慮讓那些難以向前移動,做前彎的學生腳趾伸直。我還發現這樣做可以緩解坐骨疼痛。

反向姿勢

有些學生發現,先做相反的髖關節動作(即伸展髖關節)能為他們提供更深的前彎空間。因此,舉例來說,你可以嘗試先做低弓步,然後再做坐姿前彎式。我自己從未發現,這樣做有什麼幫助,但我知道很多人都這樣做,所以也值得一試及探索。

不對稱體式

有很多瑜伽姿勢都是其中一條腿在前面伸直,另一條腿在做其他動作。兩條腿可以被單獨考量。例如,在頭碰膝式中,彎曲的腿是處於外旋,髖部內收,另一條腿是指向墊子的末端(圖13.20)。

下一章節,我們將會介紹彎曲腿時發生的情況,但這可能是學生骨盆無法前傾的原因,也可能是直腿屈曲髖關節的原因。看起來,如果只有一條腿需要屈髖,那些髖部屈曲較有困難的學生,就能做到更多向前移的

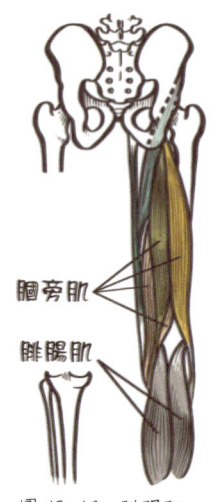

圖13.19 腓腸肌穿過膝蓋,從膕旁肌內側穿過。

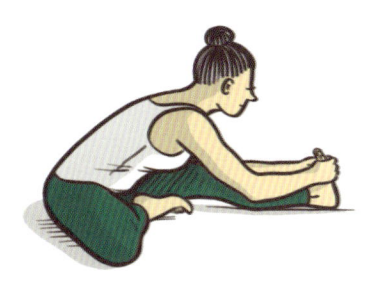

圖 13.20　左側髖關節屈曲，
右側髖關節外旋。

動作。只要另一條腿不影響平衡或基礎的質量，那麼整個上半身的重量，就可以只用來解決單條伸展腿的阻力，而不是兩條腿的阻力，就像在坐姿前彎式中那樣。

變相前彎式

正如你現在知道的，我們在瑜伽中創造的姿勢是由主要關節的基本動作構成。不管我們做的是倒立式、手臂平衡式、站姿還是坐姿，只要中立腿（不旋轉）和軀幹必須向彼此移動，那麼就包含了前彎元素。在面對不同的方向和姿勢定位時，很容易忽略這個簡單的問題。不過，一旦你能意識到這一點，就能更直接且容易地解開任何難題。接下來的例子，將有助於說明我的意思。

船式是一個並不複雜的體式，但它與一些平衡和核心練習是有關係的。當學生無法做出這個姿勢所要求的尖銳 V 形時，他們會認為自己不夠強壯，但這其實並不是大多數人的主要障礙（圖 13.21）。這個姿勢是個前彎體位，只是定位是傾斜，因此平衡點是位於坐骨。如果雙腿只能保持伸直，那麼在坐姿前彎式中，遇到的限制也會在這裡重

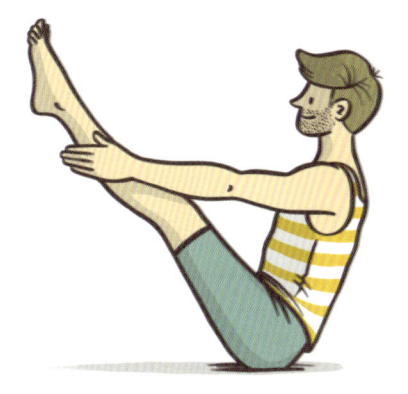

圖 13.21　需要大量的髖關節屈曲度，
來形成一艘鋒利的船形。

演，另外，同時還加上重力還會將雙腿拉回地面。

如果學生的前彎為 90 度，那麼與處於坐姿定位一樣，軀幹和雙腿之間的距離將無法在不使背部變圓，拱背的情況下縮小。如果保持嚴格的姿勢，結果就是一艘更寬的船。如果學生的前彎是小於 90 度，那麼骨盆後傾的傾向就會更大，背部會更圓，而快艇的船體看起來會更像划艇（圖 13.22）。

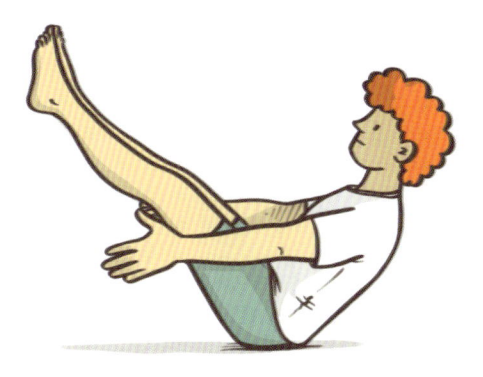

圖 13.22　髖關節屈曲 90 度或更小，
會導致船形變寬，
而且更有可能使脊椎變圓弧狀。

你可以每天做上千個仰臥起坐，但船的形狀並不會改變，因為雖然需要保持胸廓與骨盆的關係，但 V 字形的形成是來自於腿部相對於骨盆的運動（前彎）。因此，修改方法或替代式是與其他前彎動作相同：根據需要，彎曲膝蓋使骨盆前傾（圖 13.23）。隨著學生前彎能力的提高，雙腿可以逐漸伸直。

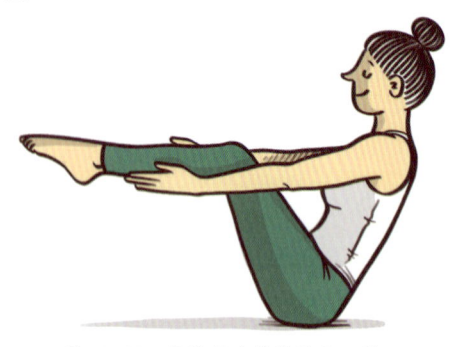

圖 13.23　與所有的前彎動作一樣，彎曲膝蓋可以增加骨盆的活動度。

你是否遇到過這樣的情況：你想做直腿抬起的頭倒立式，但感覺就像穿著潛水靴，雙腳根本無法離開地面（圖 13.24）？你現在可能已經猜到了，完成這個動作的能力，並不涉及肌力力量，關鍵在於前彎。我敢打賭，你從來沒有想過在做下犬式（不跳躍）時，將雙腳抬離地面，但除非你能在做頭倒立式時將臀部足夠靠近肩膀，否則情況也差不多。

臀部從支撐基底位置向後移動時，雙腳的重量太大而無法抬起。因此，口頭提示是雙腳往身體位置方向移動，直到感覺輕盈為止。但很多學生的雙腳就是無法往身體方向向內移動夠遠，無法獲得那種輕盈的感覺。追根究柢，是因為他們沒有足夠前彎能力可啟動。你需要能使髖關節，彎曲超過 90 度，才能將髖關節置於正確的位置（圖 13.25）。一旦到達這個位置，每個人都有力量抬起雙腿，儘管，學生們一開始可能會掙扎於努力保持穩定的基礎，或者因為恐懼而停滯不前。

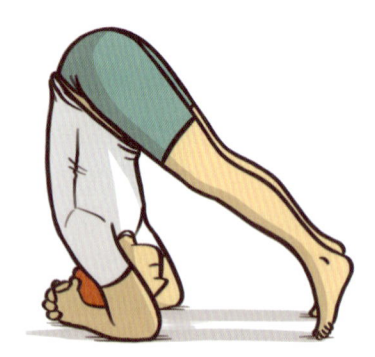

圖 13.25　現在，臀部定位在肩膀之上，雙腳會可以浮起，但請你觀察臀部的屈曲度需要增加多少。

我們在第 9 章〈脊椎〉中，詳細介紹了犁式，但同樣的概念也是適用於從離開頭倒立式體位，將雙腳帶向地板著地。與此同時，請自己仔細思考這個想法，並想像背後的原因。

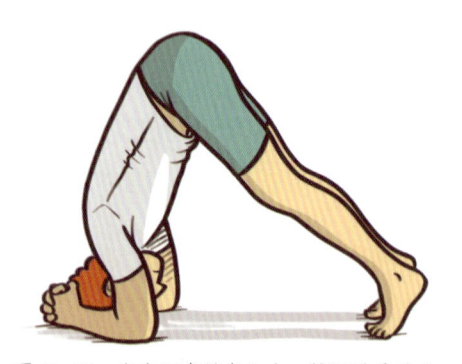

圖 13.24　在這個姿勢定位中，雙腳的重量太大，無法伸直雙腿使其抬起，進入頭倒立式。

我們已經多次提到過螢火蟲式這體位法，這裡和其他一些手臂平衡式一樣，想要伸直雙腿的話，良好的髖關節屈曲是必不可少的。

主動前彎式

通常可用的主動髖關節屈曲幅度，會比被動的幅度要小得多，雖然這與髖屈肌的力量有一定關係，但我認為最主要的因素是組織的僵硬程度（第 2 章〈柔軟度〉）。你的組織越僵硬——記住，這並不等同於不柔軟及靈活——就需要更多的髖屈肌力量。經常有人建議學生應盡量減少主動和被動動作之間的關節活動度差異。然而，雖然組織順應性良好的學生在主動控制大部分可用關節活動度方面，可能較容易取得成功，但對於較為僵硬的學生來說，主動和被動之間的關節活動度，可能仍會存在明顯的差異。對他們來說，這將使以重力為反作用力的體位法（例如：船式和手抓腳趾單腿站立式三），尤其困難。

關於髖關節屈曲，我認為自己是僵硬但相對靈活柔軟。例如，在仰臥手抓腳趾伸展式中，在手的輔助下（被動式），我可以使腿部屈髖約 145 度左右，但我的主動式的範圍只有約 95 度左右（圖 13.26）。這種差異在姿勢上也會表現出來。我可以在重力和雙手的幫助下，在坐姿前彎式中雙腿平躺，但若我把這個姿勢換成船式，情況就完全不同了。在這個姿勢中，我被困在我的主動活動範圍內，與重力的對抗導致我的船形，沒有我想要的那麼鋒利。

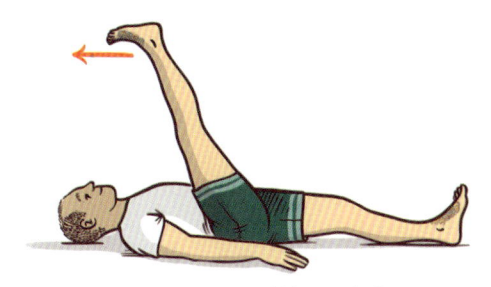

圖 13.26　在進行主動關節活動度運動時，保持雙腿絕對伸直。

而我的妻子具有良好的順應性，和出色的主動屈髖幅度，約為 140 度，只要在稍微幫助下，就能達到約 150 度（被動式）。當然，她可以在坐姿前彎式中，舒適地趴在雙腿上。雙腳著地，雖然她的髖屈肌群沒有我的那麼強壯，但她可以輕而易舉地做出船式的尖銳 V 字形。我相信我們之前已經提到過，既要有柔軟度又要有肌力力量，這絕對是可取的，但在做大多數涉及大關節活動度的瑜伽體式時，更有可能是組織阻力而不是肌力力量不足，阻礙了你去達成想要達成的體位。

在被動練習之後，甚至在被動練習之前和之後，加入主動關節活動度是一種有用的方法。透過這種方式，可以向神經系統展示，新達到的關節活動度作用，而且我認為這樣關節活動度更有可能被吸收同化。

我最喜歡的方法之一是，練習仰臥手抓腳趾伸展式。首先抬起腿，收縮髖屈肌群，停留 3 到 4 個呼吸，看看僅使用主動的關節活動度可以把腳移向多靠近頭的位置。然後抓住大腳趾將腿拉靠近，完全放鬆腿部，進行被動練習。這次保持 5 到 10 個呼吸，隨著神經系統適應此拉伸狀態，逐漸將腿伸得

更遠。第三階段是,透過以下方式將腿拉近,主動屈髖和藉由手在腳上的幫助。最後,鬆開手嘗試只啟動髖屈肌的參與,來保持腿的位置,停留 3 到 4 個呼吸。透過這種方式,你可以嘗試增加的關節活動度。

我喜歡的另一種組合,這次是在坐角式中練習,將被動重力的輔助保持在姿勢中,並與推瑜伽磚將身體帶往前方移動結合起來。保持在可以做到的姿勢最深狀態,並停留 5 到 10 個呼吸後(圖 13.27),將一塊瑜伽磚放在與手臂長度相當的位置,使手指指尖剛好接觸得到。現在收縮髖屈肌群,試著將身體拉低,同時,嘗試著將瑜伽磚再推更遠些(圖 13.28)。再花 5 到 10 個呼吸,做主動運動,請記住要從髖部開始,伸展移動,而不是圓背彎曲脊椎。

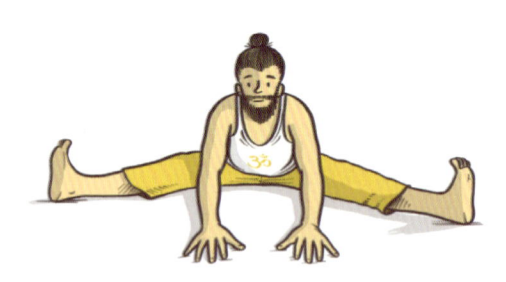

圖 13.27 在最深入的位置保持脊椎中立,停留 5 到 10 個呼吸。

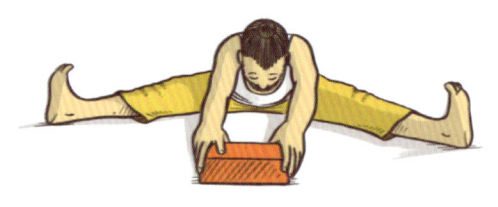

圖 13.28 使用主動收縮,將瑜伽磚盡可能推遠。將膝蓋保持朝向天花板。

做同樣動作的另一種方法是,在一個主要是被動的姿勢之後,做一個使用主動關節活動度的姿勢。例如,在練習完坐角式後,改做跨式抬腿(雙腿保持在坐角式位置中,雙手位置大腿兩側,將腿抬舉起來左右腿交替練習)。

啟動末端幅度

但願本書的關鍵原則之一是神經系統主要負責調節可用的關節活動度。身體越是感覺並確信安全,感知到你能夠控制肢體,並完成更大範圍的伸展動作就越有可能,允許讓你透過肢體完成這些動作。這就有點像你知道孩子們有足夠的機會不會摔個四腳朝天之前,不要取下他們兒童自行車上的訓練輔助輪一樣。在練習整個動作過程中,都要保持肌力力量和穩定性,尤其是在末端幅度,是建立這種控制力的最佳方法。一個簡單而有效的策略是,在你保持在姿勢中一段時間後,讓被伸展的肌肉參與進來。由於身體位置的原因,有些姿勢比其他姿勢更容易做到這一點。

例如,從金字塔式這體位離開之前,前腿可以靠著使用地板的摩擦力向後拉。而腿不需要移動,只需利用地板作為阻力即可。當一塊肌肉是處於全面伸展時,肌肉更容易受傷,因此,需要逐漸地增加收縮量。在這個例子中,由於我們並沒有試圖撐起整個身體的重量,所以很容易可以測量及感受用施力的大小(圖 13.29)。

還有其他一些體式,如猴神哈努曼式(圖 13.30),也可以達到很好的效果,但

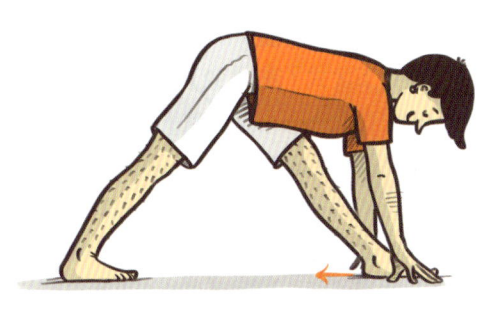

圖 13.29　使用膕旁肌和臀大肌將腿向後拉。但這是一種等長收縮，因為腿會停留在他們原本的地方。

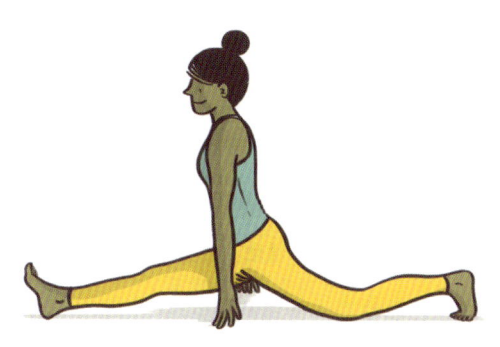

圖 13.30　隨著時間的推移，減少雙手的支撐力，使後腿的髖屈肌和前腿的髖伸肌，能讓你在體位中保持挺立。

需要更加小心。建議開始時的動作停留高度要比現有可用的關節活動度可以涵蓋的高度高得多。讓前腿的膕旁肌和臀部肌肉以及後腿的髖屈肌群，參與在其中，以支撐身體重量，並停留數個呼吸。

隨著肌肉力量的增強，可以延長保持姿勢的時間。如果有必要可以用雙手輔助，將雙手放在瑜伽磚上面輔助，還可以對肌肉所承受的負荷量，提供更進一步的控制。在隨後的瑜伽練習中，我們的目標是向更深的深度練習，慢慢接近關節活動度的極限。最終，你有可能會可以降低到腿完全劈叉的狀態，用肌肉的離心收縮活動，而不是雙手的支撐來控制身體慢慢地下降。對於這些已經相當強壯的人來說，他們可能會在更接近其關節活動度極限時感到舒適，但是，去嘗試不同的深度，而不是直接達到最大深度仍然是明智之舉。

幫助遇到障礙的學生

如果我們考慮到上述各種要點，我們就能想出一些辦法讓障礙困難較多的學生，在練習中感到最愉快和最有成效。首先，一次只先練習一條腿成效會更好，因為需要克服的阻力較小。另一個關鍵點是，因為有許多其他肌肉都會影響前彎，因此，在進行嚴格的前彎練習之前，練習體位的排序，要適用於先使髖部和身體後部先進行啟動及評估，是有道理跟意義的，以便在行使嚴格的前彎前，身體在某個程度上，已經準備好了。除了警惕性最高的學生外，這些現象：不小心彎曲脊椎，拱背產生圓背等作弊行為，對所有其他學生來說都非常有吸引力，而且很容易不小心發生。因此，最好透過選擇會發生此狀況可能性較低的體式，來消除這種選項及可能性。更直截了當的體式，能允許讓人專注於前彎的練習，而不會被其他限制所削弱。利用輔具可以有利於讓身體得到放鬆。最後，在可能的情況下，盡可能地利用重力，並增加主動式練習，以增加關節活動度範圍地增益。

一個合適的例子，就是我們剛剛用於主動式練習的金字塔式。這個姿勢既不對稱又有重力輔助。前腳更傾向於蹠屈，很容易在

次練習中，都鍛鍊腿筋力量（以及一般力量）是個好主意。前面一段中建議在末端幅度啟動，是一個很好的開始、但也請參閱第3章〈肌力力量〉獲得更多想法。

如果你開始注意到坐骨附近有隱隱作痛的感覺，請立即停止練習約一週左右，你可能能幸運地將問題扼殺在萌芽狀態。在做坐角式等，行使寬腿前彎時要格外小心，因為內收大肌特別容易受到傷害。如果發現是這塊肌肉，而不是膕旁肌的問題，那麼不適的感覺會更偏向內側（朝向腹股溝方向，但仍在坐骨上）。

還有一點值得注意的是，有時候一個不相關的事件，也可能會引發這種循環。比如坐在硬地板上就會引發疼痛。然後，太多或太頻繁的這種狀況又會加劇這種情況。請注意，痴心妄想這疼痛會消失，很少能解決坐骨痛的問題，早期干預處理會更有效。

曲腿前彎體位

在這一類別中，我們腦中率先最容易想到姿勢的是花環式（*Malasana*），但也是有許多其他不對稱體位，例如：聖哲馬利奇式一綑綁側三角式（*Baddha Parsvakonasana*）和拉弓式（*Akarna Dhanurasana*），它們都需要深深地屈髖（圖13.34）。

有很多體式，還涉及到額外的複雜性，比如單腳處於半蓮花座式或增加一個扭轉動作。如果腿部是被保持接近矢狀面（從前到後），那麼最基本的變化就是，膝關節是否也需要完全屈曲。我們在第7章〈膝關節〉中，介紹了膝關節屈曲的侷限性，由於身體重心的移動，身體的擺放方式會使髖關節更深地屈曲變得更加困難。

聖哲馬利奇式一和綑綁側三角式，可能是許多不同瑜伽風格的學生都會遇到的兩個體位法，因此我們將以它們為例。

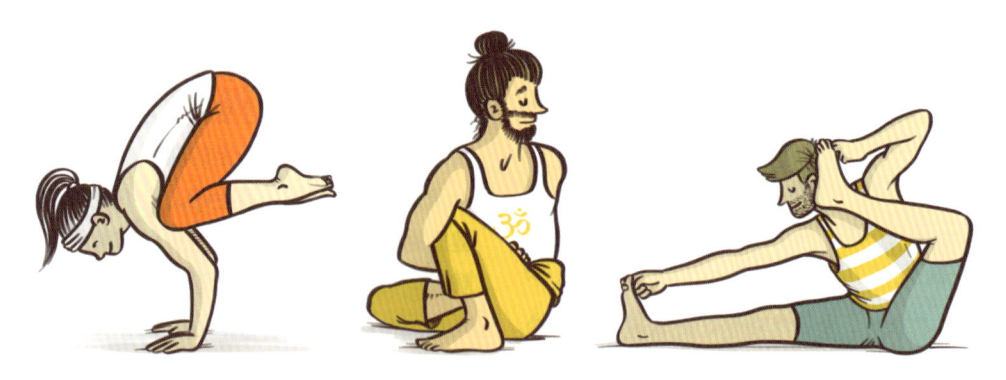

圖13.34 許多姿勢都需要深度彎曲腿部和髖部屈曲，幸運的是，膕旁肌腱在這部分是被排除在外。

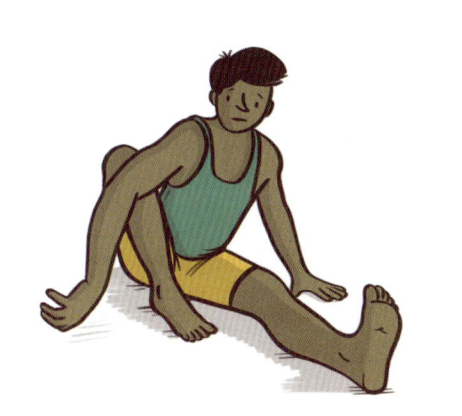

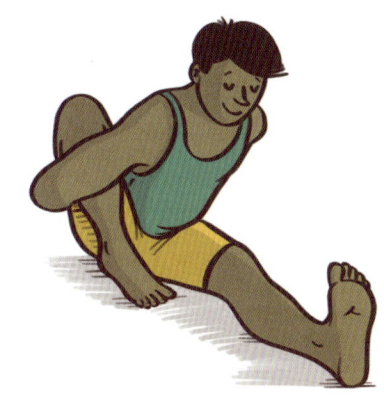

圖 13.35　如果你沒有或無法進行深度屈腿髖部屈曲運動，
脛骨就會位於手臂後側，而不是腋窩處。

在第一個例子，聖哲馬利奇式一中我們有一條直腿、另一條腿彎曲和一個網綁動作（圖 13.35）。只要身體前面有一條直腿，那麼我們的前伸動作就有可能受到限制，原因如上面及前部分所述。而另一條彎曲腿用手行使網綁，並最終向前移動，將上半身帶到直腿上停留的能力，將取決於屈膝蓋髖部屈曲的可用性。通常在學生的心目中，若無法行使網綁，他們認為往往是肩部的問題，但在這裡與大多數情況一樣，原因是軀幹未能移至腿部足夠遠的位至及距離，以釋放手臂進行網綁動作。你猜對了，這歸結為屈膝屈髖能力和脊椎屈曲的結果，而脊椎屈曲程度，是與你在坐姿前彎式中，預期會看到的量是相同。

在側三角式中，前腿的起始姿勢與寬腳的戰士一式相似。在這個階段，膝關節屈曲或髖關節屈曲的挑戰性，不足以阻止大腿下降到平行地板的位置。但是，這個體式需要軀幹和骨盆向前與大腿相接，這就會大大增加了，屈膝那條腿的屈髖量要求。如果缺少了這一點，就要注意用脊椎彎曲來彌補，所產生的差異性。網綁側三角式版本中，如果目標是讓肩膀可以低於前大腿高度的水平，那麼只有透過大量相同的動作才能做到這一點。

CHAPTER 14

髖關節旋轉體位

大多數瑜伽體式都涉及到髖關節的作用，但在本章中，我們將特別關注那些髖關節內旋或外旋，是形成體式重要因素的體位法。我相信你已經從第一部分〈概念要點〉中了解，如果不能充分旋轉髖關節，在不做任何調整的情況下，將導致身體其他部位去產生適應性，而增加受傷的可能性。透過了解這些基本動作的必要性及位置，有助於有效地排序體位，以達到主題體位，並避免對脆弱的關節造成壓力。由於涉及外旋動作的姿勢還有很多，因此我們將要先了解該動作。

任何時候，只要當腿伸直，膝蓋和腳轉向遠離身體時，髖部就會發生外旋動作。當膝關節彎曲時，腳會向身體另一側的方向移動。因此，在三角式這樣的站姿中，前側髖關節是外旋的（圖 14.1），而在頭碰膝式這樣的坐姿中，彎曲腿的髖關節也必須做同樣的動作。在第 2 章〈相對運動〉中，我們還介紹了這樣一個觀點：當我們相對於骨盆移動腿部，然後再相對於腿部移動骨盆，或者反之亦然時，我們往往會增加相同的原始動作（圖 14.2）。如果這正是我們所追求的，那麼這種組合可以增加旋轉的強度，反之，也可能成為完成某個姿勢的限制因素。

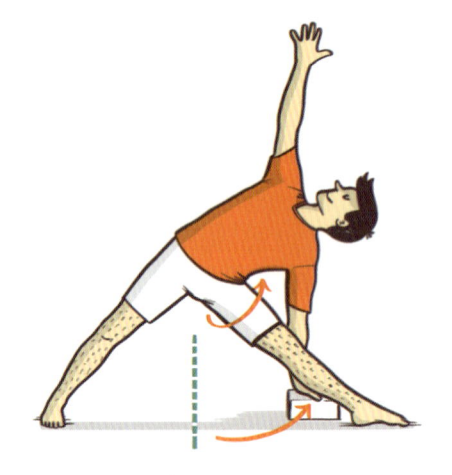

圖 14.1　三角式，前側髖關節外旋。

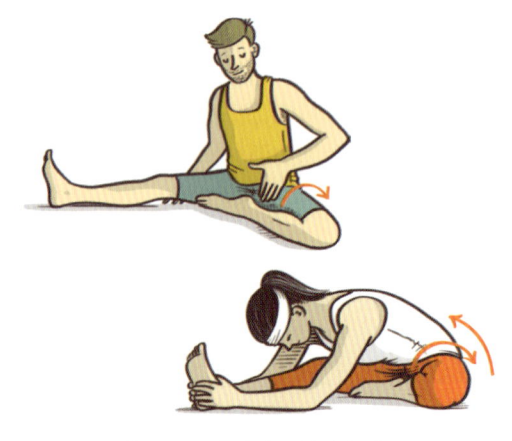

圖 14.2　當茉莉向前移動時，骨盆圍繞股骨旋轉增加了外旋量。

評估髖關節外旋

簡易坐式（散盤）

簡易坐式（散盤）（*Sukasana*）這個體位法是可確定髖關節外旋程度的第一站。在這個直接簡單的盤腿姿勢中，雙腳應位於對側膝蓋下方，小腿幾乎與墊子前方平行。俯視時，地面應該可以透過腹股溝、大腿和小腿形成的相對等大的三角形空間（圖14.3）。如果在這個姿勢中，兩個膝蓋沒有放置在對腳上，那麼我們就已經可以知道缺少一些外旋，因為沒有其他動作會限制這位置的發生（圖14.4）。

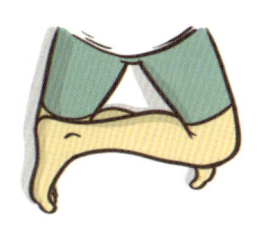

圖14.3 仰臥姿勢。

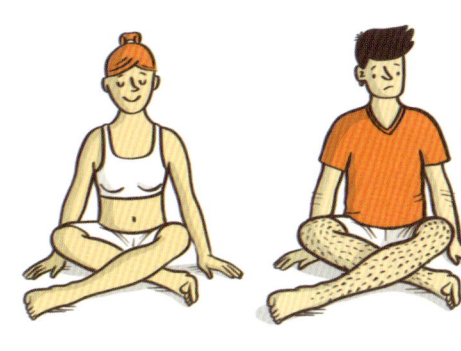

圖14.4 簡易坐式（散盤），是可顯示髖關節外旋，是否受限的一種快速而簡單的測試方法。

一定要嘗試在前面交叉對側的腿，看看兩側是否有任何區別。如果這個姿勢是還可以做得到的，就沒有必要進入下一關，否則，下一個可以嘗試的姿勢是火木式（*Agnistambhasana*）。在這個體位中，雙腿疊放在一起，腳踝骨到膝蓋，雙腳背屈，小腿與墊子前方平行（圖14.5）。如果下方的腿舒適地坐在地板上，而上方腿放在下方腿上彼此重疊，那麼髖關節就有很好的外旋能力。如果還可以試著向前前彎折疊，將胸廓放置在小腿上，前額放在地板上，那麼除了最深的體式會需要這個動作外，其他體式可能都已有足夠的空間。如果下方腿與地面之間；或下方腿與上方腿之間；或兩者之間都有空隙，那麼空隙的大小就表明侷限程度及對高級體式仍然需要的開髖程度有多少。

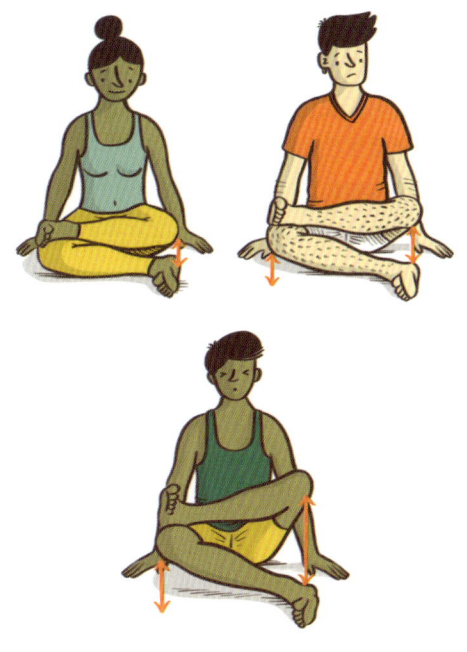

圖14.5 在火木式中，如果膝蓋像戴夫（右上圖）和維漢（下圖）一樣高高翹起在空中，最好換一個姿勢。

同樣透過交換在上面的腿，來尋找兩側的不平衡。這個姿勢很容易可以作弊，比如讓下脛骨向後移動、讓膝蓋向外，加寬膝蓋空間、腳踝彎曲，或者兩側坐骨的重量不平均（圖 14.6）。

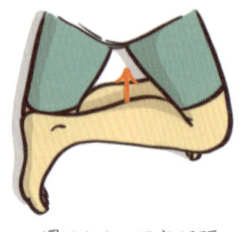

圖 14.6 下方腿脛骨向後滑動。

頭碰膝式一

這是比較簡單的體式之一，涉及髖關節的外旋。有一些外展和一些髖關節屈曲，但只有 90 度，直到你向前往腿移動。在第 13 章〈前彎體位〉中，我們討論了直腿會牽涉的現象，因此，這裡我們將考慮屈腿。這姿勢的基本正位排列，將會可以決定屈膝髖關節時會發生什麼情況。

在這個姿勢中，腳的位置可以有兩種不同的風格版本。第一種是，膝蓋盡量可能向後移，骨盆的那一側也盡可能地向後移。這就會在兩條腿之間形成一個鈍角，使腳拇指能夠啟動，處於指著的狀態。第二種姿勢是，骨盆正對墊子前方，彎曲的那條腿，脛骨與伸直的腿成 90 度或更小的角度，因此腳會處於背屈狀態。

而要做前彎時，膝蓋和腳的位置將決定彎曲的那條腿會發生什麼事，從而決定姿勢的重點。當膝蓋進一步被帶向後移，腳尖處於指的狀態時，首先發生的事，是身體一側進行了不對稱伸展。當學生將身體帶向伸直那條腿移動時，另一條可以向前移動直到

大腿朝向天花板，而小腿與地面接觸（圖 14.7）。彎曲的那條腿並沒有進入髖關節的內旋狀態，因為它一開始就是處於外旋狀態的，而當大腿朝上時，它才回到中立位。

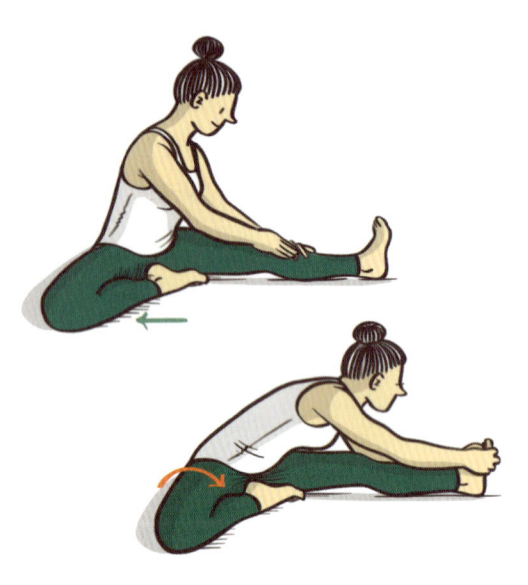

圖 14.7 由於彎曲的膝蓋被帶向後移，骨盆在這狀況下，會蓄意地偏離直線，當學生向前往伸直那條腿移動行使前彎時，大腿就會可以向內側滾動。

在另一種方式中，骨盆呈正方形，使身體兩側的動作更加均勻。這次向前移動時，腳背外翻阻止了脛骨和大腿向前滾動，因此髖關節就必須保持和產生外旋（圖 14.8）。由於骨盆前傾會需要更多的外旋動作，所以如果沒有更多的外旋動作，學生就無法更深入地做出這個姿勢。因此，這個版本是練習增加這一外旋動作的絕佳方式，但正如第 7 章〈膝關節〉中所涉及的，它也為過度熱心嘗試的學生，提供了對膝蓋內側半月板施加壓力的可能性。

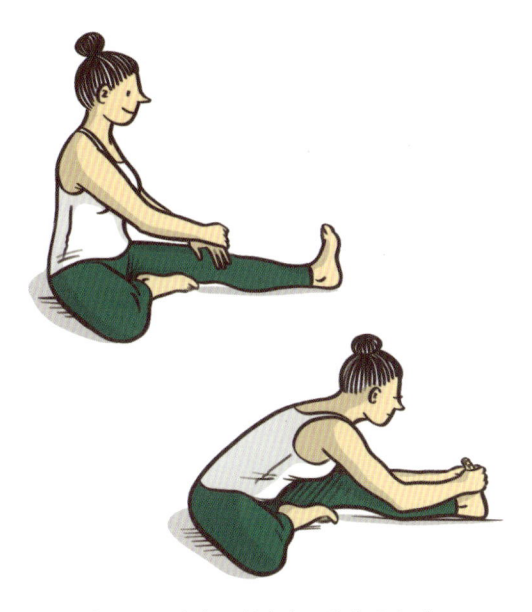

圖 14.8 在這個版本中，骨盆呈方形，
彎曲那條腿的腳背外翻，
因此而需要更多的髖關節外旋。

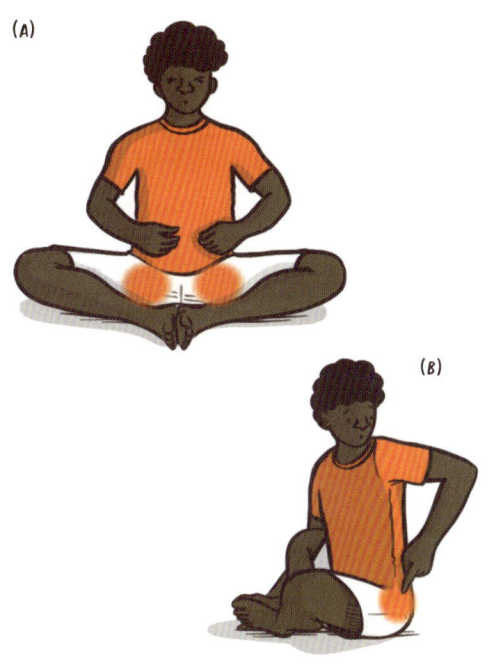

圖 14.9 往前移動會加強內收肌（A）
以及臀中肌和臀小肌（B）的伸展。

束角式

這個體位法消除了任何直腿限制的問題，但與第二個版本的頭碰膝式一樣，由於雙腳是處於外翻狀態，因此突出了外旋這個動作的啟動。這個姿勢的另一個主要動作是髖關節外展。雙腳越靠近腹股溝，就越需要髖關節外展的啟動。因此，當學生的膝蓋是抬起在空中時，可能是源自於其中一個動作或兩個動作未成達成，而會都需要伸展限制這些動作的肌肉，即內收肌群和髖關節內側旋轉肌（臀中肌和臀小肌）（圖 14.9）。

我也認為比例對膝蓋的高度也有影響。在第 8 章〈髖關節〉中，我們談到了股骨頭的長度和角度，以及大轉子的大小可能是保持膝蓋向上的原因。但我認為股骨和脛骨長度的比例可能也有一定的關係。如果脛骨比平均長度稍長一點，當雙腳靠近腹股溝時，髖關節的外展會增加，膝蓋會被推得更高。可以嘗試著在兩腳之間放一本書模擬這種情況，看看會發生什麼。如果脛骨比一般平均長度短些，可能也會出現相反的情況。

如果學生的膝蓋是抬起的，但他們仍能向前移動骨盆，這可能表明並不是肌肉張力讓他們的膝蓋翹起來在空中。如果有足夠的張力來讓保持膝蓋抬起，那麼它也應該會抵制身體向前移動的嘗試，因為這個動作也會增加肌肉的張力。要注意的是，如果脊椎是

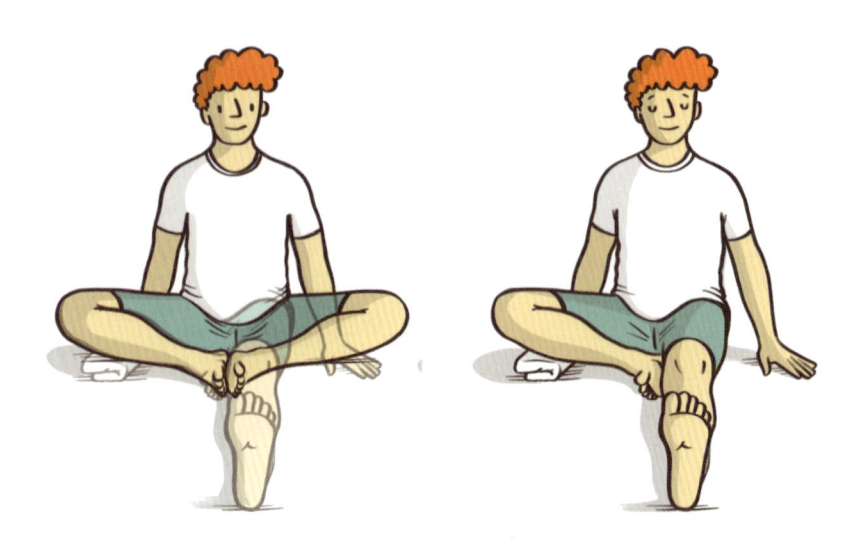

圖 14.10 束角式。

彎曲的圓背狀態往前移動，那麼在這種情況下，骨盆會保持原位。

我們甚至可以從束角式中膝蓋的位置，來了解它們在頭碰膝式一中應該放置的位置。如果你在頭碰膝式一中腳背外翻，只移動直腿，屈膝將腳底放在另一隻伸直腳內側的旁邊，你會發現自己其實處於在束角式中（圖14.10）。正如我們之前所發現的對稱體式，往往能更準確反映關節活動度，因為對稱體位法不會允許在束角式中膝蓋向上，那麼在頭碰膝式一中，膝蓋應該處於相同的高度，因為它實際上，只是一個半的束角式。由於腿部的重量，而導致骨盆會發生微妙的移動，從而使膝蓋向下，但最好是支撐膝蓋，並保持兩側重量均勻。

半蓮花坐式

由於瑜伽起源於印度，盤腿而坐甚至是蓮花坐都是非常自然的動作，但對於很多從小坐在椅子上長大的人來說，他們在做這個動作時，會遇到很大的困難。無論是蓮花坐式還是半蓮花坐式，要可以將腳伸入，放置腹股溝處，膝關節都要有良好的屈曲，髖關節也要有充分的外旋。正如第2章〈多肢段節運動〉中提到如果膝關節和踝關節不能達到所需的關節活動度，那麼這兩個部位薄弱的區域，就會受到不利影響受到壓力。半蓮花坐式本身就是一個姿勢，但也是更複雜姿勢組成的一個要素。我們將先考慮半蓮花坐式這個姿勢，但腳和腿的關鍵位置與這兩個姿勢都息息相關。

在做半蓮花坐式時，腳的理想位置是腳

第 14 章：髖關節旋轉體位　263

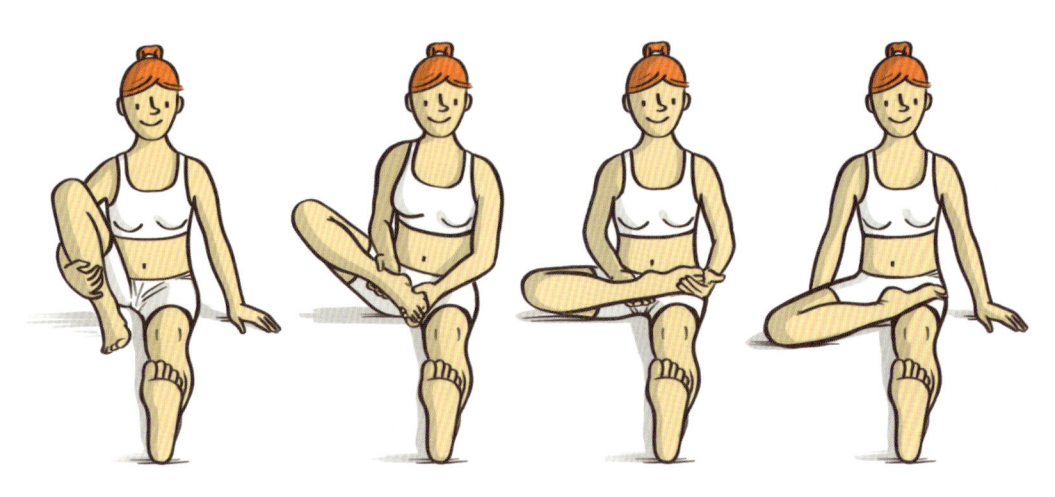

圖 14.11　維多利亞在準備和進入半蓮花坐式時，非常小心。我們希望是可以做到膝蓋著地，大拇趾和膝蓋之間呈一條直線，腳踝處沒有往內走彎曲呈鐮刀狀的痕跡。

跟會與肚臍對齊，腳底側邊位於髖部皺摺處。腳掌應蹠屈足底彎曲，腳趾應略微突出超於髖部。踝關節不應成鐮刀狀向外。確保健康擺放的最佳方法是先完全屈曲膝關節，然後托住踝關節，而不是拉動腳本身，從髖部開始旋轉，並嘗試將腳帶到合適的位置（圖 14.11）。

在嘗試放置第一條腳時，可能會出現幾種情況。它可能會突出到身體一側（圖 14.12A），或也可能只到達大腿的某處，而且腳跟腳踝處，也可能會出現鐮刀狀（圖 14.12B）。

一旦放好腳，我認為最好用手放在膝蓋下方支撐彎曲那條腿，同時將另一條腿滑動到下面是個好主意。因為第二條腿為上方的膝蓋和腳踝提供支撐，從而減少需要的外旋動作，並在一定程度上，消除了腳部準確定

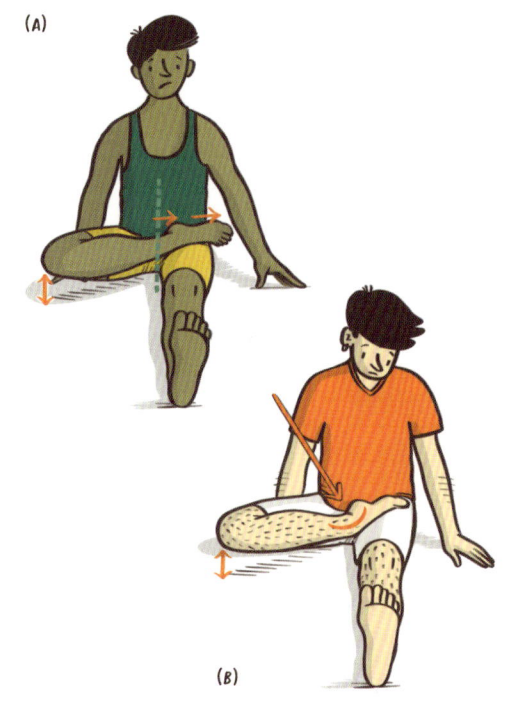

圖 14.12　放置第一隻腳時，出現的問題，
　　　（A）腳突出於身體一側；
　　　（B）腳只到大腿，腳呈鐮刀狀。

位的重要性。如果上面的膝蓋沒有處於並靠在下面的腿上，那麼它們之間就應該要有額外的支撐物（圖14.13）。

接下來，我們將關注在半蓮花坐式，作為姿勢的一個組成部分。我想我對這個部分有相當嚴格的看法，因為我遇到過很多膝蓋有問題的瑜伽學生，而這些問題可以直接歸咎於姿勢形式組成的粗糙。作為一個起點，我想說的是，除了少數學生之外，對於所有學生來說，如果他們無法嚴格並到位地執行火木式（髖關節外旋測試），那麼，他們就應該避免將腿放置於蓮花式的位置上。我可能在這增加了困惑點，因為我曾暗示過這對某些人來說可能沒問題。為了澄清這一點，這裡的某些人，我指的是這一些較奇特的人，由於他們特殊的骨骼幾何形狀或結構，當脛骨與墊子前端不平行時，他們會發現髖部可以有更多的運動。其實這樣的人我遇到的並不多，不過我確實是遇到過一些，所以永遠不要把話說的太絕，凡事都有可能。

半蓮花坐式與我們現在討論的動作，主要的區別在於下面那條腿被移除。髖關節外旋能力若不足，會使膝蓋漂浮並停留在空中。如果出現這種情況，就應該在膝蓋下方放一些東西，而且不應該再給這個姿勢添加任何額外的複雜性。若想要進一步練習，我建議膝蓋必須著地，而沒有將重量從對側的坐骨上轉移。從大腳趾頭到膝蓋應該是會成一條直線。我還認為地板上的姿勢，能更清楚地顯示髖部的準備情況，因為不容易下意識增加骨盆的適應性。因此，如果在坐姿中，無法對半蓮花坐式的腳和膝蓋進行良好的定位，就請不要嘗試在站姿中行使此動作。

例如，在半蓮花抓腳西方延展式（*Ardha Baddha Padma Paschimottanasana*）中，如果半蓮花坐式那隻腿的膝蓋離開了地面，那麼就應該在膝蓋下面墊些東西，而學生就不應該繼續向前行使前彎。這也決定了在站姿版本的半蓮花抓腳前彎式（*Ardha Baddha Padmottanasana*）中的狀況，學生要麼保持直立站姿，要麼將彎曲的腿擺成4字形。當透過彎曲對側髖關節或增加扭轉動作，例如：聖哲馬利奇式二及式四，進一步增加複雜性時，如果腳的位置被擺放不對，不僅會增加膝關節和踝關節的壓力，還會給

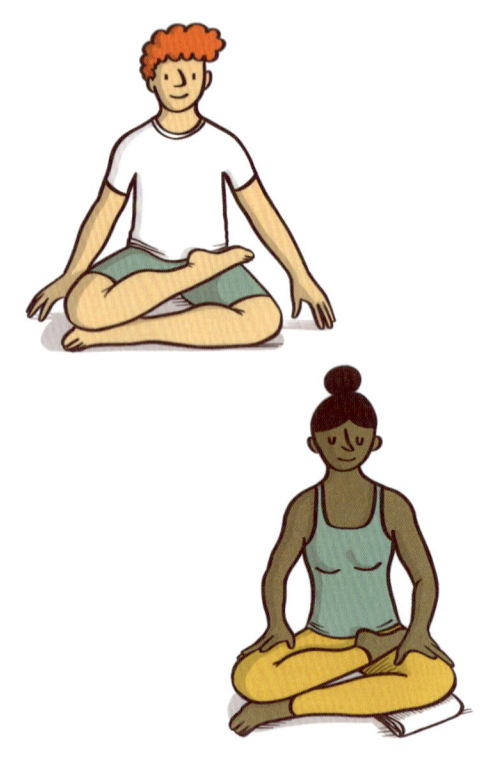

圖14.13 在做半蓮花坐式時，可能需要在單膝或雙膝下增加支撐。

脊椎和薦髂關節帶來一些壓力。我們將用剛才提到的兩個姿勢來探討這些想法。

我在這些姿勢中，觀察到許多學生的骨盆很不均勻，這反過來又使脊椎會橫向彎曲。首先要考慮在這些姿勢中，骨盆是否真的能保持對等接地。這取決於大腿跟小腿的比例和屈膝髖部屈曲的程度。在大多數學生中骨盆會抬高一點，但遠遠未達到我經常看到的程度。

剛開始時最好測試一下，保持一條腿伸直，彎曲另一條腿，將其放在臀部旁邊，就好像你是處於這兩種姿勢的其中一種狀態（圖 14.14）。不要向一側傾斜，但要盡量保持方形正位狀態。如果坐骨抬離地面，請測量距離。你的目標是讓骨盆在姿勢中，盡可能接近這個方形正位的位置。如果有很大的差距，我首先會確認及檢查的是髖關節外旋度。

經常出現的情況是，當把一條腿處於半蓮花坐式時，膝蓋就會抬起離開地面。然後，學生就會向側面滾動，為了使膝蓋可以向下置於地面，在這情況下，對膝蓋來說也許是一個更安全的位置，但卻會使骨盆傾斜。當這麼做時，膝蓋越高造成的骨盆傾斜就越大。除了這種扭曲之外，腳踝也有可能因為腳並未處於理想的位置，而不得不大幅度地彎曲成鐮刀狀。許多學生之所以可以忍受腳踝的不適，是因為他們想可以保持這個姿勢，並認為這樣擺放腳踝會幫助他們更好地掌握這個姿勢。然而，這無助於增加髖關節的外旋幅度，只會破壞踝關節的穩定性，因為它必須承擔壓力。在這種情況下，膝關節也會受到強大的扭力。

這是非常普遍的做法，老師們經常允許，甚至有時建議採用這種姿勢。我建議如前所述，如果處於半蓮花坐式時，彎曲那條腿的膝蓋沒有著地，學生就不再應該繼續練習這個姿勢。相反地，應該將腳放在地板上，或者放在對側髖部的旁邊，或者放在另一隻伸直腳的旁邊，以此來修改這姿勢。當注意到處於半蓮花坐式，腿部與地板的接觸時，可以觀察到發生這種情況的另一個提示

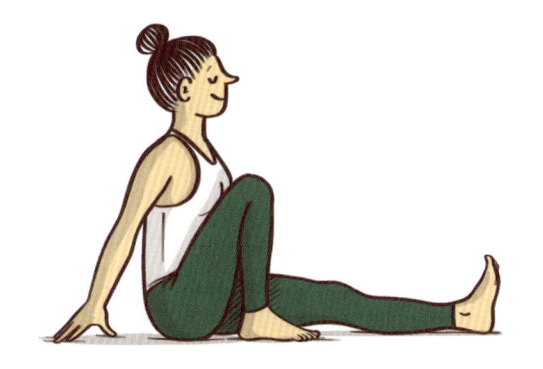

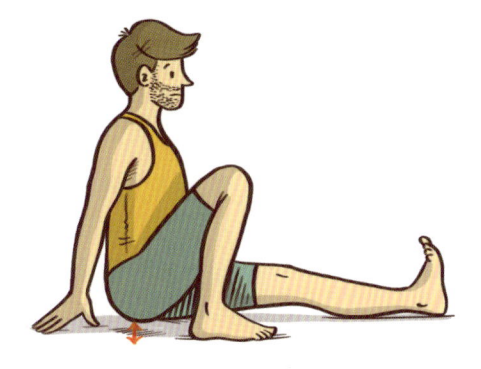

圖 14.14　以這種方式透過測試發現髖關節處於這種姿勢，抬起離開地面的高度，可以很好地看出姿勢中增加了多少傾斜度，以彌補半蓮花坐式中，所需的髖關節外旋幅度。

信號。理想的位置是大腿和小腿的那一側，會處於向下的位置（圖 14.15）。

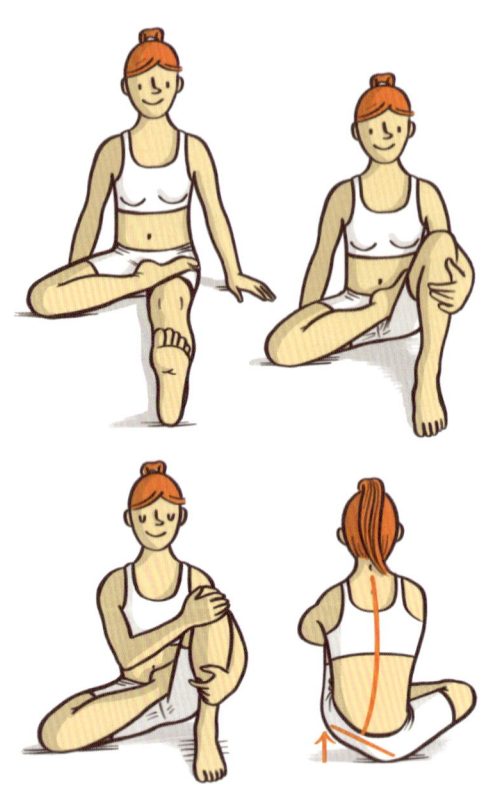

圖 14.15 維多利亞有足夠的髖關節外旋能力，可以在將第二隻腿帶入往身體方向，將膝蓋放在地板上。

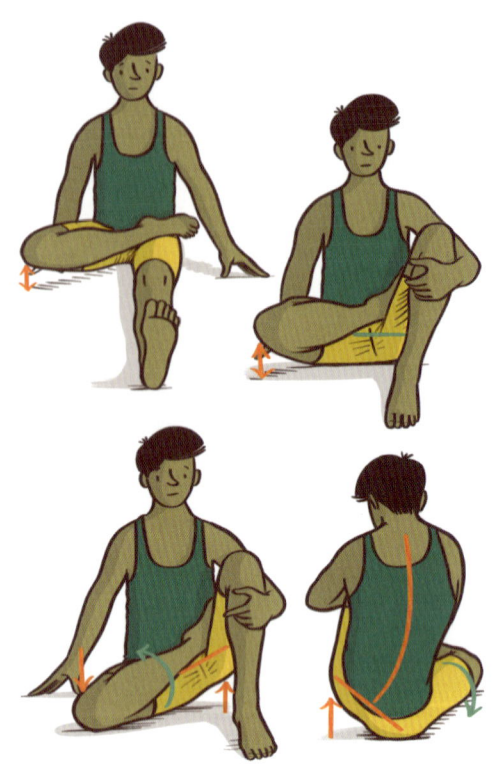

圖 14.16 維漢開始進入姿勢時，膝蓋就已經離開地面，然後向一側面滾動，為了使膝蓋能降低向下。這樣做的後果是，對側髖部會上升抬起，而且脊推側邊屈曲得更多。

如果學生不得不向側身滾動，那麼彎曲那條腿的大腿頂部會更接觸多一些。當然，你也可以看看骨盆本身，以及當髖部處於非蓮花坐式時，坐骨與地面的高度距離。（圖14.16）。

同樣的規則也適用於所有涉及半蓮花坐式的坐姿體位法，第一條腿的膝蓋應放在地板上，而兩個坐骨應保持同樣的接地（圖14.17）。我自己對半蓮花坐式和完整版的半蓮花坐式版本的感覺是，最好能分別練習必要的關節活動度，然後定期回到這體位練習，以便檢查姿勢定位是否有任何差異。只有達到健康的姿勢位置，才值得花時間在這體位上練習，因為這體位很容易會給脆弱的膝蓋和腳踝造成壓力。練習過程中，如果有任何不適感，最好將腿擺成4字形腿型會更有幫助，同樣地，也要在膝蓋下面墊東西，或者使用另一種替代式或修改（圖14.18）。

蓮花坐式（雙盤）

如果處於半蓮花坐式感覺很舒服，那麼，或許就可以開始考慮做蓮花坐式完整版本了。不過，在裡面的第二隻腿需要承受更多的壓力，所以髖關節有足夠的外旋空間是很重要的，而且在半蓮花式時，腳要放在正確的位置，腳踝區域不能彎曲成鐮刀狀，膝蓋要向下置於地板上（圖 14.19）。我並不贊成腿處於抬起來的狀態練習這個姿勢，因為我覺得這會助長不良姿勢，並可能導致膝蓋承受更大的壓力。如果不能慢條斯理地完成，那麼就代表學生還沒有準備好。同樣處在於坐姿蓮花坐式（雙盤），應該感受到非常輕鬆舒適，就像是在嘗試某個倒立姿勢之前的感受。

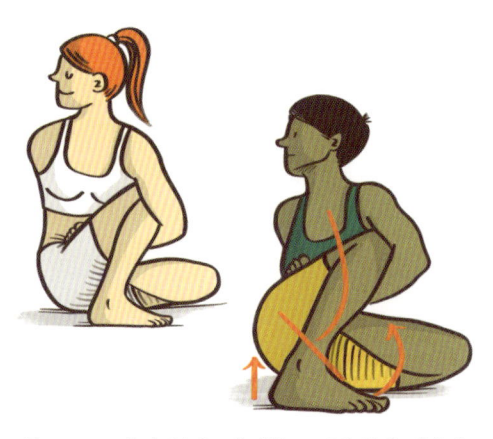

圖 14.17 維多利亞和維漢都做了聖哲馬利奇式四，但在動作品質上卻有很大不同，這源自於最初進入動作的設置。如你可以看到的，維漢已經滾到了大腿上，骨盆發生大幅度的傾斜，而腰椎將不得不承擔這更大的壓力。膝蓋和腳踝也往往會處於一個傾向會承受更大壓力的位置。能夠保持雙髖著地的學生很少見，但是從積極地層面來看，這是一個很好的意圖取向。

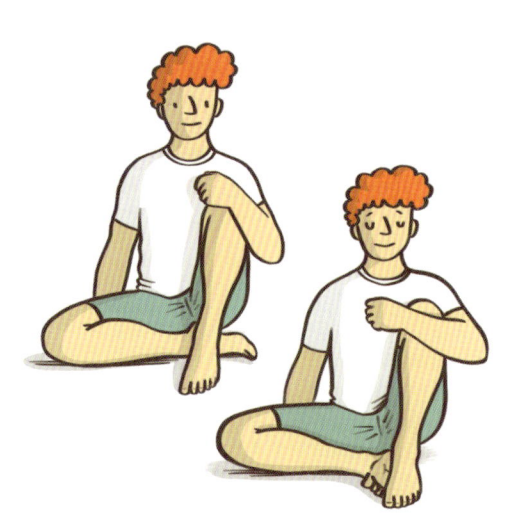

圖 14.18 道格正在示範兩種不同可使用的腳部擺放方式，如果腳無法處於半蓮花式，可以使用這兩種方式。將腳底靠在另一隻腳上，往往能更有效地打開髖部。不過，與半蓮花式相同的規則也適用，就是：盡量不要過於側傾，並想著兩個坐骨都要努力接地。

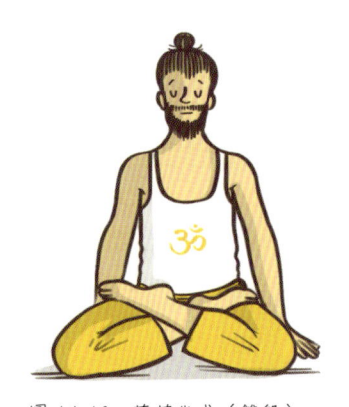

圖 14.19 蓮花坐式（雙盤）。

當進入蓮花坐式（雙盤）式時，第一隻腳是放在對側的髖部皺摺處，以完全屈膝開始啟動這動作，然後強調髖部的旋轉。第二條腿的膝關節屈曲無法被保持，因為第一條腿擋住了。但重要的是在腳移動到位時，盡可能保持膝關節屈曲程度，並使腳靠近脛

骨。與其拉住腳,不如摟住腳踝,這樣可以減少彎曲成鐮刀狀的機會。第二條裡面腿的膝蓋可能不會著地,但整個姿勢不應會有彈簧加載承重的感覺;而膝蓋或腳踝也不應有任何疼痛產生。在痛苦中保持這個姿勢,並不會帶有任何改善——這只會造成損傷,並強化大腦對這個姿勢的負面體驗。

很多體式只有一次機會做蓮花式,或者,存有偏好會優先選擇先放置哪條腿進入蓮花式。我會建議最好是左右兩邊都練習,可以保持平衡。由於兩側髖關節的可用關節活動度不同,而且這種差異並不罕見,因此不要覺得這個姿勢在兩側髖關節都能輕鬆完成。要尊重這種差異,如果有必要,在身體準備好之前,先不要做較緊繃的那一邊。可以為該邊髖部做其他動作。

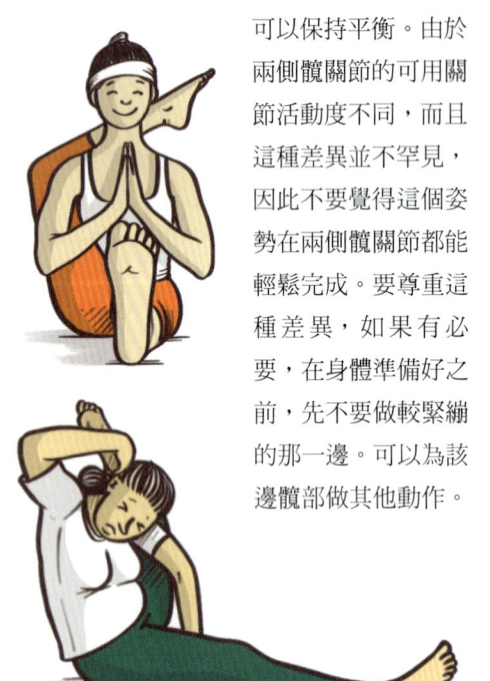

圖 14.20 如果你能像茉莉(上圖)那樣做單腿繞頭式,那麼你就不應該會給身體造成不必要的壓力負擔。但如果你像溫蒂(下圖)一樣,扭曲你的身體,那麼身體受傷只是時間早晚的問題而已。別再做這些對你來說不合理的體位法。讓身體做好充分準備,或者完全放下,忘記這個姿勢!

腳放置頭後的體位

將腳放置在頭(肩)後面,會需要大量的髖關節外旋和髖關節屈曲。在我看來,對於大多數學生來說,做這個動作所需的關節活動度,遠遠超出了功能上的需求性和大多數人的能力範圍。我對這組體式

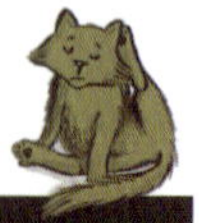

展現關節活動度的實驗

坐成手杖式坐姿,背靠牆壁,臀部、上背部和後腦勺接觸牆壁(圖14.21)。保持兩側坐骨著地,提起右腳,外旋髖關節,將腳掌帶朝向臉部。腳到達臉部的距離是代表你必須透過扭曲身體來彌補的距離。甚至不止這個距離,由於腳必須伸到後面,所以距離會比這更遠。

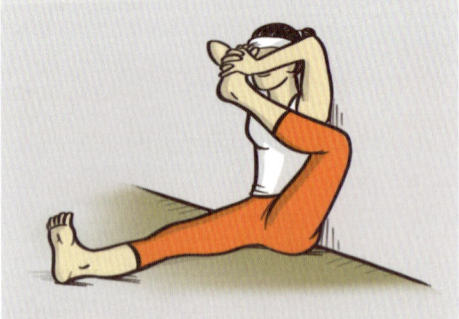

圖 14.21 準備好了嗎?

這是一個相當嚴格的測試,因為它強調髖關節外旋的可用性。那些髖關節屈曲程度較高,能力較好的學生,通常可以透過將膝關節,更多地帶向後側移動,而不是向外側伸展移動來減少屈曲。但是,腳的定位位置不會很好,膝關節也會因此更加脆弱,容易受到傷害。

的第二個問題是，我總是看到學生出現可怕的扭曲變形，從而使自己處於潛在傷害的導火線上。因為我自己也曾練習，並努力想要可以做到這些體式，所以我可以理解這之中產生挑戰的吸引力，但我們也必須考慮到過程。通常，我可以看到的是骨盆不平均的定位、薦髂關節扭轉、頸椎和腰椎彎曲且負荷過重。壓力會進入上述的這些區域，由於受限的髖關節活動度，以及腳放在頸後部位置之力量是巨大的。（圖14.20）

在第8章〈髖關節〉中，我們談到改變股骨頭方向的可能性，這很可能是實現這一動作可能性的決定因素之一。即使你目前已經正在做這類姿勢，我的建議是先嘗試下面的小測試，以顯示你目前的關節活動度。

提高外旋能力

對於在常規體式序列中的這些旋轉體式上有困難的人。最好能同時採用主動和被動的姿勢作為伸展功課，並結合嚴謹的技巧。被動練習時，膝關節是彎曲的，因為小腿是被用作旋轉髖關節的槓桿。當然，無論腿是伸直還是彎曲都可以主動旋轉髖關節，但最常用的是彎曲的腿。我認為其實兩種方法都使用會更好，因為兩種方法對被啟動肌肉的強調層面及程度略有不同。我自己特別注意到當腿彎曲時，縫匠肌似乎更有幫助。

當屈腿練習時，要保持脛骨與墊子前方平行，因為這樣會使旋轉動作更難被避免及省略。在下面的每個範例中，都有必要嘗試隔離髖關節的運動，並將腰背保持在接近中立的位置。否則，彎曲成圓弧狀的脊椎會使動作本身看起來比實際上達成程度還要多得更多。身體其他部分的位置，也會改變姿勢的易達成性。雖然很多姿勢都可以在房間裡的任何地方練習，但如果可以的話，還是要靠著牆練習，因為這樣可以增加一定程度的嚴格性和具體性。確保你也能感覺到臀部貼靠在牆上。

我將按強度等級依順序介紹這些體位，請找到合適的級別。起始點是簡易坐式（散盤），這是我建議，用於評估外旋能力的姿勢（圖14.22）。

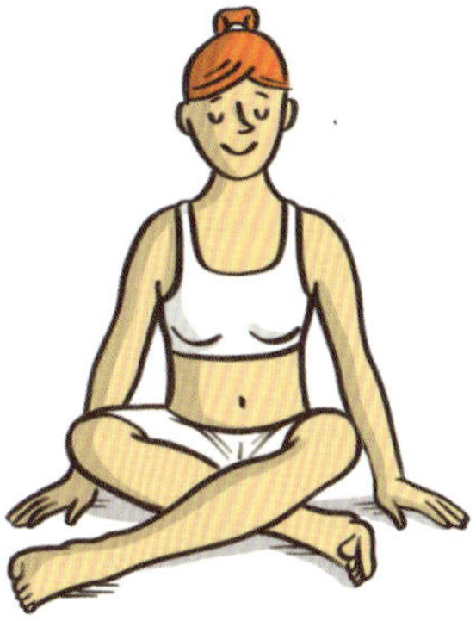

圖14.22 雖然維多利亞是裝出來的，但如果你在簡易坐式（散盤）中，膝蓋是抬起來停留在空中，這也是可以成為一個有效的開場動作，值得花些時間停留在動作中。

我之前已經介紹過關於簡易坐式（散盤）的詳細訊息，所以只要花點時間背靠在牆上就可以了。中途別忘了要交叉互換腳的擺放。

接下來是針眼式。躺下仰臥，將一條腿交叉在另一條腿上，腳踝放到膝蓋處。雙手臂穿過兩腿之間的空隙，繞過彎曲膝蓋的那條腿。雙手放在小腿下方或小腿上方（圖

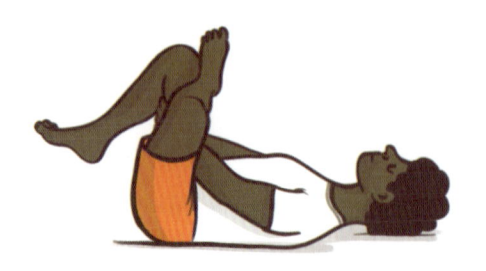

圖 14.23　讓交叉腿的膝蓋，遠離同側肩膀，效果是最好。

14.23）。建議膝蓋敏感的人選擇前者方案。繼續將腿拉向軀幹方向，同時保持外旋。盡量不要讓膝蓋開始指向肩部，而是保持指向外側。僅從髖部開始移動，保持薦骨與地面接觸。頭部和肩膀應向下並保持放鬆。

如果要保持在一個舒適的姿勢很費力，可以將一隻腳放在牆上，而不是握住腿（圖14.24）。

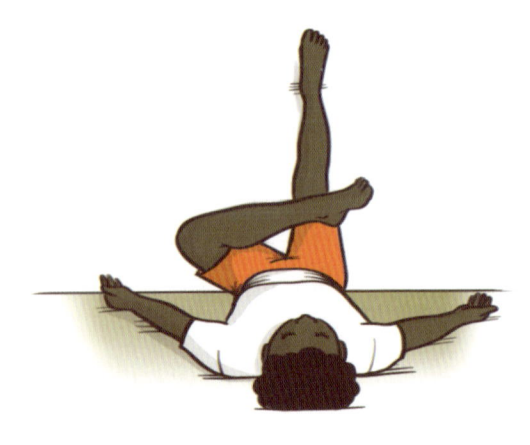

圖 14.25　臀部與牆壁接觸，在牆上那條腿盡可能沿著牆壁順勢滑下，而臀部不離開地面。

如果這看起來很容易，那麼現在就可以讓背部和臀部靠牆而坐（圖 14.26）。將一條腿往身體方向向內移動，直到腳底與地面接觸。然後，另一條腿呈 4 字形交叉，踝骨剛好位於膝蓋上方。同樣地，保持旋轉髖關節那條腿的膝關節指向外側，彎曲髖關節的

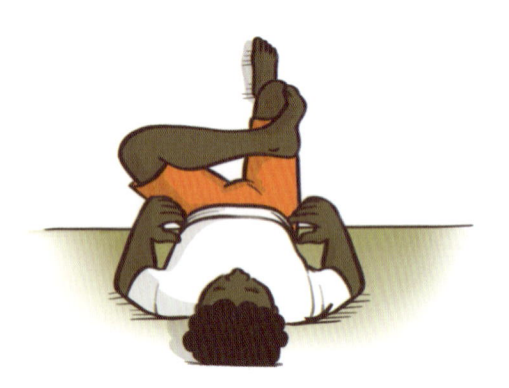

圖 14.24　屁股遠離牆壁，右大腿與地面垂直。

稍具挑戰性的做法是，將腿抬到牆上，同時臀部也接觸到牆（圖 14.25）。然後腳向下滑動，當屁股想抬離地面時停止。和之前一樣，保持旋轉腿的膝蓋朝向外。

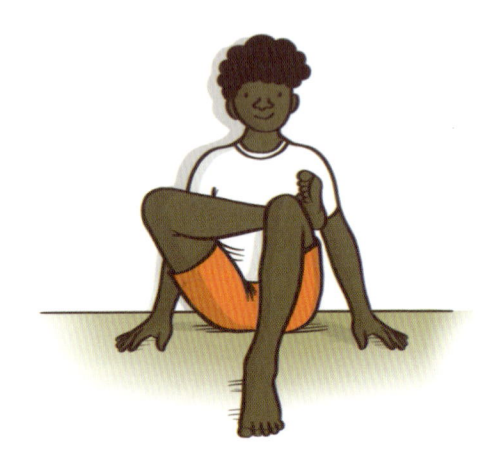

圖 14.26　在這個版本中，臀部和腰部要靠牆。

腿可以往身體方向收回，以加強伸展。如果腳底掌不能平放在地板上，那麼就必須啟動腿筋的力量，而不是摩擦力，來保持腿的位置。這樣做很快就會感到疲倦，所以如果是這種情況，最好練習前面的那一種方式。

我建議的最後一個被動練習是火木式。這同樣也是我會用來測試外旋能力之測試動作之一，所以前面已經講過基本技巧大綱。這裡我要補充的是，一旦你適應了雙腿疊放這姿勢，就可以開始向前移動折疊，行使前彎。這裡也有三種強度遞增的變化，分別是直向前移動、頭到膝蓋和頭到腳。

做一些主動關節活動度運動及練習也很重要，因為這有助於強化神經系統，使其相信並認識到這一運動是有用的。這可以透過站著或躺著來進行，方法是將一側髖關節屈曲約 90 度，然後用肌肉將髖關節向外旋轉（圖 14.27）。如果膝蓋彎曲，你就會考慮把腳伸向對側肩膀。如果腿是伸直的，腳則會轉向外側。這些類型的主動動作練習，可以很容易地融入到你的常規瑜伽練習中。如果你在單獨的時間做這些練習，我認為最好先做被動動作開始，然後再做主動動作。

關於外旋的最終想法

重複簡單的動作，往往會導致兩側的關節活動度產生差異。在阿斯坦加等瑜伽流派

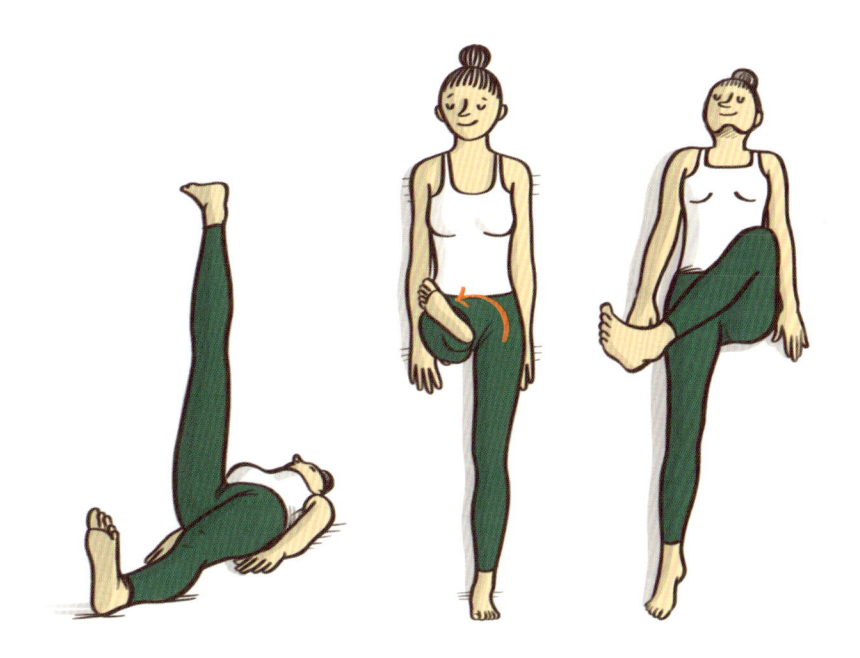

圖 14.27　依照這圖所示，這些動作是以平躺姿勢展示，但也可處於站立狀態中進行。保持停留在姿勢中 5 到 10 秒鐘，在數週內，增加練習強度和組數。

CHAPTER 15

後彎體位

在瑜伽中的後彎組體位。會經常把學生分為兩種：愛好者和憎恨者。一般來說，這種偏見是基於體位對他們來說的容易程度、現有的身體損傷或脆弱性，以及恐懼（通常是與脆弱性有關）。當然，所有體式都涉及脊椎的伸展，但除了最簡單直接的體式外，臀部和肩部的主要關節也對成功完成所需後彎的體式，有至關重要的作用。有些體式會強調加強背部肌肉；有些則強調後彎體式本身。這主要與身體在重力作用下的方向有關。

後彎和重力定向

首先，我想說的是在練習後彎體位時，我們可以處於仰臥（臉朝上）或俯臥（臉朝下）。但實際上，你也可以側臥，比如：側弓式（Parsva Dhanurasana），或者，至少是從垂直於地面開始，比如：從手倒立式、跪姿或站姿等過渡動作。因此，首要原則是重力是成為在輔助你，還是在抵制你（圖15.1）的一股力量。

當你面朝上或垂直於地面時，重力會將你頭部和肩部的重量帶向地面。重力的大部分作用是使脊椎伸展。學生要做的是透過身體前部肌肉的離心收縮，來控制後彎彎曲的

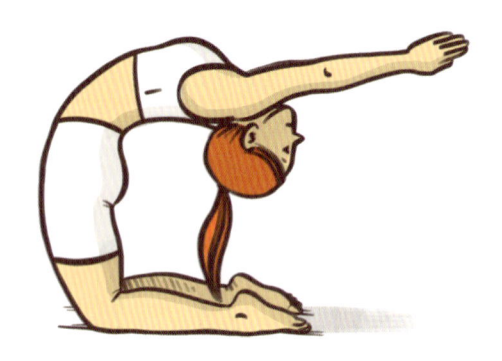

圖 15.1 重力將維多利亞帶向後方。

速度。當重力不再進一步克服向後運動的阻力時，所需要的就是身體後部的參與。

當你面朝下時，重力會將你帶向地面，因此如果你想向上伸展，就必須收縮背部肌肉（圖15.2）。來自身體前部的伸展阻力將與重力作用相結合，決定你需要付出多大的努力。因此，像蝗蟲式這樣的體式，可以增強背部的力量，尤其是在沒有手臂或腿部幫助的情況下。

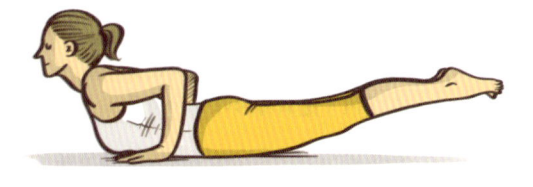

圖 15.2 豎脊肌群必須努力伸展脊椎。

第 15 章：後彎體位　275

側臥姿勢很有趣，因為沒有重力的阻力或幫助（圖 15.3A）。因此，側臥姿勢是練習力量和精細動作的絕佳機會，因為你可以進行後彎姿勢定位，卻沒有上舉動作。除了上述體式，我們還可以增加一些改變身體運動方式的體式。

如果你是臉朝下，但雙臂將肩膀從地面抬起，例如：眼鏡蛇式（*Bhujangasana*）、上犬式（Up Dog）和貓牛式（Cat-Cow），那麼重力的作用及影響就會改變。現在，它能幫助行使後彎，因為是手臂抬起肩膀，而不是伸展脊椎的肌肉（圖 15.3B 和 15.4）。身體在姿勢的基礎之間自然彎曲。但仍然是建議要壓住腳背，收緊腹部，用腹部力量使彎曲更順暢。

在弓式這樣的體式中，手臂處於伸展狀態並抓住腳踝，手臂和雙腿之間會產生一種張力，可以用來增加後彎度。除非你的後彎非常容易，否則輔助式姿勢會比逆重力式姿勢，產生更深的脊椎伸展。

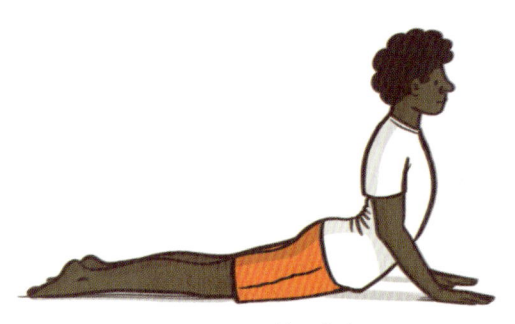

圖 15.4　在眼鏡蛇式中，阿倫越少用雙手力量支撐自己，就越會需要主動伸展的啟動。

當面朝上時，也可以透過增加手臂和腿的啟動來輔助後彎。向上弓式（輪式）和駱駝式就是很好的例子。手臂和腿可以用來支撐軀幹的兩端（圖 15.5）。重力的影響發生了變化，因為肩膀被手臂固定在適當的位置了。上半身的重量不再是造成後彎的力量，而是能夠將地面推壓的使力能力。在這裡，學生的體驗將會發生巨大的變化，這取決於肩部（屈曲）和髖部（伸展）是否具有練習這體位所需的開放度。

如果有限制存在，那麼後彎的深度很可能會比開放鏈式面朝上的後彎（如：站立後

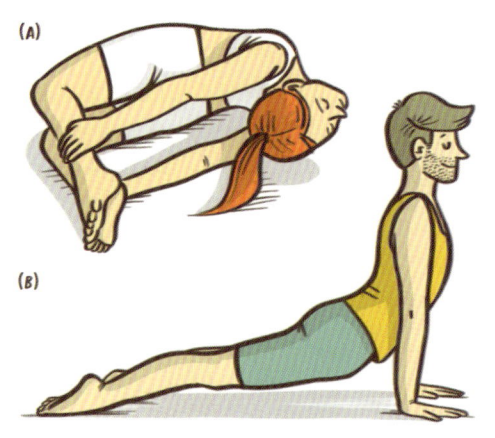

圖 15.3　(A) 處於側臥時，重力是保持中立作用，(B) 而像在上犬式等姿勢中，重力有助於輔助後彎行使。

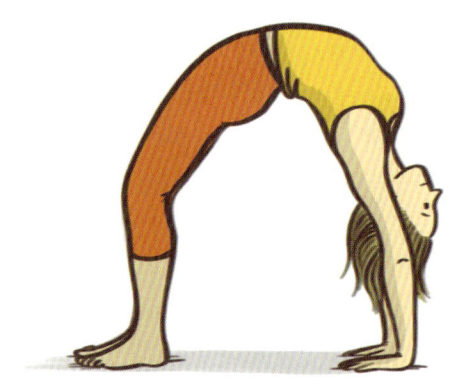

圖 15.5　如果關節活動度足夠去撐高身體，手臂和腿就可以支撐這拱形。

彎式或手倒立式）降低及減少。向上弓式（輪式）（Urdhva Dhanurasana）和駱駝式（Ustrasana）髖部進行的動作相同，但肩部動作是相反。因此，就駱駝式（Ustrasana）而言，肩部伸展的限制會拉低胸部，而降低減少後彎程度的深度。

開放鏈式後彎體位和重力

開放鏈式後彎組體位，是指後彎動作產生的弧形線，只有一端是與地面接觸（圖15.6）。像蝗蟲式這樣的姿勢，就是開放鏈式，但弧形線的中間部分是位於地面上的，而且沒有重力輔助。在做開放鏈式面朝上的後彎時，身體移動部分的重量和長度可以對脊椎起到槓桿作用。

例如，前方討論過站立後彎動作中，重力以及頭部和肩部的重量可以增加脊椎的伸展。如果完全放鬆身體的前面部分，脊椎中活動量最大的部分就有可能承受很大的運動量。如果以過度放鬆的方式，保持並停留在這一姿勢，而長槓桿效應就會繼續將力量導向同一部位。同樣的原理，也適用於手倒立式中的後彎動作，而且由於腿部的額外重量和槓桿長度，後彎動作可能會更加誇張。因此，儘管最初嘗試完全放鬆身體前部以減少伸展阻力可能會感覺有利，但透過保持一定的啟動，尤其是以腹部的使力保護脊椎至關重要。這種腹內壓力是有助於平滑腰椎區域的曲線，並強調更多髖部和肩部這兩個部位。而肋骨外翻張開現象的產生，則是失去這種完整性的明顯標誌。

髖部和肩部組合

現在，我們可以開始思考，不同後彎動作中的髖部和肩部位置（圖15.7～15.12）。我們可以把屈肩動作與屈髖動作或伸髖動作結合起來，也可以將伸肩與屈髖或伸髖結合起來。還可能可以透過考慮不對稱的姿勢體位，無論是屈肘或屈膝，還是旋髖來增加體位的複雜性。

例如，單腿鴿王式是不對稱的，膝蓋和肘部都是彎曲，前髖部根據脛骨的位置呈不同程度的外旋。

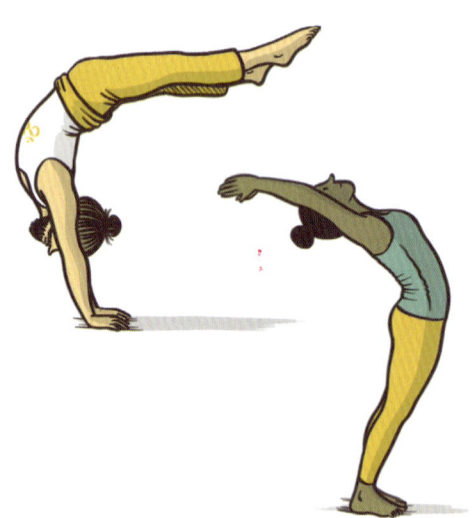

圖 15.6 開放鏈式後彎體位。

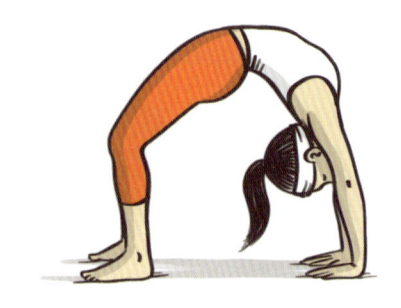

圖 15.7 肩膀屈曲，髖部伸展。

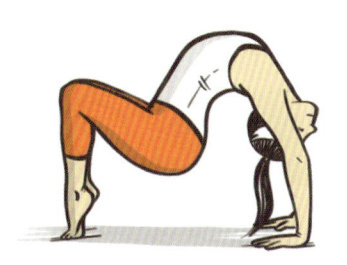

圖 15.8　肩膀屈曲，髖部屈曲。

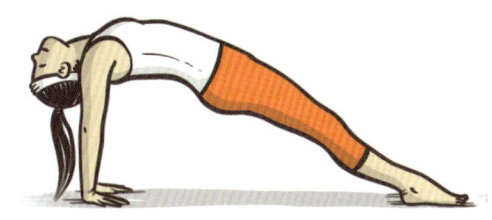

圖 15.9　肩部伸展，髖部伸展。

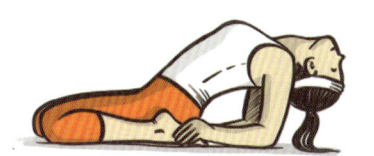

圖 15.10　肩部外展，髖部屈曲。

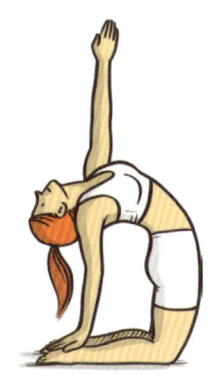

圖 15.11　髖部伸展，肩部不對稱。

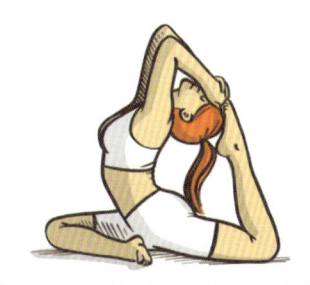

圖 15.12　肩部屈曲，髖部不對稱。

利用臀部和肩部力量去塑造形成的體式越多，就越少會對脊椎造成影響。

後彎曲線

在形成後彎姿勢時，可以用部分或全部身體塑造出弧彎曲線（圖 15.13）。脊椎在伸展，但這只是整體姿勢中的一部分。有些姿勢需要大量的伸展，有些則很少。關於脊椎，我們已經知道，對於大多數學生來說，胸廓區域的伸展量是最小的。

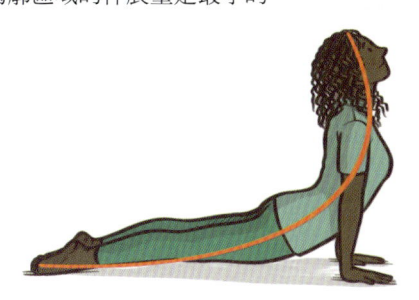

圖 15.13　要創造這樣一條漂亮的平滑曲線，比看起來還要困難許多。

根據〈姿勢形成〉（第 1 章）和〈關節活動度〉（第 2 章）提到的內容，大多數後彎動作能否成功完成，取決於脊椎伸展的容易程度以及髖部和肩部的關節活動度（記住：是具體方向導向）。我們還可以加入腹部肌肉參與的重要性以保護腰椎，減少脊椎折點（Hinge）、腿部和手臂的力量（對於某些體式而言），並加入平靜的呼吸，因為後彎體位群往往是刺激性的。我們

因此，當想像後彎姿勢中由脊椎參與的部分時，我們知道它不可能是平滑的曲線，更多的曲線發生在腰部區域。如果現在我們包括手臂和腿，則後彎姿勢創建出來的身體形狀更接近橢圓形，而不是圓形的一部分。弧線的兩端距離越近，曲線就越尖銳，而脊

椎需要的伸展就越多（圖 15.14）。弧線的端點並不總是腳和手，膝蓋、屁股、頭部或肘部也是有可能。

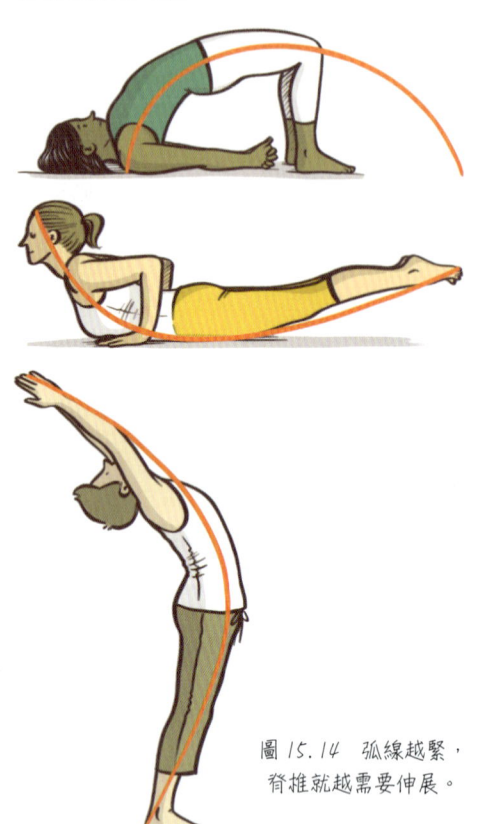

圖 15.14 弧線越緊，脊椎就越需要伸展。

手臂和腿的位置，是決定後彎深度的主要因素之一。如果髖部是處於伸展狀態，其方向會影響身體的整體弧度，並且通常會減少需要的脊椎伸展。當髖部彎曲時，骨盆實際上成為曲線的一端。如果這種髖關節位置與屈曲的肩膀相結合，那麼最終形成的體型很可能就需要大量的脊椎伸展，而坦率地說，由於脊椎的骨骼結構，大多數學生都無法做到這一點。而需要屈髖和伸肩的後彎姿勢，通常會呈現出較淺的曲線。

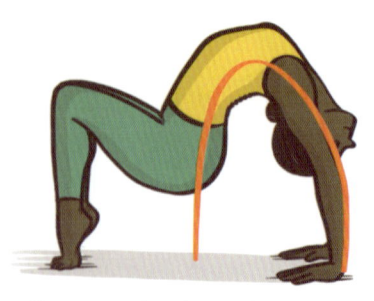

圖 15.15 髖部屈曲及肩部屈曲，往往會形成最尖銳的弧形彎曲線。

在做全身後彎時，屈曲的肩膀可以讓手臂形成彎曲弧度的一部分，因此，通常適度的脊椎伸展就足夠了。當然，如果將弧線的兩端拉近，誇大弧線的弧度曲線也能起到相反的效果（圖 15.15）。例如，在向上弓式（輪式）和鴿式中，雙腳朝向雙手移動，或者在站立後彎式中抓住雙腿後部。在這種尖角的彎曲弧線下，我認為大多數學生脊椎都會出現不連續的折點（圖 15.16）。考慮到

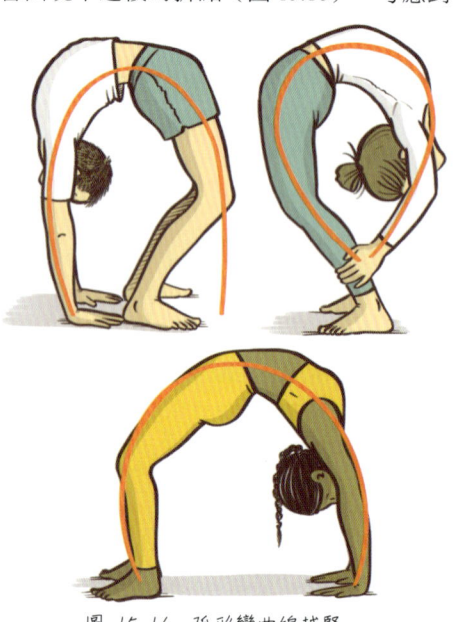

圖 15.16 弧形彎曲線越緊，發生折點的可能性就越大。

我們在第9章〈脊椎〉中介紹，關於脊椎伸展作用的所有觀點，我希望你會質疑做劇烈後彎的益處是什麼。

巔峰主題體位或過渡轉化體位

後彎體位的整體姿勢型態將決定它是一個巔峰主題體位，還是可以作為另一個更具挑戰性體位的過渡或準備姿勢。如果是前者，那麼體式前的序列排序，應將髖部和肩部會發生的動作納入考量和排序中，並引入一些不那麼戲劇化劇烈的後彎姿勢，甚至是加強型的後彎姿勢。

例如，如果巔峰主題體位是向上弓式（輪式），那麼在做這個姿勢之前，你應該先做一些目的在尋找髖關節前部空間的弓箭步體式變化，例如：海豚式。在保持外旋的同時，鍛鍊肩部屈曲啟動活化核心，例如：前臂平板式，以及預備後彎式，例如：眼鏡蛇式、肩立橋式和駱駝式。這樣的話，當到達巔峰主體體位時，就更有可能在主要關節之間擴展並拉開曲線；也更有可能控制任何脊椎折點發生。

所有具有挑戰性的體式都應遵循同樣的方法，但我認為在練習後彎類體位法群組時尤其重要，因為很多學生很容易對背部進行過度施壓。當然，也有一些學生會覺得後彎非常容易，而向上弓式（輪式），可能是他們做更深後彎前的準備姿勢之一。我甚至認識一些練習者，他們用向上弓式（輪式），作為手倒立式練習的熱身開肩部體式。所有的體式序列排序都需要與個人相關，且是因人而異。

上犬式

我現在要再舉幾個例子，後彎的每一端各一：分別是上犬式和鴿王式。

上犬式本身就是一個瑜伽體位，但也經常作為動作轉換的過渡體位，例如：拜日式等動作的過渡。它可以被看作是一個溫和／適度的後彎，因為它有重力輔助，而且很容易透過穩固身體前部來控制彎曲的深度。不過，這個姿勢也可以做成相當深的後彎，我

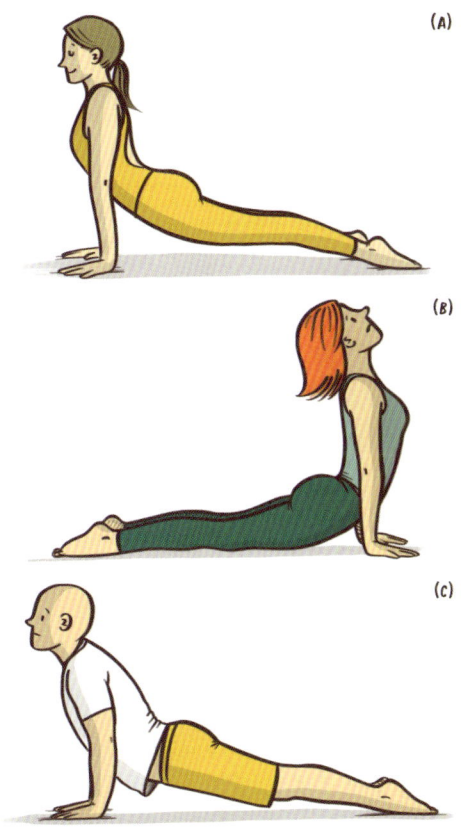

圖 15.17 （A）穿黃色衣服女孩的線條非常優美；（B）這裡，穿綠色衣服女孩，透過脊椎折點誇大了弧彎曲線；（C）面朝上平板式由於限制性的伸展能力。

見過很多學生在做這個姿勢時，會比做一些更複雜的姿勢，使脊椎產生更加極端地折點，程度更深。實際上，在天秤的另一端（圖 15.17），當我成功地設法收緊背部時，上犬式的彎曲度可以很小，我們甚至給它起了個綽號叫「面朝上平板式」。

怎麼樣才是一個好的「上犬式」呢？以下所列的是我要尋找的元素列表，但請記住，它們可能會需要針對個別性而進行個人調整：

- 雙腳腳尖均勻地壓入地板。
- 腳、腳踝和脛骨會成一直線。
- 膝蓋離開地板。
- 臀大肌的啟動參與。
- 腿部是處於活動中。
- 腹部前方部分保持緊縮。
- 肩膀在一條線上，或在手腕後方。
- 打開前胸區域，不要將手臂向外滾動，或使肩帶過度後縮。
- 雙手均勻地按壓並下壓肩帶。
- 臉部可以向上看，但頭部不能使此後彎產生脊椎折點。

若是可以確實做到以上所列的要點，這就會是一種主動積極式的姿勢，身體前部起到支撐作用，避免弧線兩端——腳和肩膀之間下垂。我曾多次看到學生的肩膀會超出於手腕前面，這會對手腕和肩膀造成壓力。許多學生也需要先將腳向後移動，然後再**翻轉腳趾**，才能進入此姿勢。這可以提供額外的空間。並容納適應逐漸發生的曲線。若學生的身體對後彎的抵抗力越強，腳則需要向後移動的距離就越大。

對於那些背部弧彎曲線劇烈地出現不連續折點的學生，我會傾向於看到他們腳和手之間的距離很短，並且脊椎是從骨盆伸出的幾乎是垂直的線條。這些折點通常是發生在腰椎第 5 節到薦椎第 1 節之間（L5／S1），重力正好落下到該區域。學生們常常只是被動停留在肩膀上。當你讓這些學生透過將腳向後移動，將大腿抬離地面更多，並透過收緊腹部來產生更多的腹內壓力來減少後彎產生時，他們會說這是多麼困難的工作（圖 5.18）。順帶一提，這是一件好事。我剛才還提到鍛鍊臀肌，在我們討論完鴿王式後，我們還會再回到這個話題。

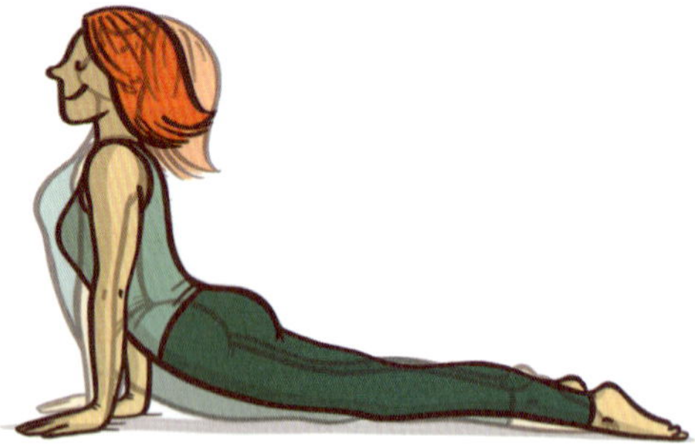

圖 15.18 這句古老的格言「越多並不總是越好」，絕對適用於上犬式。

鴿王式

我曾看過鴿王式被表現得如此輕鬆、流暢和俐落熟練，這讓你想知道關於這個體位到底有什麼值得大驚小怪（圖 15.19A）。然而，我也曾看過對這動作的嘗試，甚至在某種程度上已經完成了，不過這種方式會讓你認為這學生遲早會出現背部問題（圖

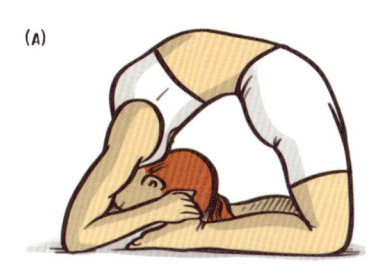

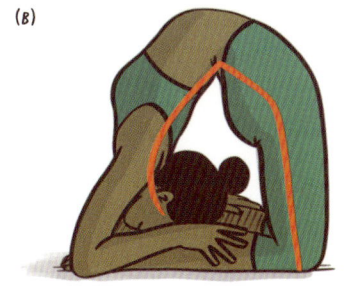

圖 15.19 嗯嗯。我知道，我比較會願意進入到哪一個身體。

15.19B）。我認為這個姿勢是一種高進階級後彎，確實超出大多數學生可以健康練習的範圍。

考慮到這只是阿斯坦加中級系列的前三分之一，這就有點出乎意料了。在我看來，問題在於後彎的弧度很不圓弧，需要大量的髖關節伸展和肩關節屈曲，而且可以利用地板或雙腳將後彎拉得更深。在很多學生身上，都能明顯地看到他們的髖部和肩部沒有所需必要的關節活動度存在，在試圖彌補時，膝蓋會進一步分開，髖部向後漂移，而脊椎會發生折點。如果他們能真正深入地產生折點，在這樣的情況之下，就可以完全避免肩部和髖部需要工作，而只使用脊椎折點。

作為一名警惕性高的老師，你應該已經從更直接簡單的姿勢中，發現了這些迴避模式。對於這些學生來說，最好先放下這個姿勢，練習正確的動作關節活動度，幾個月後，再重新練習這個體位。我認為如果脊椎存在不穩定區域，很容易就會出現問題，那麼僅僅透過重複練習這後彎體位，並希望能改變髖部和肩部的關節活動度，就很難去除並糾正強烈的後彎姿勢。如果不存在不穩定區域，那麼除了對單個動作進行練習外，還可以對姿勢本身取得進步。

後彎體位的比較

如果我們堅持練習鴿王式一，我們可以將它與小閃電式（*Laghu Vajrasana*）、駱駝式和鴿王式二進行比較（圖 15.20）。這四個體位法的起始姿勢都是雙膝分開與髖部同寬，但在鴿王式一和二中，雙肩是屈曲的；而在小閃電式和駱駝式中，雙肩是伸展的。如果我們看一下這四個體式，後彎所形成的弧度線，它們有很大的不同。小閃電式是最

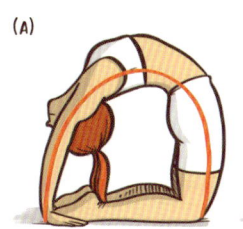

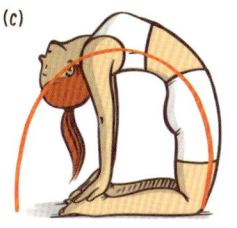

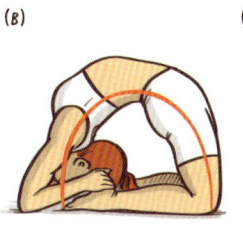

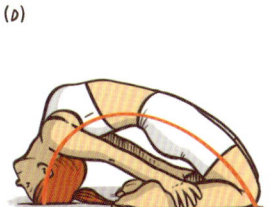

圖 15.20 （A）鴿王式二，（B）鴿王式一，（C）駱駝式，（D）小閃電式。

柔和的後彎式，但這並不意味著它是最簡單的。因為臀部是向後和向下移動的，所以這個姿勢需要最大的力量。

小閃電式最好分階段性練習，因為身體的長槓桿作用會給股四頭肌帶來很大負擔，它們在身體往後往下放時，會進行離心運動；而在身體回升往上時，又會進行向心運動。我遇過幾個學生由於高估自己的能力，而扭傷了髖骨肌腱（連接股四頭肌和脛骨）。一個好方法是，在你身後的墊子上放一疊瑜伽磚，當你往後時，身體下來可以碰到的高度，在數週或數個月內，減少瑜伽磚的數量（圖 15.21）。擁有強大的腿部力量，無疑是做深度後彎體式的有利條件。

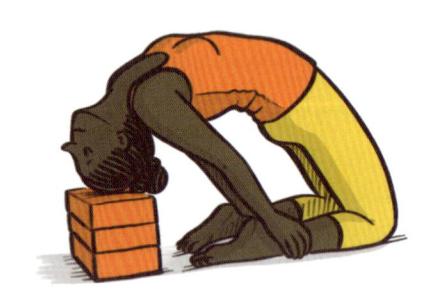

圖 15.21 瑜伽磚增加了一定程度的安全性，隨著強度的增加，可以會隨著時間，逐漸減少磚的數量並降低高度。

鴿王式會需要最大程度的髖關節伸展，來幫助形成更緊的後彎弧度，而駱駝式位於中間，小閃電式通常需要最少的髖關節伸展。在小閃電式中，由於重心較低，股四頭肌會更有力以抵抗地心引力，使膝蓋可以屈曲，及使屁股保持在空中。股直肌（橫跨髖部的股四頭肌）往往會使髖部的伸展量趨於平緩，因為它牽拉著骨盆的前面部位（請記住，它也是髖部的屈肌）。

這些所有體式，都會需要髖屈肌群和腹部肌肉的初始離心動作，以將身體降低到合適的位置。在駱駝式中，你向後移動的幅度是最小，但儘管如此，保持大腿與地面垂直，對許多學生來說仍然是一個挑戰，尤其是在髖關節伸展受限的情況下。在鴿王式中，身體前面部分必須努力控制下墜的程度，但肩膀活動度越開闊，脊椎就越容易伸展，弧形曲線就越緊，身體產生的槓桿作用就會越短。

如前面所述，鴿王式的肩膀屈曲位置確實給大多數學生增加了困難度。如果沒有所需的關節活動度，可以形成一條穿過腋窩的直線，整個姿勢就會被拉得更平，骨盆會向後偏移，手也勾不到腳。正如我們所說，駱駝和小閃電式都有肩部伸展的動作，但只有在駱駝式中，肩部的關節活動度才可能具有挑戰性。如果是這樣的話，胸腔區域就不可能抬得那麼高，反過來又會把姿勢拉得更低。現在是時候踮起腳尖，用雙腳尖站立支撐，將手放在屁股上，或者使用輔具將手放在瑜伽磚上或墊塊上（圖 15.22）。

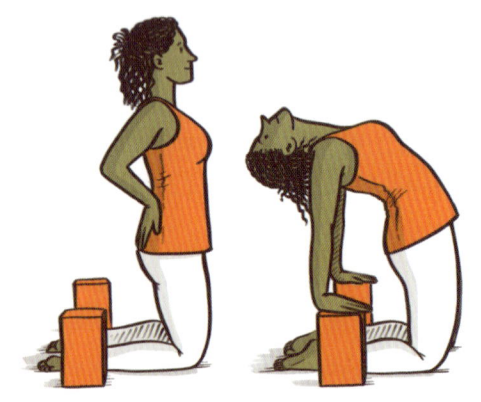

圖 15.22 當談到後彎，我認為使用輔具來幫助身體保持處於有利的位置更為重要。

折點

很多學生在練習後彎時,都會在脊椎上引入折點動作,這可能是為了避免其他主要關節的工作,因為他們沒有意識到自己正在這樣做,他們覺得這樣做非常健康,也可能是為了誇大姿勢的深度,或者是因為姿勢的深度需要這樣做(圖 15.23 和 15.24)。

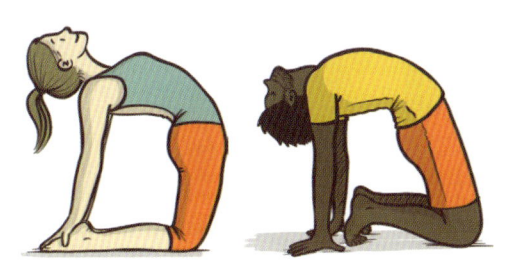

圖 15.23 在一個位置的快樂折點,為什麼不在頸椎上也加一個呢?

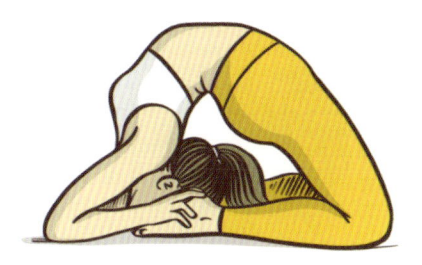

圖 15.24 練習鴿王式時,所需的後彎深度,往往意味學生會產生折點,無論他們是否意識到這一點。

你可能認為這種情況只發生在劇烈的後彎動作中,但當這種模式存在時,它就會出現在任何地方,甚至就像我在「上犬式」中提到的那樣。不信的話,請看看 Instagram 上的一些帳號就知道了(圖 15.25)。事實上,如果艾揚格(B. K. S. Iyengar)還活著,並且有 Instagram 帳號的話,我一定會請你去看一看,因為在我看來,他的後彎動作中,有很多折點動作的產生。看起來原因之一是,他的胸廓很大,而使得胸廓底部與骨盆之間的空間很小。

我只是想讓你知道,我並沒有特別抨擊任何一種風格,各種風格都有很多著名的老師,他們很多也有折點現象。如果是以正位對齊為基礎的風格足夠好,那我為什麼要一直說它是負面的東西呢?嗯,這是基於第 9 章〈脊椎〉延伸而提出的觀點。但要注意另一種觀點認為腰椎第 5 節到第 1 節之間(L5／S1)交界處提供胸椎和腰椎最大的伸展範圍,那麼為什麼不利用這一區域進行伸展呢?我不知道艾揚格為什麼選擇折點式,但就像所有事情一樣,你可以自行決定我提出的觀點是否有價值。

脊椎後凸與後彎體位

正如我們在第 9 章〈脊椎〉中所討論任何有胸椎後凸的人,都很難找到一條整齊的後彎線。雖然普通人的胸椎伸展度很小,但對於脊椎後凸的人來說,胸椎很可能一直處於屈曲狀態。如果肩部也是處於屈曲的,情況尤其如此,因為圓弧的前彎姿勢也會限制肩部的關節活動度幅度。因此,以上討論的所有體式都應該明智地採用,並進行必要的支撐和調整,但鴿王式除外,因為它根本就不應該被嘗試。我說的話有時會與許多熱心的老師相衝突,因他們希望看到學生克服困難及障礙,而許多學生卻無視他們可能對自己造成的傷害。我寧願在安全方面犯錯,也不願成為傷害的共犯。

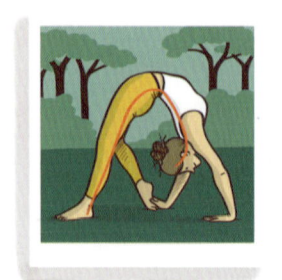

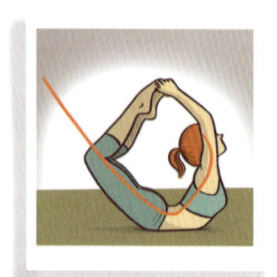

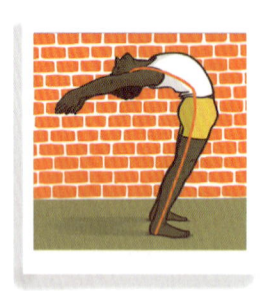

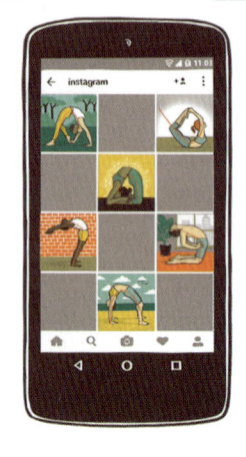

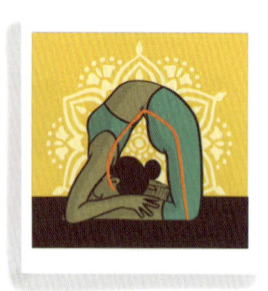

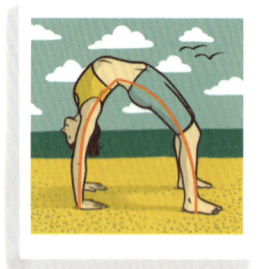

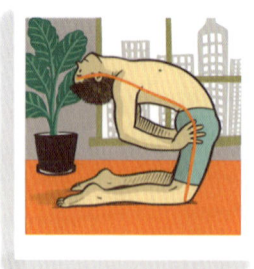

圖 15.25　隨著人們熱衷於在社交媒體網站或軟體上，發布引人注目的瑜伽貼文，你不難看到大量的「折點」瑜伽練習者。

我曾多次在胸椎過度後凸的學生身上看見腰椎區域活動過度的情況。這基本前提是如果一個部位區域被卡住了，相鄰近部位有時就會承受壓力。如果一個部位完全無法伸展，而且如前所述很可能一直處於屈曲狀態，那麼折點的可能性就會更大。當我們使用「胸椎過凸」（hyperkyphotic）一詞時，它並不是指醫學臨床方式（那可能更加極端）的定義，而是主要由於不良姿勢模式造成之輕度較溫和的胸椎過度後凸。不過，為了給大家提供一個真實的例子，我將為大家講述一個故事。

案例研究：一個令人不安的故事

幾年前，我遇到了一位可愛的學生，她很容易被認作是胸椎過度後凸，而且腰部疼痛。接下來的幾天裡，這位同學碰巧在我附近練習，看到他們在做向上弓式（輪式）時，不可避免產生了深折點。下一次見到這位學生時，我建議他們說，我發現他們疼痛的根本原因，是以這種方式練習後彎體位所產生的，而且由於他們的胸椎後凸情況，他們應該避免做深度後彎體位，而應該努力加強核心力量。

這位同學不願意接受我的建議，告訴我說，他們喜歡練習後彎，甚至在那年，他們的第一級序列老師（阿斯坦加瑜伽），還成功地讓他們在站立後彎中，抓住了自己的後腳踝。你可以想像我差點嚇得摔倒。把一個人在這種極端的姿勢下，除了劇烈地產生折點別無選擇，這是可笑的，老師和學生自己也是都疏忽大意了。

讓我們改變這種狀況！姿勢瑜伽是會造成傷害。

臀大肌作用

是時候考慮下臀部——特別是臀大肌（因此被稱為臀部或臀大肌，儘管臀大肌只是臀部其中的一部分）——在後彎中扮演的角色了。首先，如果後彎是髖部屈曲的動作，那麼除了你可能坐在臀部上面之外，臀大肌實際上根本沒有任何作用。我們之所以要考慮臀大肌，是因為它的主要功能是髖部伸展。當我們創建一條後彎弧形彎曲曲線，若這也包括腿部在內的弧線時，我們希望髖部盡可能伸展，正如我們所提到的，腰椎必須做的伸展量就會減少。由於臀大肌是最強的髖部伸肌，因此，若使用它來執行這項任務是有意義的。但有一些可能的後果值得考慮。

積極使用臀大肌的主要顧慮在於這樣做可能會在不經意間，將壓力導向薦髂關節或腰部。因此，首先我們將討論為什麼會出現這種情況，然後再討論如何避免。

首先要解決的是，收縮的力量問題。當提示語是要啟動臀部時，並不意味著要你像是試圖將馬鈴薯榨汁一樣，使勁用盡力氣擠壓臀部，把屁股擠出來。對於很多缺乏練習經驗的同學來說，試圖啟動臀部這件事，很難和腰部分開；過度強烈的收縮力，可能會導致整個區域部位卡住。這在向上弓式（輪式）等體式中很常見，在這些體式中，學生幾乎無法將頭抬起離開離地面，似乎只有強烈收縮才能保持臀部向上。當你能抬得更高時，你就能正確使用腿部的力量，而保持臀部的靈敏參與和腰部的放鬆。基於這個原因，我建議學生不值得僅僅在地板上盤旋，為了可以往上離開地面，而產生緊張及緊繃感（圖 15.26）。他們最好先釋放自己的侷限，幾個月之後，當他們做好更充分的準備時，再回到這個姿勢練習。在此期間，他們可以練習更容易可掌握的體式，如駱駝式。

這個故事不僅僅只是關於過度啟動身體，還有其他的部分。如果你還記得第 8 章〈髖關節〉中，臀大肌的其他動作是外旋和外展。我們擔心的是不加節制的臀大肌一起參與和使用，可能會使膝蓋向外展，連帶著使雙腳也向外伸出，從而導致力量傳導到薦

髂關節和腰部。我感覺這種代償作用，也與試圖擺脫髂肌和腰肌對髖關節伸展的限制有關。這種情況的答案是雙重的。如果身體足夠開放來做這個姿勢時，那麼臀大肌就不需要太費力，而且只要有意識並留意是否保持雙腿平行應該很容易。如果需要更多的努力，那麼就需要更多的主動控制。如果雙腳不同時外翻，雙腿就不容易可以變寬。除非失去接地，而且腳跟有旋轉動作產生，否則雙腳不會外翻。

因此，在練習向後時，我建議的動作是先穩固雙腳的基礎，然後再向上推。保持整個腳的重心，尤其是大腳趾根部。緩慢而控制地向上，臀部先離開地面，確保雙腳不移動（圖 15.27）。在做這個動作的同時，髖部要有一種內收的感覺，不是為了內收，而是為了中和任何外展的力量。大腿保持平行，可以先在肩立橋式中練習並建立模式，然後再進展到練習向上弓式（輪式）。如果缺少足夠的肩部屈伸，就會更容易在臀部末端妥協。要保持真實，在不失去姿勢外形的情況下，盡可能做得更高。

在上犬式、眼鏡蛇式和蝗蟲式等體式中，臀部可以再次參與並被啟動。這一次，防止臀部外翻的矯正提示語是保持腳底朝向天花板。腳的小腳趾一側會有抬高的趨勢。如果在開始之前，臀部稍微內旋會有助於獲得正確的動作。在做上犬式時，不要讓腳踝下垂外翻，並保持重量均勻分布在腳背上。

在姿勢中，讓臀肌參與的好處是臀肌會變得更強壯。臀大肌是一塊大肌肉，而大肌肉指的就是要做大量的工作。臀部肌肉薄弱往往也是導致姿勢問題和疼痛模式的起因，而另一個好處是，隨著力量的增強臀部肌肉也會變得更加健美。

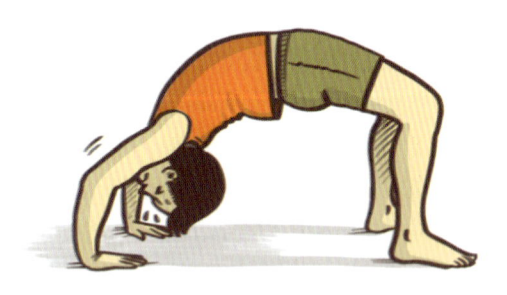

圖 15.26 如果學生掙扎著離開地面，就更有可能造成緊張。若有更大的關節活動度會有幫助。

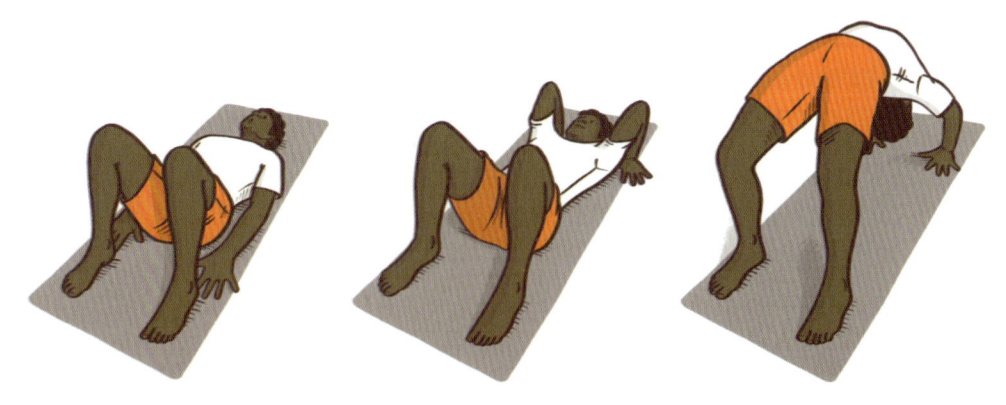

圖 15.27 從準備姿勢到進入姿勢的整個過程中，保持雙腳完全均勻著地，雙膝蓋之間的距離相似。

核心

好消息是你並不需要能做到上千個仰臥起坐。如今，構成核心的概念已不再侷限於練出六塊腹肌或持續啟動腹橫肌。提到核心，人們首先想到的仍然是胸廓和骨盆之間的區域，但實際上，我們可以將這一區域擴展到肩部，至少是擴展到整個骨盆。最好還是包括整個身體（圖 15.28），因為我們知道，一個部位的不穩定程度會引發另一個區域部位的過度代償。那麼，既然有了全身的考慮，我們到底應該關注什麼呢？

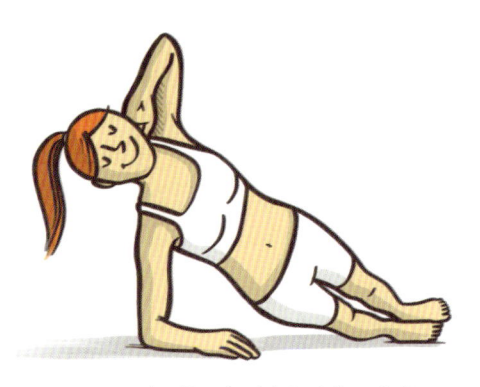

圖 15.28 利用整個身體來加強核心力量。

我們需要在進行多肢段或全身動作時，許多不同的方向和平面上，都能感覺到整體性和安全性。因此，我們要測試的就是這些類型的組合動作。

前臂平板式（肘撐棒式）支撐和高平板支撐都很好，但各種平衡姿勢也很好。越是岌岌可危，全身就越要努力。但你還是不會想笨拙地摔倒，所以要循序漸進將力量建立起來。採取你能輕鬆做到的站姿，並增加挑戰元素。以遊戲的方式進行有趣的探索，找到自己在穩定性方面的強項和弱項。就我自己而言，我發現我的脊椎伸展和側身是弱項。這其中有些是由於迴避；有些是因為體位序列編程所導致的。

由於之前的工傷造成了背部問題，我發現自己避免了很多主動式脊椎伸展的練習，因為當時讓我的背部疼痛難忍。最近幾年，我重新審視並重新開始長時間保持停留在蝗蟲式等體式，因為我想透過這個動作，來增強我正在練習的一些手臂平衡動作所需的力量。我發現與其讓我的背痛更嚴重，相反地，在經過最初的適應期之後，我的背部疼痛普遍減輕了，保持伸展姿勢時，也不再引起疼痛了。現在，我在瑜伽磚上（兩塊瑜伽磚並排）做蝗蟲式變化式：寬腿蝗蟲式以減少來自地面的支撐力，同時也能有力地鍛鍊臀部和腿部肌肉（圖 15.29）。你要知道這不僅僅是為了在夏天擺姿勢好看。當然，正確的練習方式取決於每個人的病因。這方面很好的例子是更多的伸展運動，並不總是能解決問題。

需要注意主動式伸展練習並不適合所有人。在鳥狗式（Bird Dog）等姿勢中，也可以完成很多有價值的練習，因為這是發展穩

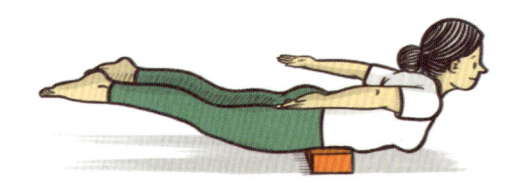

圖 15.29 由於作為支撐基底的身體部分較少，因此，需要做更多的穩定工作。我通常練習做一組姿勢並停留 15 次呼吸，然後將瑜伽磚側轉，再做兩組 15 次呼吸。你也可以把雙手放在肩膀下，但不能放在前面。

定汽缸的絕佳方法，在此基礎上你可以獨立地移動雙腿和雙臂（圖 15.30）。

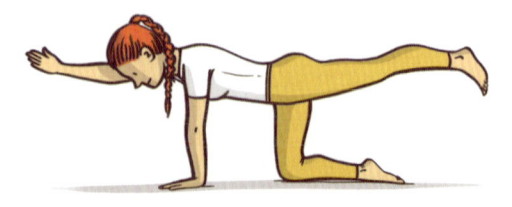

圖 15.30 鳥狗式是一個非常好的練習，可以很容易融入到瑜伽練習中。僅將腿抬得盡可能高，不要讓腰部進一步伸展。

當雙手移到肩前時，槓桿作用長度增加，背部肌肉會需要更加努力地工作。當手臂伸過頭頂時，有時被稱為「超人式」，對腰椎的作用力會相當大（圖 15.31）。這種姿勢對任何有背部問題的人來說，無疑是太過沉重，而且並非必要的，除非你想在另一種姿勢中重新創建這個姿勢。最好讓它們與肩膀保持一致。

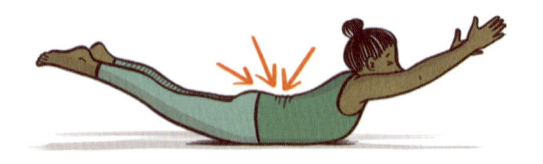

圖 15.31 對大多數學生來說，手臂向前伸是不明智的。

經過多年修習阿斯坦加瑜伽的初級和中級序列（經過修正的），我決定嘗試一些高級 A 序列中的動作，首個動作是瓦希斯塔式（*Vasishtasana*），一種側身平板變化（圖 15.32）。當我嘗試這個動作時，我真的很驚訝自己在這個姿勢中離地抬升時的力量有

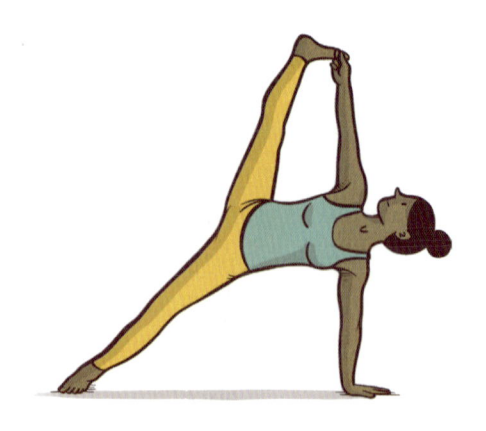

圖 15.32 側平板式及其變化式，是結合側身力量的好方法。

多弱。這其實很合理，因為在前兩個序列中並沒有類似這樣的動作。專注於這個姿勢和其他更簡化的版本，確實有助於我整體感覺的整合。這對我來說很有效，但每個人都需要發現他們所需的東西以及達成目標的正確方式。

身體比例

正如我們之前談到我們的身體總體比例，對我們如何塑造瑜伽體式有很大的影響。全身後彎也是如此，當上半身和下半身的長度存在明顯差異時。身體較短的部分往往會使後彎曲線發生偏移，並阻止另一端透過可利用的完整關節活動度移動。例如，如果軀幹和手臂的長度比例短於骨盆和腿部的長度，那麼，臀部就有可能無法充分伸展。透過在雙手下方放置瑜伽磚，你實際上可以創造出更多的平衡，並讓髖部實現全部可用的關節活動度（圖 15.33）。如果比例相反，則可以將瑜伽磚放在腳下。

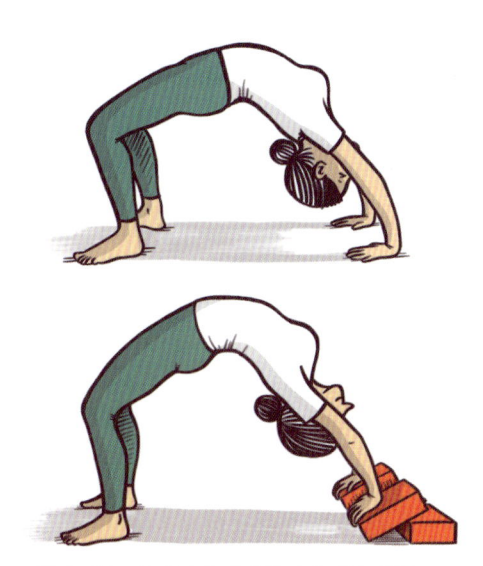

圖 15.33 使用瑜伽磚及墊塊和其他輔具，可以幫助解決身體比例差異問題。

側彎體位

除了上文提到的側身力量外，側彎體位也是一個重要的體位組別，但很多動作序列中都沒有包括它。無論是站姿還是坐姿，側彎都是在胸廓和骨盆之間創造空間的理想姿勢。許多學生在做完側彎後，會發現扭轉和後彎姿勢都更加自由。這是有道理的，因為腰部周圍的許多肌肉，例如腹斜肌和腰方肌會限制腰椎的運動自由度，或阻止胸廓相對於骨盆的移動。

手臂高舉過頭頂的側彎舉也會使背闊肌受到拉伸，因為背闊肌起源於胸腰筋膜沿背部上行，附著在靠近肩部的肱骨前端。它是很容易使學生無法找到足夠肩部活動量的肌肉之一，當在練習弓式和鴿王式等體位。在這些姿勢中，由於肩部內旋的次要作用，肘部外展也往往是由這塊肌肉造成的。請參見第 3 章，以了解更多資訊。

貓牛式

我真的非常喜歡將貓牛式作為脊椎熱身運動，同時也用於練習精煉和評估動作限制或折點。當然，做這個動作時，你看不到自己的背部，但你可以隨時獲得回饋或設置錄影模式（側視圖和俯視圖都很有用）。由於這個姿勢沒有任何複雜性、平衡性或恐懼感，因此這是值得嘗試的具體動作。從脊椎的一端到另一端的練習非常有幫助，將起始點從胸椎交替換到腰椎。相對來說，很容易看出是否有某個部位不想做太大或太多的運動，以及在從屈曲到伸展的過程中，身體的一側是否會縮短，反之亦然。利用這段時間觀察胸椎第 12 節到腰椎第 1 節及腰椎第 5 節到薦椎 1 節（T12／L1& L5／S1），這些都是常見關節節段。

呼吸

後彎可以刺激神經系統。我有時會想這是不是因為大腦擔心你到底在做什麼。儘管如此，不管我對強烈後彎持有怎樣的懷疑態度，我們都知道呼吸與神經系統是多麼緊密地聯繫在一起。如果你很難在後彎中找到輕鬆感，那麼不妨專注於平緩呼吸，透過吸氣和呼氣調整脊椎的自然起伏。更放鬆的呼吸也會讓頭腦更平靜，身體更不緊張。你甚至可以將呼吸配合積極的想像，想像自己是如此輕盈飄逸，而不是像一袋馬鈴薯一樣沉重。

CHAPTER 16

扭轉體位

扭轉動作本身應由肌肉收縮產生，主要是腹斜肌收縮，而不是用槓桿作用或拉力來扭轉。這樣扭轉的幅度就不會太大、太過度，主動關節活動度也會增加。我們可以像在許多其他部位一樣，進行被動式扭轉，但不宜強行扭轉。我們已經討論過，用肘部壓迫膝部之類來加深扭轉的手段，會產生的潛在危害結果。

　　當我們扭轉時，做得最多的是粗大且更表層的肌肉，主要是腹斜肌，而靠近脊椎部分的肌肉做得更精細、更穩定。我確實在某處讀到過，從每個胸椎的橫突到上面的棘突之間名為「旋轉肌」（rotatores）的肌肉，實際上並不旋轉脊椎。不過由於大多數解剖學書籍仍將它們與多裂肌一起列為協助旋轉的肌肉，所以請隨意將它們歸為一類。

　　許多學生在收縮膕旁肌或股四頭肌時，都有很好的本體感覺意識，但若涉及到腹斜肌時就比較棘手了，尤其是每側都有兩層。我記得的方法如下：外腹斜肌牽引同側肩膀向前，內腹斜肌牽引同側肩膀向後。舉例來說，如果我們想向右扭轉，那麼右肩向前，左肩向後。這意味右腹外斜方肌和左腹內斜肌在收縮，右腹內斜肌和左腹外斜肌在拉長（圖16.1）。

　　也許你會高興地聽到我說：「但誰在乎

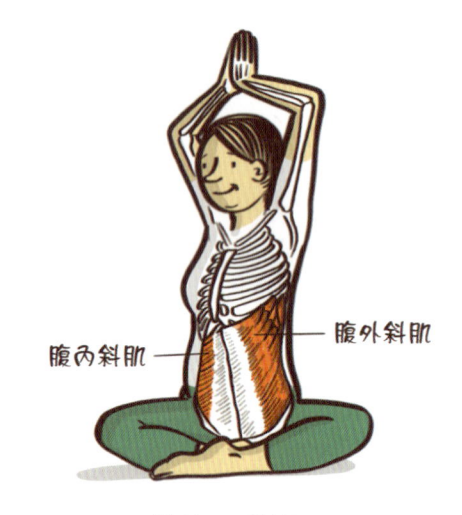

圖 16.1　腹斜肌。

呢，我們要利用這些訊息做什麼呢？」只要我們能向兩個方向扭轉，我們就能平衡一切。我認為扭轉的意圖已經足夠了。

　　根據第9章〈脊椎〉，我們知道大部分扭轉動作需要發生在胸椎區域，因為這是脊椎設計用於扭轉的區域（圖16.2）。需要提醒大家的是關節突（向上向下伸展的部分）的方向性，使其在冠狀面對齊，從而促進於椎骨旋轉。腰部區域的關節突位在矢狀面上排列對齊抵制旋轉。因此，在扭轉時，應首先移動腰部，但移動幅度只能一點點，然後再收緊，並固定和穩定。接下來，大部分的

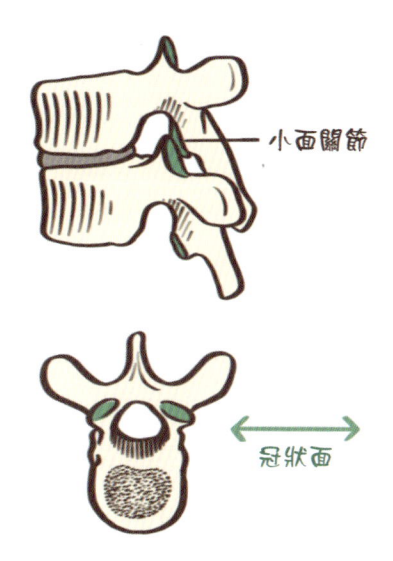

圖 16.2 胸椎的設計是專門為了扭轉。

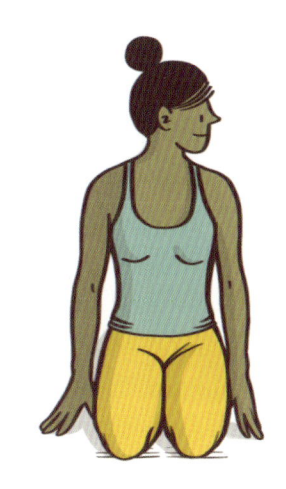

圖 16.3 溫和地主動扭轉頸椎。

旋轉來自胸椎部位。最後，頭部應盡可能舒適地朝著行進方向轉動。重點是不要用眼睛或頭部來引導，因為這會對更脆弱的頸椎部位造成壓力。

我們確實希望能夠轉動頭部，而許多遭受頸部緊繃的學生──通常是由於工作場所的人體工程學設計──會發現自己的頭部關節活動度受到了限制。此外，還有一種傾向就是想把頭往後仰，以尋求額外的旋轉度。我想說的是，我們可以有意識地調整，並在姿勢中鼓勵旋轉，但最好還是坐在腳跟上，花工夫主動地轉動頭部並保持數次呼吸（圖 16.3）。我總是贊成解構粗大的動作，致力於練習簡單的動作，然後將所有動作重新組合在一起。

不同年齡組別的平均頸椎旋轉角度會有所變化，並會隨著年齡的增長而減小，但會落在大約 70 至 90 度之間。常規活動也會改變頸椎旋轉角度。例如，進行自由式的游泳運動員，通常頸部旋轉能力較強，因為他們的呼吸方式與模式決定他們要經常轉頭。我認為許多辦公室職員的旋轉能力接近 70 至 80 度。當頭部扭轉時，下巴不會到達肩線的位置。剩下的可以用眼睛來彌補，但若這樣做，在 Instagram 上，照片看起來就不太好看。順帶一提，我曾經遇到過一位女士，她的頭可以轉動到大約 110 度左右，並能輕鬆伸展 90 度（平均值為 70 度），非常奇特，這讓我想起了蛇這種動物。我還遇到過另一位能舔自己手肘的女士，不過這故事改天再說。你可以現在就試試吧。

我認為我們應該盡可能以圍繞脊椎垂直軸扭轉為目標，而不是無意中引入屈曲動作。似乎當脊椎彎曲圓背時，可以實現更大程度的旋轉，但我覺得這可能是由於腰椎小面關節（關節突之間）允許更多的旋轉，因為屈曲使其拉開而變得更加開放。將扭轉向下延伸到腰部區域部位，這樣一來，椎間盤

和腰椎韌帶就會變得更加脆弱。在一些情況下，脊椎的屈曲可能會不必要的被引入到姿勢的形狀中，包括學生的身體比例、行使綑綁一條腿動作時、若骨盆側向傾斜，以及處於多平面運動時（圖16.4）。接下來，我們將思考並探討這些問題。

當我們考慮個別性時，我們引入了這樣一個觀點：按身體比例來看，軀幹較長的學生，很可能無法避免在扭轉姿勢中進行綑綁動作，而不弓著背和有害地使背部變圓，在例如像是聖哲馬利奇式三之類的扭轉姿勢中。取而代之的最好是抱膝坐直。簡單的仰臥扭轉式等，不受身體比例影響的姿勢將是理想的選擇。站立姿勢也是如此，若按身體比例來看，下半身較長。如果沒有輔具可以把手放在瑜伽磚或墊塊上面，可能需要更多的髖關節屈曲，如果沒有此關節活動度，學生就必須屈曲脊椎才能到達至地面（想像一下扭轉三角式）。

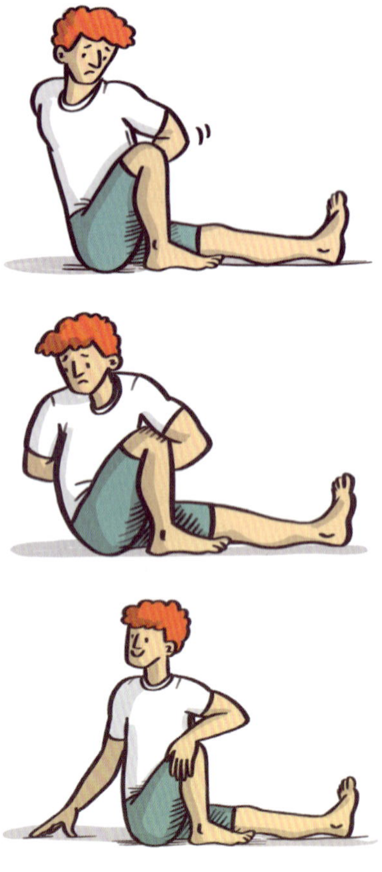

如果有某個部位需要扭轉，比如腿部（例如聖哲馬利奇式三和四），我們就要考慮這部位與我們的中心線相對位置關係。如果腿部與臀部在一條線上，那麼就需要屈曲脊椎才能繞過腿部。我認為把要綑綁的腿繞過身體中心線。理想情況下，扭轉動作會使肩膀離開腿部，從而實現舒適的綑綁。脊椎就可以圍繞垂直軸扭轉。有時，腿部可能會因為髖部肌肉抗拒內收或腳的位置，處於不夠理想的半蓮花坐式，而無法移動到理想的位置。如果是這種情況，那麼抱腿再次是首選。在我看來無論如何，進入一個姿勢是沒有分數的，這完全是關於所選姿勢的特性。

骨盆是脊椎的所在地，因此，當骨盆移動時，脊椎的方向也會隨之改變。如果骨盆側向傾斜（一側抬起）或旋轉（一側向前），可能會被認為是不平的（圖16.5）。我們這裡指的不是骨盆的姿勢位置上不對稱，而是骨盆移動時的狀況。在第14章〈髖關節旋轉體位〉中，我們討論在半蓮花坐式中，髖關節外旋不足是如何由於骨盆不平而導致脊椎側屈的。坐骨也有可能抬起，因為一條腿是被帶向內，而腳是被置於靠近

圖16.4 你還記得前面章節中的道格嗎？他的長軀幹意味著若是不嘗試綑綁動作，對他來說更健康。

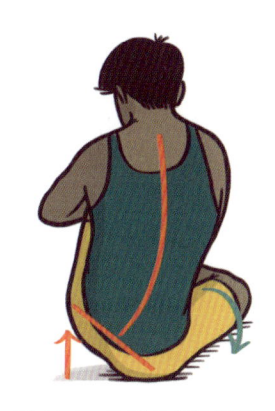

圖 16.5 維漢的脊椎側屈，
因為他的骨盆非常不平。

臀部，例如聖哲馬利奇式三。因此，現在我們可以考慮如果從側向傾斜的姿勢，向前或越過，將屈曲也加入組合其中。

我經常觀察到的另一種姿勢，是在扭轉時，讓骨盆向後傾斜（圖 16.6）。這似乎又會讓扭轉變得更容易，但我認為原因與上述相同。如果骨盆後傾，腰椎就會變圓，小面關節就會更加開放。我覺得保持骨盆中立和坐直是更可取且明智的。

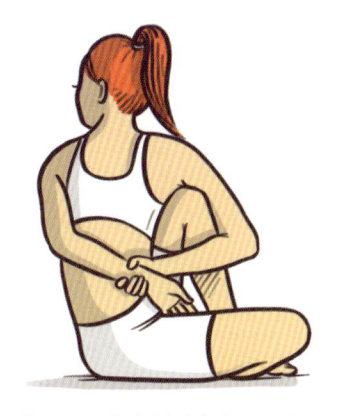

圖 16.6 維多利亞在這裡很懶，
讓她的骨盆向後傾斜。

我們很容易將事情過於簡單化，並認為骨盆應該始終對齊瑜伽墊的前方或側面。雖然這方便於口令上提示，而且在許多對稱體式中也的確是如此，但在某些情況下，骨盆旋轉是可以被接受，甚至是可取的。同樣重要的是，我們選擇了這樣做，而不是因為練習脫節而發生。在前彎體式中，骨盆旋轉通常會導致側彎，並使軀幹的一側得到更強烈的伸展。而在扭轉姿勢中，旋轉骨盆會降低扭轉的強度。讓我們舉幾個例子。

坐姿前彎式是一個對稱的前彎體式，因此，如果骨盆不處於均勻定位，可能表明存在緊張模式或姿勢問題。頭碰膝式一是一個不對稱的前彎體式，選擇保持骨盆水平與否會改變對這姿勢的體驗。如果當學生將胸部區域往前帶請使前彎，且彎曲那條腿被往內帶時，骨盆平行於瑜伽墊的前方時，會有最少量的側屈幅度被引進。將重點感受主要集中在直腿的後部和彎曲腿的臀部。

另一方面，如果彎曲腿的臀部向後延伸，那麼當學生向直腿前部行使前彎時，那一側軀幹就必須拉長更多。同樣，胸部的位置也會改變側屈的幅度。如果胸部中心向伸出的那條直腿移動，那麼側屈就會出現因為上半身也必須向側面移動（圖 16.7）。在這種情況下引入側屈，並不會產生負面推論，因為我們並沒有同時扭轉身體。然而，學生是選擇將髖關節後移，還是在將彎曲的腿，伸入大腿內側時，髖關節碰巧就往後移了呢？

如果我們再次以聖哲馬利奇式三為例，我認為選擇不保持骨盆與墊子前方平行是完全可以被接受。在這體式中，我們說的不是

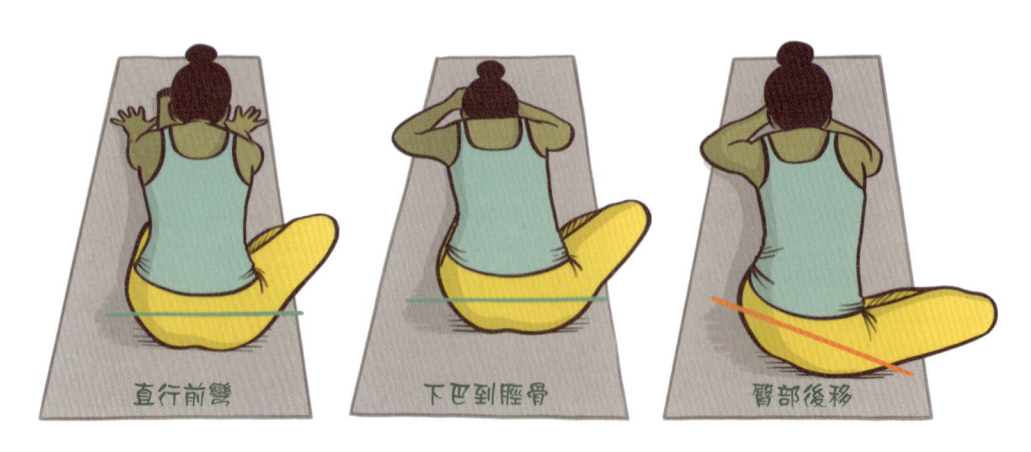

圖 16.7 將胸部區域帶往直腿方向移動時，會引進一些側彎力量，但如果對側臀部向後移，側彎力量會更多、更明顯。

抬起一側，而是收回一側。因此，如果是向左旋轉，那麼左側坐骨可以向後移動。骨盆正在開始轉動身體，腰椎和骨盆之間的關係仍然可以維持。脊椎的整體扭轉較少，因為身體轉過來時，大部分扭轉仍發生在胸椎區域部位（見圖 16.8），而這一原理同樣適用。隨著學生扭轉能力的提高，骨盆也可以恢復到方形位置。

同樣類型的活動也會出現在扭轉三角式（圖 16.9）和扭轉側三角式（圖 16.10）中。在這些例子中，不是同一側骨盆向後移動，而是骨盆的另一側稍微向地面移動一點。動作是一樣的，骨盆轉向扭轉的方向，但在空間中的方向發生了變化。同樣地，在做這個姿勢時，可以嘗試向後移動至骨盆水平（向上），同時確保任何額外的扭轉都來自胸椎。

如前面部分所討論，無意識地傾斜骨盆與刻意選擇這樣做，是有所區別的。在第一種情況下，學生會以

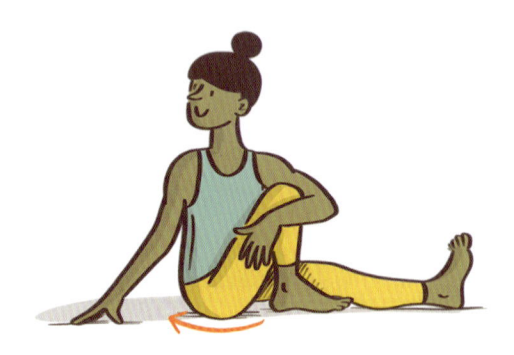

圖 16.8 邁拉的右髖向後移動，因此需要較少的脊椎扭轉。

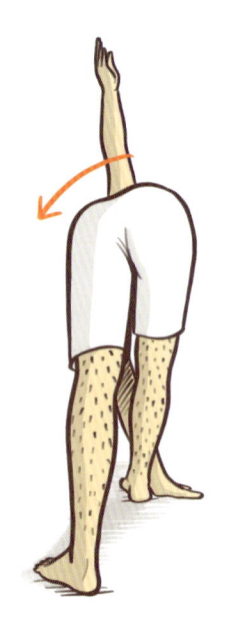

圖 16.9 骨盆不平均定位，並不總是壞事。

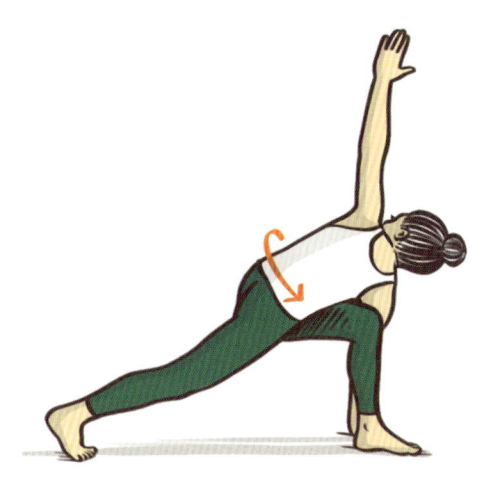

圖 16.10　在這裡，右側髖關節是往下墜，因此，脊椎扭轉同樣也隨之減少。

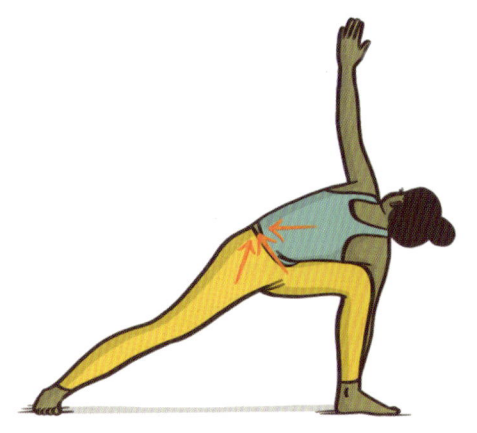

圖 16.11　當腳向外轉，手臂位於膝蓋的另一側時，槓桿式扭轉有可能將壓力傳導至薦髂關節。

為自己扭轉得比實際情況更深，也可能不太清楚腰椎－薦骨－骨盆之間的關係。在第二種情況下，學生已經意識到扭轉的難度與挑戰，這件事已被建立並開始進行調整，以找到一個更舒適的姿勢，同時也要知道長期目標是回到姿勢的藍圖。

扭轉側三角式也有可能將大腿外側的肘部作用為槓桿使力。如果學生將手臂放在前腿外側能舒適地充分扭轉胸椎，那麼就不會有問題。然而，觀察了許多課堂，其實這種情況並不常見。如果手離開了腳的一外側，或者要掙扎費力，才能將手放在腳的一外側，那麼這就是發生槓桿作用的一個很好的信號（圖 16.11）。一種保障措施是讓手臂在脛骨前交叉定位，而不是將肩膀放在膝蓋外側（圖 16.12）。

現在，我們將用簡單的仰臥扭轉式來重申同樣的概念。如果膝蓋一前一後疊放，膝蓋骨保持水平，那麼骨盆就會垂直於地面。

當這個位置可以保持不變，遠側肩部也能著地時，就展現了良好的扭轉能力。如果肩膀沒有觸地，而是懸在空中，那麼身體的重量就會被用來增加扭轉。這對肩部來說也不太

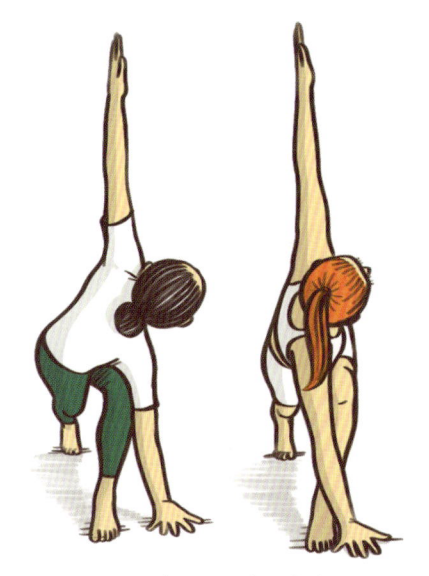

圖 16.12　扭轉困難的展現為手會遠離腳外側。而在這種情況下，最好是手在腳前面交叉定位。

好，因為手臂的重量會撬動肩關節（圖16.13）。在這種情況下，最好讓膝蓋上側向後滑動，骨盆旋轉（上側向後）使肩部向下往地板方向。如果兩腿分開，那麼可以在兩腿之間或下面放一些東西墊著。

當把不同平面上的動作結合在一起時，就更難做到準確無誤，並落在正確的位置上。這次我們以扭轉三角式為例，透過向前伸出手臂，並手臂橫跨前腿，可以平穩地螺旋式下降，進入到這個姿勢會是一個流暢的動作，與此同時，骨盆前傾，脊椎旋轉（圖16.14）。然而，我通常觀察到的情況是，當學生骨盆停止移動時，他們較不易察覺，伸手穿過前腿就會引入脊椎屈彎。

問題在於，頭部和肩部不再與雙腳在一條線上，而是越過了中心線（圖16.15）。我認為將前屈與扭轉分開，即使一個動作與下一個動作融為一體，也能獲得更好的線條。骨盆可以前傾，並在保持頭部在前腳上方的情況下開始扭轉。

理解腰椎、薦骨和骨盆之間的關係至關重要。如果三者的運動方向一致，就不會產生任何扭力。因此，如果骨盆呈正方形，同時允許過多的旋轉力，從理想的胸椎區域向下傳導到腰椎和薦椎區域，這樣的狀況，則可能比骨盆旋轉更有害。掌握這一概念非常有用，這樣就可以對不同的正位排列方式進行評估，以了解學生為何會以特定方式去擺放自己的原因，並認識到任何潛在的有害力量。同時，我們也不希望鼓勵骨盆的極端過度旋轉，因為這可能會給進一步，對下一個環節（如膝關節）帶來壓力。

雖然大部分扭轉動作發生在胸椎區域部位，但下背部的緊繃會在一定程度將胸廓固定在髂骨上，嚴重限制扭轉能力。痙攣或緊繃的腰方肌和／或豎脊肌將會是罪魁禍首，因此，在考慮練習深度扭轉之前，應先解決這一區域問題。如果是這種情況，那麼在做扭轉姿勢之前，先做一些側彎，可能會帶來更多自由度。

在套鎖式和扭轉半月式（*Parivrtta Ardha Chandrasana*）等體式中，如果不能打下堅實的基礎，那麼不受約束的扭轉是否會發生都是個問題。不穩定性和對墜落或跌倒的恐懼感會導致身體僵硬，尤其是當扭轉導致頭部看向天花板時。轉動頭的方向，往往會增加一種有趣的挑戰，但這其實是無用的，所以在追求引以為豪的成就之前，最好先用不那麼冒險的眼部注視，來完成一次像樣的扭轉。在將平衡和目光轉移結合起來時，有一種方法效果很好，那就是在移動頭部時，用眼睛描出一條線。

如果你既要進行網綁動作，或伸展又要扭轉，那麼一般來說，前側的肩帶會前突，後側的肩帶會後縮。

不過，這並不會影響脊椎的扭轉，因為肩胛骨只是在胸廓上滑動，前鋸肌做牽拉工作，而菱形肌則做後縮工作。我認為如果在行使網綁動作時過度誇大牽拉，就會使肩部向前突出，因此，在達到你想要的活動位置後，應考慮將肩部那一側拉回中立位置。例如，當我練習聖哲馬利奇式四時，我會想到縮回兩側肩胛骨，並在打開胸部前部。

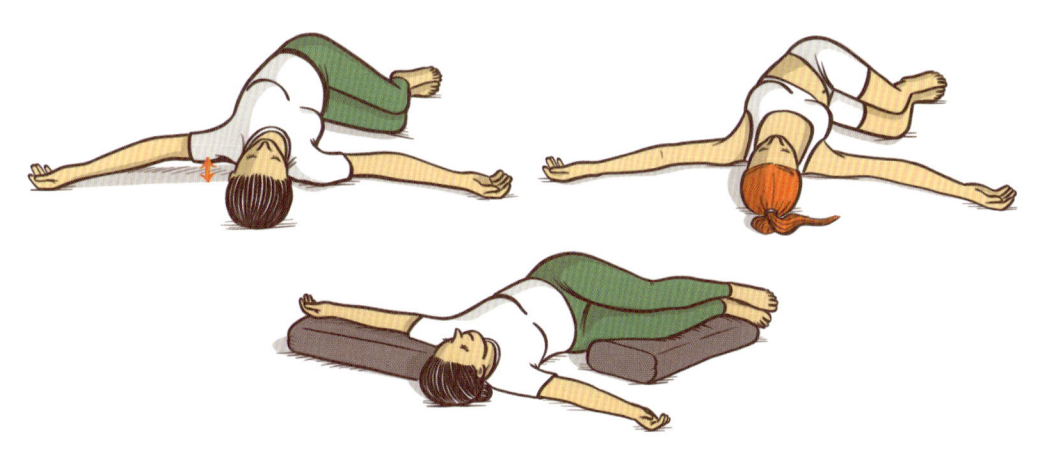

圖 16.13　維多利亞（右）的所有動作都接地了，但如果沒有接地，
最好使用輔具支撐物，而不是讓肩膀或膝蓋漂浮在空中。

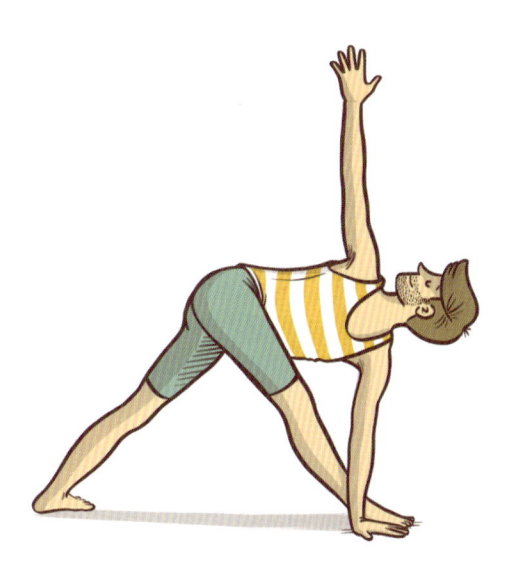

圖 16.14　扭轉三角式。

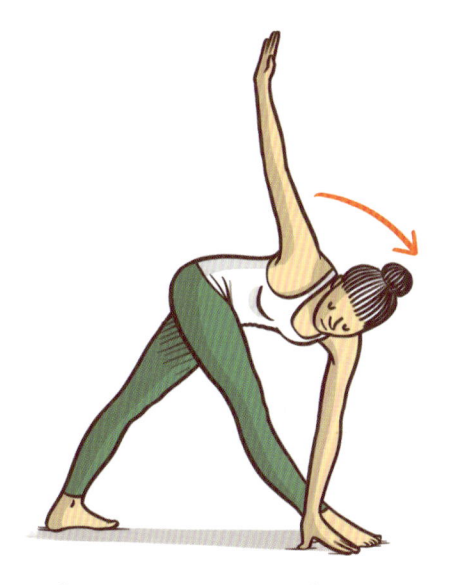

圖 16.15　下一次做扭轉三角式時，
轉過頭，低頭看自己的腳，確認看看，
是否屈曲了脊椎，是否越過了中線。

CHAPTER 17

肩關節相關體位

由於肩關節是杵臼關節，因此它擁有與髖關節相同的所有動作，肩帶也要被考慮在內。我認為與瑜伽相關最有用的關節活動度是屈曲和外旋，其次是伸展和內旋。外展、內收和水平變化的動作，雖然也會用到，但不太可能成為姿勢形成的關鍵因素。不過，就肩帶而言，我認為可能更多的問題是圍繞著弱點，而不是靈活性。

肩部動作通常是體式的組成部分，而不是重點及焦點，在許多後彎體式、綑綁動作體式或倒立式體式中都是如此。不過，也有一些體式，可以被認為是專門針對肩部的，比如：鷹式（*Garudasana*）和牛面式（*Gomukhasana*）。像孔雀起舞式（*Pincha Mayurasana*）和手倒立式等這樣的體式，雖然不被認為是針對肩部，但如果肩部受到限制，形成體位的能力就會大打折扣。

我在很多學生身上發現他們更容易識別到髖部，而且往往能感覺該區域那些阻止他們更深入地練習的受限部分。然而，當涉及到肩部時，他們通常會對他們需要練習和努力的部位感到困惑，從而導致開場開展動作不具體。但肩部與其他部位一樣，遵循著基本的「概念要點」。如果你需要更多的肩部屈曲，你需要做的是針對這一動作的預備姿勢，而不是隨意的肩部姿勢。

評估屈曲和伸展

有一種利用牆壁來測試肩關節主動屈曲和伸展的直接方法。首先，評估屈曲度，背靠牆壁站立，但雙腳在地面上距離牆壁約 8 英吋（20 公分），膝蓋彎曲（圖 17.1）。用腹部將胸廓向下拉，並將腰部平貼靠在牆上，後腦勺也貼在牆上，握兩個拳頭，伸直手臂，兩個手掌相對。現在，保持腰背貼靠在牆上，胸廓下拉，雙臂呈弧形線舉過頭頂，只從肩部開始移動。保持雙手臂平行讓

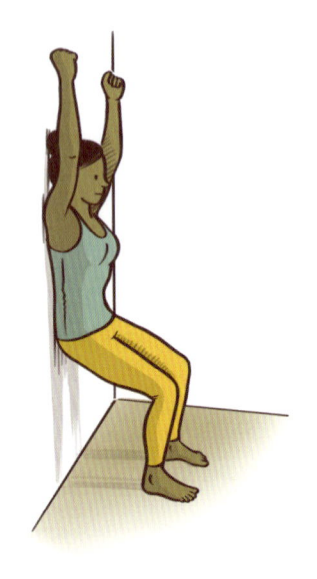

圖 17.1　當胸廓固定時，手臂會停在哪裡？

肩帶自然向上移動。如果雙手接觸牆壁時，肘部沒有彎曲，手腕也沒有傾斜，則表明該方向的關節活動度良好。另一方面，手停在牆壁上的距離，指的是動作的難度有多大。

測試主動式伸展時，請轉身面向牆壁將前額、胸廓和大腿貼近放在牆上（圖 17.2）。手臂的方向與之前相同，將它們向後方呈弧線形。這個方向上的關節活動度，預期可能會落在 40 到 90 度之間。

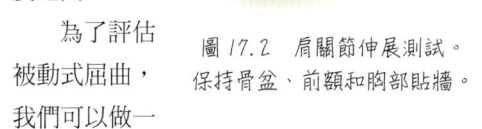

為了評估被動式屈曲，我們可以做一些類似於小狗式（Uttana Shishosana）的動作（圖 17.3 和 17.4）。這裡的關鍵是盡量保持脊椎微屈曲，因為這樣可以隔離肩部的運動，然後就可以觀察腋窩的角度。

開腿前彎式三是一個很方便的伸展測試動作，儘管它只有重力的優勢，而沒有什麼東西可以倚靠（圖 17.5）。

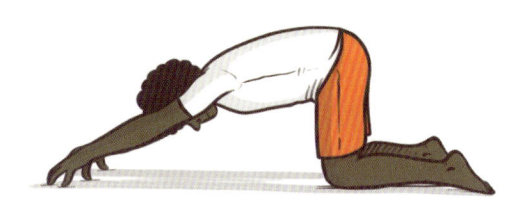

圖 17.2 肩關節伸展測試。保持骨盆、前額和胸部貼牆。

圖 17.3 在這個肩關節屈伸練習中，阿倫無法透過腋窩形成一條直線。這說明他在這個動作中受到了限制。

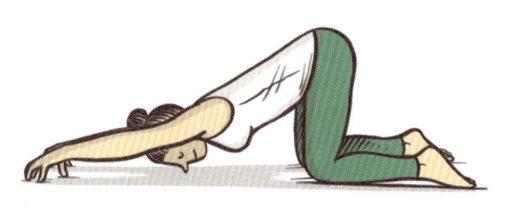

圖 17.4 這個動作對薩沙來說要容易得多，在需要肩關節屈曲的姿勢中會表現出來。

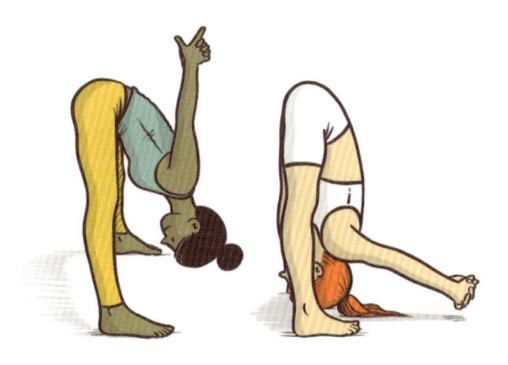

圖 17.5 要觀察肩部的伸展量，我們要看的是手臂軀幹的角度，而不是它們向前的程度（屈髖）。

評估外旋和內旋

在進行肩部旋轉測試或訓練時，我們永遠都不希望進入到疼痛的位置。這也適用於身體的任何部位，但肩關節尤其複雜，容易出現肩關節夾擠問題。進入疼痛狀態只會增加軟組織的刺激性。如果發現這些動作不舒服，而不僅僅是受侷限的感覺，最好對肩部進行更深入的功能評估。事實上，肩關節屈曲也是如此。

主動性外旋的評估方法，與背部靠在牆上的方法相同。這次，雙臂緊保持靠近在身

體兩側，手肘部彎曲 90 度（圖 17.6）。手背朝向牆壁，僅從肩部開始移動。重要的是，透過保持胸廓下拉和手腕處是成一條直線，來維持精確的動作。有足夠外旋能力的人會能夠用下臂，舒適地觸及牆壁（圖 17.7）。受侷限較多的人則會發現自己的動作在某處很短的距離就會停頓下來。順帶一提，若是伸展手腕往上（拳頭向後傾斜）則不算數。

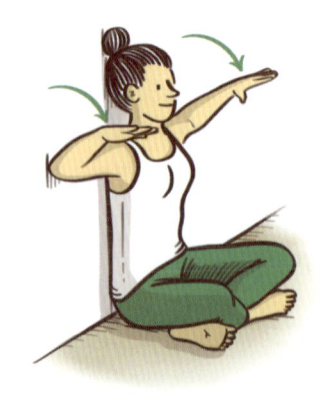

17.6 雙手肘緊貼身體兩側，肩部外旋。

圖 17.8 手肘向地面移動是內旋。所有練習都可以站著或坐著進行，但要保持脊推中立。

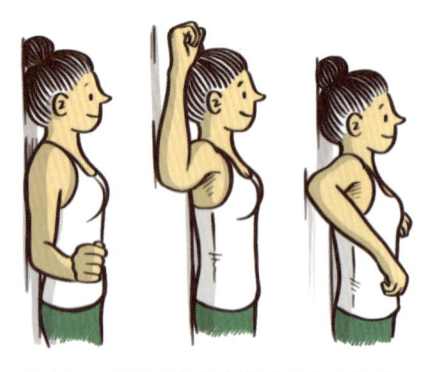

圖 17.7 評估或啟動主動積極式外旋時，可將手肘部放在身體兩側或與肩部保持一致。

對於內旋，我們可以使用相同的牆壁位置，但將手臂移至與肩膀同高的位置（圖 17.8）。開始位置是手肘部彎曲成 90 度，肩部外旋，前臂後部貼在牆上。如果外旋是一個具有挑戰的活動動作，在這個姿勢可會再次凸顯出來，但開始時，不一定要定位在牆上，因為我們是在反方向進行測試。然後，下臂以弧線狀向地面移動，同時保持手肘部與肩膀同高並貼在牆上。如果手肘部在與地面平行之前就停止，則表明有明顯的活動度侷限。重要的是不要讓肩胛骨從背部移開旋轉（圖 17.9）。

評估主動性內旋的另一種快速方法是，將彎曲的手臂帶往背後放並盡量可能向上移動。如果嘗試觸摸對側肩胛骨的底部，若這是有難度的，則表明該內旋動作存在困難度。另一方面，有些學生能夠將下臂放在脊椎上，指尖觸及頸

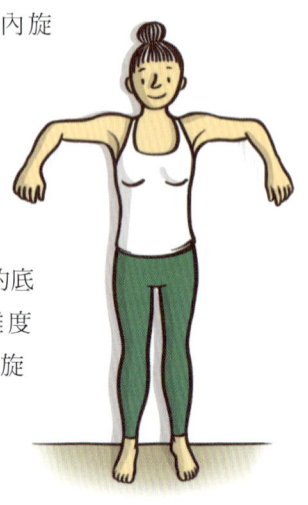

圖 17.9 保持肩胛骨貼靠在牆上，手腕伸直。

椎第 7 節或更遠的位置。在這裡觀察一下肩胛骨也是一個好主意，因為如果內側邊界明顯遠離胸廓，那麼這個動作就不僅僅是在肩關節（GHJ：盂肱關節）處實現。

雖然這個測試也涉及肩膀向後伸展，但我認為這與瑜伽中的大多數動作使用方式相關，比如在結合動作、反向祈禱式，或牛頭式的手臂時。

評估屈曲和外旋

就像內旋似乎主要與伸展結合使用的方式一樣，屈曲也經常與外旋結合使用，儘管方式並不太一樣。這裡我經常使用「在保持外旋的同時進入屈曲」的說法，但這其實並不正確。大多數情況下，在瑜伽體式中保持理想的正位對齊姿勢需要防止肩膀進入內旋，從而阻止手肘向外，所以手臂要努力保持中立。

正如我們在第 11 章〈肩關節〉中介紹，有一些大塊肌肉，如背闊肌和胸大肌在伸展時，可能會表現出內側旋轉的次要動作。此外，肩胛下肌和大圓肌等較小的肌肉也具有執行內旋功能，當肩部屈曲時，它們也會受到拉伸。對組合動作的評估，有些體位可以很好地說明可能會發生的情況，例如：在向上弓式（輪式）和孔雀起舞式等姿勢中。如果學生在外側旋轉測試已經表現出下臂貼牆的困難度，那麼他們在這接下來的測試也會遇到困難。

進行這項評估時，我們需要一些東西來保持手臂與肩同寬。使用兩個大瑜伽磚或大墊塊通常效果很好。當然，請記住每個人的肩寬都會有所不同，因此可能需要做一些調整。首要任務是隔離肩部運動不要讓脊椎伸展，和之前一樣要保持胸廓下拉。我發現使用小幫手可以確保這動作達到執行的嚴格性。

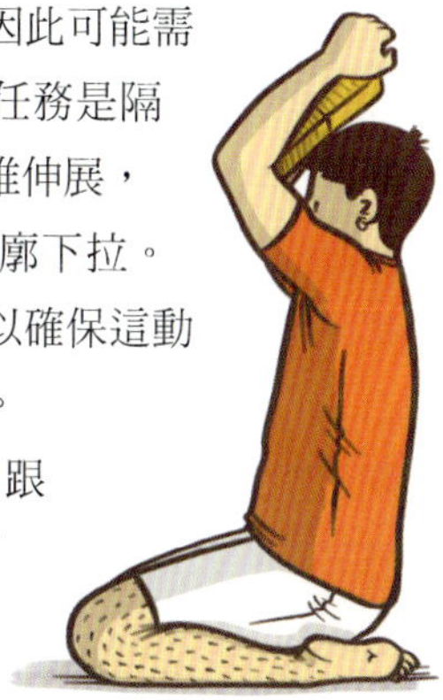

開始時，坐在腳跟上（必要時在屁股下面墊些東西），將兩塊瑜伽磚放在前臂和雙手之間，手肘部彎曲成 90 度（圖 17.10）。瑜伽磚的方向，可以根據肩膀寬度而定，但對於大多數學生來說，瑜伽磚較長的那一端將處於橫放。

圖 17.10　瑜伽磚或墊塊的作用是讓你知道手肘部是否向外移動，因此請用前臂牢牢握住瑜伽磚。

小幫手將一隻手放在肋骨下方（胸部下方），另一隻手放在肩胛骨之間。放在背部的手應該高於放在肋骨上的手。現在，僅僅從肩部開始移動，保持手肘部彎曲，將手臂舉過頭頂。受限較多的學生會發現，當手臂向上移動時，手肘會被拉離瑜伽磚。這需要加以抵抗並牢牢握住瑜伽磚。關節活動度高於平均的學生可以將肘部朝向天花板。而在天秤的另一端，我曾見過一些學生只能將手臂向上抬起至一半位置，這表明他們在這一組合動作中的關節活動度非常有限。這些學生在做任何需要大量利用，這一特定關節活動度的姿勢或體位時，都會遇到困難。

增加肩部屈曲

在第 11 章〈肩關節〉中，我們介紹了

在「拜日式」中，鍛鍊肩部主動屈伸的理念與概念。這一原則同樣適用在手臂會高舉過頭頂的各種姿勢。如前所述，隔離肩膀部位的關鍵是保持胸廓不動。許多身體定位姿勢都可以用於主動式和被動式啟動。我最喜歡的一種姿勢是將雙手放在牆上，胸部朝向地面，因為這不需要任何的特殊設備（圖17.11）。我認為值得嘗試雙手處於不同高度和寬度，看看哪種感覺更強烈。在這個姿勢中，你可以處於以被動方式伸展，也可以處於主動方式啟動使力，將自己拉得更深。我還發現當你將胸部移向地面時，大力推開牆壁也很有幫助。保持脊椎的輕微圓弧狀，將確保重心停留在肩膀部位。

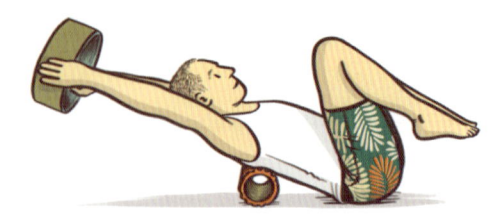

圖17.12 把膝蓋抬起可以更好地分離肩膀。

會因為定位在墊塊上，產生拱起狀態的趨勢，因此，如果將膝蓋拉至胸前，會使動作變得非常嚴謹。

通常情況下，上背部和肩部的運動是合二為一的，因此，在剛才詳細介紹的練習中可以交替進行，讓肋骨外展和肋骨向下拉的練習。

當進行直臂的肩膀相關姿勢時，我認為外旋動作更難控制。如果目標是練習「進入屈曲狀態，同時保持外旋」的組合動作，那麼就像我們的評估測試一樣，彎曲的手臂和墊塊將被證明是有用的。另一個首選練習是「屠夫塊伸展」（butcher's block），即瑜伽繩或綁帶套著雙手肘上方，雙手中間握著一塊瑜伽磚或墊塊，保持雙臂互相平行。並將手肘放在椅子或桌子等高台上，胸部就可以被帶朝向地面（圖17.13）。當然，同樣的

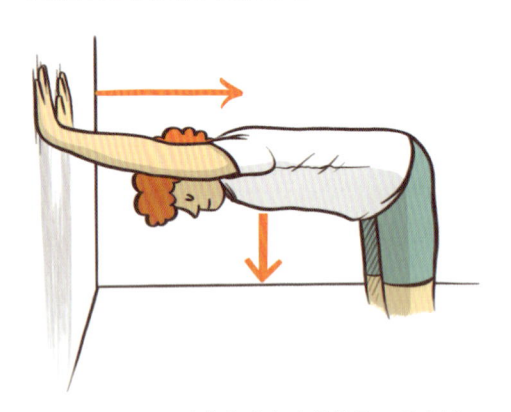

圖17.11 保持雙臂伸直推開牆壁，同時努力嘗試把胸部帶向是朝向地面方向。

另一種受歡迎常用的姿勢是仰臥躺在肩胛骨之間的墊塊或瑜伽磚上。我發現將墊塊或瑜伽磚換成滾輪或長枕能產生更舒適的體驗。同樣地，手臂可以被主動地往後拉向地面，或者為了獲得更被動的體驗，可以握住木塊或其他重物（圖17.12）。也可以將重量的輔助與肌肉的參與結合起來。背部往往

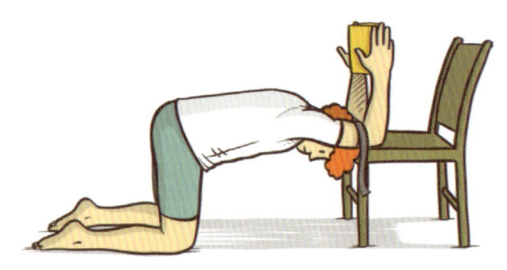

圖17.13 「屠夫塊伸展」或是木塊和綁帶都可產生作用，如果你不喜歡這木塊和綁帶伸展的圖像。

原則也適用，為了隔離肩膀部的使力工作，背部應保持略微圓弧狀。

我們已經提到當手臂高舉過頭頂時，胸大肌和背闊肌會導致肩膀內旋，它們還能抵抗屈曲。拉伸胸大肌的理想方式是將雙手臂呈仙人掌狀。我更喜歡彎曲手臂，因為這樣可以消除手肘部的潛在壓力。

我最常用的有兩種變化式，一種是在牆上練習，另一種是在地板上練習。其原理是透過將身體轉離固定的手臂，而引進水平外展動作。對於這兩個版本，起始姿勢都是讓上臂與軀幹成 90 度（或略大於 90 度）。手臂放在牆壁上時，身體可以向前撲，或者放在地板上時，利用腿部和另一隻手的幫助將身體轉開（圖 17.14）。

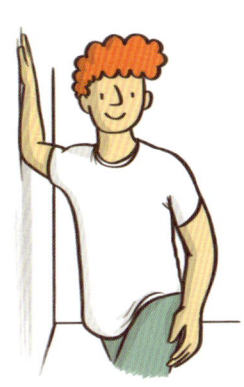

圖 17.14　可以用伸直的手臂做這個動作，但我覺得這會給手肘部帶來一些壓力，所以我更喜歡彎曲的手臂，使手肘部與肩部同高。

為了觸及背闊肌使其能啟動伸展，身體需要被帶入側彎位置，集中重點在臀部到指尖（或肘部），並且為了避免觸及腰方肌，有必要確保肩部在這動作中發揮重要作用，將手臂伸向中心線，並保持手臂外旋（圖 17.15）。一個簡單易行的版本是將一隻手臂舉高超過頭頂，使肱二頭肌貼近耳朵，用對側另一隻手抓住手腕，然後進入到一個側彎動作。雖然並不是總能做到，但我發現如果能抓住像桿子或柱子之類的東西並懸空

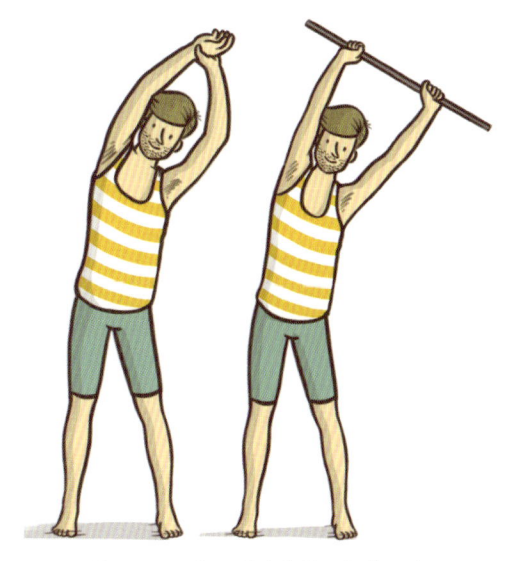

圖 17.15　當試圖將背闊肌與整個身體之整個側面隔離時，保持臀部成方形，並將手由骨盆往上伸出。將手臂外側曲線靠近頭部。

時，就能達到更深層次的伸展效果。

增加內旋

在進行主動式練習時，可以採用我們在牆壁上測試的相同姿勢，在保持精確姿勢到位的前提下，嘗試透過弧線將雙手下臂拉得更深。同樣的練習也可以採用躺臥姿勢，平躺在地板上，臀部屈曲，雙腳著地，使脊椎平直停留在地板上（圖 17.16）。

另一個有用的練習是用一根繩子或帶子放置在雙手間，進入牛面式。現在可以使用收縮－放鬆這種模式的技巧。首先，在舒適的情況下，將下手臂置於繩子上，盡可能地沿著繩子向上拉移動。現在，用不超過 30% 的力量將下手臂向下拉，同時用上臂提供

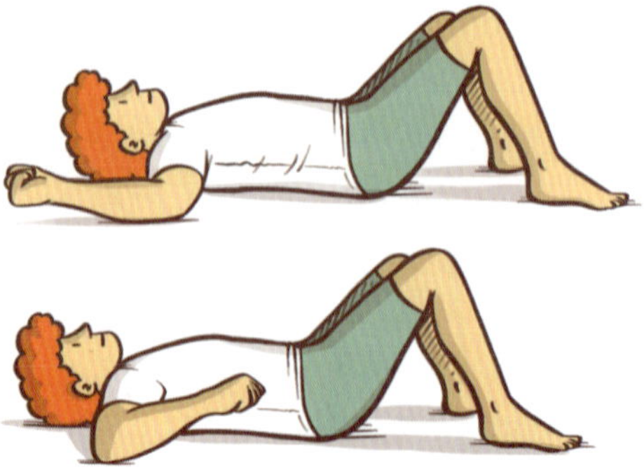

圖 17.16　如果你的內側旋轉受限，這可以是一種主動積極式鍛鍊該動作的方法。保持肩部向下。

足夠的阻力，使其不發生任何移動。保持這一動作 8 到 10 秒鐘，然後再將下手臂進一步帶向上拉移動（圖 17.17）。可以這樣重複三個週期。如上所述，如果這樣做會產生任何疼痛感，就不應該執行這個練習。

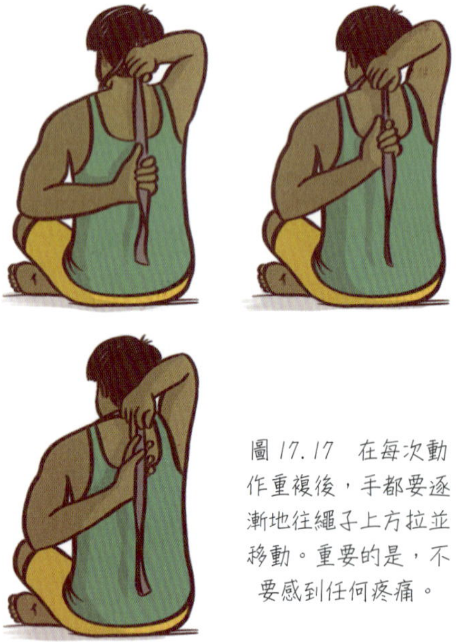

圖 17.17　在每次動作重複後，手都要逐漸地往繩子上方拉並移動。重要的是，不要感到任何疼痛。

增加伸展

在這個活動動作中，我覺得大關節活動度的實際應用有限。我在第 11 章〈肩關節〉中還提到執行這個肩關節伸展動作時，很容易會將壓力傳導至肩峰鎖骨關節（ACJ）。出於這個原因，我會建議用主動積極的方式，將手臂帶置於身體後方。肩膀往往容易有升起靠近到耳朵周圍的傾向，因此要保持肩帶下垂。

懸垂式運動

近幾年來，流行的一種鍛鍊運動是懸垂式運動。它不僅有助於拉伸一些限制肩關節屈曲的肌肉，而且隨著時間的推移還可能有助於在肩峰突下創造一些空間。懸垂式運動還能提高抓握力，為脊椎提供輕度牽引力，並可能有助於緩解手腕不適。

一般來說，開始練習懸垂式運動時，保持雙腳著地就足夠了，否則過不了多久就會堅持不住。有些人會努力地堅持幾分鐘，但最一開始練習時，能堅持 30 秒就很不錯了。據我所知，在一天中進行幾次短時間區間的懸垂式運動，似乎比進行一次較長時間的懸掛更有益處。雙手緊握單槓，當手開始張

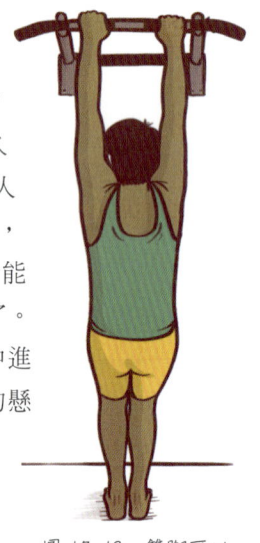

圖 17.18　雙腳可以承受一定的重量。

第 17 章：肩關節相關體位　305

開時，就停止並放下（圖 17.18）。懸垂式運動既可以主動式進行，也可以被動式進行。如果上半身受傷，如肩膀或手腕受傷，請先咨詢專業人士的意見。

進行被動式懸垂式運動（圖 17.19A）時，雙手握力會很緊，但身體剩下其他部位處於放鬆的狀態。雙臂伸直，雙手分開距離與肩同寬，肩帶可以抬高。如果你的肩膀部位已經非常靈活，或者有身體過度活動性的傾向，最好改做主動式懸垂運動。

在主動懸垂動作中（圖 17.19B），除了肩帶向下拉以外，身體姿勢與上前面的例子相同。同樣地，肘部不會彎曲，背部也不會弓起。懸垂技術的種類還有很多，如果你對此感興趣不妨進一步研究。

限。與反向祈禱式不同，我認為大多數學生的肩膀都有足夠的關節活動度進行綑綁動作。他們欠缺的是其他部位（如臀部）的關節活動度，使他們能夠處於正確的綑綁位置，或他們的身體比例是主要的問題。

我們可以以聖哲馬利奇式一為例。彎曲腿的脛骨需要位於行使綑綁手臂的腋窩處，這樣肩部才能自由轉動。如果軀幹不能前彎，向前移動到夠遠的距離，那麼脛骨就會落在手肘部和肩膀之間的上臂某處。在這種情況下，上臂會被向外推，而不是被允許向後移動，所有問題是歸咎於髖部而不是肩部缺乏活動性。

另一方面，學生可能能夠將肩膀放在正確的位置上，但如果他們的體型比較粗壯，腿部和軀幹較粗大，手臂較短，那麼他們就會遇到困難，因為要繞過的地方比較多（圖 17.20）。這時候是使用瑜伽繩及帶子的時候了。

很多學生們普遍反映處於有綑綁束縛動作的姿勢時，肩膀前部會感到不適。這種情

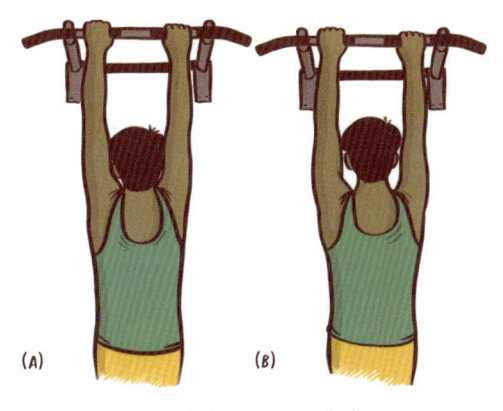

圖 17.19　(A) 被動式和 (B) 主動式懸垂式運動。主動懸垂時將肩帶向下拉。兩種雙手都要握緊。

綑綁動作

學生在行使綑綁動作時，遇到的困難很常見，而他們通常會將原因歸咎於肩部的侷

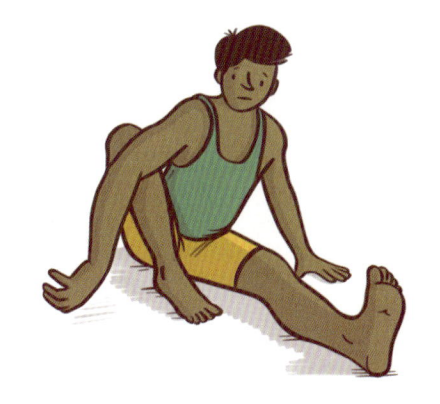

圖 17.20　通常無法完成綑綁是由於身體比例或髖部柔韌性不足，而不是肩部限制。

況經常出現在反向祈禱式和牛面式等體式中。我覺得這種不適感是由於過度強調肩部的內旋，造成了一些擠壓。此外，還經常可以觀察到，肱骨頂端向前突出與胸部之間有很深的皺摺產生。接下來，我將詳細介紹另一種行使綑綁動作的替代方法，我想大多數學生會覺得這種方法更有益。

以半蓮花抓腳前彎式為例，手臂環繞過身體以抓住腳。這絕對是我所說的「肩膀前部擠壓」體式之一。一般來說，學生只是將肩膀向內側滾動，然後將手臂帶到背後。我的建議是：

將腳放在髖部皺摺處後，肩部向外翻動（圖 17.21A）。動作開始時，同時將前臂向外轉動（旋後），使手背能朝向遠離身體的方向，這樣的方式會有助於肩部獲得足夠的旋轉空間。在保持肩膀外旋的同時，盡可能也伸展肩部（圖 17.21B）。保持這姿勢的同時，也使前臂內旋（旋前），以便使手掌朝向後方（圖 17.21C）。第四步是彎曲手肘（圖 17.21D），使手臂可以放置於腰後。最後，手可以滑動到剩下的位置（想像一下手肘向背部中心移動），透過內收肩膀來抓住腳（圖 17.21E）。同時，確保胸部前面部分的區域和肩部前方的開放感不會消失。

當然，這個例子使用的是半蓮花坐式體位，因此腳的安全放置仍然很重要。此外，如果腳的位置不正確，很可能會使另一隻手無法觸及勾不著腳。

同樣的技巧也適用於牛面式和反向祈禱式。在綑綁一條腿時，比如在練習聖哲馬利奇式三時，可能無法精確按照這個上部分所提的順序來做，但這個動作，確定是可以從外側旋轉開始，而不是從內側開始來啟動。

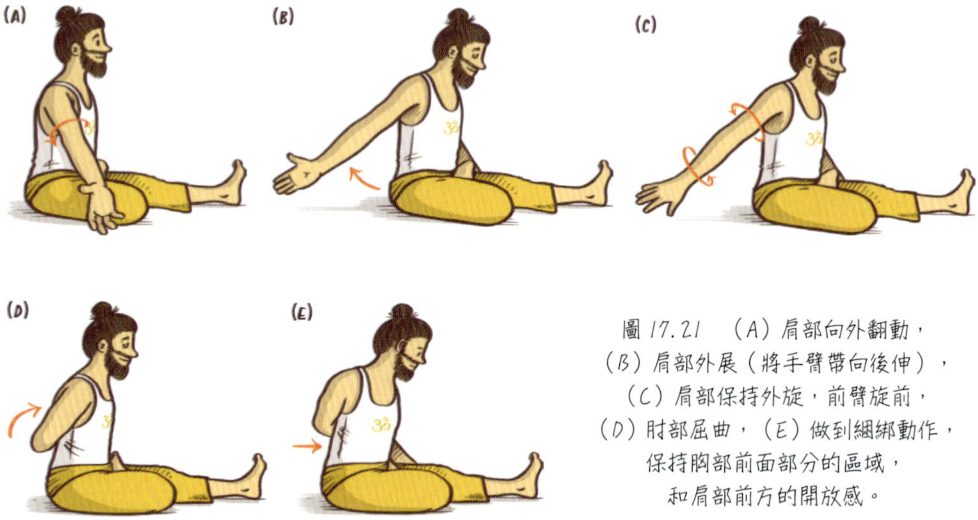

圖 17.21 （A）肩部向外翻動，（B）肩部外展（將手臂帶向後伸），（C）肩部保持外旋，前臂旋前，（D）肘部屈曲，（E）做到綑綁動作，保持胸部前面部分的區域，和肩部前方的開放感。

上肢力量

有些姿勢，例如：手臂平衡，是絕對會需要上肢力量，但這章討論的是關於如何嘗試在身體中建立一些平衡。現今，由於我們大多數人都可以很輕易地獲得食物，不需要狩獵、覓食或耕種土地，除非人們主動尋求肌力力量訓練，否則大多數人的身體都比應有的狀態更虛弱。在我走訪各種瑜伽館的過程中，我經常會遇到上半身特別薄弱的學生。如果沒有受傷，我覺得最起碼我們至少應該能夠支撐身體的重量，無論是處於伸直還是彎曲手臂的狀態。這不僅是為了更安全地轉換和支撐體位所必要的，也是為了整體身體的整體完整性。

如果學生無法在無放置膝蓋在地板上的情況下，停留並保持在平板支撐，或在有控制下，從高位平板支撐式下放到鱷魚式，那麼他們就是還不夠強壯。這並不表示每個人都應該讓膝蓋離開地板來完成這一過渡轉換動作，但這是一個警鐘，告訴我們還有一些身體鍛鍊的工作需要被執行。當然，在與年長者或受傷的練習者合作時，有時會需要格外小心，並加以評估適當的強度。

當瑜伽學生想到增強上身力量時，鱷魚式似乎是最常用的練習，但僅靠它是不夠的。請記住，力量既與肌肉有關，也與方向有關，因此鱷魚式體位和過渡動作，只是增強上半身力量的更廣泛方法中的一個要素。側平舉、鳥狗式、支撐倒立式和肩腰部穩定練習（將進一步介紹）只是增加訓練多樣性的一些例子。當不用手臂支撐自己時，也有很多機會挑戰肩部肌肉。舉例來說，可以在戰士二式式中保持更長的時間，因為這樣可以通過伸展雙臂來增強耐力。在戰士一式中，手臂可以向耳朵方向擠壓。對於肩部受限較少的學生來說可能很簡單，但對於其他學生來說可能是一個相當大的主動式練習。

鱷魚式

雖然鱷魚式有導致肩部受傷的惡名，但我認為這很可能是由於練習技巧不佳、肌肉力量和關節活動度不平衡，或者是重複練習次數過多所造成的。

關於身體如何從往下進入到鱷魚式，有許多不同的想法，一般都是圍繞在底部達到一個特定的位置，因此，我們首先考慮鱷魚式位置本身的樣子。

我之前有提到，我覺得鱷魚式需要盡可能膝蓋離開地面，不要跪著做。原因是，當膝蓋跪下時所體驗到的核心整合和腿部啟動效果是完全不一樣的。挑戰性大大降低，而且據我所見，一旦開始練習是從膝蓋停留在地板上的方式，那麼，學生們似乎就會永遠停留在膝蓋上。而沒有取得進步的原因，可能是停留在膝蓋上，這選項的難度不足以引起肌肉力量的適應，以及往前穿跳坐下所需的工作量，是需要建立在膝蓋離開地板。

當然，指望體質較弱的學生能夠直接停留保持在底部姿勢是不公平的，因此，必須有某種形式的進步過程。我建議與其讓學生一開始就跪在地上，不如換成不要往下得太低。隨著力量、控制和穩定性的增加及提高，下降的深度也可以隨之增加。即使在鼓勵學生嘗試降低高度之前，練習扎實的高位

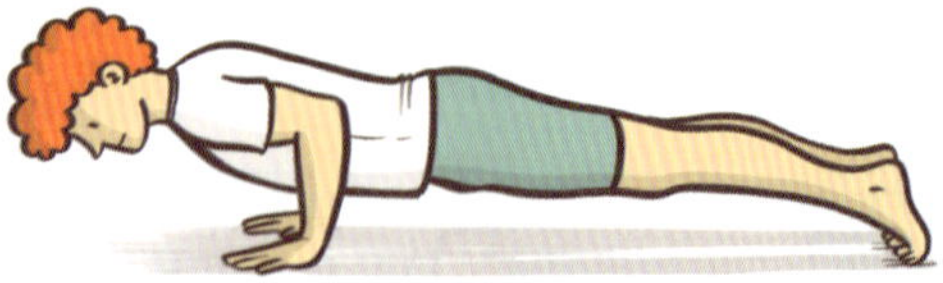

圖 17.25 在這裡，道格將手肘保持在手腕上方，但這意味著，腳跟向前移動。

表明學生沒有穩定肩帶，而最好是去花更多時間練習高平板支撐式，以建立並增強力量。

鱷魚式會用於拜日式序列體位中，而經常被問到的問題之一是，直接從拜日式跳到最下面的位置好，還是跳回高平板支撐式，再下降到最下面位置好。在我看來，直接跳到鱷魚式會避免掉大部分動作使力，除非你能非常受控地移動身體。在底部抓住身體的動態特性，也增加對髖部周圍穩定肌肉過度施壓的可能性。我的建議是除了熟練的練習者外，其他所有練習者都可以跳回高平板支撐式，然後再從這個位置，下降到鱷魚式。從拜日式下降到下方時，應該努力使手臂伸直，動作柔和而有控制。

從鱷魚式到上犬式的過渡轉換動作

跟隨在鱷魚式之後，最常見的接替姿勢之一是上犬式。在第 15 章〈後彎體位〉中，我們提出健康練習上犬式的要點，因此，這裡我們將重點討論放在提出的另一個問題，即大多數學生需要將腳向後移動。我們的目的是平穩地進入上犬式，使肩膀不在手腕前面（圖 17.26）。那些脊椎非常靈活的學生，可能可以在不調整他們在鱷魚式中位

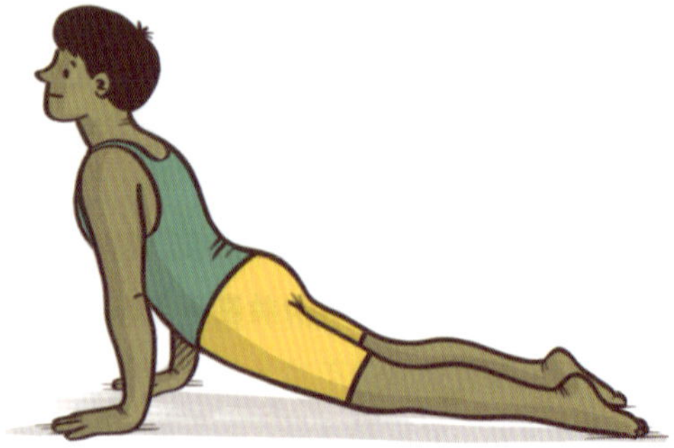

圖 17.26 在維漢的上犬式中，他的肩膀位於手腕前方。這會對手腕、肩膀和腰部造成壓力。

置的情況下翻轉腳趾，但正如前面已經討論過，這樣做的結果必然是非常陡峭的上犬式和隨之而來的脊椎折點產生。

有三種直接的方法，可以讓雙腳往後移動。第一種是，完全忘記在雙腳上翻轉，而是一次一隻腳進入處於腳背狀態，即腳底面向上。另外兩種方法，提供了更平滑的過渡轉換動作，但需要在底部位置投入更多的力量。

其中比較簡單的方式是保持身體位置不動，然後腳尖伸直，透過把雙腳和小腿拉直的動作將腳趾向後推。在腳趾完全向後滑動翻轉之前，透過滑動翻滾腳趾，身體會開始向前移動（圖 17.27）。

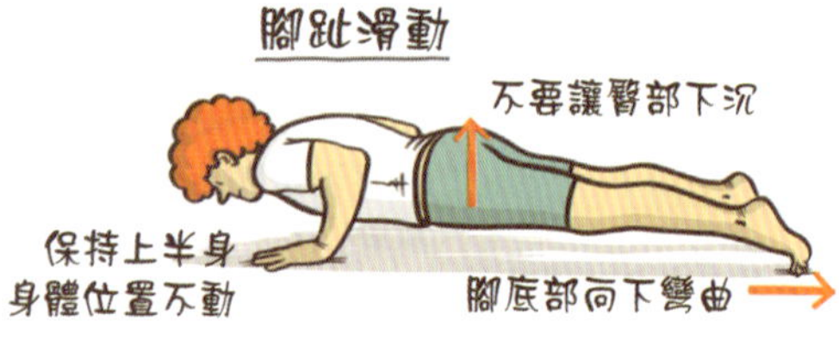

圖 17.27 腳底部向下彎曲。

最後一種選擇是雙手用力，將身體向後滑動，同時保持雙足腳背往上勾，然後像平常一樣滾動腳趾（圖17.28）。這兩種方法都需要根據個人的身體比例和脊椎伸展的阻力，調整腳趾向後移的程度。若越不容易進行後彎，就越需要向後滑動一點。

起初，要想達到理想的上犬式姿勢，需要進行一些嘗試和一些錯誤，但一旦確切並重複幾次後，這種姿勢就會成為根深蒂固的模式。

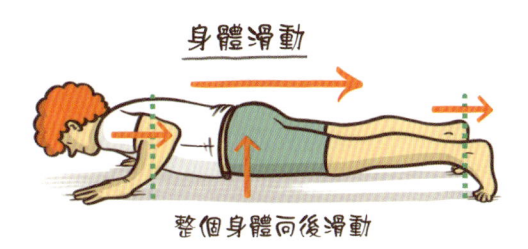

圖17.28 身體向後滑動。

曲臂力量

如果你希望能夠保持停留在手臂平衡體位、完成低位置體位，例如：鱷魚式和鶴式以及整頓這些向後穿越跳動作，那麼鱷魚式是一個必須掌握的重要姿勢。我的建議是先將下放速度減慢計數到4左右，以此來增加身體處於張力緊繃狀態下的停留時間。每次從高平板支撐式過渡到鱷魚式時，都要努力做到這一點，同時逐漸增加深度，直到上臂可以舒適地與地面平行或下降到更低。現在，可以在練習中引入一些靜態的5到10秒鐘的保持動作，但不是每次過渡轉換動作都這樣做，而是將動作其本身作為一個單獨

姿勢來練習。一旦有了穩定的感覺就可以增加挑戰，慢慢推回高平板支撐式而不是上犬式。一個好的目標設定是往下時，同時計數到4，保持停留在動作中，計數到4，再向上推起時也計數到4。

在上述所有進展練習中，必須密切注意技巧，尤其是當身體開始疲勞時。最容易出現的馬虎行為是在推回高平板支撐式時。如果身體沒有保持成脊狀線，那麼肩部會首先抬起，同時脊椎會有一定程度的伸展力引入。其結果往往是姿勢會變成類似於半上犬式、半俯臥支撐式（half push up）。如果是單獨練習，值得用相機來捕捉這一技巧，因為身體非常善於隨機應變發揮，為了擺脫該做的工作，並且很多作弊行為可能都會被忽視。在這種更穩定的方向上以嚴格的形式練習，會對於基礎元素較少且需要控制身體上半部分和下半部分之間關係的體式，例如：頭倒立式，會產生好處及效益。

肩帶穩定性

正如我們在第11章〈肩關節〉中所介紹，肩胛骨在胸廓上的移動，可以使手臂的關節活動度更大，尤其是在屈曲、外展和水平內收時。不過，有時我們也希望能夠保持肩胛骨的穩定，這樣手臂就能獨立移動，就像我所說的，當身體需要向下移動時，就會需要產生後縮的肌肉（菱形肌和中斜方肌）和前突（前鋸肌和胸小肌）的肌肉，可以透過等長收縮來固定手臂定位，從而使橫跨肩部的肌肉，可以更容易控制手臂。

高位平板支撐式是解決肩胛骨穩定問題

的理想姿勢。一開始，如同所建議的，在肩胛骨前突的情況下，保持該姿勢 5 到 10 個呼吸就能開始增強力量。轉換動作從前突到後縮，再回到前突，是另一個有益的練習（圖 17.29）。始終要保持手臂伸直，交替將肩胛骨包裹在身體周圍環繞，和向內側拉向脊椎。主動式誇大這兩個動作，當肩胛骨前突時，雙臂用力向下壓開，當肩胛骨後縮時，雙臂用力將肩胛骨擠壓在一起。

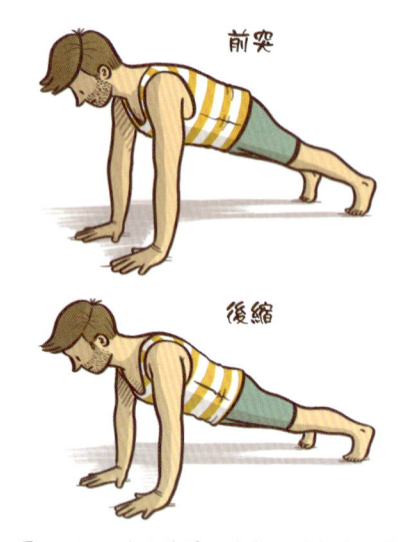

圖 17.29 除了將肩胛骨牽引到身體周圍（前突）和向後往脊推（後縮）之外，整個身體保持完全相同的姿勢。

手懸停也是一種有用的穩定性練習（圖 17.30）。從肩胛骨前推的高平板支撐式開始，一隻手可以抬起足夠的高度，使其不再與地面接觸（僅 1/2 英吋／1 公分）。每隔 5 到 10 個呼吸，雙手交替進行。請注意，如果身體傾斜偏離，抬起的那只手就必須將身體帶回中立位置，因為身體的其他部分，應保持在完全相同的位置。

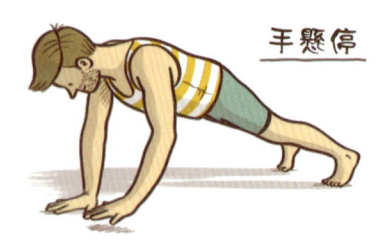

圖 17.30 手從地面上抬起幾公分時，身體其他部位一樣保持在同一位置。

另一個變化式是用抬起的手輕拍對側的肩膀然後放下，再左右邊互相交換（圖 17.31）。據我觀察，大多數學生做這個練習時，都進行的比較匆忙，但最好還是慢慢來。請記住「身體處於具有張力緊繃狀態下的停留時間」這一關鍵概念。

如果對手倒立式有信心，面對牆壁的姿勢，非常適合練習及鍛鍊肩帶的上提和下降。對於那些已經感到雙手有力和自信的人，也可以在這裡進行交替拍肩動作練習。

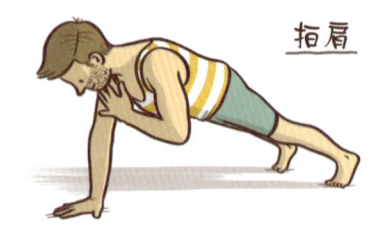

圖 17.31 同樣，當雙手交替輕拍對側肩部時，要保持身體不動。動作要緩慢並有控制。

拉伸

我們已經提到過瑜伽練習在推拉動作之間，存在著固有的不平衡，因此，我將會介紹一些值得瑜伽練習者進行的拉伸練習，以補充本章前面介紹的懸垂式運動。

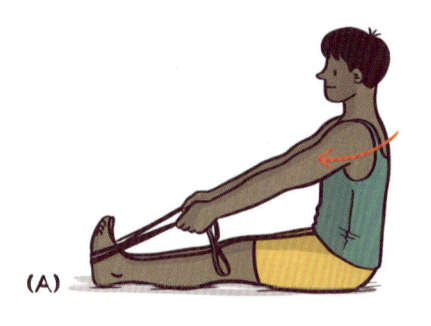

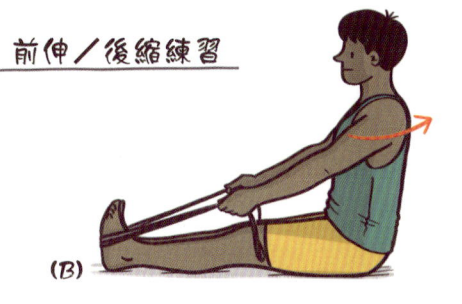

圖 17.32　（A）開始時坐直，帶著拉緊的彈力帶，帶你進入前突，但透過抵抗使動作減慢下來。
　　　　　（B）保持雙臂伸直與骨盆保持同一位置，並將肩胛骨，拉向脊椎方向。

彈力帶是瑜伽練習者工具包中的一個重要補充，因為可以對身體的每個部位都有直接的強化練習。當然，我們可以以用體能訓練，當作主題來寫另一本書，但我想介紹這些練習，因為與其他可以在瑜伽練習中，以某種方式進行的動作不同，拉伸練習會需要器械設備的輔助。

根據自己的力量水平，選擇彈力帶的厚度。開始時，最好使用比你認為更輕一些的帶子開始。而在起始的姿勢中握住，使帶子已經有一定的張力，但又不至於因為太大，而無法拉伸。

第一個練習在手杖式中進行。起始位置是將彈力帶繞在雙腳掌上，肩胛骨前突，雙臂伸直並與地面平行（圖 17.32A）。當肩胛骨向脊椎方向牽引時（後縮），手臂不要彎曲，見圖 17.32B。保持這個姿勢計數到 5，同時繼續將肩胛骨擠壓在一起。當回到前突的起始位置時，可以透過抵抗帶子的拉力，並盡可能緩慢地移動（離心收縮），來完成額外的工作。目標是重複 10 次。

這個練習採用了與之前的高平板支撐式中前突／後縮的練習，相同的肩帶運動，但針對的是菱形肌和中斜方肌（回縮肌），而不是前鋸肌和胸小肌（前推肌）。不同之處在於方向發生了變化，彈力帶提供的是對抗重力的力量。在高位平板支撐姿勢中，重力將身體帶向地面，這意味著前推肌將與這股力量對抗，透過放鬆前鋸肌和胸小肌實現回縮這動作。動作結束時，肩胛骨向脊椎方向的擠壓，將是菱形肌和中斜方肌唯一重要的工作。然而，在這個練習中作用恰恰相反，菱形肌和中斜方肌提供了拉伸動作，而前鋸肌和胸小肌沒有做太多的作用。

第二次練習以相同的位置開始，但不做肩胛骨前突（圖 17.33A）。這一次，雙臂彎曲，雙手拉向腰部。在這裡頂住阻力，並計數到 5，然後在控制下回到起始姿勢（圖 17.33B）。再次強調，在回到起始位置時，盡可能緩慢進行離心收縮。透過這個練習，上臂相對於肩胛骨運動（肩關節伸展），而下臂相對於上臂運動（肘關節屈曲），因此我們獲得了一個難得的機會，來鍛鍊背闊肌、肱二頭肌以及三角肌後頭。

最後一項練習，更像是一種補救性練習，對於因練習過度和過頭肩推推舉運動，

低位拉伸

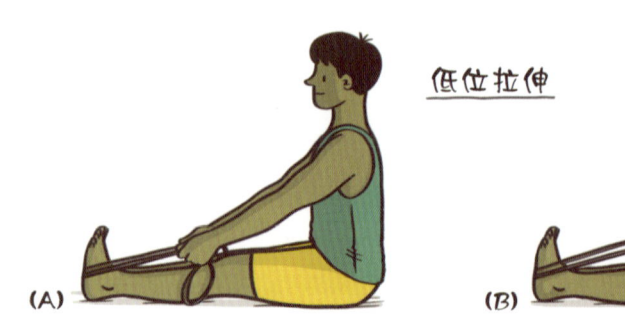

圖 17.33　（A）開始時坐直，拉緊彈力帶，（B）將雙手拉到腰部，其他不變。然後抵抗彈力帶，因為彈力帶會將你拉回至起始位置。

而導致肩部疼痛的人來說，似乎特別有用，例如，在健身房做大量過頭推舉運動的人，或者做大量手倒立式的人。重點是為肩部區域帶來一些平衡，但這次的目標是較小的肌肉，主要是三角肌後頭。

此技巧為保持身體坐直，雙臂伸直，然後將帶子拉到下巴或臉部，身體其他部位不動（圖17.34A）。在這項練習中，使用較小的阻力並保持形式精確的姿勢非常重要，因為與之前達到的大肌肉相比，現在的肌肉比較薄弱（圖17.34B）。肌肉也可能健康狀態不好。你可能還需要注意，當你在傾斜角度往上拉動時，帶子不要從腳掌上滑落。

最後，若有合適的地方可以懸垂，還可以進行另外兩種拉伸練習，即反手引體向上（手掌朝身體抓握槓方式）和正手引體向上（手掌向前的抓握槓方式）。反手引體向上使用與肩同寬距離的下握，正手引體向上使用較寬距離的上握。這些練習中，除非經過調整，否則身體的重量必須拉往雙手。

我認為以及預料，大多數不做任何其他形式強化練習的瑜伽學生，都無法將自己拉起來，因為，瑜伽中當然缺少這種動作。幸運的是，關於練習及訓練懸垂拉伸練習，我們可以做很多事情。

第一種選擇是根據彈力帶的粗細，使用

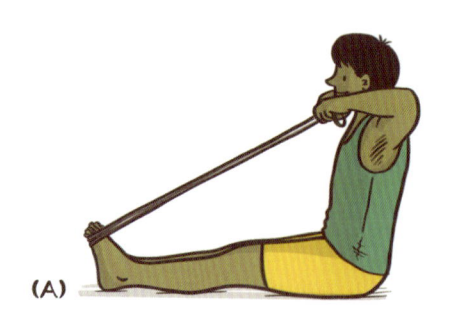

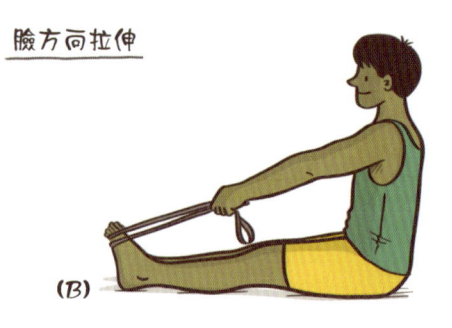

臉方向拉伸

圖 17.34　（A）慢慢地將彈力帶拉到臉部，然後抵抗，使它不回到起點，（B）用腳更好地抓緊帶子。因為你將向上拉和拉開拉遠。請使用較輕的彈力帶，因為目標肌肉較小。

一根或兩根彈力帶提供額外的提升力。不要追求過多的輔助，以至於會成為一種樂趣——嘗試找到合適的輔助量，可以達到 6 到 10 次重複動作。無論是反手引體向上，還是正手引體向上，起始姿勢都是要握緊拳頭，單腳或雙腳放在彈力帶上，懸空距離是與手臂等長。目的是使下巴被帶向略高於雙手的高度（圖 17.35A 和 B）。動作要緩慢平穩不要擺動。往下放時，切記要像之前一樣，放慢下放速度，並返回到手臂完全伸直的位置。隨著力量的增加，減少彈力帶幫助的力度。不要因為你的鱷魚式動作很強，就期待奇蹟出現——這兩種練習之間沒有關聯。*

> 譯注：此練習為將彈力帶固定在設備或某處，提供額外的提升力往上，可用單腳或雙腳放在彈力帶上，輔助手臂將身體帶向上。

在沒有彈力帶的情況下，第二個選擇是練習負重離心引體向上（圖 17.36）。在這個變化式中，起始位置在頂部，因此要站在某處或某物上穩定的地方，使下巴可以位於雙手上方。動作是盡可能緩慢地往下降。

一旦下降達到手臂的距離，就往上爬再重新開始爭取達到相同的重複次數。對於體力較弱的學生來說，即使這樣做也會有很大的困難度，因此明智的做法是，開始時，讓雙腳站在支撐物上；下放時，透過用雙腿輕輕向上壓，承受並分擔身體的部分重量。隨著時間推移，腿部的幫助量可以再減少。

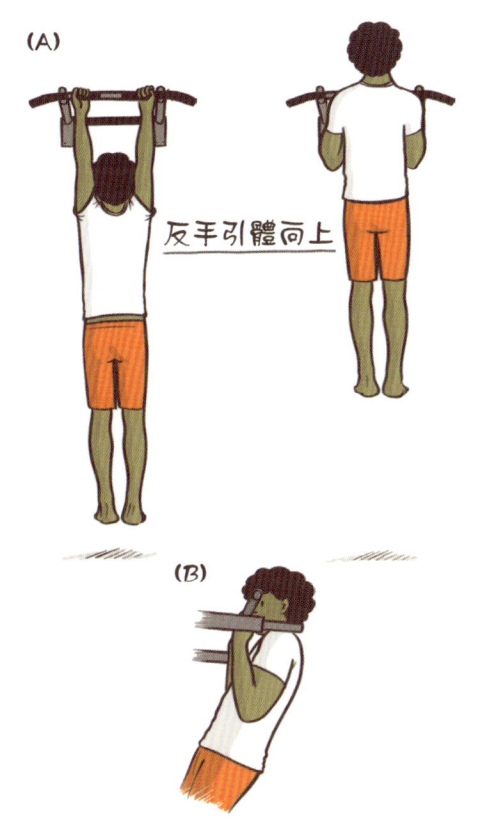

圖 17.35 （A）在反手引體向上的底部，保持手臂彎曲很有誘惑力，但這是作弊的行為，因為你沒有完成完整的啟動關節活動度。將下巴拉到擴槓上方，（B）這將鍛鍊到被忽視的二頭肌和背闊肌。

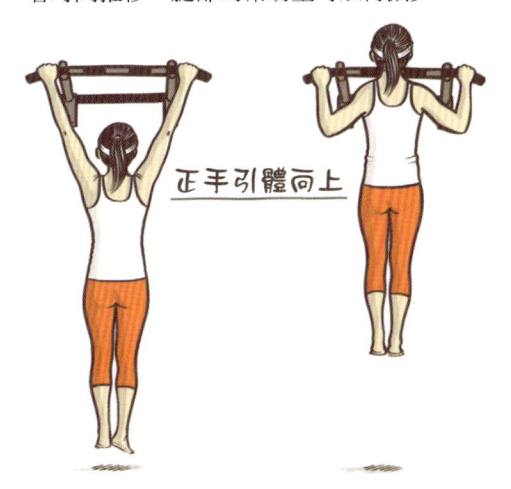

圖 17.36 由於手臂距離較寬，肱二頭肌的幫助較少，因此可能會感覺較難。如果你不能上拉就做負重動作，盡可能緩慢地往下。

CHAPTER 18

倒立式體位

在本章中，我將重點介紹孔雀起舞式、頭倒立式、肩立式（*Sarvangasana*）和三點頭倒立式一。而這些體位法在其他章節中也已經進行了部分討論。

倒立式體位與各種預期的生理益處產生關聯，例如：改善免疫系統和靜脈回流、逆轉老化過程、預防疾病、調理內臟和清除毒素。我必須承認瑜伽體式的生理學原理，從未像功能解剖學一樣引起我的興趣，我想這主要是因為無法看到效果，而且所謂的主張說法也很難得到證實。我確實在某處讀到過，瑜伽體式也是一種天然的拉皮術。嗯，那是可以被看到的，它們無疑沒有給我帶來這樣的效果。說笑歸說笑，我確實相信它們能改善靜脈回流，至少在你倒立的時候。就像你割傷手時，會抬起手臂是一樣的。由於地心引力和倒立的位置，倒立姿勢也會增加頭部血壓。對於患有高血壓的人來說，這可能是一個考量因素或禁忌。

我不會說大多數報導的生理效應或結果都是不真實的，但我對此抱持懷疑態度，而且，我也不是這類問題能提供建議的最佳人選。如果這是你感興趣的領域，我建議你尋找嚴格執行的案例研究來了解。

就像所有體式一樣，做這些體式的意圖很重要。如果你所追求的是倒立式帶來的生理益處，也許可以簡單一點，做倒箭式（雙腳靠牆倒立式）。在第9章〈脊椎〉中，我們了解了脊椎的構造，我還介紹用頭部支撐或頸部過於用力屈曲，可能會帶來的一些負面影響，因此在本章中，我將更多地關注姿勢形成這部分。

孔雀起舞式

這個姿勢看起來是一個非常簡單的體式，但對此體式的塑造成形和保持停留都是一個巨大的挑戰。我會認為這個姿勢的藍圖是讓兩隻前臂平行，從手肘到腳跟會成一條直線（圖18.1A）。它也和手倒立式一樣，可以用較少的肩部屈曲和香蕉背來完成（圖18.1B）。事實上，如果是為了繼續做蠍子式（*Vrschikasana*）變化式，第二個變化式（圖18.1B）是必要的。每當出現風格差異時，我的立場總是：你是在選擇要形成什麼體式，還是你的侷制決定了你的身體要做什麼？雖然曲線式更容易，但我會建議選擇直線式，因為這樣能更好地了解身體。

我認為每個人應該都可以用小腿支撐在地板上，將前臂互相平行放在墊子上（圖18.1C）。然而，問題在於當屁股抬起時，軀幹和上臂之間的角度會增大。我們之前曾

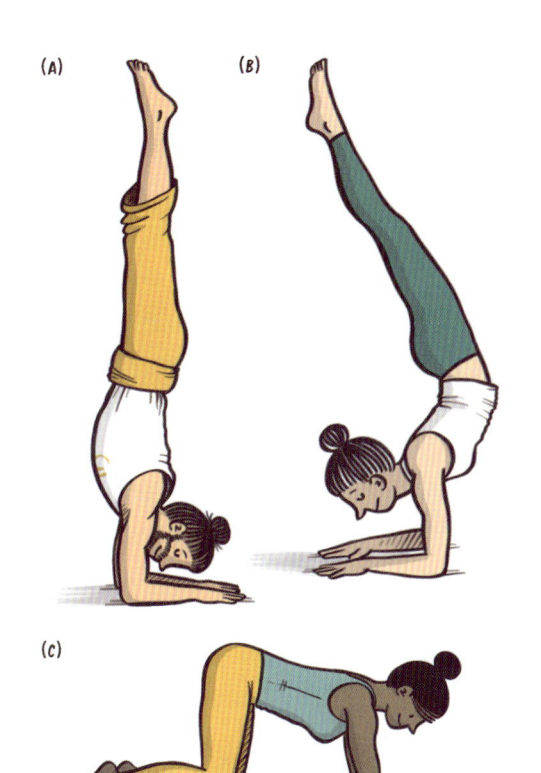

圖 18.1 孔雀起舞式。
(A) 前臂互相平行與肘部到腳跟的直線；
(B) 香蕉式後背；(C) 身體在小腿上停留時，
前臂在墊子上互相平行。

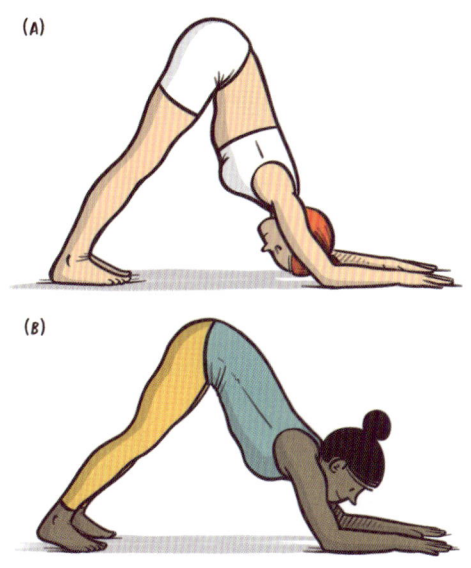

圖 18.2 海豚式。(A) 維多利亞可以向內走得很遠，但 (B) 邁拉卻因為肩膀肌肉緊繃而停了下來。

提到過這種情況，即肩部在保持外旋的同時也屈曲。

如果存在侷限會發生的情況是：肩膀就會向內側旋轉，使雙手相互靠近，或者，如果雙臂保持在原位，則在穿過腋窩形成一條直線之前，肩膀的屈曲就停止了。

評估是否有這個動作的可達成性，第一步是練習海豚式練習。在這個體位法中，可以重現肩部動作，而不必擔心平衡問題。雙臂必須保持互相平行，否則想要試著去抵制

的動作（肩部內旋）就會發生。肘部和髖部之間形成的連線中斷（圖 18.2），很容易顯示出這種侷限。

當然，在其他時候雙手靠近合十做海豚式，如果這樣做能讓你處於舒服狀態，那麼也完全可以接受，但對這個目的是沒有任何用處（圖 18.3A）。除了視覺回饋之外，對體位的主觀體驗也會發生巨大變化。對於那些在這關節活動度中，比較開放的人來說，這可能會讓他們感到相當放鬆，而這也是進一步練習同一關節活動度的一種方法。相反地，如果這個關節活動度是一個挑戰，這並不是像某件事情一直堅持到底，不放棄並持續做，就會達到想要的結果，除非你得到一些幫助，否則不太可能找到一個放鬆的位置（圖 18.3B）。

進入孔雀起舞式最迷人的方式是從海豚式按壓，推舉雙腿直接向上形成一直線。要做到這一點，需要有之前提到的肩部關節活動度，以及良好的髖關節屈曲。若這些要素都具備，那麼臀部就能被帶到超過肩部上方的位置，雙腳就會感覺輕盈，直腿向上抬起的問題，也不會比在頭倒立式中更大。

肩部或髖部伸肌的阻力會阻礙臀部到達正確的位置，這意味著踢起腳向上是唯一的選擇（圖 18.4）。仍然重要的是雙腳要盡可能地往裡面方向走，並將腿伸向空中盡其所能的伸高至天花板。若能將臀部帶往裡面方向走，走得越遠，當踢起腳向上時，所需的動力就越小，也就能更快地找到平衡。

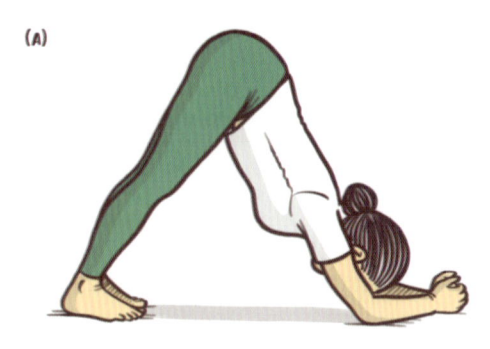

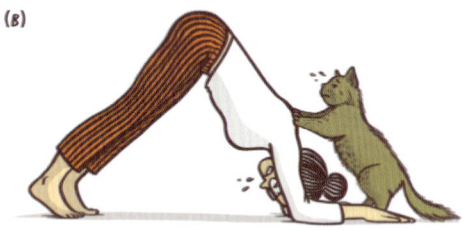

圖 18.3　（A）雙手合十會使肩部屈曲更容易，但也避免了孔雀起舞式所需的工作。（B）傑拉爾德很樂意幫忙，但要克服阻力可能很難。

這個小測試告訴我們很多關於孔雀起舞式體位應有的預期表現。當在地面上沒有直線的形成，就意味著在空中也不會有直線產生，彎曲的脊椎是唯一的選擇。雙手可以移動，但這會影響整個動作的基礎。如果可以在海豚式中，保持良好的正位對齊，那麼就不會有任何關節活動度的藉口，無法找到在孔雀起舞式姿勢中的直線。或肩帶和手臂力量不足，或是身體中段不穩定。如果是這種情況，那麼是時候回到前臂平板式（肘撐棒式）的練習。當然，可能還會有心理上的保留，因為摔倒的可能性，而這是真實存在的。如果是這種情況，那就從牆邊開始練習。要開始準備進入姿勢的設置時，讓手指尖接觸牆壁，以防止引入過多的脊椎彎曲。

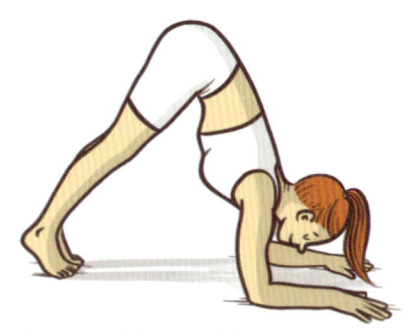

圖 18.4　在維多利亞停止走入的地方，臀部向前移動的距離不夠，無法抬起，進入孔雀起舞式，所以她必須以踢腳的方式來進入此體位。

如果雙腿可以走進去夠遠，以至於空中的那條腿可以指向天花板，並且另一條腿可以透過肌肉參與，而不是跳躍方式來抬舉起，那麼完整的雙腿下壓推舉向上，就非常接近可以發生的階段了（圖 18.5）。

脊椎彎曲的學生通常喜歡雙腿打開，腿前後跨立，然後從那裡找到平衡。從某種程

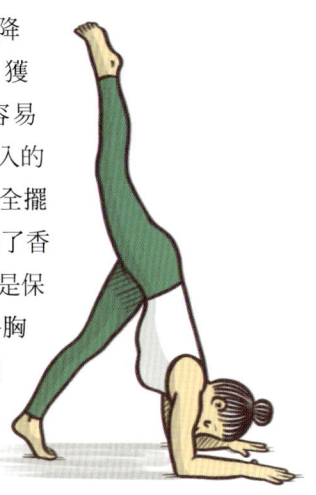

度上來說，由於降低了身體重心，獲得初始平衡會容易一些，但已經引入的後彎，會很難完全擺脫，我們又回到了香蕉地。我的建議是保持腹部堅挺，將胸廓拉向恥骨，盡可能減少將單腿高舉過頭頂，透過讓第二條腿跟上並向上，迅速找到身體所需要形成的那條直線。

圖 18.5　從這個姿勢開始，薩莎也許可以轉移重心，將第二條腿從地板上帶向上。此外，雙腿下壓推舉向上的可達性也非常接近。

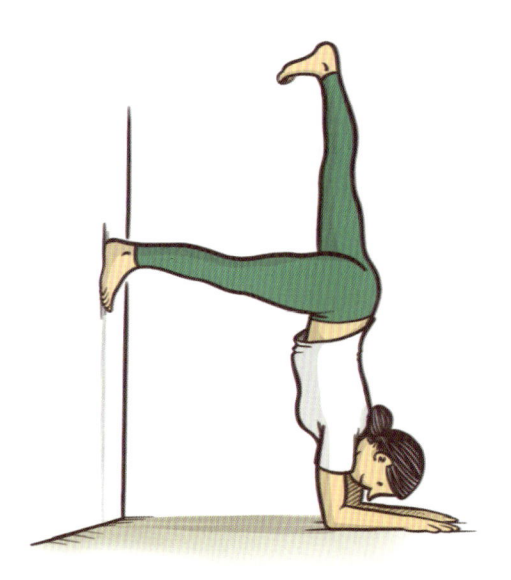

圖 18.6　牆壁的安全性，是可以找到直線和鍛鍊肩部力量的完美理想位置。

如果由於力量原因，導致姿勢不穩定或下沉，那麼，利用牆壁輔助的單腿版本就值得一做（圖 18.6）。處於利用牆壁輔助的單腿版本，由於平衡元素最被小化，這使得在緊繃狀態下，可以有更多的時間鍛鍊並增強力量。這對於練習良好的正位對齊位置也非常有用，因此在間隔空間設置定位時，要讓牆壁上的腿與牆壁垂直，剩下身體的其他部分要伸直。牆壁提供的穩定性，也意味在將肩膀壓離地面的同時，前臂位置會更容易保持住。這種主動的使力進入關節活動度的練習就較容易一點，而肌肉產生的阻力會越小，因此，可能有必要用重力輔助練習來增補，例如第 17 章中〈肩關節相關體位〉所詳述的「屠夫塊伸展」。

關於孔雀起舞式，我最後要談論的一點是保持手臂正位對齊的技巧。當動作根基移動時，關節活動度需要啟動使力的工作就會被規避掉，姿勢也就不那麼穩定了。可以透過將雙臂設置為面向天花板，然後滾動雙臂使其面向地面，從而產生額外的抓地力。在練習此體位，當雙腳開始步入往內走時，必須努力不讓地基滑動──將雙手和前臂按壓在地面上，會有幫助（圖 18.8）。

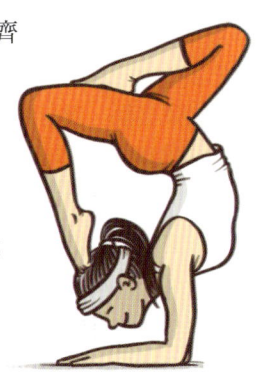

圖 18.7　一旦有了堅實的動作根基可以依賴，就可以探索各種體位形狀。

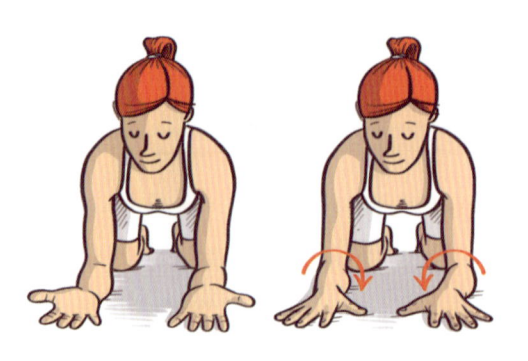

圖 18.8 創造額外的抓地力。

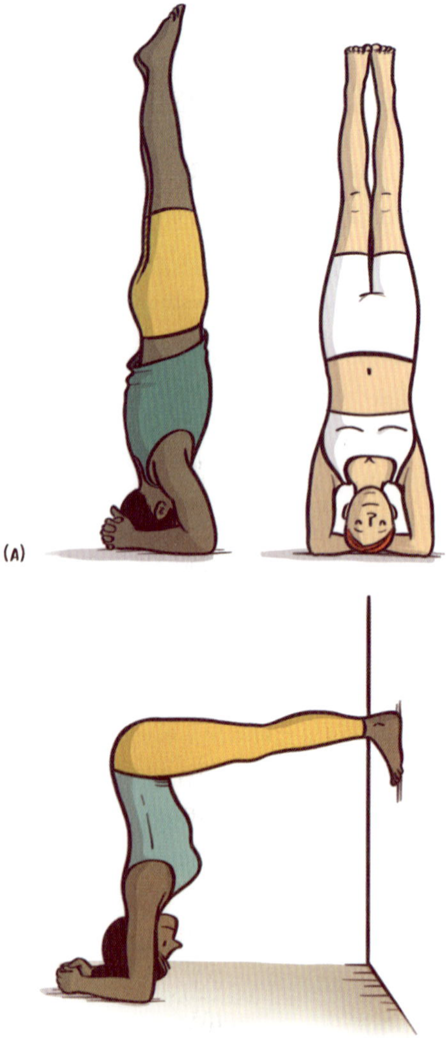

頭倒立式

我必須在此重複申明一遍，在考慮練習頭倒立式這體位之前，最重要的是脊椎在正常姿勢下排列整齊，並且沒有任何其他頸部問題的困擾。另一個主要要求是手臂和肩帶的力量。我的建議是在允許學生嘗試頭倒立式之前，應讓他們要能夠以頭部離開地面的 L 型靠牆姿勢，進行停留並保持至少 25 次呼吸。這將確保學生有足夠的肌力力量和穩定性可用（圖 18.9）。

事實上，在這個體式中雙手是併攏的，這意味著比孔雀起舞式更容易獲得必要的肩部屈曲。此外，由於正位對齊方式不是透過腋窩的直線，因此需要的肩部屈曲力量更少。說到雙手部分，我認為最好是緊握雙手握法而不是張開雙手，因為這樣可以提供更好地穩定基礎，也更適合將頭部抬離地面。由於我把頸椎健康放在首位，所以我建議把頭抬離地面，如果做不到這一點，就在這個姿勢上，只花最少的停留時間。我確實很欣賞頭倒立式的誘惑力，但如果頭部無法抬起離開地面，那最好還是做些其他動作。

(A)

(B)

圖 18.9 （A）頭倒立式（Sirsasana）
（B）「L」型靠牆式，是增強力量的完美姿勢。

另一個禁忌是與身體比例有關。如果學生的上臂不夠長，當彎曲的手臂貼近耳朵時，肘部無法突出到頭部之外，那麼即使抬高了肩帶，也很難將頭的重量移開（圖

18.10）。如果是這種情況，我就會完全放棄頭倒立式，或者使用特專業輔具，將重量能帶到肩膀部位即可。

在練習此體位法的過程，進入和退出體位階段是頸部最脆弱的時期之一。建

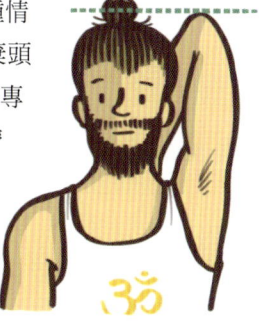

圖18.10 贊恩的肘部可越過他的頭部。

議不要使用跳躍的方式，在負重時，頸椎不應該彎曲呈圓弧狀。同樣地，如果沒有足夠的髖關節屈曲，使雙腿走進並使臀部超過肩部，就不可能做到這一點。當臀部處於正確位置時，雙腳踩在地板上，會感覺非常輕盈。身體穩定後，髖部伸肌（膕旁肌和臀大肌）才能抬起雙腿。為了減少最初的工作量，可以先向天花板抬起一條腿，然後再抬起另一條腿。但是，第二條腿不應用踢起向上方式，而應在肌肉啟動參與的情況下抬起。透過將臀部稍稍移到超過頭部以外的位置，可以使腳剛好離開地面。這可以透過肩部和背部伸肌來實現。

肩立式

我在第9章〈脊椎〉中提到，肩立式合理準備的設置方式是用一塊毯子來減少頸椎的壓力（圖18.11）。由

圖18.11 使用毯子，可以使頸部的角度更加柔和。

於臀部可以更貼近地面，也可以減少頸部所需的屈曲量，因此，剩下的問題就是手臂的支撐了。雙手應放在胸廓上，而不是屁股上，以便在身體後方提供一個支撐框架。肘部也需要與手保持一致。如果胸部前部因為受到限制，而無法水平外展，就很難實現。如果是這種情況，姿勢中往往會發生，肘部就會逐漸滑開，導致動作基礎減弱和身體下沉的發生。

當處於較為直立的姿勢時，可以透過將雙腿伸向天花板，並加入腹部和背部伸肌的參與減輕手臂的重量，從而使身體更加穩固。可以積極改善，處於站立時，肘部的姿勢（圖18.12）。以完全相同的方式，將雙臂置於背後，然後將肘部拉向彼此，並保持等長（靜態）收縮數個呼吸。請再次參閱第9章〈脊

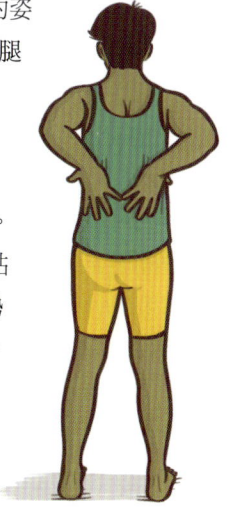

圖18.12 這是打開胸部前部的好方法。

椎〉了解與犁式相關的解剖學知識，犁式通常在體位序列排序中，會接在肩立式之後。

三點頭倒立式一

有幾種頭倒立式變化式，手臂會遠離頭部，因此別無選擇，只能將重心放在頭部。三點頭倒立式一是最常用的變化式，因為它為許多其他體式（例如：手平衡式）的過渡

轉換動作提供一個絕佳的位置（圖 18.13）。它也可以從開腿前彎式等體式進入。

然而，儘管這體位很有趣也很有用，但它還是再次對正位對齊、力量、穩定性和頭部負重等提出了警告。所有的入門建議都與頭倒立式相同，即不要以跳躍的方式和排除錯誤的頸部動作。我將與大家分享我的想法和經驗，但最終還是要由你自己來決定你的身體，或者更重要的是你的學生的身體可能面臨潛在的風險。

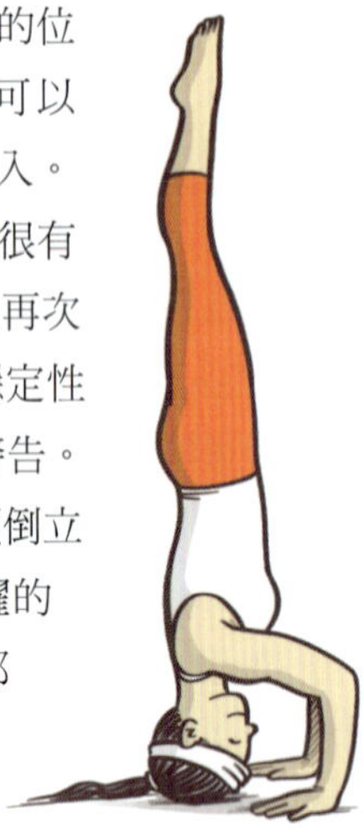

至少 10 年前，我做了一次脊椎 X 光掃描檢查，發現我的頸椎有多處椎間盤突出。我一直受到頸部疼痛和僵硬的困擾，而我把這歸咎於長時間使用電腦。實際上那次掃描並不是為了檢查這個問題，而是為了尋找某個遺傳疾病的跡象，但事實證明，這種跡象並不存在。此時，我正在練習阿斯坦加中級體式系列，該系列有 7 種頭倒立式變化式體位，其中 6 種消除抬起頭部的可能性。雖然椎間盤突出並不罕見，而且有時甚至不會伴

圖 18.13　三點頭倒立式一。

隨相關的疼痛，但我還是決定在了解這些訊息後，最明智的做法就是停止頭倒立式的練習。

在接下來的幾個月裡，我的頸部不適減輕了，而且再也沒有復發過。現在，這只是我的個人經驗分享，並非科學證明，但我覺得更開心，我把瑜伽練習的可持久性和整體健康放在了首位。如果你在社交媒體網站上關注我，你就會知道我喜愛手平衡練習，而且嘗試從三點頭倒立式一過渡轉換動作到手臂平衡動作，是一件超級有趣的事。我現在的折衷方案是我會時不時地做做這個動作，但減少停留在動作的時間，我只停留 1 次呼吸在頭倒立式體位法。

如果你要練習三點頭倒立式一，頭部和雙手要形成三角型的基礎，保持頸部中立，避免左右晃動，不要在上面停留太久，退出體位下來時要以受控的方式下降。

書籍、影片和線上課程，永遠無法取代一位實體經驗豐富老師的存在及指導，這一點，在涉及頭部負重的倒立式體位練習中尤為重要。特別是，如果這些姿勢對你來說都是新的，或者你對自己的正位對齊程度有任何疑問，那麼請一定要等到有合適的老師陪伴下，再進行實驗及嘗試。

CHAPTER 19

手平衡體位

手平衡相關體位非常有趣，但也會給身體帶來相當大的負擔（圖 19.1）。明智的做法是逐漸增加動作的變化次數或這些動作的練習時間。在健身房鍛鍊多年後，我開始練習瑜伽，自然而然就喜歡上了手平衡相關體位，因為與椒鹽扭結餅（pretzel）姿勢相比，手平衡動作對我來說似乎更容易做到。不過，雖然手平衡肯定和肌力力量元素相關，但如果缺少所需的關節活動度（通常與髖關節有關），很多體式都無法完成。

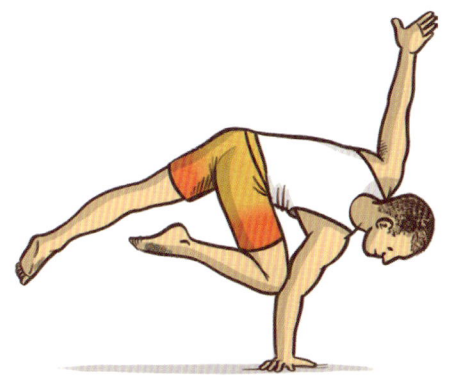

圖 19.1 手平衡體位很有趣！

我必須承認，在一開始我只是堅持做我能做到的動作，隨著時間的推移，我看到了進步。隨著我變得越來越柔軟，可以做的姿勢也越來越多。雖然我常說，除非你去實際實踐，否則你不會在某件事情上做得更好——但這種方法更有利於神經系統的適應，而且往往要比有條不紊分解後再訓練特定元素花費的時間更長。理解手平衡的方法，與我們考慮其他瑜伽動作的方法相同。要使身體在空間中以這種特定的方式定位，需要哪些條件來達到？對於這組體式，我主要關注四個方面：上肢力量、手腕健康、臀部靈活性和平衡。此外，你並不希望有很多額外的重量在這裡晃來晃去。因此，如果你能達到我所說的「戰鬥體重」，那麼這些姿勢對你來說更容易做到。

我們將考慮一些具體的姿勢例子，稍後進行詳細討論，但也有許多共同點。我們可以說這些要素可以總結成：使用單隻或雙手作支撐，手臂彎曲或伸直，腿部不僅會美化姿勢，還會在其位置安排上帶來挑戰，涉及到關節活動度需求和重心轉移。我將從縮小焦點開始，並將手平衡（倒立）移到本章末段，這樣就給我們留下一組非常接近地面的姿勢。

手腕健康

手腕，是我們手部基礎和身體其他部位之間的介面接口，手平衡體位肯定會突顯手腕已經存在的任何問題。在用不穩定的身體

姿勢測試手腕之前，應該先透過活動和簡單的負重，徹底替手腕做好準備。此外，要逐漸增加手部活動的時間，讓腕部結構適應並變得更強壯。腕關節的平均主動伸展角度為 70 度左右，用力時會增加到 90 度左右。手腕的被動伸展度必須達到舒適的 90 度重要至極，對於某些直臂動作變化式，還會需要更大的被動伸展度。如果沒有這個條件，明智的做法是最好使用輔具瑜伽三角斜板來消除壓力，避免那些對手腕部特別具有挑戰性的動作。第 12 章〈肘部和腕部〉中詳細介紹的腕部伸展練習，是可以加入熱身運動中的一個很好的元素內容，也是增加關節活動度的一個很好的練習。對於直臂變化動作，將雙手稍微外翻（10 至 15 度），或許可以減少所需的腕關節伸展。

平衡

在這組體式中，身體距離地面相當低，所以我覺得平衡主要取決於保持姿勢的力量。當用兩隻手左右側向移動，其實不是問題，但向前進和向後退將會是挑戰。如果是單一隻手臂時，則需要應對所有方向，尤其是旋轉的機會。正如我們在第一部分〈重力〉與〈平衡〉中談到，穩定的姿勢就是關於如何讓你的身體重心處於你的支撐基底上方。當處在一個姿勢中，有可能在一段時間內不會出現這種情況，但這終究將需要更大的力量。

轉移身體重心並不一定總是向前或向後，也可以向上。例如，在直臂中，如果目標是要保持軀幹與地面平行，就需要大量手腕伸展。臀部和腿部都很重，所以為了讓身體重心與手保持水平（支撐基底），肩膀需要向前移動。如果這個位置有點嚇人，或者缺少所需的手腕伸展量，那麼可以將屁股抬起來代替。這個動作也會使身體重心向前移。彎曲手臂會減少所需的手腕伸展量，因此在很多情況下，姿勢會處於手臂未完全彎曲，或伸直的中間位置（圖 19.2）。

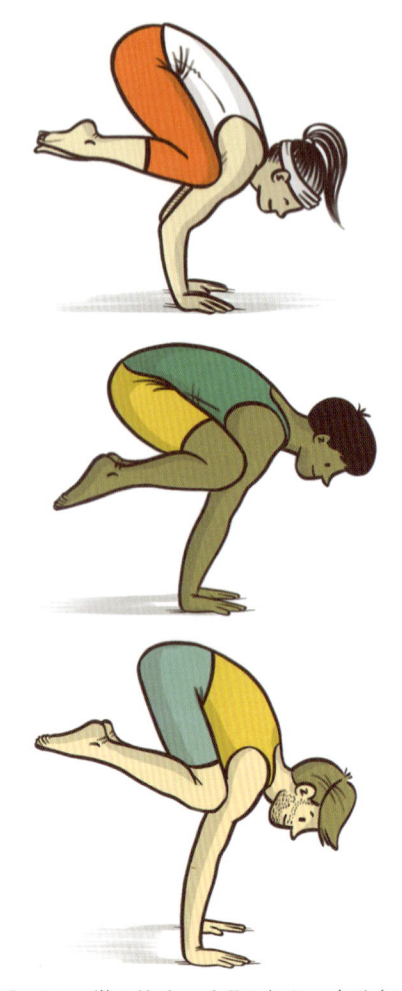

圖 19.2 彎曲雙臂，將臀部抬起，會使身體重心前移，從而減少所需的腕關節伸展量。

而另一方面，螢火蟲式在上述提到的兩種臀部姿勢中，都不需要那麼多的手腕伸展，因為伸出的雙腿，就像起到懸臂作用可以將更多的身體重量，分配到動作基礎前方（圖 19.3）。

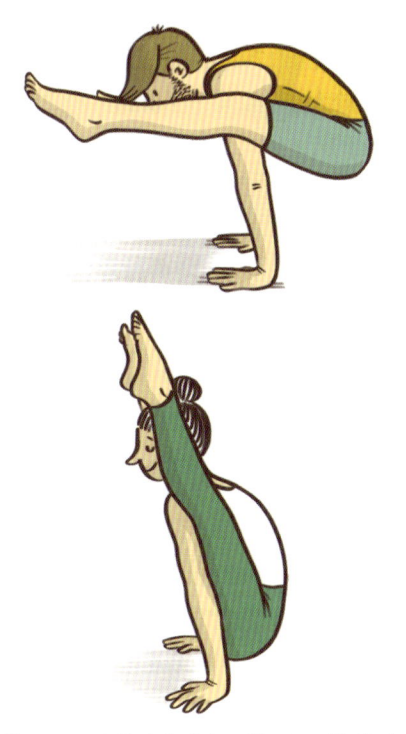

圖 19.3 在螢火蟲式中，雙腿起到懸臂的作用，使身體重心前移。

曲臂和直臂力量

大多數手平衡體位都屬於曲臂力量的範疇，而在瑜伽環境中，練習曲臂力量，最簡單的方法就是在鱷魚式中練習。如果你能在鱷魚式底部姿勢表現出超強的力量，而且如果你的髖關節的關節活動度符合姿勢形狀，那麼你的腿部做什麼動作並不重要。在最後的手平衡姿勢中，我經常觀察到不均勻的肩膀。有時這是一種審美選擇；但更常見的情況是，這是一種更為簡單的選擇。當雙腿伸向一側使用蹺蹺板動作，放下一邊肩膀來抬起雙腿，當然可以達到目的，但卻避免了該被啟動的使力（圖 19.4）。有了這種強有力的底部姿勢，就有可能可以保持直立，並隔離髖部的一些動作。我認為這樣看起來還更好看。

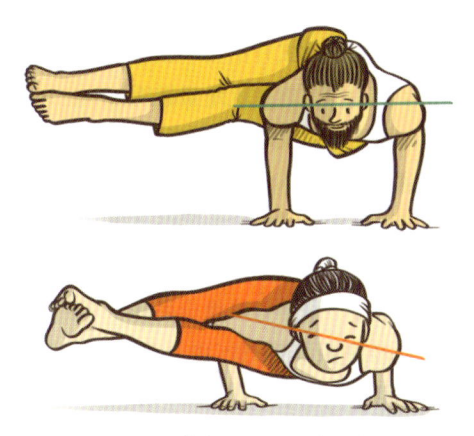

圖 19.4 我認為應該避免單邊肩膀下垂，除非是為了形成特定的幾何形狀或美學外觀。

增強屈臂力量的一個良好開端是增加鱷魚式的練習時間，但你需要在姿勢中，重現你想要保持的姿勢位置。這意味著要俯臥，上臂與地面平行。如果你跳過了這本書的一些內容，請回去翻閱第 17 章〈肩關節相關體位〉，了解我對鱷魚式的建議。當身體疲勞時，往往會向地面下沉，或者上抬起到一個難度較低的位置。要確保精確的姿勢形式被執行，一個值得一試的技巧是在雙肩部下方各放置一個瑜伽磚或墊塊，然後懸停在瑜伽磚上方（圖 19.5）。即使身體處於隱蔽狀

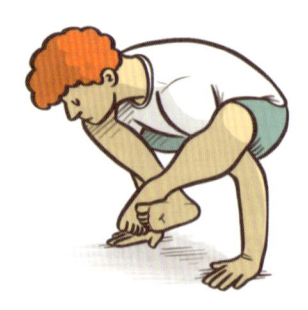

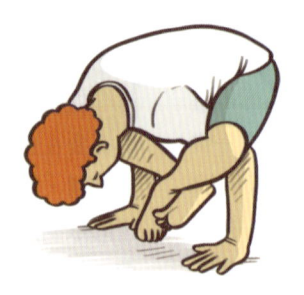

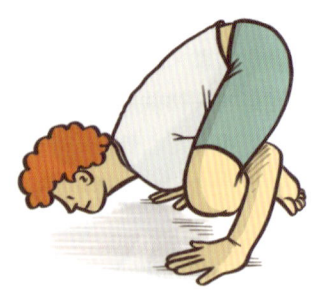

圖 19.9 肩按式（雙腳交叉雙臂支撐式）需要大量的髖關節外旋，以獲得足夠好的交叉使雙腳通過往後。

讓我再為你舉幾個例子，以及可能使體位受限制的關節活動度。如果屈膝狀況下的髖關節屈曲幅度不夠，肩按式（雙腳交叉雙臂支撐式）（*Bhujapidasana*）在動作設置上，就會和八字扭轉式（雙臂支撐側伸展式）一樣（圖 19.9）會受到相同的影響。膝蓋的坐落位置會離手臂太遠，處於手臂向下過於靠下的位置。如果髖關節的外旋不夠，那麼雙腿就很難交叉，即使交叉了，由於小腿角度的原因，雙腳也會卡在地板上而無法通過被帶向後方（圖 19.10）。

如果你在想像上有困難，這體位運作原理是當髖部外旋時，小腿將可以旋轉並離開地面；保持這一姿勢時，將可以使雙腳在頭部前傾和臀部往上抬升起時，從兩手之間穿過被帶向後方。

單腿聖哲康迪亞式二（*Eka Pada Koundinyasana II*）要求相當程度的髖關節屈曲和水平外展，否則會很難將腿保持放在手臂上（圖 19.11）。和以前相同，用這種方法分解體式，並辨識是哪些動作要求構成了這些體式，就能夠在練習它們之前，排出正確的體式排列順序。

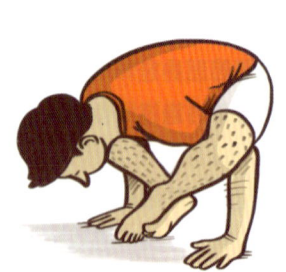

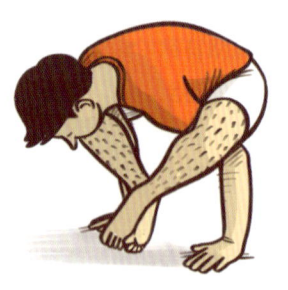

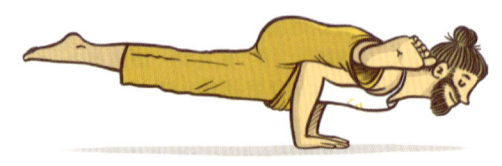

圖 19.10 戴夫由於臀部受限，所以雙腳無法離開地面。

圖 19.11 贊恩具有良好的彎臂力量和髖關節柔軟度。做花哨姿勢輕而易舉。

手的位置和手臂角度

前面我提到過，手肘外展和肩膀不平均或突出的問題。我認為出現這種情況的主要原因之一，除了力量不足外，就是姿勢設置時，雙手分開距離擺得太寬。這看起來雙手

距離變寬了似乎會更容易，尤其是在準備設置動作很費力的時候，但實際上，這樣會讓動作基礎更薄弱。雙手應該要分開的距離應與肩同寬。

說到手平衡的形狀，我偏向純粹主義者，但我覺得如果是屈臂版本，上臂應該與地面平行；如果是直臂版本，手臂應該伸直，而不是處於中間地帶的某個位置。這並不總是一定能做到這一點，但是知道自己想要達到的目標是什麼很重要。還有一些不僅僅是在美學上的考量原因。

如果手臂在姿勢中是需要伸直，那麼手臂對腿部的支撐就會很小，這就需要更多的核心肌肉（腹部肌肉和其他肌肉）和腿部的參與並保持姿勢。而彎曲手臂時，則可以規避其中的一些工作。

另一方面，在屈臂式中上臂為腿、膝蓋或腳提供了一個很好的擺放平台。從與地面平行的位置上移起，就不那麼安全了，姿勢也因此更容易滑開（圖 19.12）。如果你發現自己處於「不明確的狀態」，請嘗試找出原因，然後針對這些因素進行練習。剛開始時，只要能做出與姿勢相似的動作就可以感到滿意了，但之後就像練習其他姿勢一樣需要不斷改進。

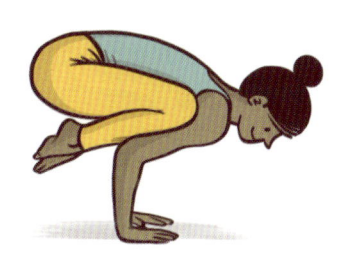

圖 19.12　這個姿勢需要更多的收腹動作，為小腿提供了一個很好的平台位置。

動作舉例

如果你要在一個序列安排手平衡體位，那麼若是你能用前面的姿勢瞄準及定位關鍵動作，就會變得更加容易。現在，你可能已經認識構成不同體式的動作，但我還是要舉幾個例子介紹一些動作幫助你了解整個過程。缺乏彎曲手臂的力量，將是限制所有這些動作的因素。

飛鴿式（*Galavasana*）主要的體式特徵是會需要大量的髖關節外旋，因為如果缺乏外旋，就不可能正確地擺放腿部位置，而且膝關節可能會受到壓力，姿勢就會滑開滑落（圖 19.13）。看圖 19.14 中，交叉腿的方向——它需要與地面平行。

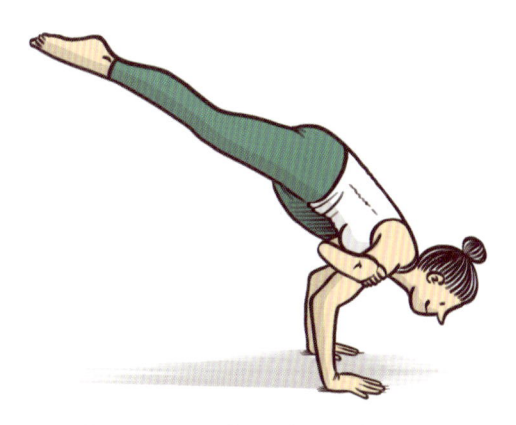

圖 19.13　如果沒有足夠髖關節外旋，飛鴿式會對膝關節造成壓力。

由於這個姿勢與火木式的姿勢相同，因此它是一個非常好的預備姿勢，同時也可以作為是否應該嘗試手平衡體位飛鴿式的指標。當涉及到膝蓋受傷的可能性，我總是格外小心，所以如果處於火木式，兩腿之間有

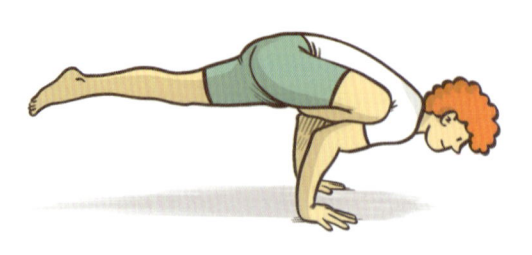

圖 19.14 與更壯觀的高腿俯臥跳水鴨版本相比,道格需要更多的力量保持這個低位的飛鴿式。

超過一小段的縫隙(1到2公分),我建議在實現所需關節活動度之前,不應該嘗試手平衡體位飛鴿式這個體位。

在設置動作時,另一個警告訊號是軀幹不能平放在前腿上,小腿位於夾在兩個腋窩中。如果腳端是位在雙手臂下方,或軀幹沒有靠放在腿上,那麼就該放棄了,因為髖關節外旋度不夠。我見過這個姿勢的各種方向性,除了工作量會發生變化外,它們對解剖學相關的結果沒有任何影響,即使在較高的角度,胸部也應保持在脛骨上,以保護膝關節。在這個姿勢中,你還會看到的情況之一是,前腳會順著手臂滑向手肘部(圖19.15)。在這種姿勢下,用不了多久姿勢就會瓦解並失去支撐。防止這種情況的關鍵在於,首先要先確保擁有足夠的髖關節外旋,然後透過保持強有力的腳背背屈,用腳抓扣住手臂。

扭轉鶴式(*Parsva Bakasana*)是最容易掌握的手平衡式之一,因為除了適度的半身扭轉外,沒有真正的關節活動度限制。關鍵在於手臂的力量和對頭部不會摔撞到地板的信心。那些具有良好扭轉能力和合適身體比

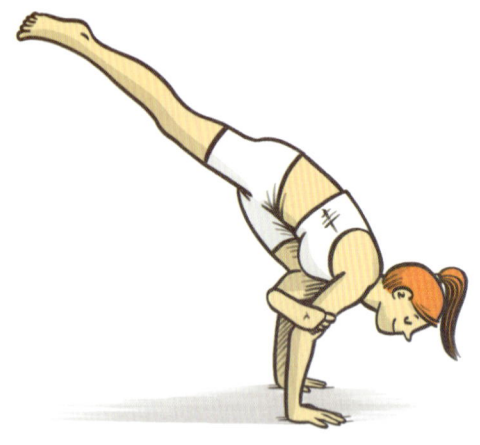

圖 19.15 你可能還記得,維多利亞的髖關節外旋能力很好,所以腳會可以順著手臂滑動,但因為她的主動腳背背屈功能沒有啟動。最後,腳它將會滑落。

例的學生們會發現他們可以將大腿放在兩條腿上,但其他人(比如我自己)會覺得只將膝蓋端放在手臂上和臀部端是自由的,且這樣會更舒服(圖 19.16)。因為這個姿勢比較緊密,所以通常比較容易控制向前和向後的動作。如果你習慣了這個姿勢,就請嘗試蛤蜊式版本,即膝蓋頂端朝向天花板,同時保持雙腳接觸。

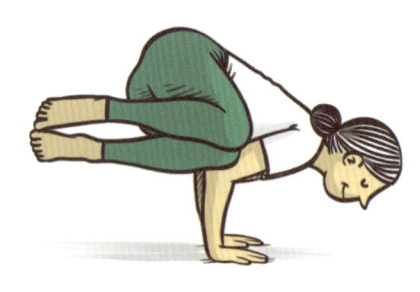

圖 19.16 學生們會對這個手平衡式的易學性感到驚喜。

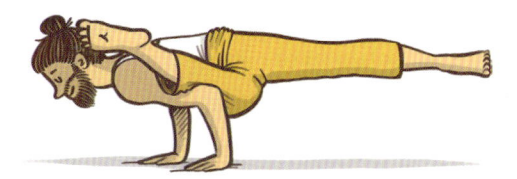

雙腿聖哲康迪亞式（Dwi Pada Koundinyasana）通常是從扭轉鶴式式進入的，但這裡的不同之處在於，從屈膝狀態的髖關節屈曲變成了直腿狀態的髖關節屈曲（圖 19.17）。髖關節的屈曲度必須大於 90 度，否則會發生要麼無法伸直雙腿；要麼隨著雙腿的伸直的狀況，髖關節的屈曲度減小，雙腿會被拉離手臂無法保持。

圖 19.18 將體位聖哲康迪亞式變化式排序在一起，是一項有趣的挑戰。

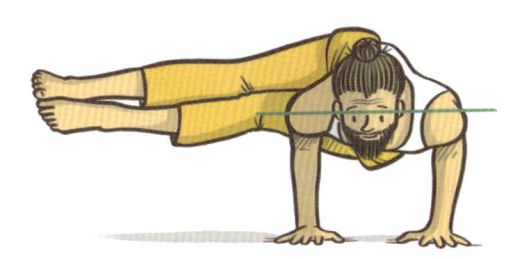

圖 19.17 雙腿聖哲康迪亞式是一個超級姿勢，因為它開啟了更多腿部姿勢位置的可能性。

順便一提，我的立場通常是在姿勢中避免疼痛，但我確實記得當你不習慣這個姿勢時，手臂對大腿外側髂脛束（ITB）的壓力，可能會讓你有點感到疼動。多次練習之後就會好了，不會造成任何傷害。這只是腿部的一個敏感部位，但一定要運用常識。

單腿聖哲康迪亞一（Eka Pada Koundinyasana I）體式的形成，常常是從雙腿聖哲康迪亞式過渡轉換過來的，一般來說，一定程度的脊椎屈曲，會減少所需的髖關節屈曲量（圖 19.18）。但是，現在上面那條腿會被往後帶，會使骨盆和軀幹變直，需要更多的直腿髖關節屈曲來保持下條腿停留在手臂上。這也涉及到髖部的一些水平內收和脊椎的輕微扭轉，但它們並不是限制的

因素。後腿的位置意味手腕後方的重量大於前方。身體重心將後移，與將頭部和肩部轉向地面相比，需要更大的力量保持直線姿勢位置。

蚱蜢式（Parsva Bhuja Dandasana）是一個超級有趣但棘手的體式，需要良好屈膝下的髖關節屈曲和外旋動作，才能將腳放在手臂上（圖 19.19）。脊椎要扭轉，直腿下髖關節屈曲至少 90 度，越多越好。此外，如果支撐的手臂，由於缺乏力量或穩定性，而無法充分彎曲，那麼腳就會從支撐手臂上滑落連帶著直腿一起滑落。

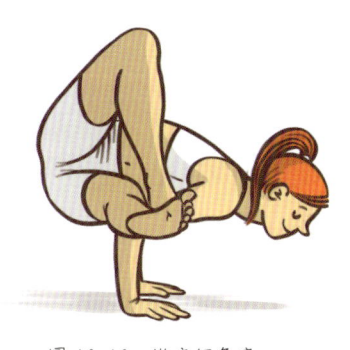

圖 19.19 從這個角度，可以看到髖關節上部的外旋。

我想說的是，鶴式是大多數瑜伽課程中都採用的手平衡式。它絕對可以被稱為「入門級手平衡體位法」，因為它的設置相對簡

單，而且有很多進階動作可供選擇，比如前後搖動、抬起一條腿、用大腿內側，擠壓手臂外側或腳趾向下觸地。對於多層次的課程來說，這體位還具有簡單擴展的潛力。

實際上，並未存有任何關節活動度限制，不過，身體比例也有一定的影響，因為下半身較重的人會需要付出更多的努力移動身體重心。沒有足夠的手臂彎曲力量，害怕將頭再次摔倒在地板上，同樣地，是因為缺乏屈臂力量。腿部或膝蓋對手臂的摩擦力，在這個手平衡姿勢組別中被過度使用，因為這是一種相對較簡單的選擇，但這樣會避免身體肌肉關節發生有價值的使力啟動（圖19.20）。這種不安全的感覺，以及腿部從手臂上滑落的可能性，可以透過發展並練習更多的抬起動作來消除。圓背彎曲脊椎，想像自己向上移動並離開雙臂，而不是只停留並靠在雙臂上，從而改變姿勢的體驗。我發現在地板上練習這個動作，會有助於將意念帶入姿勢中。

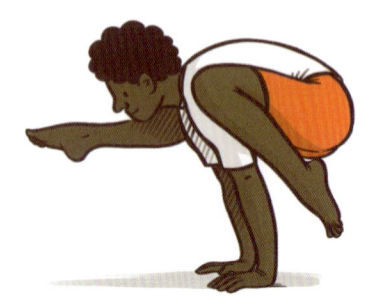

圖 19.20 要完成這個動作，不能僅僅依靠膝蓋停靠保持在手臂上。

鶴式可以以仰臥的方式來練習，而不用費力支撐身體重量，這樣就可以將注意力集中在核心參與。仰臥躺在地板上，彎曲雙膝，雙手向天花板按壓，同時肩帶前推（圖 19.21）。

現在，當膝蓋被大力地拉向腋窩處或手臂背部時，讓脊椎產生圓弧線。執行這個動作時，應將薦骨拉離地面。保持這個姿勢 5 到 10 個呼吸，然後重複。這個動作的難度出乎意料地高。然後再重新回到鶴式練習，並在此體位中，嘗試找到相同的動作與感受。

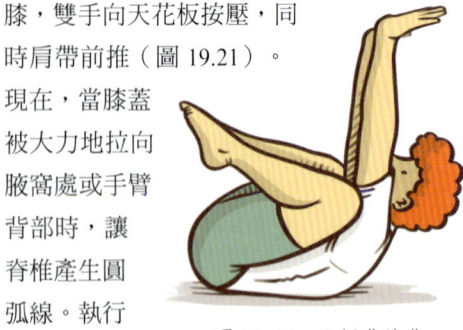

圖 19.21 地板式鶴式是完善各個此體式設置動作的絕佳方法。

手倒立式

手倒立練習是我的一大愛好，但我仍然不認為自己是一名手倒立式教師；手倒立式本身就是一門專業。儘管如此，我還是要闡述我從解剖學觀點所得到的見解。

首先，我們可以說在手倒立式中，身體重心比目前我們所討論的其他手平衡體位動作都要高得多。正因為如此，平衡變得更加重要。由於重心的支撐基底較小、身體槓桿較長和身體重心較高，不需要太多的力量就能破壞穩定性。手臂和肩帶區域也需要有足夠的力量才能支撐身體重量。另一個關鍵因素是，除非使用輔助三角斜板，否則無法避免手腕伸展 90 度的最低要求。我的建議是任何在高位平板支撐式中，保持在姿勢中，少於 10 個呼吸有困難的人，在考慮練

習手倒立式之前，都應該先解決這個問題。

近年來，人們對手部平衡的興趣大幅增加，對理想姿勢的要求進一步細化也隨之提高。在剛開始練習時，姿勢不一定要完美，但一定要安全。如果這項技術及技巧，能為今後的進步和變化打下基礎，也是大有裨益的。我稱之為「舊式」或「香蕉式」的手倒立式，對許多學生來說更容易做到，但你能用它做的事情並不多（圖19.22）。

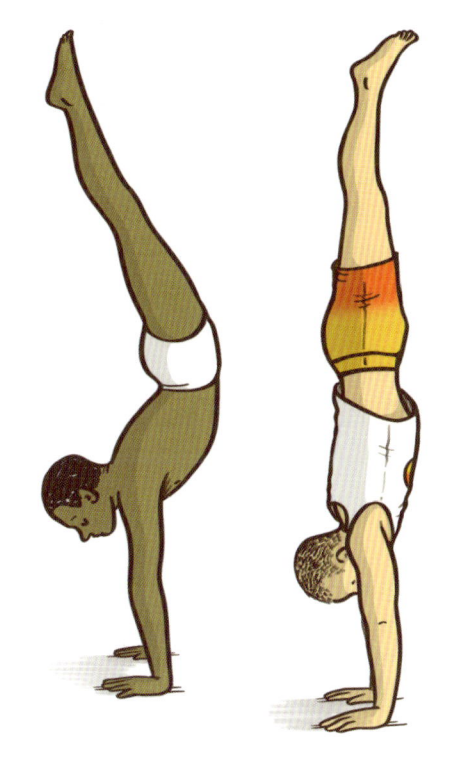

圖19.22 手倒立式，呈現「香蕉」狀（左圖）。

在這樣情況下產生的後彎這動作，並不比在上犬式更深，因此只要控制好任何脊椎折點發生，應該不會有什麼影響。不過，採用這種彎曲香蕉式的姿勢卻會避免掉，在試圖創造一條更直的直線手倒立式時，許多可產生的使力啟動和發現。儘管如此，要想達到整齊的形態是一段很長的旅程，輕微及溫和的「香蕉式動作」是絕對可以接受的，並視為這旅程中的其中一部分。用雙手保持平衡，哪怕是以任何可能的方式，保持很短的時間，都會給身體帶來令人歡迎的能量衝擊。

現代技術很大程度獲取了體操和手部平衡表演者的經驗，這為凝視點、握力、肩膀和骨盆位置提供更深的理解。

在使用雙手時，側向左右平衡並不是真正的問題所在，需要控制的是向前（失去平衡）或向後（平衡不足）的動作。練習瑜伽時，標準的瑜伽攤手指式並不是完成這項特定任務的最佳工具，大多數認真的倒立式練習者，都會採用「虎爪式握法」（圖19.23）。這種握法的手指根部和指尖，都會在地面上，但中間的指關節抬起，提供更強的控制能力。

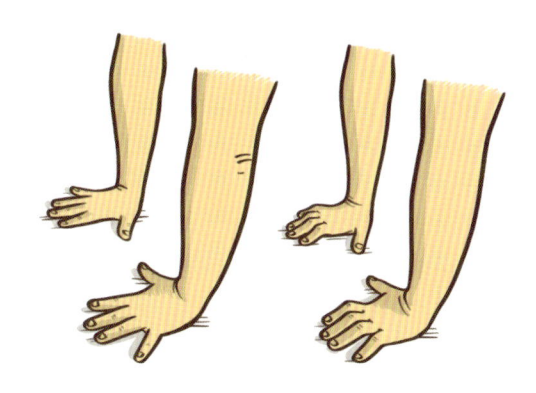

圖19.23 採用虎爪式握法，能更好地控制動作。

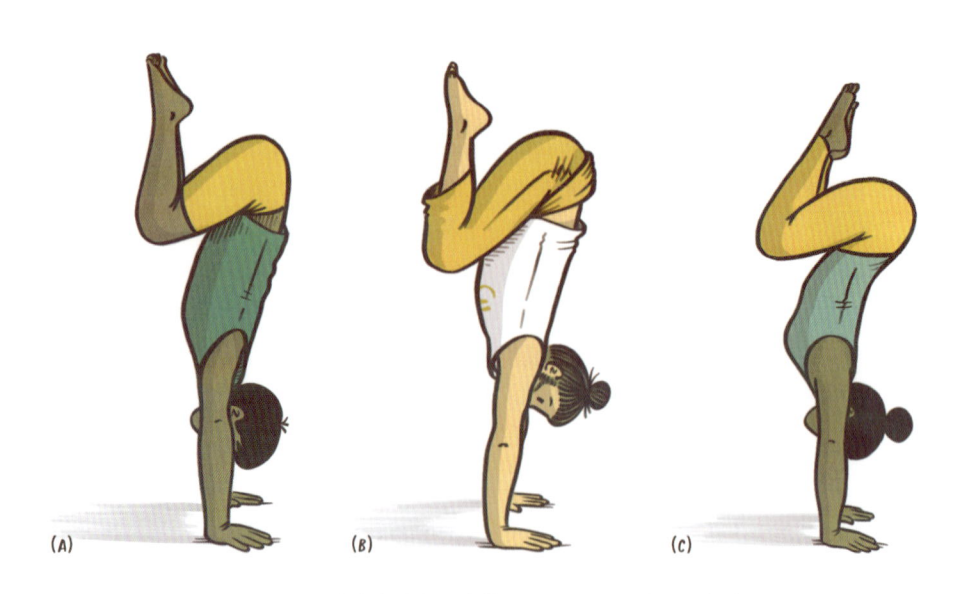

圖 19.24 隨著更多的身體重量，向平衡不足的一側轉移，
必須採取一些措施保持身體重心位於支撐基底上方。
（A）維漢更多地屈曲了肩膀，（B）贊恩更多地伸展了手腕，（C）邁拉伸展了腰椎。

　　鍛鍊身體時，肩膀上最明顯的差異之一是肩部的屈曲程度。在筆直的手倒立式中，肩帶處於最大限度地抬高，使內側手臂靠近耳朵，並有一條直線穿過腋窩。然後，手肘部就可以伸直鎖定，減少手臂的疲勞（圖19.24A）。肩關節屈曲的關節活動度是現代手倒立式的重要組成要素。如果無法實現軀幹和手臂之間的直線，就只能透過脊椎的伸展來保持平衡，使雙腿越過頭部（香蕉式），並且重心線越過雙手（圖19.24B）。要做出雙腿位於身體平衡不足一側的形狀，例如透過收腹則會需要更多的肩部屈伸（圖19.24C）。

　　大多數倒立式上癮者的伸展功課，都包括大量的肩關節屈曲關節活動度的訓練（圖19.25）。

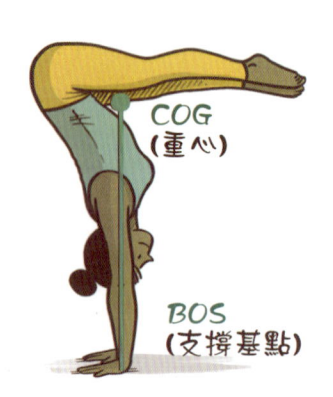

圖 19.25 在屈體「7」姿勢中，
保持平衡需要做出更多調整。

　　關於保持一直線的手倒立式，需要多強的腹部力量之相關討論很多，而我屬於「不太強」的陣營。

　　如果你想到，站立時腹部區域進行的鍛鍊，手倒立式也是類似的動作，只不過是上

下顛倒而已。

儘管如此，如果你天生就是個「柔韌的溫蒂」（Bendy Wendy），那麼進行前臂平板式（肘撐棒式）和全身屈曲撐等核心穩定練習，肯定會有幫助。在直線手倒立式中，骨盆一般會略微內收，這有助於保持肋骨不外翻，雙腿併攏，腳趾伸向天花板。這些動作都可以在全身屈曲動作中進行練習。

這項訓練的關鍵是保持腰部貼地，因為這決定了雙腿的高度。我發現最有效的方法是從雙腿成 90 度（指向天花板）開始，將肩胛骨抬離地面，然後慢慢放下雙腿，在失去腰部接觸點之前就停住（圖 19.26）。現在開始保持支撐。逐漸增加時間，直到你可以做三組 20 到 30 秒的動作，或者幾分鐘，這取決於你個人渴望達到的目的。

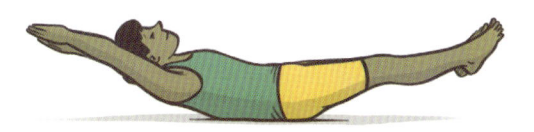

圖 19.26　在身體中空的情況下，抬起手臂或腿會降低強度。

踢腿起來向上，不一定要像把一袋馬鈴薯扛到背上那樣用力。就像在頭倒立式中，把臀部移到肩膀上方一樣，讓雙腳感覺輕盈一樣，手倒立式時向上抬腿，也是關於重心的轉換。當腿向上抬起時，肩膀應位於雙手上方。使得需要最小的努力這件事情，會讓你更容易控制停止點。使用牆壁作為引導，可以消除對翻越頂部（過度平衡）和像砍倒的樹一樣，避免摔到在背上的恐懼因素，但牆壁不應該成為你離不開的支撐物。

解決這個問題的辦法是學會自救，其中包括做一個側手翻。這不是你應該從書本上學來的東西，所以如果你想學會不受站姿限制，在不站立時找到自由，請找一位老師學習。一旦你知道，自己總能安然地雙腳著地，恐懼就會消失。我不建議在手倒立式中，透過翻轉到而進入向上弓式（輪式），來避免跌倒或挽救碰撞發生可能性，因為在這過程中，一旦出錯很容易會傷害到自己。

如果你想讓手倒立式，成為你練習的一部分，你需要給身體足夠的時間來弄清楚，如何判斷在哪裡停止，以及如何保持這個姿勢。重複有條理結構化的練習是關鍵。盲目地把自己往牆上撞，希望有一天能突然可以保持平衡是毫無意義的。就和練習其他體式一樣，需要冷靜、洞察力和耐心。通過努力保持平衡，你的神經系統會強化成功的干預措施。在手腕部保健的限制範圍內，你花在嘗試平衡的時間越長，你就會越快得到改善。

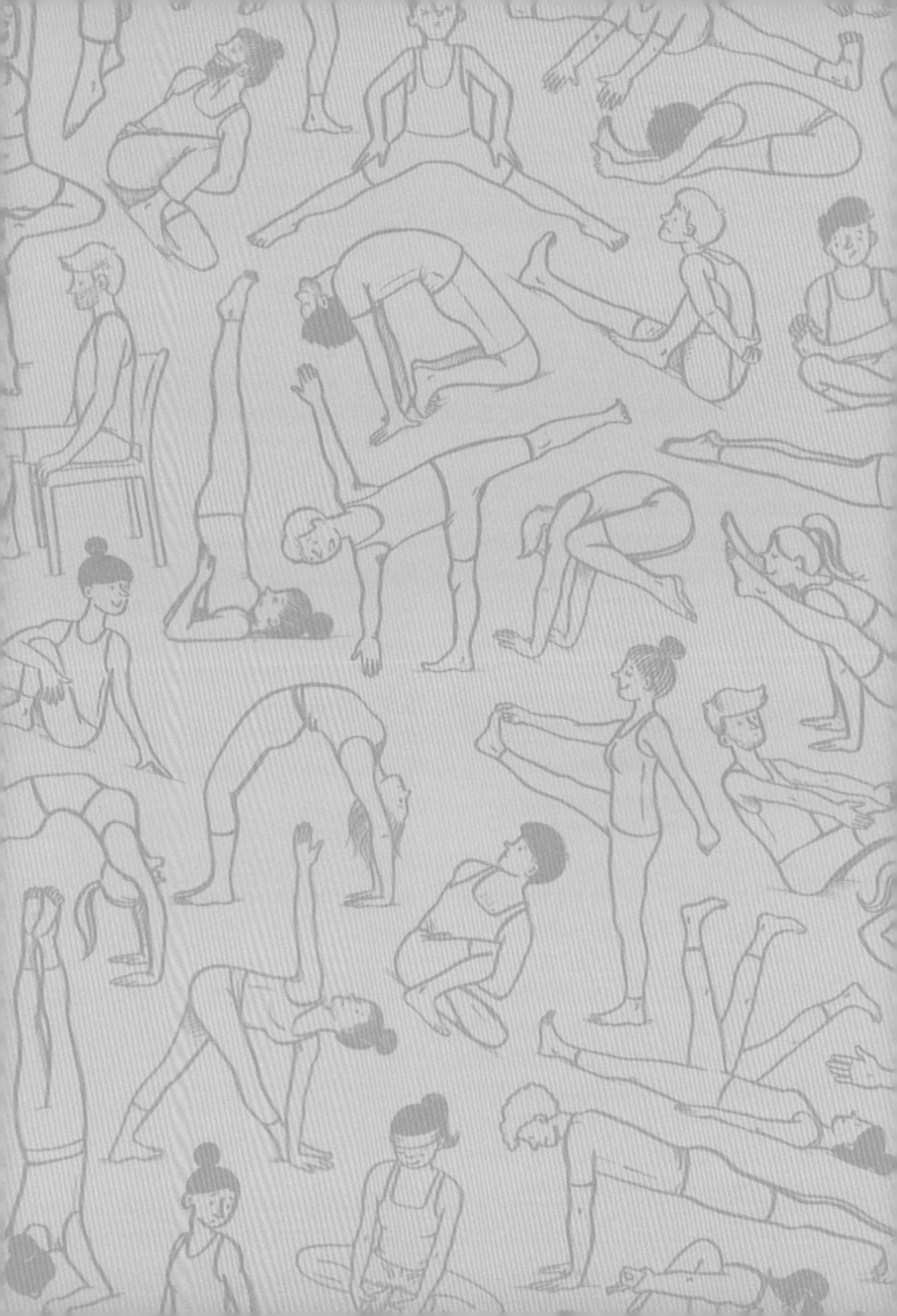

附錄

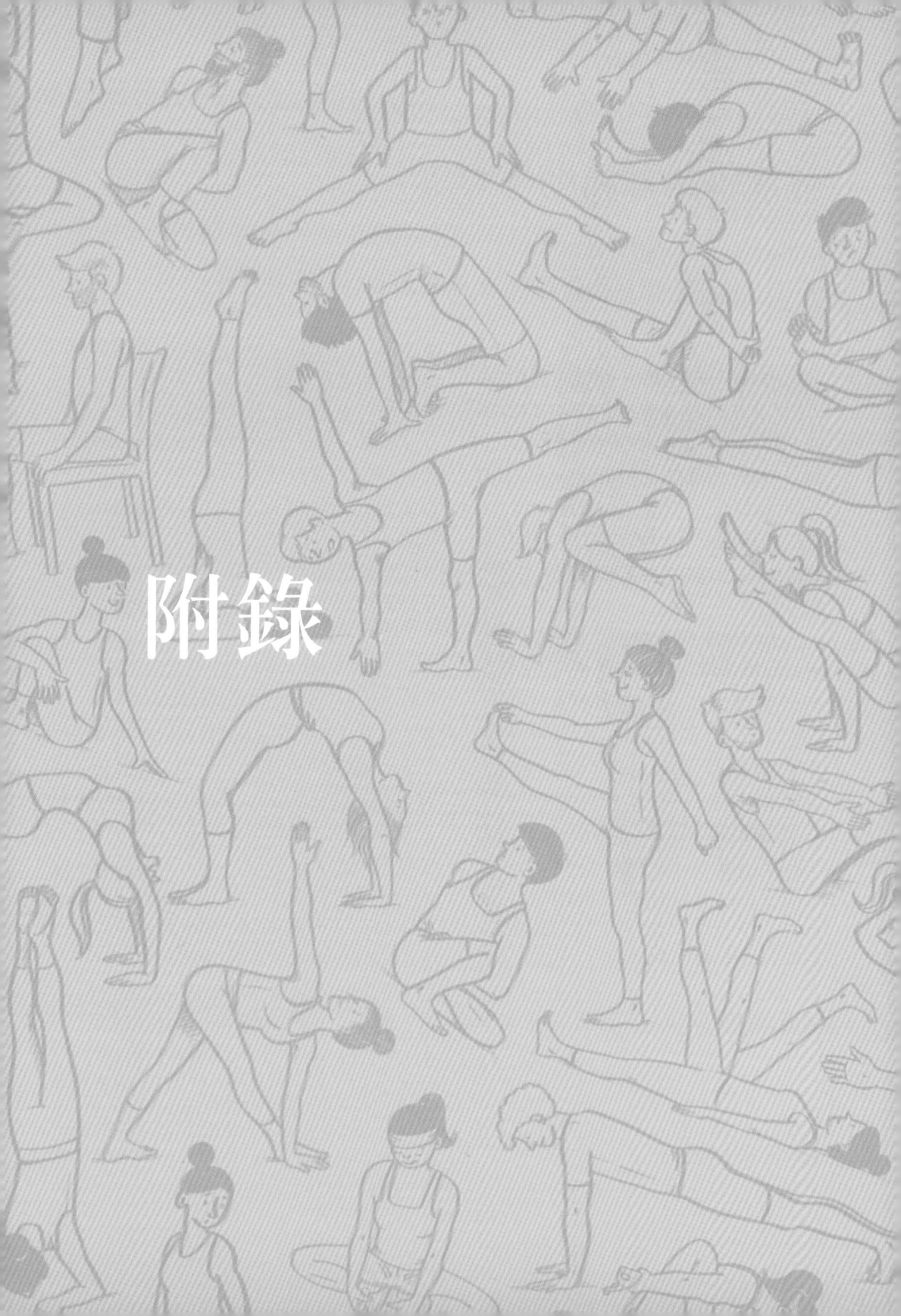

APPENDIX

解剖學語言和動作術語

本書的理念與目的是，根據瑜伽身體練習的具體實施情況提供專門知識，因此，如同你了解，我們直接從〈概念要點〉開始。然而，有些學生希望或需要更正式的解剖學背景訊息。附錄1是為那些在術語、骨骼或肌肉名稱方面奮鬥掙扎的人，提供了快速參考工具。還提供前面章節所提問題的答案。

下面介紹的解剖學語言用於描述或談論，一種結構與另一種結構，在空間上的關係、定向運動以及特定區域或表面在某物上的位置。一旦學會了這些術語，就可以開始在不同的情況下將它們結合起來，做到準確、簡潔的目的。

解剖位置看起來與山式相似。這是我們描述動作或結構關係的傳統起點。頭、手和腳都朝向前方，手臂稍稍向兩側伸展，雙腿分開至與肩同寬。起初，我們將只關注主要與位置或結構關係有關的術語，但隨後，我們開始將其中一些術語與其他術語相互結合來描述關節運動，例如內旋。

方向性術語和平面

當我們研究人體結構時，有時需要以特定的方式，對人體進行切片（平面）研究，以便觀察這些結構及它們與周圍結構的關係（圖A1.1）。

矢狀面將身體從中間分為左右兩側。與此成直角的是冠狀面，將身體分為前後兩部分。橫切面將身體分為上下兩部分。

當我們思考瑜伽體式時，對我們更有用的是我們還可以將動作與平面連結起來。練習戰士一式時，我們是在矢狀面上移動。在開腿前彎式中分開雙腿，則是在冠狀面上運動，而扭轉則與橫切面有關。

平面對於我們的使用來說並不那麼重要，但它們偶爾也會出現，例如在定義某些特定的關節動作或運動時。屈曲，通常被描述為矢狀面上的向前運動。試著想一想，這看起來會像什麼樣子，為什麼膝關節屈曲不能適用這個定義。除了近端和遠端之外，只有三個平面，因此其結構在正常詞彙中並不陌生，但請考慮其與近端和遠端的相似性（表A1.1）。

附錄 1：解剖學語言和動作術語　　339

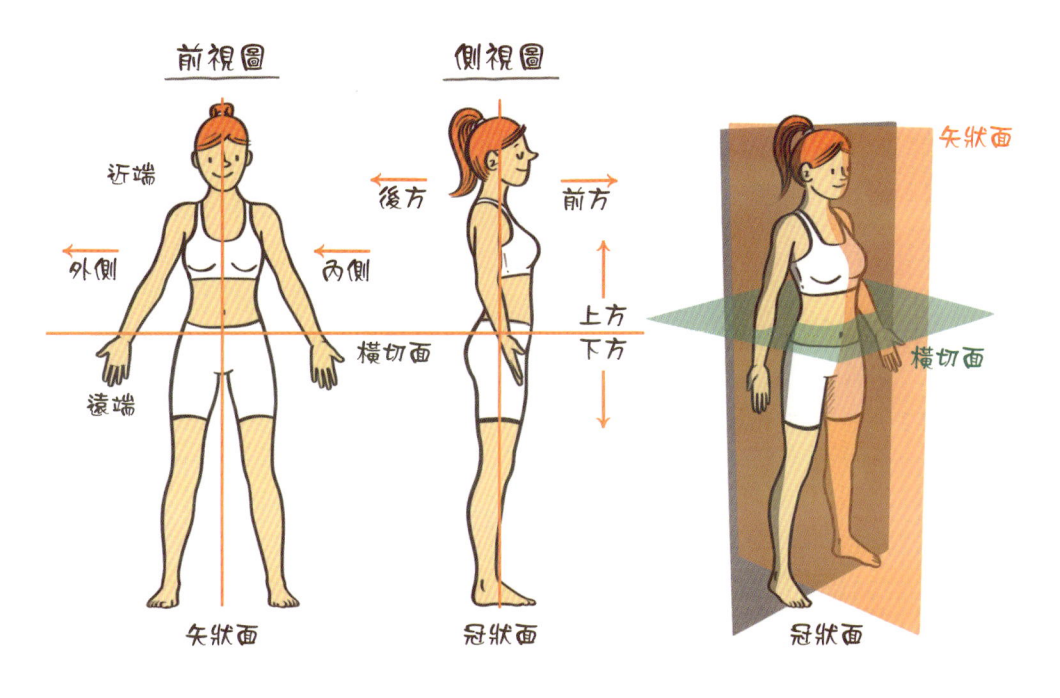

圖 A1.1　方向性術語和平面。

表 A1.1　方向性術語

術語	定義
上方	朝向頭部，或結構的上端
下方	遠離頭部，或結構的下端
前方（腹側）	朝向身體前方
後方（背側）	朝向身體後方
內側	接近身體或結構的中線
外側	遠離身體或結構的中線
近端	更靠近身體部位與軀幹的附著點，或更靠近結構起源的部分
遠端	遠離身體部位與軀幹的附著點更遠，或離結構起源更遠的部分

位置會產生影響

在本書中，我並沒有特別明確探討肌肉附著在骨骼上的具體部位。我認為對於我們來說知道一個大致的位置，就能滿足我們的目的了。但是，附著區域在哪一側或哪一表面確實很重要，因為這將影響肌肉所能執行的動作。

例如，在圖 A1.2 的股骨（上腿骨）頂部，你會看到一個突出的骨性標誌，叫做小轉子（目前暫時不用擔心這是什麼意思），該圖是左腿的後視圖，頂部的圓形區域就是與髖臼（髖關節節窩）相接合。你可以看到

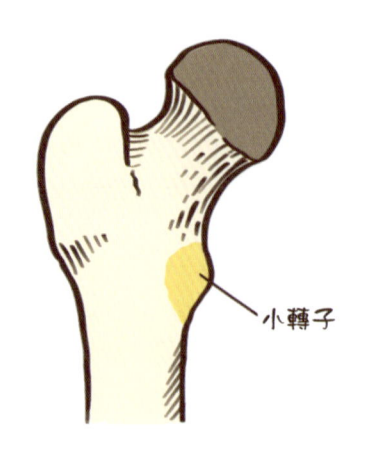

圖A1.2 小轉子（左腿，後視圖）。

這個特殊的骨質突出，位於腿的後方和內側，因此我們可以說，它位於股骨後，內側的近端。腰肌附著在這裡，因此當腰肌收縮時，拉力的方向性會影響腰肌對股骨的作用，從而影響髖關節的運動。

如果你閱讀一本較為正式的書籍，你可能需要轉譯這類位置訊息，以便了解所指的部位。

骨骼名稱

就我們的目的而言，了解約20塊骨頭的名稱，將使你的解剖之旅更加輕鬆。將骨骼分為兩組很有用：

中軸骨骼（圖A1.3中的紅色部分）：頭骨、椎骨（脊）和胸廓（肋骨和胸骨）。

附肢骨骼：上下肢（手臂、腿、手和腳）、肩帶和骨盆帶。

當我們看著站在我們眼前的身體時，很難想像與理解，但上肢附肢骨骼與中軸骨骼的唯一連接處，就是鎖骨與胸骨（SCJ：胸鎖關節）的連接處。

中軸骨骼有兩個主要作用：

- **保護**——形成空腔以保護大腦、心臟、肺部和脊髓等重要器官。
- **支撐**——通過脊椎骨使我們能夠直立站著，透過提供堅固的附著結構，幫助一些器官保持其位置，並提供附肢骨骼可懸掛的區域。

了解這些作用會有助於我們理解，當我們嘗試深入到某些姿勢時，中軸骨骼會產生變形的阻力。脊椎只能彎曲到某一定程度，以確保脊髓不會受到損傷。胸廓也會抵制過多的壓扁或擠壓，因為它在保護一些重要器官。如果你的胸廓過大，你可能會發現當它與腿部接觸時，會阻礙髖關節的屈曲，甚至在某些綑綁性扭轉動作中成為障礙。胸廓也是限制後彎的因素之一。

而另一方面，我們的附肢骨骼，則參與更多運動和操縱我們的環境（圖A1.3）。從這一角度出發，我們可以設想附肢骨骼的各個要素，將努力在穩定性和關節活動度之間尋求平衡。對移動性需求的認識，也告訴我們，如果我們使用這些相同的結構，作為提供支撐，比如在做手倒立式時（我這裡指的是手腕），那麼，就會有個固有的脆弱性，我們需要小心謹慎不要忽視。

腿部作為附肢骨骼的一部分，起著支撐和運動的雙重作用。因此，我們認為與手臂相比，腿部相關關節的關節活動度要小一些，因為手臂的作用是與環境互動。這些想法都會對我們有所幫助，尤其當我們開始考

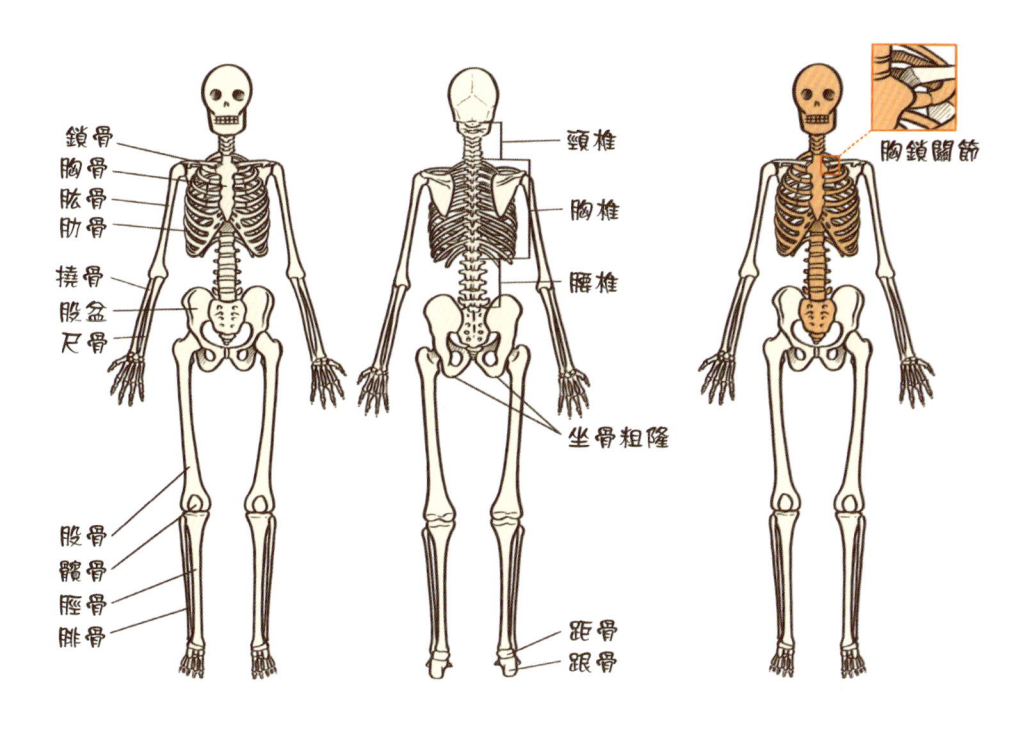

附錄 1：解剖學語言和動作術語　　341

圖 A1.3　中軸與附肢骨骼。

標註：鎖骨、胸骨、肱骨、肋骨、橈骨、骨盆、尺骨、股骨、髕骨、脛骨、腓骨、頸椎、胸椎、腰椎、坐骨粗隆、距骨、跟骨、胸鎖關節。

慮身體的特定部位需要多大的活動度時，思慮我們可能對它們提出的要求，以及它們的設計用途。

　　瑜伽的好處之一是我們可以以多種不同的方式，對身體結構提出要求，讓我們與自己的身體接觸，有時甚至還能挑戰極限。但是，如果過於關注關節活動度，而缺乏足夠的肌力力量，也很容易破壞某些部位的穩定性。

骨性標誌

　　沒有一塊骨頭是光滑，甚至是筆直的。大多數的骨骼都會沿著長度方向扭曲和彎曲，並有許多腫塊和凸起（表 A1.2）。幸運的是，除非你是在星期五下午被製造出來的，否則這一點已經被考慮在內，一般來說，骨頭相互交接的兩個關節面會很好地對接在一起。但這並不是說，你可以把我的鎖骨拉彈出來，並將它塞進你的身體裡。即使它們的長度相同，因為我個人身體的扭轉和轉動，也有可能意味與肩胛骨和胸骨形成關節的兩端會不合適。保羅·格里利（Paul Grilley）在他的網站上有一些很好的圖片展示了潛在的差異。

　　因此，如果某一個關節結構的幾何形狀在不同個體之間存在著差異，即便是微小的差異，那麼我們就可以推測有些結構會使一

個人的特定關節,具有更大的穩定性或關節活動度,反之亦然。例如,當我們觀察肩膀時,我們曾討論過,相交骨骼的某些形狀,可能會嚴重限制一個或多個平面的運動。從身體上來說,我們並不都是均等的。因此,我們對身體能力的期望,以及我們需要的身體運動的方式,也要求我們需要考慮到這一點。這並不等於說,我們不應該追求遠大的目標或難以實現的事物,只是說,在達到目標的過程中,我們應該尊重自己的身體。你會發現,個別性的主題貫穿這整本書。

腫塊和凸起是怎麼回事呢?在大多數情況下,這些增厚和／或突出的區域部位,要麼是為了形成關節所需的結構,或是為了形成肌肉附著的區域。例如,股骨的遠端,具有獨特的「狗骨頭」形狀。這不僅提供比保

表 A1.2　骨性標誌

術語	性質	例子	功能
粗隆	大而圓的突起物	橈骨粗隆	韌帶和肌腱的附著部位
嵴	狹窄、突出的脊(隆起部)	髂嵴	
轉子	大而鈍的不規則突起	股骨大轉子	
結節	小而圓的突起物	肱骨大結節	
上髁	髁上或髁上方,凸出處	股骨內上髁	
棘	尖銳而細長的突起物	肩胛棘	
頭	頸部或軸的膨脹	腓骨頭	有助於形成關節的突起物
小面	光滑近乎平坦的表面	脊椎關節突上	
髁	圓的突起物	脛骨外髁	
枝	手臂般的突起物	恥骨下枝	
竇	骨內的空腔	鼻竇	為神經和血管,提供通行空間的凹陷和開口
窩	淺凹陷處	肩胛盂窩	
孔	骨骼上的圓形或橢圓形開口	股骨營養孔	

附錄 1：解剖學語言和動作術語　343

持與股骨軸相同尺寸大小更大的關節面，而且其形狀本身也滿足了膝關節所需的功能。肌肉附著區域在肌肉較大和較強的地方會更明顯，在不同個體之間也是，尤其是受到性別影響。

根據它們的大小和形狀，這些骨性標誌被命名為粗隆、髁、上髁、枝等，然後通常與它們所在骨骼的名稱結合一起使用以確定位置。例如，我們有恥骨枝、股骨髁和坐骨粗隆。

我們可以以坐骨粗隆為例，它是一個很好的了解點，因為那些心愛的膕旁肌就連接附著在這裡。粗隆是一個大而圓的突起物——這個粗隆位於骨盆骨骼之一的坐骨上——因此，粗隆相對於我們的結節來說更大，結節是一個小而圓的突起。我想你會很高興聽到，除了一些重要的骨性標誌外，我們可以把這些術語，看作是不同大小的凸起和突起物。現在提出這些術語的主要目的是，如果你想進一步了解某塊肌肉而進一步閱讀相關知識，就不會被這些術語所困擾。我在表 A1.2 中列出了標誌列表，你只需通讀一、兩遍就能了解這些術語。

動作術語

在人體中，動作發生在兩塊骨頭相接的地方——我們稱之為關節（表 A1.3）。我們稍後會詳細討論關節本身的特點，但現在，我們想了解可能有哪些類型的關節動作。我們已經介紹了結構（如前部、下部、遠端等），同樣地，我們也需要能明確表示及指示關節動作方向的術語。動作是相對於解剖位置來描述的。

當閱讀有關運動的文章或在基於解剖環境中交談時，我們會提到關節，而不是所涉及的肢體。例如，我們會說「肩膀內旋」而不是「肱骨內旋」，或者「屈髖」而不是「屈曲腿、屈曲大腿或股骨」。你會發現之前學過的內側和外側術語，將與新的旋轉術語一起結合使用。

在解構體位或轉換動作時，我們可能需要考慮從 A 點到 B 點，所需的動作。以及為此需要使用到哪些肌肉來實現目標，甚至是在特定關節上，需要做哪些動作，才能完成特定的體位。一旦知道所需的動作，我們就可以研究是什麼阻礙了我們實現這一目標。是沒有足夠的肌力力量來完成某個動作，還是有什麼東西限制了這個動作？

當然，進入一個體位時，所需的動作與我們保持在體位中時不一樣。例如，我們可能需要屈髖才能進入體位姿勢，但一旦進入姿勢，我們可能會決定使用啟動那些伸展髖部的肌肉。這樣做的目的，並不是要完成並從體位中離開，只是為了保持穩定，而且是採取主動性方式練習而不是被動性。

表 A1.3　動作術語。

術語	性質	例子
屈曲	角度減少	手肘屈曲使前臂靠近上臂
伸展	角度增加	站立時，臀部伸展使大腿向身體後部移動
內收	向中線移動	大腿向中間靠攏
外展	遠離中線移動	手臂向遠離身體的一側移動
旋轉	在一個平面上繞軸運動	轉頭向左或向右
外旋	遠離中線旋轉	你在行使髖關節側向旋轉，當練習束角式時
內旋	向中線旋轉	你在行使肩關節向內側旋轉，當行使綑綁動作在聖哲馬利奇式三時
迴旋	環狀繞圈動作	手臂轉圈畫圓
內翻	平面內旋轉（僅指雙腳）	腳底旋轉使其面向內
外翻	平面橫向旋動（僅指雙腳）	腳底旋轉使其面向外
背屈	上平面移動（僅指雙腳）	將腳指向上方，腳背靠近脛骨
蹠屈	下平面移動（僅指雙腳）	將腳指向下方，腳背遠離脛骨
前突	向前移動	將下顎向前拉
後縮	向後移動	將肩胛骨向後拉
上提	向上移動	向上拉動肩帶
下壓	向下移動	向下拉動肩帶
旋後	前平面移動	掌心反轉朝上或朝前
旋前	後平面移動	掌心反轉朝下或朝後

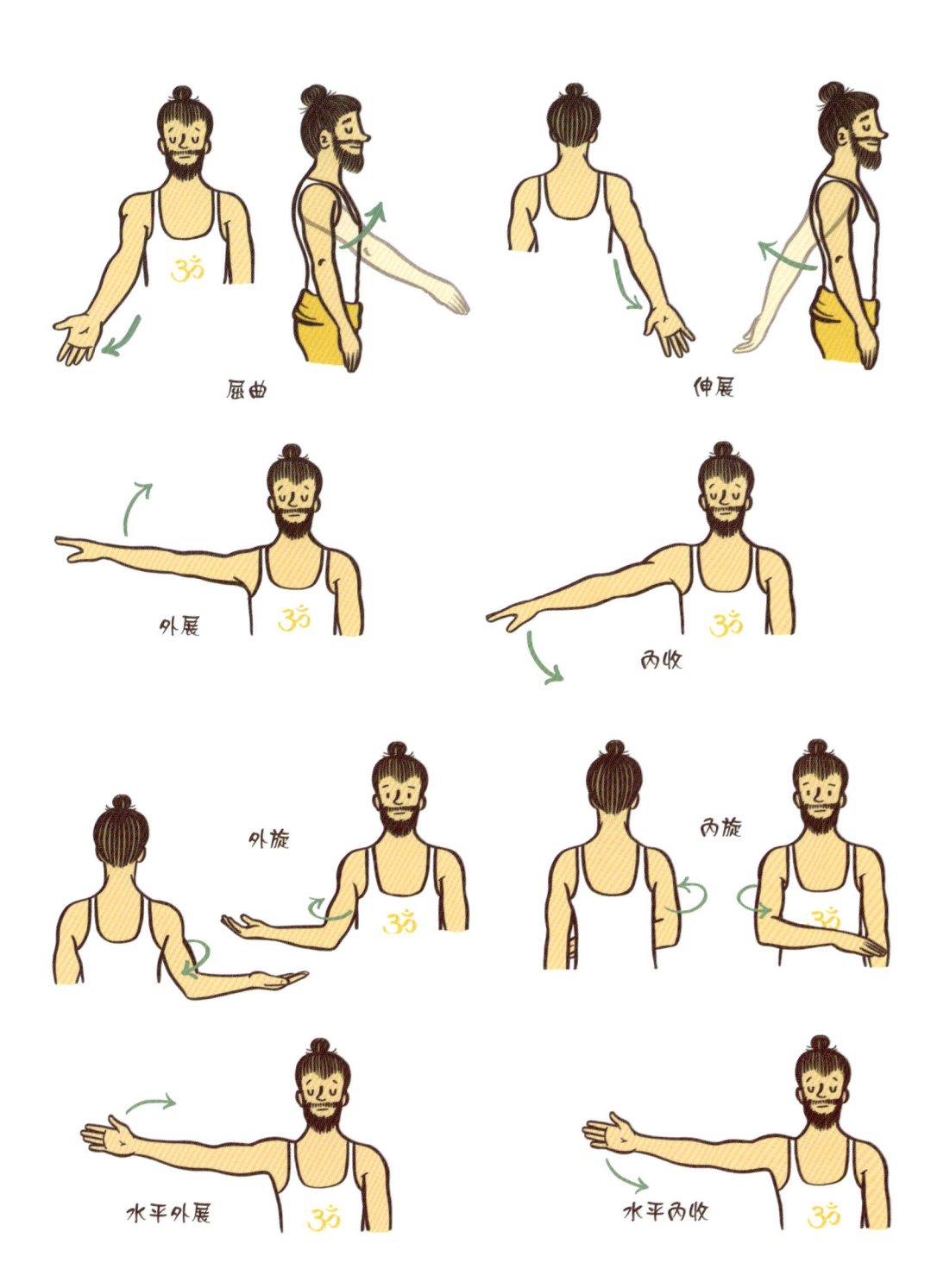

附錄 1：解剖學語言和動作術語 | 345

屈曲　　　　　　　　　　　　　　　伸展

外展　　　　　　　　　　　　　　　內收

外旋　　　　　　　　　　　　　　　內旋

水平外展　　　　　　　　　　　　　水平內收

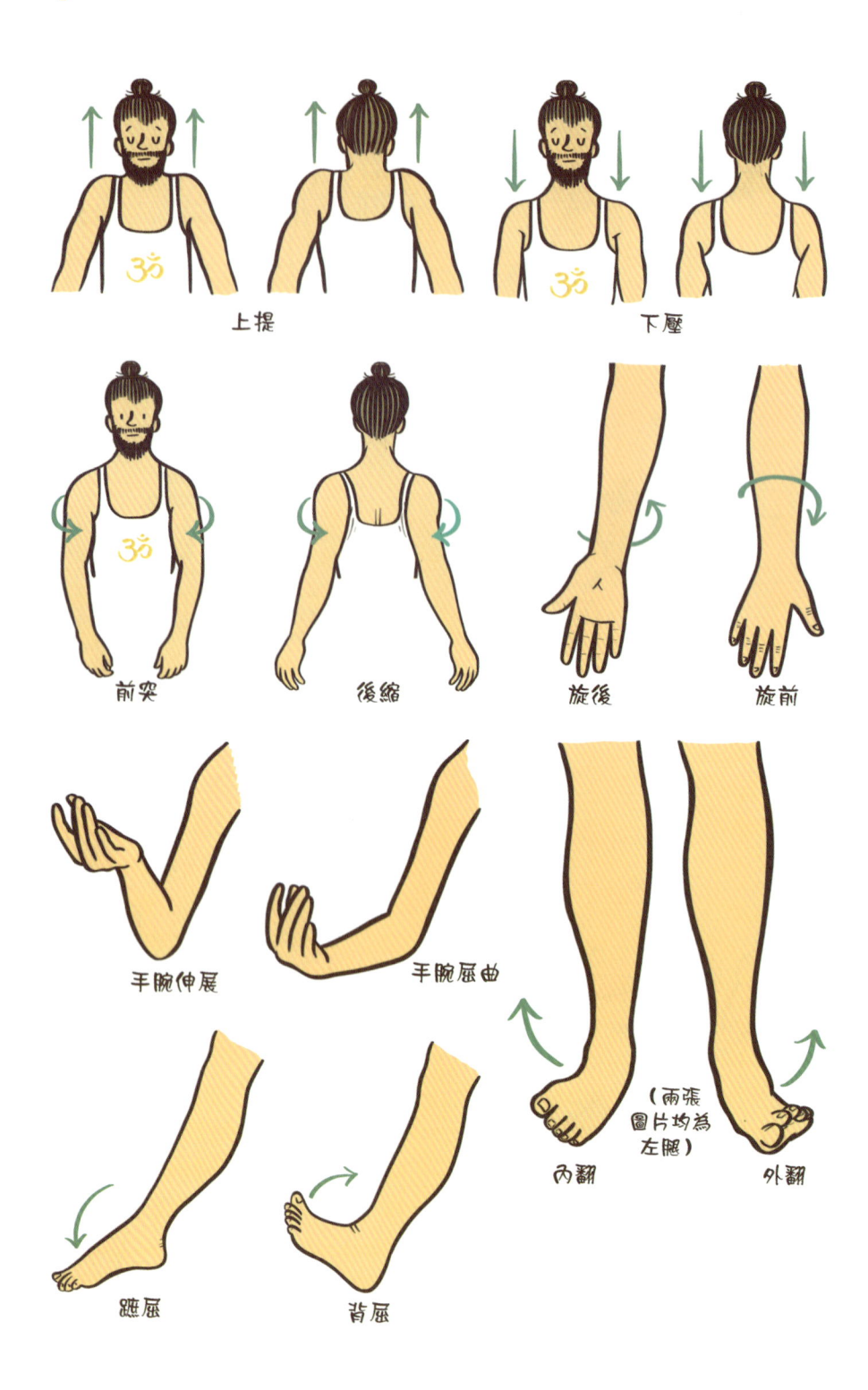

瑜伽體位教科書：針對體型的高矮胖瘦，有不同的指導和動作解說！

上提　　　　下壓

前突　　　後縮　　　旋後　　旋前

手腕伸展　　手腕屈曲

（兩張圖片均為左腳）

內翻　　外翻

蹠屈　　背屈

透過關節動作分解姿勢

在解剖學文本中,動作是相對於解剖位置而言,但在觀察瑜伽體式時,我們往往會處於一個更為複雜的位置。我們需要能夠將這些思維過程從紙上剝離出來,實際應用到身體上,並根據不同的起始姿勢進行相對運動。此外,我們可能需要固定身體的各個部位,並且需要稍作橫向思考,以想像正在發生的事情(圖 A1.4)。

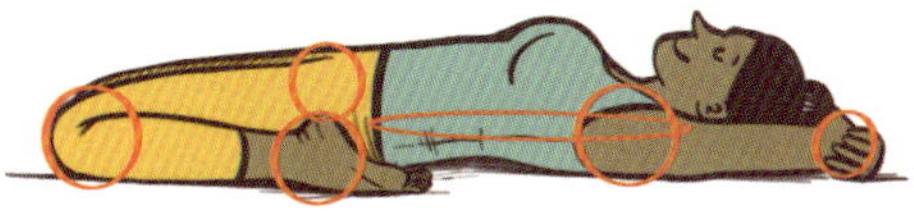

圖 A1.4 你要能夠觀察一個體位,並知道是哪些關節運動及動作,形成了這個體位形狀。

讓我來舉一個例子說明最後一點。如果我們要從手杖式(*Dandasana*)的起始姿勢進入右側的頭碰膝式一(*Janu Sirsasana A*),我們首先需要屈曲右膝,然後外旋和外展右側髖關節。這將可以使腳被帶到左大腿內側,而彎曲腿的外側,躺在或靠近地面。這些動作,都是由腿部相對於靜止的骨盆移動而發生的(就骨盆而言,我們仍處於手杖式)。

如果現在我們決定行使前彎,動作仍然發會生在髖部,但由於腿部現在在地板上,我們相對於腿部移動骨盆,從而增加了髖部的外旋(圖 A1.5)。這在第 2 章〈相對運動〉中進行介紹。

如果你在瑜伽課上指導學生練習體位法,那麼許多這類的術語可能不太合適。你需要用自己的判斷,確定哪些是有用的。在解剖學上,我們會提到關節,但對學生來說

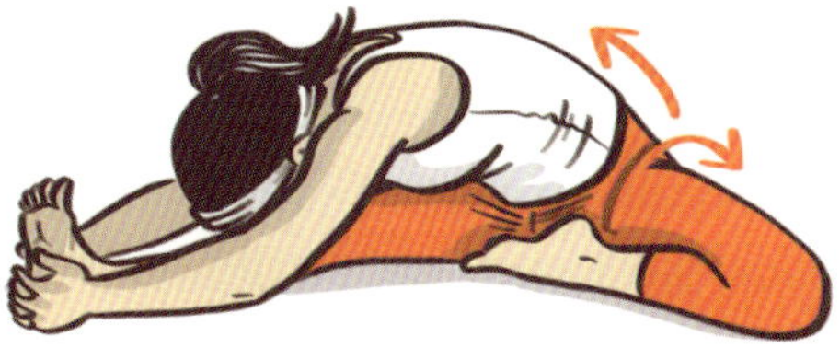

圖 A1.5 在頭碰膝式一中,腿部相對於骨盆旋轉,然後骨盆相對於腿部旋轉。

可能行不通。為了避免混淆,你很可能會提到被移動的肢體。

在解剖學書籍之外,還有一個可以使用的標準詞彙:大腿(upper leg)、小腿(lower leg)、手臂(上臂)和前臂(下臂)。你經常會聽到有人在指導如何創造脊椎空間時說「伸展脊椎」。正如我們看到的,這可能被理解為啟動後彎。在這些情況下,最好使用「拉長」或「延長」等這樣的字眼。隨著醫學、科學還有電視節目的普及,你可能會對於有多少解剖學術語已經進入了公共領域感到驚訝。如何教學,實際上是一個次要的問題,因為本書的目的是讓你做好準備,在一定程度的分析,做出明智的決定。

關節

兩塊骨頭間相接合的構造稱為關節。並非所有的關節都能活動,從功能上可分為固定不動關節、輕微活動關節和可動關節。在結構上,關節還可根據是否有滑液腔進行分類。纖維關節和軟骨關節沒有滑液腔,只能輕微活動或幾乎不能活動。而滑液關節則可以自由活動,儘管不是在所有平面上,因為不同的關節設計,決定了可以做什麼活動或動作。最後一類關節(滑液關節)與瑜伽體

位練習最為相關（椎骨之間的軟骨關節除外）。

可自由活動的關節有 6 種類型，每種關節設計都有不同可用的活動範圍和方向，滑動關節的活動範圍最小，杵臼關節的活動範圍最大。關節周圍的運動取決於關節骨骼的形狀、周圍韌帶的張力以及相關肌肉的排列和張力。

請看表 A1.4，了解其中的差異。在某些部位，如手肘和腳踝有兩個關節是非常接近彼此，以實現該部位所需的功能。而在膝關節等其他部位，關節設計有時會允許一些額外的運動。如果你試著試驗你的膝關節，你就會發現雖然我們認為它是一個屈成關節，但當屈曲時仍然有一些旋轉。

重要的是，我們需要了解不同關節可能預期會發生的反應或活動，這樣我們就能保護這些關節，使其免於在被設計時，沒有考慮到的特定運動。這方面的一個例子是，當學生的髖部沒有充分打開時，他們會試圖用小腿作為槓桿，將自己拉入蓮花坐式（雙盤），這是一個很不利的習慣。這會對膝蓋的結構造成了巨大的壓力，若反覆這樣的動作必然會導致受傷。

為了使我們的身體塑造出形狀，我們或許能夠把瑜伽姿勢的構成視為物理表現，我們需要在踝關節、膝關節、髖關節、脊椎、肩關節、肘關節和腕關節等主要關節處，進行粗大運動。當然，身體的其他關節也有一定的適應性，但一般來說，如果你的手指伸展受到一定限制，也不會妨礙我們做一個體式。

在瑜伽中，我們積極地尋求增加主要關節的關節活動度和肌力力量。多少才算過量，也是一個重要問題。如果我們看一下表 A1.4，並思考提到的主要關節，就會發現我們最感興趣的關節類型是：杵臼關節、屈成關節和車軸關節。在本節中，我只向大家介紹關節類型的概況。在第二部分〈身體部位〉中，我們分別討論及介紹每種主要關節。

英文關節的命名，通常是在相接的兩塊骨骼（或骨骼的一部分）名稱之間，加一個英文字母「o」。然後，為了方便使用，通常用這兩塊骨頭的起始字母來稱呼它們。常見的例子有：胸鎖關節（胸骨和鎖骨相交

表 A1.4　關節及其動作

關節種類	動作	例子
滑動	前後、左右滑動。無旋轉或角度運動	腕骨（手腕）之間
屈成	屈曲跟伸展	膝關節
車軸	旋轉	寰椎與樞椎之間
橢圓	屈曲、伸展、內收、外展及迴旋	橈骨與腕骨（手腕）之間
鞍狀	與橢圓相同，但移動更自由	大多角骨與掌骨之間
杵臼	屈曲、伸展、內收、外展旋轉及迴旋	髖關節與肩關節

處）、肩峰鎖骨關節（肩胛骨肩峰和鎖骨相交處）和薦髂關節（薦骨和髂骨相交處）。它們分別被稱為 SCJ、ACJ 和 SIJ。

我們傾向於按身體位置來指稱人體的主要關節：像是肩關節、膝關節等，但你應該意識到，如果你需要更深入閱讀，同樣的命名方式會再次出現。這樣做是必要的，因為關節很少是簡單明瞭的，可能由多個關節組成，因此需要能夠明確指出你正在談論的區域。例如，膝關節並不是一個簡單的屈成，因為前面有髕骨，股骨的狗骨頭末端與脛骨形成，兩個半獨立分離的關節。如果你開始深入研究，你會發現股骨髕骨關節以及股骨脛骨內側和外側關節的參考文獻。

別緊張，你並不需要這麼多這種細節，這只是為了讓你知道，事物的命名是一致的，如果你遇到這些術語，你就能弄清楚它們意指的是什麼。

韌帶

韌帶是連接一塊骨頭和另一塊骨頭的結締組織帶，其作用是具體地建立關節的穩定性，保護關節結構免於在不希望的範圍或方向移動。韌帶具有一定的彈性，但不如肌腱有那麼大的彈性，在發生損傷前，只能承受約 6% 的拉伸變形。這有點說得通，因為，如果你想用某種束西創造穩定性，若它太有彈性就沒用了，但你也需要它有一些適應性。在髖關節等負重部位，韌帶要比需要更多活動度的部位更厚更結實。當某個人被稱為「過度活動性」，簡單來說，他們的韌帶比平均水平及一般人更有彈性，從而允許更

大的關節活動度，但也意味著穩定性當然也會降低。

各個關節周圍會有不同數量的韌帶，這取決於所需的穩定性、設計特點、肌肉支撐和承重程度。當我們損傷韌帶時，它被稱為扭傷，而不是用於指肌肉或肌腱損傷的拉傷。有一些韌帶經常在運動中受損，如膝蓋的前十字韌帶和腳踝外側的前距腓韌帶。我認為作為一名教師了解這些常見損傷的名稱會很有幫助，因為這樣當有人告訴你，他們損傷了這些韌帶時，你就不會一臉茫然，但實際上，更重要的是要了解這可能造成的後果。

如果韌帶最近受到過損傷，疼痛通常會阻止人們做任何過度激烈的動作。當我們痊癒並恢復正常活動時，該部位會變得更加脆弱和敏感，容易再次受傷。如果我們了解韌帶的作用是穩定關節，那麼我們就可以避免做出，可能對該部位造成很大壓力的姿勢，以免韌帶在虛弱狀態下，工作得太辛苦。排除所有涉及受影響區域部位的姿勢也沒有好處，因為韌帶也是需要努力進行復健訓練。

除非你有醫學背景，否則你不會知道如何做到這一點，但你可以修改體式排列順序，使正在癒合的韌帶，不會承受過大的壓力。要做到這一點，你需要知道損傷在哪裡，所以只需讓學生指出他們受傷的地方。如果你不太確定，可以詢問學生做什麼動作會感到不舒服，來證實所被告知的受傷韌帶部位。如果同一區域部位反覆受傷（如常常發生在腳踝部位），那麼該區域部位不穩定性就會增加。

讓我來為你舉個例子——某位同學幾週

前被絆倒時，扭傷了腳踝，現在是自事件發生以來，第一次回到教室來上課。大多數踝關節扭傷，都是發生在腳部腳指頭伸直狀態指著（蹠屈）且腳底朝向中心線（倒置）的情況下發生的，如圖A1.6。

當重量落在腳上的這個位置時，會對腳踝外側的韌帶造成壓力。將近80%的踝關節扭傷都是發生在腳處於這種姿勢位置時，其中涉及的主要韌帶，很可能就是上文提到的「前距腓韌帶」。如果是這種情況，你就應該暫時避免讓腳放置於與當初受傷時，類似位置的姿勢。

例如，這是在蓮花坐式（雙盤）中腳的位置，如果膝蓋抬起來沒有在地板上，則與束角式中的腳位置有些相似。另外，從穩定性的角度考慮，單腿平衡式對腳踝的要求，會要比雙腳著地時高得多。

不過，也有很多姿勢或體式會讓腳踝感覺很好。當有人說，他們扭傷了腳踝時，你不想急著下結論，因為受傷的機制可能是相反的方向，因此會損傷腳踝內側的某些部位，從而禁止不同的姿勢。

請參閱圖中右側，兩條韌帶名稱的細微差別：脛腓韌帶和距腓韌帶。前者位於脛骨和腓骨之間，後者位於距骨和腓骨之間。你可能也已經注意到上面例子中，踝關節韌帶的命名方式（前距腓韌帶）有些熟悉。與我們為關節命名的方式一樣，在大多數情況下，韌帶的命名是指韌帶所連接的兩塊骨頭，在這個例子中，就是距骨和腓骨。

由於一個關節周圍，有許多韌帶附著在同一塊骨頭上，因此還需要參考一些位置區分確切的韌帶，比如這裡使用的「前」韌帶。這張圖片並不是為了讓你學習腳踝周圍的所有韌帶，只是為了展示命名規則。關鍵在於，如果有某人告訴你，他們受傷的韌帶，你就應該也要知道骨頭的名稱，從而知道應該限制哪些動作。但並非所有的韌帶都是以這種方式命名，例如，前十字韌帶（ACL）中的十字（cruciate），這是表示有兩條韌帶，一起形成一個十字形（另一條是後十字韌帶PCL）。

在瑜伽體位練習中，重要的是我們在嘗試進入一個體位時，不要過度加壓於韌帶，錯誤地以為我們是在增加柔軟度。如果我們不必要地拉伸韌帶，關節就會變得不穩定。特別脆弱的是踝關節、肩關節和膝關節，尤其容易受傷。

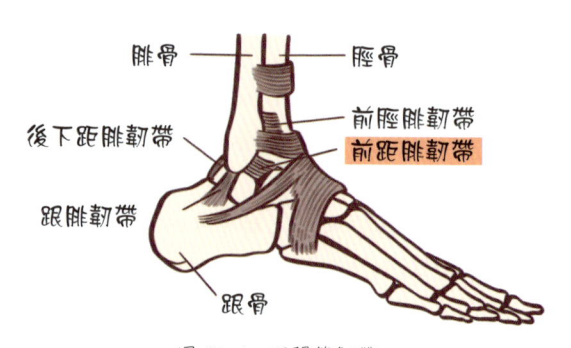

圖A1.6 踝關節韌帶。

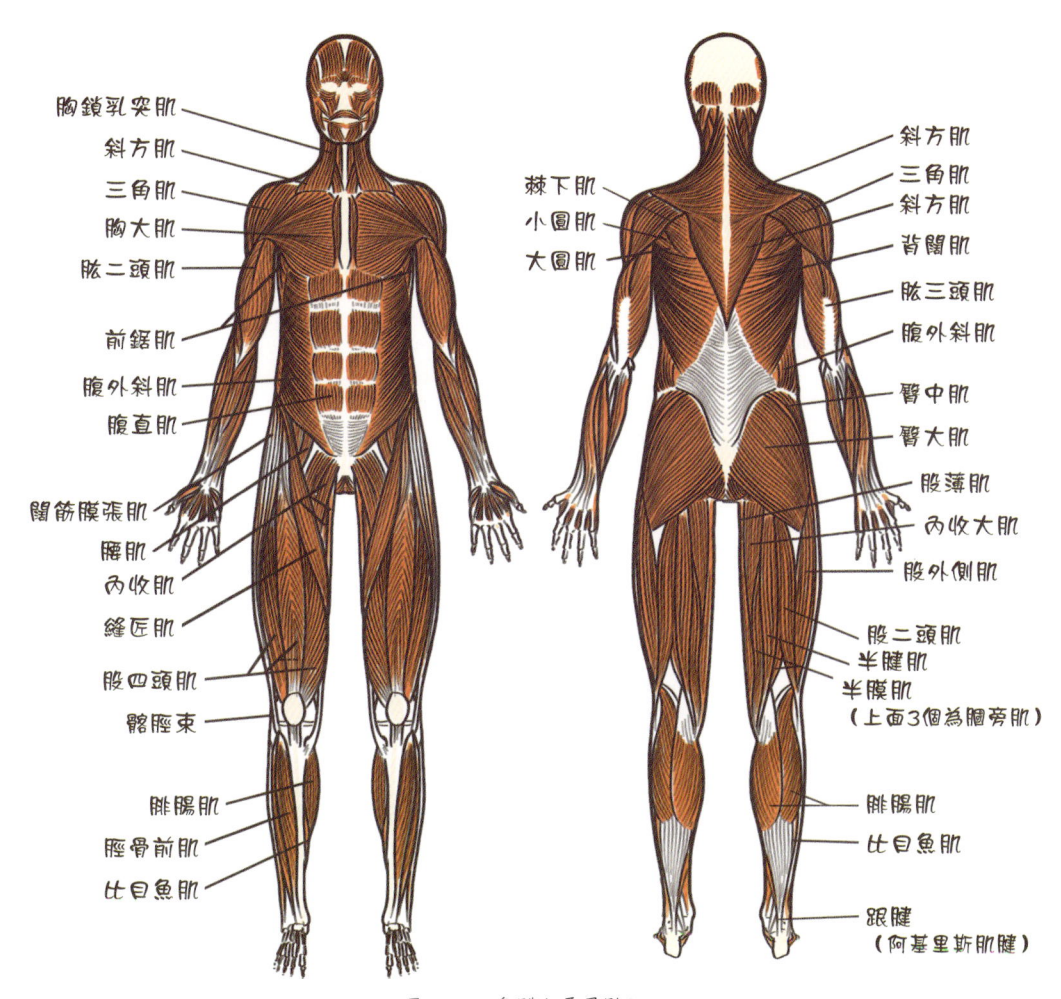

圖 A1.7　身體主要骨骼肌。

肌肉

　　與骨骼一樣，我們不需要了解人體的每一塊肌肉，大約 20 到 30 塊就足夠了。在第一部分〈概念要點〉有許多章節與肌肉有關，在第二部分〈身體部位〉有更詳細的解剖圖像，因此我沒有必要在此進行額外的詳細介紹。圖 A1.7 是熟悉肌肉大致位置的理想快速參考圖或學習工具，可以幫助你熟悉肌肉的大致位置。

　　如果你想了解，從分子水平及層面，解釋肌肉收縮的肌絲滑動學說（sliding filament theory），可以繼續 google 這個主題。我想讓你從本書中了解的主要內容是，除了運動，肌肉還能穩定和幫助保護關節。對於不進行肌力訓練的人來說，學會如何在瑜伽練習中，鍛鍊增強肌力力量，是保持健康身體的關鍵。

問題&解答

關節活動度問題1：允許學生進行猴神哈努曼式時，身體發生了什麼事？

答：後腿伸展，但由於髖關節的伸展角度，被限制在30度以內或更少，因此骨盆會處於前傾狀態。這就增加前腿所需的髖關節屈曲量。由於骨盆前傾，為了坐起來，腰部需要再次伸展。

關節活動度問題2：膝關節伸展或屈曲對踝關節背屈的影響有何不同？想想下犬式和深蹲式。

答：此問題的目的是考慮肌肉對背屈的限制。這是由於執行與蹠屈相反動作的肌肉，像是腓腸肌和比目魚肌。這兩塊肌肉的遠端都附著在跟腱上，但在近端，腓腸肌會穿過膝關節，而比目魚肌不會。這意味著當腿伸直時（如下犬式），任何一塊肌肉都能抵抗背屈，但當膝關節彎曲時（如下蹲），腓腸肌就不會提供阻力，因為隨著膝關節的彎曲，其附著點會越來越靠近對方。這就意味如果你想在下蹲時改善背屈，最好做其他屈膝背屈的姿勢，如幻椅式。

多段式動作問題1：肘部是許多學生可能向特定方向過度移動的另一個部位。你能想出幾個姿勢嗎？在這些姿勢中，你移動手臂的目的是為了接觸手腕或肩膀，但如果學生不注意的話，這些動作可能會被肘部代替。

答：如果你試圖增加手腕的伸展，那麼學生誇大肘部的伸展是很常見的（第12章，肘部和腕部）。在做龜式這樣的體式時，學生往往沒有足夠的髖關節屈伸來使肩膀著地，當雙腿向下壓迫雙臂時，就會導致肘部過度伸展。

肌力力量問題1：當我們從蹲下到站立，需要哪些肌肉的向心收縮？

答：股四頭肌會伸展膝關節，臀大肌和膕旁肌會伸展髖關節。

肌力力量問題2：從高位平板支撐式到向下進入鱷魚式時，是由哪些肌肉控制的？

答：肌肉離心收縮是肱三頭肌控制肘關節屈曲，三角肌前部控制肩關節伸展。

肌力力量問題3：從頭倒立式當你將雙腿放低至地面時，使用的是什麼肌肉？

答：肌肉離心收縮，臀大肌和膕旁肌的作用。

肌肉次要動作問題1：一開始時，我們也提到在雙臂高舉超過頭頂的姿勢中，手肘部可能會外移，其中兩個常見的姿勢是向上弓式（輪式）和孔雀起舞式。這是由於肩關節內旋造成的。有兩塊大肌肉（背闊肌和胸大肌）和兩塊小肌肉（肩胛下肌和大圓肌）可能是造成這種情況的原因。現在查找它們的附著點，看看能否運用上面的相同概念解釋這一點。

答：胸大肌和背闊肌附著在肱骨前方，具有肩部內旋的輔助作用。肩胛下肌和大圓肌也附著在肱骨前方，其主要作用是肩部內旋。在做上述這兩個姿勢時，肩部必須行使屈曲，若是這樣，就會伸展到這些肌肉。這樣就會拉動肩部向內側旋轉。

APPENDIX 2

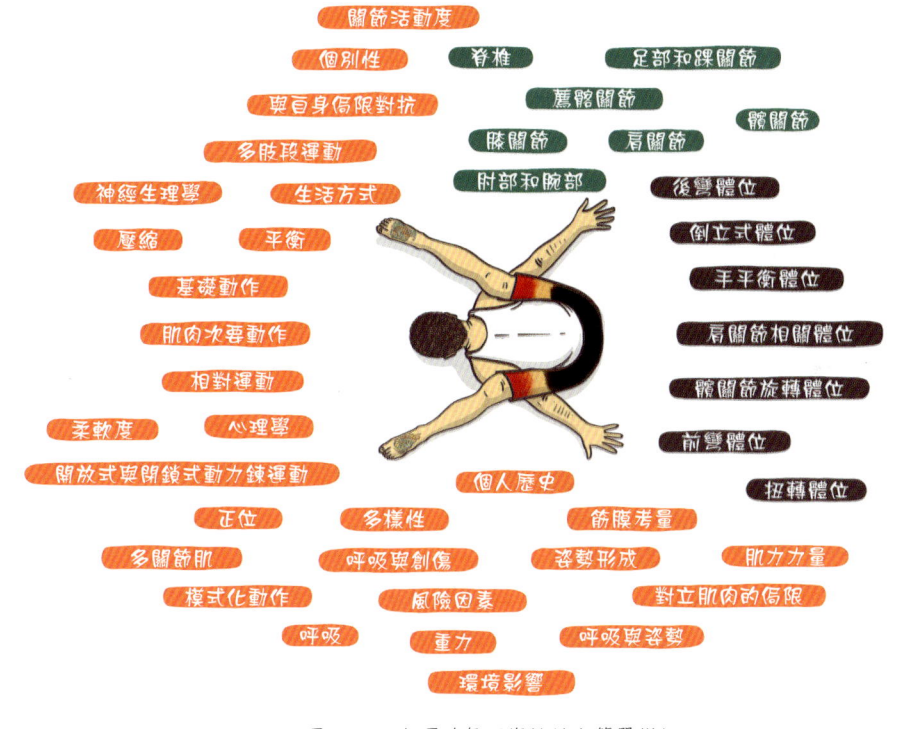

斯圖的無限複雜性之簡單模組

這個模組透過增加多層細節，涵蓋了從對姿勢的基本理解，到深入考慮的各種可能性（圖 A2.1）。由於大多數元素都是互動和相互關聯的，因此沒有階層結構。這模組的理念是為了分解和探索姿勢提供一個框架。我們這樣做可能有多種意圖，比如了解自己在做某個特定姿勢時，遇到的挑戰、評估潛在風險、建立平衡的體位排列序列，或如何提高練習品質及姿勢正位對齊，以及調整適合個人的姿勢。我們可能希望了解為什麼某個姿勢對某些人來說很困難，而對另一些人來說卻不是如此，我們正在練習的是什麼，如何更深入地練習或創造進步，以及如何讓練習更舒適，或不是那麼令人生畏。

人體無限複雜在每個層面都相互交織。

圖 A2.1　斯圖的無限複雜性之簡單模組。

要探索某一個特定的主題,最好能有一個工作模組,來定義處理該主題的方式,以及確定你的方法是會非常有幫助。無論你選擇什麼樣的模組都會有其優勢和侷限性,但至少它能讓你開始走上獲得洞察力的道路。我喜歡一開始就簡單一些,因為隨著理解能力的提高,你總是可以把它變得更加複雜。如果一開始制定的計畫過於複雜,你可能在還沒開始行動前,就已經迷失在叢林中了。簡單計畫的缺點是,你會遺漏一些事情,而它們有多重要只有時間才能證明。

意圖

個人進行身體瑜伽練習的原因可能各式各樣,從純粹的精神轉變工具到有氧運動或去健身房的替代品,當然還有介於兩者之間的各種原因。不管出於什麼原因,一般來說,學生們都會從積極的心態出發,認為瑜伽是治療性的,因此,無論他們在練習瑜伽時做什麼,都會對他們有好處,但我想說的是,恐怕事實並非如此。我認為有必要了解體位瑜伽對身體的物理影響,即使這並不是練習者練習瑜伽的初衷。

我們可以用單腿繞頭式這個姿勢來說明我的意思(圖A2.2)。要讓腳,甚至是雙腳繞頭式位於頭後,髖部的關節活動度必須比平均水平大得多。如果我們想達到這個姿勢,我們可以開始一

圖 A2.2
單腿繞頭式

項針對髖部進行訓練的計畫,以獲得必要的自由度。

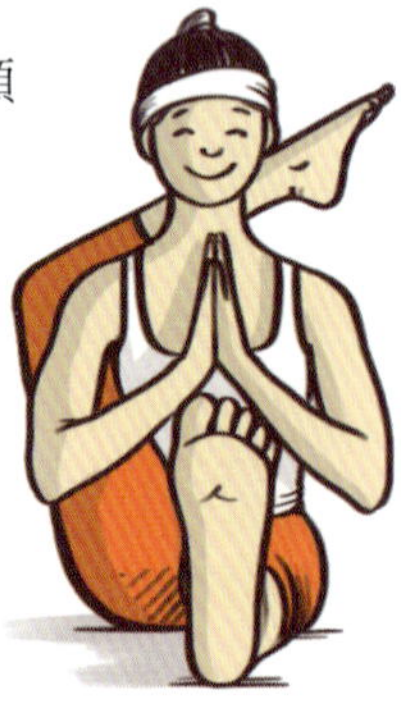

觀察人體是如何構成的,我們就會發現在這個杵臼關節關節處有強大的結構(韌帶)來限制其運動,而這個杵臼關節在設計上是可以移動的。由於它是一個承重關節,需要能夠將運動力從腿部傳遞到骨盆,因此人體也決定這個部位雖然可以移動,但也需要受到限制並保持穩定。而這個姿勢單腿繞頭式需要的關節活動度,遠遠超出了在日常生活中,充分發揮功能的要求,因此很難看到它對身體的潛在益處。即使是在實現這個姿勢的過程中,也會對其他脆弱部位造成壓力,如薦髂關節,脊柱與骨盆的交會處。我們可能會選擇這個體式,作為一項挑戰,或者是因為它是我們設定練習順序排列中的下一個體式(大概是阿斯坦加瑜伽,中級系列的一半),甚至只是因為我們可以做到。

儘管瑜伽是屬於治療性練習及運動的範疇,但這並不意味著所有關於瑜伽的一切都適合所有的人。對於絕大多數,處於人類潛能中間地帶的學生來說,瑜伽所能促進的空間、力量和自由,會普遍提高他們的幸福感。當我們突破界限時,事情就變得不那麼清晰了。當然,在突破界限之前,我們怎麼會知道自己的界限在哪裡。

深入探討

在本書的學習過程中,我們已經討論良好的技巧以及如何安全地完成體式練習。希望你已經了解特定姿勢對身體各部分的影響,並能據此判斷,一系列體位排序動作是

否平衡。這對練習的長期效果來說，應該是個好兆頭，但我們仍然無法確定所有要素將如何發揮作用，因為每個人的起點都不同，個人反應方式也都不同，而且還受到多種環境因素、運動模式和先天條件的影響。

如果我們觀察任何姿勢，就可以嘗試確定我們需要做些什麼，來達到特定的深度。在〈概念要點〉部分，可以幫助我們了解這一點，以及任何潛在的風險。〈概念要點〉中所提到的要點沒有特定的順序，因為每個姿勢或多或少會受到不同元素的影響，當然，許多元素會相互影響，甚至相互依存。例如，你可能會認為某個姿勢需要更大的心理承受力，感覺自己已經獲得了一些力量，放慢呼吸，可能會增強這種感覺。還有一種傾向趨勢是，你會嘗試透過有意或無意使用更多另一種元素，來適應你缺乏的元素（不是缺少，只是需要更多的元素）。我記得我剛開始練習瑜伽時，我有 20 年在健身房的健身經歷，所以我下意識試著想用肌力力量來彌補其他一切。

一開始時，我們可能一次只考慮幾個因素，但隨著對這些因素越來越熟悉，我們就會體會和意識到它們之間的相互聯繫性，並對相互作用的模式更加適應。以柔軟度為例，它是與關節的活動度以及許多其他〈概念要點〉（如壓力、環境影響、神經生理學和肌力力量）都有關聯。

當我們以這種方式，審視一個體位及姿勢時，實際上是在利用模組，對其進行逆向工程。姿勢是由哪些元素所組成，每種元素我們需要多少（當然是大致需要）？這個模組並不意味著是一種科學式的調查或分析，而更像是一種工具，用來提出關於姿勢的有效問題，或許還能為練習的方向或重點提供一些思路。透過這種方式來觀察姿勢，你可以開始發現不同姿勢的共同點，以及有時一種姿勢，可能會對另一種姿勢有所幫助，儘管從表面上看起來非常不同。然後，我們可以使用相同的模組，從 A 點（我們現在的姿勢，看起來像什麼）到 B 點（我們的姿勢藍圖），或者思考為什麼某個特定的選項可能更適合個人。

結合實際情況

我們需要牢記，我們可以籠統地以一般方式使用該模組，但它也可以具體到個人化或結果。我們的想法是不要試圖考慮每一個概念，而是只考慮那些適合該姿勢的概念。有時，稍加橫向思考就會發現一些你根本沒有想到的關聯。對一個人來說，各種因素可能是相互關聯的，而對另一個人來說卻不是，可能是主要的影響因素，或者幾乎不重要。隨著瑜伽之旅的展開，不同的概念可能會變得更加突出。我們可以認為，這種模組是可塑的，也就是說，它會隨著時間的推移，而調整和變化。一切的中心是個人。試著記住關於不同〈概念要點〉的內容，以及一些我沒有提到的內容，但你認為合適的概念。我們將用四個例子，來說明一些思維過程：天堂鳥式（*Svarga Dvijasana*）、扭轉半月式（*Parivrtta Ardha Chandrasana*）、花環式（*Malasana*）和手倒立式（*Adho Mukha Vrksasana*）。

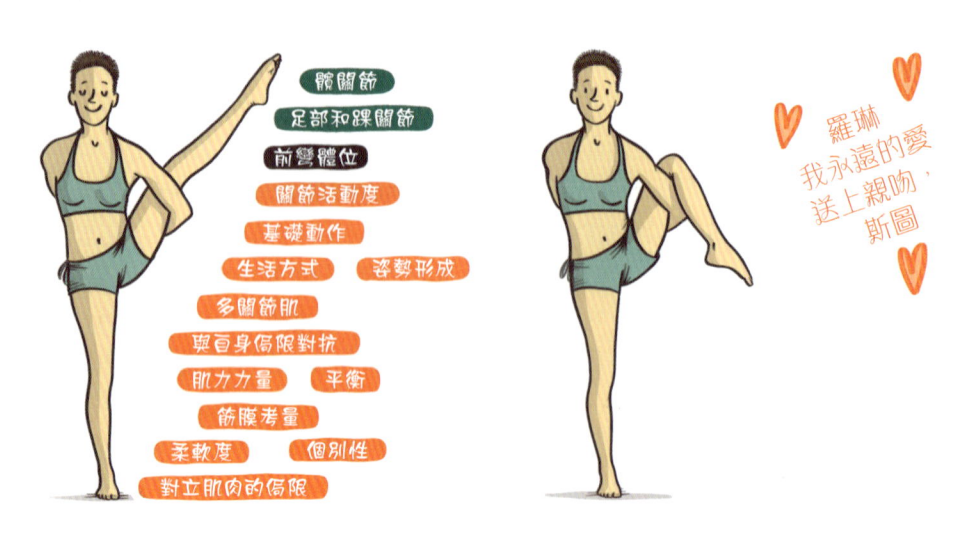

圖A2.3 天堂鳥式。

天堂鳥式

這體式是一個綑綁單腿平衡式，外形簡單優雅，但抬起腿的位置增加難度（圖A2.3）。使這姿勢更具挑戰性的是，伸直上方腿需要主動伸膝，進行膝蓋伸展。這個姿勢的樣式有很多變化，如骨盆的水平度和上方腿部的角度，都會影響動作的可達性和關節活動度要求。幸運的是，有一種屈膝式版本，使這體位適用於多種柔軟度水平。

我們可以先描述一個擬議的藍圖，即骨盆相對方形，脊椎側屈（側彎）最小，腿部緊貼身體（與中心線呈30度左右），肩膀水平，胸前開闊。在現實中，這些要素有很多要調整，因此當我們分解姿勢時，可以解釋為什麼會出現這種情況。

無論是從其他綑綁式（如：綑綁側三角式）過渡轉換動作到這個姿勢，還是單獨設置這個姿勢，基本上都是從彎腿前彎式，這個相同的起點位置開始的。

重心主要落在站立的腿上，被綑綁的腿踮起腳尖。綑綁包覆從腿的內側纏繞，學生的身體比例可能決定是否需要輔具瑜伽繩或綑綁帶。即使是起始姿勢設置，也可能對一些學生已構成挑戰，因此一個更好的選擇是，將被綑綁腿的腳放在幾個瑜伽磚或墊塊上（圖A2.4）。

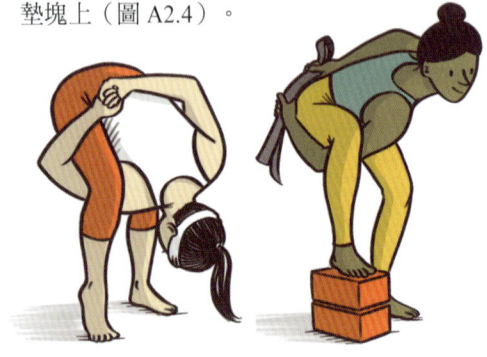

圖A2.4 標準的進入姿勢方式和瑜伽磚輔助方式。綑綁越緊，腿部與身體的貼合越緊密，從而增加了困難度。

第一項測試是，在站立起來時保持平衡。任何有過度內旋傾向的人，都很可能在內側足弓上塌陷，因此需要付出額外的努力，來維持穩固的基礎。一個固定的注視點，將有助於減少任何晃動。腿部的重量會將上半身向前拉，因此豎脊肌要進行等長收縮，以保持脊椎處於中立位置。抬起的腿側骨盆，很可能會稍稍抬起，即使這並非本意，而且側骨盆也很可能會向後方旋轉。只有那些髖部非常靈活的學生（我們稍後會介紹，朝向哪個方向），才能將腿放置在軀幹線的後方。因此，被綑綁手臂的肩部，也會傾向於被綑綁腿部，推向前方，所以儘管肩部很可能會保持向前，但也需要額外的努力抵消這種情況。

在最初的站立姿勢中，髖關節屈曲並略微水平外展。由於膝關節在這一階段，也是屈曲的，大腿後側肌群不會提供任何阻力，因為它們是多關節的。雖然髖關節處於深屈狀態，但彎曲的膝關節會減少張力，就像任何前彎動作一樣。

你是否還記得第 1 章〈與自身侷限對抗〉中的一個實驗：在半快樂嬰兒式中，下方大腿被固定在原地，同時嘗試伸直上方腿？我們當時討論的姿勢是螢火蟲式，雖然你可能認為它和天堂鳥式看起來一點也不相像，但相似之處確實存在。想像一下，如果在螢火蟲式中，把臀部放低到地板上，然後把騰出的雙臂被縛住在背後，你就會看到類似於「天堂雙鳥式」的動作。因此，試圖伸

直腿的問題同樣會在這裡出現。髖關節已經屈曲得很深，只有那些直腿髖關節有足夠屈曲度的學生才能完全伸直腿。如果受限的學生奮力伸直腿，很可能會將大腿拉離身體。這就會需要找到一個合適的使力啟動位置，即更多的髖部屈曲和更少的膝部伸展，或者更少的髖部屈曲和更多的膝部伸展。

股四頭肌必須向心收縮，才能伸展膝蓋（伸直腿部），而來自膕旁肌的強大拉伸阻力，會阻止這種情況發生。腿部並不是要筆直地指向上方，因此這個姿勢中，也有一些水平外展，但除非骨盆的角度發生巨大變化（圖 A2.9），否則內收肌（對立肌）不會成為最大的阻力來源。我們在第 2 章〈柔軟度〉中也談到了，與肌肉肌腱單位（MTU）有關的僵硬特性。如果學生的組織屬於這種類型，那麼他們很可能無法再現，與被動時執行的相同關節活動度深度。換而言之，這意味著他們無法完全伸直腿部。

如果腿稍稍偏向軀幹一側朝向地面，則與仰臥手抓腳趾伸展式 B 有另一種相似之處。與其將腿伸直到身體側邊，不如嘗試重現在天堂鳥式中，同樣的抬腿角度。這使它成為一個很好的預備式或家庭伸展功課，因為動作的關節活動度及幅度和身體的定位，可以與平衡元素分開練習。當抬起的腿試圖模仿在天堂鳥式站立姿勢中的位置時，地板也會對骨盆和軀幹位置的變化，提供很好的回饋（圖 A2.5）。在地板上練習的腿定位，也是站立式時的腿定位，保持伸直並用力壓開。這就是圖形思維的美

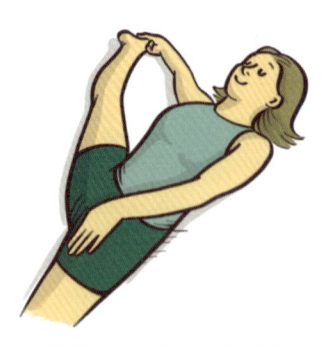

圖 A2.5 想像一下，將其旋轉到站立位置的腿定位，然後加上綑綁。這非常相似。

妙之處。它將為你提供可達成性、準備性或家庭伸展功課的想法。

我曾提到半快樂嬰兒式，我認為這也是練習髖關節屈曲的絕佳預備姿勢。同樣地，自由的那條腿也要活躍保持啟動狀態。將這個姿勢從仰臥（臉朝上）翻轉到俯臥（臉朝下），就成了蜥蜴式（圖 A2.6）。我喜歡後腳的腳掌球著地，因為這有助於增強腿部力量，但也可以根據需要，在後腳掌著地和膝蓋向下壓入腳背，這兩者之間進行切換。前腿腳掌只向外轉動到足以反映大腿方向的程度。

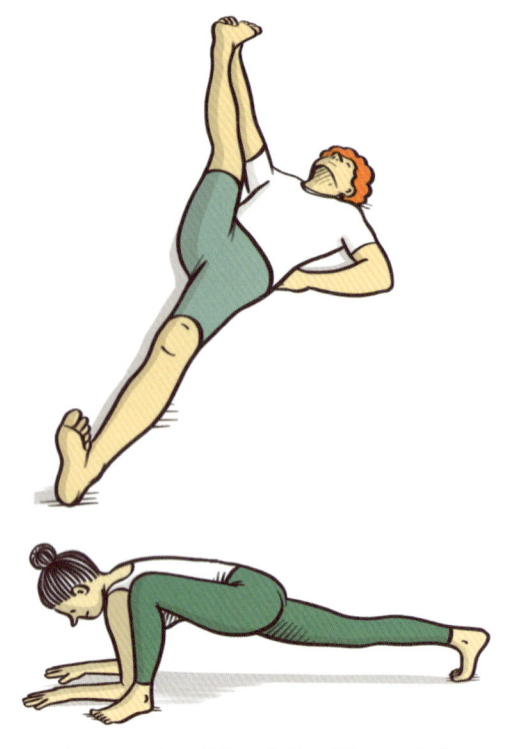

圖 A2.6 半快樂嬰兒式（上式）和蜥蜴式（下式），都非常適合練習鍛鍊屈髖的選擇。

如果我們繼續在蜥蜴式的基礎上稍微往上移動一點，向內在前腿上形成一個綑綁，外旋臀部，後腳著地，我們就會進入綑綁側三角式。現在，我們可以重塑一個與天堂鳥式相似的姿勢，但卻是側向的。當然，前膝是屈曲的，但我們要進入髖部並進行綑綁（圖 A2.7）。

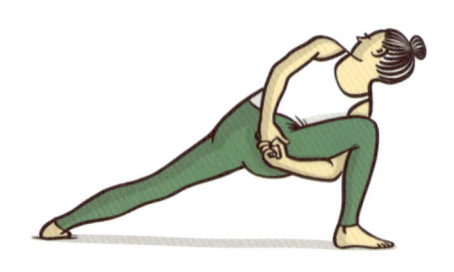

圖 A2.7 像這樣一個類似的綑綁動作，而無需擔心平衡問題。

對立肌肉的侷限

我認為完整版天堂鳥式是可以被視為一個巔峰主體體位，因此在嘗試進入這姿勢之

附錄 2：斯圖的無限複雜性之簡單模組　　359

筋膜考量

前，身體應需要做好充分的準備。因為我們正試圖透過抬起的腿處於深度直腿屈髖狀態，站立起來，大腿後側肌群將是阻力最大的肌肉。當我們把這個姿勢歸入前彎體位組時，我們不妨回想一下，影響前彎體位的所有層面有哪些。在做這個姿勢之前，不妨多做一些柔和的前屈、髖關節旋轉和內收肌拉伸動作。如果我們還考慮到身體後線的概念，我們可能還想嘗試一下，腳是蹠屈是背屈，是否會有任何區別。

此外，為了保持平衡動作，所有相同的準則都適用，即重複、固定的凝視點、堅定但給予伸展空間的身體、專注、基礎穩固和從容安逸。你將沒有空閒的雙手，所以之前提過的魔拳是不適用的。舒適度是一個核心面向。如果你只是想從姿勢中跌落，那麼追求榮耀就沒有什麼意義了。相反地，經常讓身體接觸，並處於這個體位，讓它自己想

平衡

辦法並弄清楚，這一切到底在做什麼。找到穩定性、力量、呼吸和平衡，隨著時間的推移，以更多的努力在試著將腿伸直（圖 A2.8）。

圖 A2.9 中的客座學生非常柔軟，展示

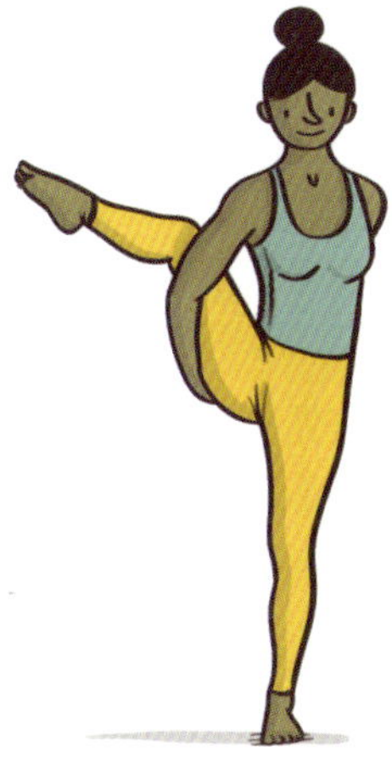

圖 A2.8　這是一個很好的定位點，在保持良好姿勢的同時有意識地努力伸直腿。

的是單邊臀部抬高的版本。這使它更像站立側滑劈腿，因此，內收肌是否願意拉長會成為關鍵因素。脊椎也必須做更多的側彎，才能使身體從傾斜的骨盆直立起來。

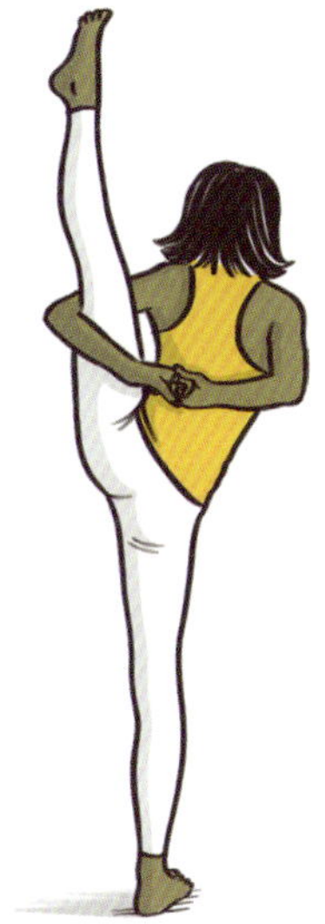

雖然這是一個具有挑戰性的姿勢，但有很多方法，可以讓它變得容易和有價值。用瑜伽磚或墊塊墊高身體，用瑜伽繩或帶子幫助綑綁，抬起的腿保持彎曲，甚至改為抱膝版本。考慮將這個姿勢融入每天日常生活中，比如等公車或與朋友聊天時。

圖 A2.9　隨著身體形狀的改變，關節運動也會改變，特定肌肉的影響也會改變。

生活方式

扭轉半月式

哦，天哪，這個姿勢可真棘手（圖 A2.10）。又是單腿平衡，這次站立的腿前彎 90 度，主動扭轉，而後腿可以像風向標一樣，自由擺動。只要一個人能有在手杖式中坐直所需的柔軟度，他們就有足夠的髖關節屈度來完成這個姿勢，但他們有肌力力量嗎？

由於頭部、軀幹和手臂通常比腿重，重力會將身體上端帶向地

重力

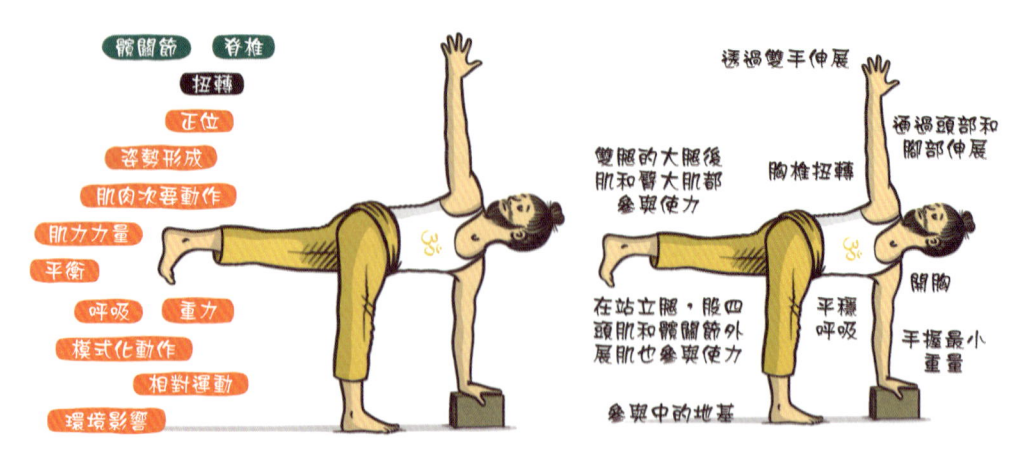

圖 A2.10 扭轉半月式。

面，並圍繞站立腿髖部的固定點轉動。伸展臀部的肌肉（膕旁肌和臀大肌）將處於等長收縮狀態，試圖保持上半身和站立腿之間的 L 型關係。背部的上方豎脊肌，同樣處於等長收縮狀態，這一次是為了保持脊椎的自然曲線，並防止上半身下垂。股四頭肌的作用是保持站立腿膝蓋的伸展。平衡與之前的平衡動作一樣，良好的基礎和主動活躍的足弓，對於盡量減少不必要的搖擺非常重要。

重力也會影響後腿的動作，扭轉半月式本質上就是一個倒置的手抓腳趾單腿站立式抬腿。換句話說，與地面平行，膝蓋是朝下，而不是膝蓋朝上。動作就會相反。髖關節將不得不保持伸展，而不是努力保持屈曲（膕旁肌和臀大肌）。在這兩種姿勢中，膝關節都是伸直的，但在手抓腳趾單腿站立式（UHP）時，重力意味著股四頭肌必須保持膝關節伸展，而在這個姿勢中，重力在做這項工作保持膝關節伸展。對於膝蓋容易過度伸展的學生來說，這將是其中一個需要對站立腿和停在空中腿保持警惕的場合。即使不負重，但保持膝蓋微彎也有助於強化健康的模式。

在考慮扭轉之前，我們將繼續專注於重力問題，並考慮身體與支撐基底的關係。我們已經決定我們更需要抵抗向前傾斜，但現在我們可以從一側到另一側思考。

站立腿的腳是我們的支撐基底，但除非我們做些什麼，否則它不會成為我們身體寬度的中心。因為我們是單腿站立，所以骨盆的另一側得不到支撐，會被拉向地面。這就相當於站立腿的臀部，會有一些水平內收（骨盆會相對於站立腿移動）。為了保持骨盆水平，髖外展肌必須抵抗這種力量（等長收縮）。然而，除非我們將骨盆向站立腿一側橫移，否則我們的重心仍不會超過支撐基底，它們將不得不更加努力地工作。

附錄 2：斯圖的無限複雜性之簡單模組 | 361

再次在手抓腳趾單腿站立式（UHP）中學到將重心向側面移動的經驗，也可以適用在這裡。如果我們將骨盆向站立腿一側充分移動，使肚臍與大腳趾大約落在同一條線上，那麼我們的支撐基底兩側的重量就應該差不多相同。

你還可以觀察到抬起的腿，髖關節內收，使其越過中心線。這是你的身體在試圖努力幫助你。這個動作再次將更多的重量帶到站立腿一側，但卻扭曲了姿勢的形狀。因此，需要注意這種情況，並透過收縮同一伸展髖部的外展肌來應對。

肌肉次要動作　外展、內收、屈曲和伸展髖關節的肌肉，通常具有旋轉的次要作用，甚至可能具有旋轉的主要作用和外展或內收的次要作用。例如，當髖關節處於某些位置時，一些深層外旋肌也能幫助髖關節外展，而伸展髖關節的臀大肌，也能幫助髖關節外旋。這意味著在這樣的姿勢中，我們總會注意已經引入了一些旋轉。通常情況下，站立的腿會得到糾正，因為我們會參照周圍的環境，但抬起的那條腿是看不見，而且經常會在空中出現外旋的情況。將注意力集中到這裡，並用一些內側旋轉來對抗，以保持使膝蓋朝向地面。

我想，要完全理解最後幾段的內容，是一個相當大的挑戰，這也是意料之中的，因*姿勢形成*為我們正試圖將我們的概念應用到一個形狀上，而這個形狀的方位可能與我們學習動作時的方位不同。如果你感到吃力，那是正常的。想想上述動作，在標準方向上的樣子，然後想像在旋轉身體時，保持相同的關係應該會有所幫助。

請記住，我們可以在靜態腿上，移動骨盆；也可以在靜態 *相對運動* 的骨盆上，移動腿，關節的動作是一樣的，即使重力和方向決定哪些肌肉在工作。關於這些訊息及內容，如果需要的話，一次消化一點。

我們還沒有加入扭轉動作的成份，因此這個姿勢更接近於戰士三式，而不是半月式因為骨盆與地面平行而不是垂直（圖A2.11）。這使得它非常適合練習所有相同的穩定動作和正位對齊定位，而不必擔心扭轉。我認為如果你能在戰士三式中，練得很好很強壯，那麼扭轉半月式的最終形態，就有可能與藍圖相似。

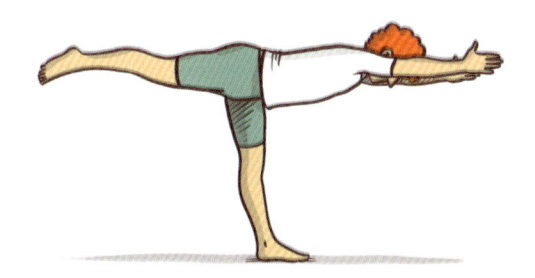

圖 A2.11　戰士三式是練習相同腿動作的完美姿勢。若將雙臂向兩側伸展，使這個姿勢更容易保持平衡，並且有機會將肩部動作融入其中，而沒有出現麻煩的扭轉。

在第 16 章〈扭轉體位〉中，我曾建議通常要讓骨盆與扭轉方 *扭轉* 向一致，這樣對腰椎和薦椎區域會更健康。然而，在這個姿勢中，雖然沒有任何禁忌，但讓骨盆隨著軀幹轉向站立腿一側而旋轉，會將無支撐的一側拉向地面從而扭曲姿勢。我建議骨盆保持水平，旋轉僅限於胸椎。由

脊椎 於沒有槓桿，這個姿勢可以理想地反映真正的脊椎旋轉。與其設定上將手指向天花板的目標，不如專注於乾淨俐落的姿勢。

正位 由於我們不希望增加任何一側的縮短或脊椎屈曲，因此透過頭頂和抬起的腿伸出，有助於身體向前方及後方伸展，保持身體的長度。可以在手下使用一塊瑜伽磚或墊塊，彌補腿和手臂長度的差異。藉由將手放在瑜伽磚上面，試著達到接地並拉長身體，同時另一隻手伸向遠處並壓低肩帶，這樣就能為胸部和上背部創造空間。不要急於利用底部手掌，在地板或木塊上的摩擦力幫助拉動身體，而是要啟動斜肌積極參與，並使之鍛鍊來代替。

脊椎 我患有脊椎側彎症，因此導致我向右轉時受到限制，我發現這種姿勢比坐姿更能突顯出身體兩側之間的差異。它不僅是一種主動性的扭轉，而且手離指向天花板的距離，似乎比你向身後轉到多遠的距離更容易判斷。在分別研究和練習了平衡和穩定元素後，我們還可

扭轉 以嘗試沒有平衡元素的類似扭轉。像站姿開腿前彎式這樣的姿勢就很適合，因為從骨盆到頭部的形狀和方向都是一樣的（圖A2.12）。由於寬大距離的站姿會降低骨盆的高度，因此可能不需要在手掌下放置墊塊。扭轉時的主要差異是，如果骨盆也開始旋轉，就會更難察覺。請密切地注意腹股溝內側（內收肌）兩側之間張力變化的蛛絲馬跡，或請他人給予你回饋。

最後，如果剛好有一面牆便於使用，這是利用周圍環境的最佳姿勢（圖A2.13）。

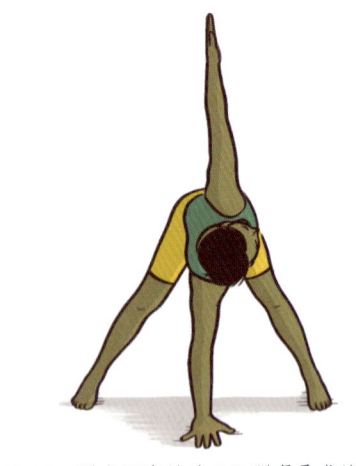

圖A2.12 對這個姿勢的正位對齊要求越嚴格，就越能接近我們的目標姿勢。

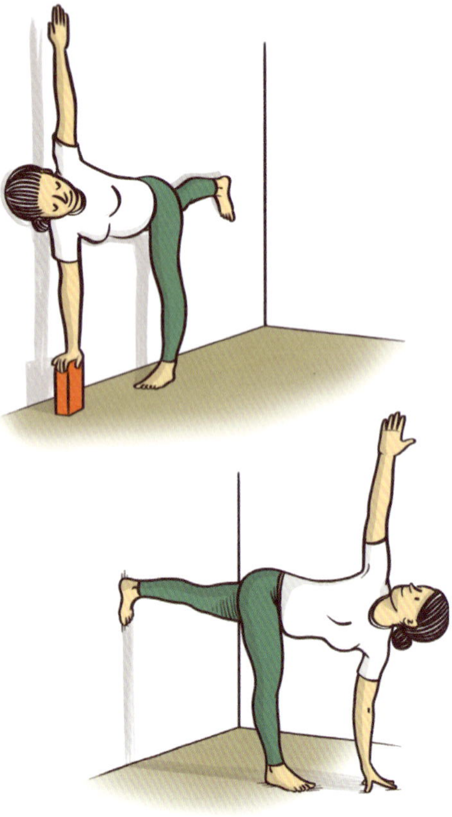

圖A2.13 利用環境來精進你的技術。

花環式

環境影響 抬起腿的腳可以放在與臀部同高的位置，這樣可以大大地減少平衡因素，並能安全地探索扭轉動作。這對腿部的正位對齊也是很好的訓練。改變姿勢讓你自己處於側身，會改變感受有助於髖關節位置的本體感覺，和任何屈曲的引入，因為背部可以放置在牆上。減少這兩種變化對平衡的需求就能在姿勢上花費更多時間，有助於增強腿部和臀部的力量。雖然底部的手是放在墊塊上的，我認為最好設想一下，你可以把手移開，但仍然保持同樣的姿勢。這將再次地使腿部需要更加賣力的使力。

呼吸 雖然呼吸是整個瑜伽練習的核心，但在扭轉和平衡體位練習中，我尤其能感受到與呼吸的聯繫。在同一個體位中，結合這兩種元素，提供大量的機會去尋找輕鬆、均勻的精煉品質，並觀察它對身體姿勢的影響。

對於有些學生來說，下蹲似乎是很自然的事情，而對於另一些學生來說，則是最笨拙的事情。我在書的前半部分，介紹了蹲姿作為基本動作之一，以及將這種姿勢融入在你的生活方式的理念。如果你能舒適地做出這個姿勢，這是一個很好的熱身姿勢，但它本身也可以被看作是一個獨立的姿勢（圖 A2.14）。 *基礎動作*

簡單的解剖學分析表明，這個體位花環式涉及膝關節和髖關節的深度屈曲、踝關節背屈和一些脊椎屈曲。我們可以將其歸入為屈膝前彎體式組。手臂的動作及位置不會限制下蹲動作，但會影響重心進而影響平衡。如果手臂伸到膝蓋前方，就會起到平衡重量的作用，使重心向前移動。相反地，如果將手臂放在身體後方，重心向後移動，則會帶來巨大的挑戰。 *平衡* *重力*

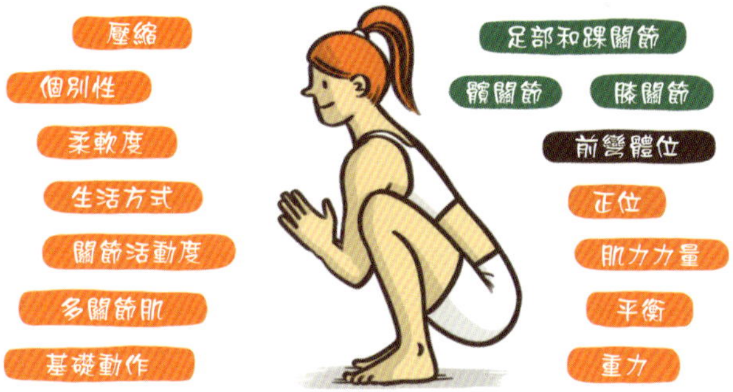

圖 A2.14　花環式。

下次下蹲時，試著玩一下。將雙腳和膝蓋併攏，就像做套索扭轉式需要做的那樣，等下蹲扭轉動作時，可以阻止胸廓在雙腿之間移動，這將強調良好髖部背屈的必要性。如果學生的身體比例，包括粗腿、大胸廓或大臀部，那麼將額外地增加將重心轉移到支撐基底上的難度。

前彎體位

透過觀察髖關節，我們可以了解對於某些人來說，他們的股骨頭長度和角度、骨盆寬度和方向以及髖臼（髖關節窩）深度的特定組合，可能會使某種特定的基礎寬度和大腿角度更加合理。不過，從正位對齊的角度來說，我認為定位的目標是雙腳比臀部稍寬，盡可能減少向外（大約 10 度），除非有意地瞄準大腿內側。大腿外展得越遠（越寬），腹股溝（內收肌）受到的拉伸力就越多，見圖 A2.15。

髖關節

個別性

正位

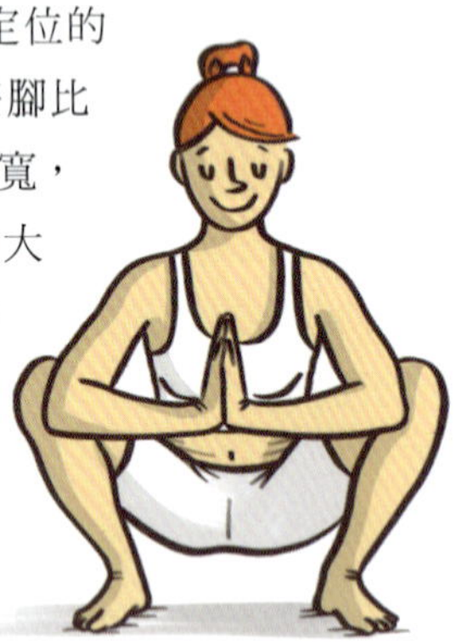

圖 A2.15　膝蓋和雙腳向外翻的角度，會改變對內收肌的伸展。

膝蓋朝前的原因是，這是一個更實用的姿勢，可以從這個姿勢轉換動作過渡到站立姿勢，或為半蓮花坐蹠腳式等體式做準備。但也完全地可以嘗試不同的角度，以探索強度如何變化。

通常，當我看到學生的雙腳向外伸展時，因為本身身體限制條件決定了他們只能這樣做。內側足弓內陷，或者膝關節與腳的運動方向不一致。這將對這些部位造成不必要的壓力，並導致基礎不穩。無論為雙腳選擇什麼角度，都必須優先考慮膝蓋也指向同一方向。

下背部將會處於一定程度的屈曲，但不應透過度誇大這一動作擺脫其他部位的限制。相反地，最好是拉長骨盆坐得高直。一旦找到了這樣做的自由度，就不再需要手臂來保持平衡，這樣手臂就會可以處於許多不同的位置，並增加體位的多樣性。

每當一個姿勢要求關節接近其最終關節活動度時，就值得考慮壓縮力是否在其中發揮了作用。我就不再贅述所有細節，因為我們已經在第 2 章〈壓縮〉和相關的〈身體部位〉章節中介紹過了。如果我們從基礎開始，那麼踝關節前部、距骨上的脛骨會有硬壓縮、膝關節處的軟壓縮（肉對肉）、髖關節處的軟壓縮（軀幹到大腿）或中等壓縮（髂前上棘和股骨之間）。如果可以排除這種情況，我們就可以繼續更深入姿勢，如果不能排除，則保持或減少當前的深度。

壓縮

足部和踝關節

在解決這個姿勢的定位問題時，有幾個方面通常很容易辨別出來：腳跟不能著地放在地板上，下蹲得不夠深，或者很難保持平衡，因為學生會覺得自己隨時都會向後倒下。我曾在觀察過泰國本地的園丁，他們一蹲就是好幾個小時，甚至懶得站起來，就在那裡拖著腳蹲著，走來走去，所以如果一切都能

柔軟度

生活方式

充分正位對齊，這個姿勢在某種程度上是自我支撐的。不像許多其他姿勢，一做就會感到疲勞。我記得看著一些艾揚格的學生們，保持停留在戰士二式許多分鐘，我就在想：「寧可是你這樣，也不要我這樣！」

在開始練習這個體式，以獲得更深的深度時，我們要考慮在類似的體式中是否存在這些元素，以及在哪些地方，可能會受到限制。例如，快樂嬰兒式的髖部位置與之類似，但這體位的膝關節屈曲較少，沒有背屈，也無需擔心平衡問題（圖A2.16）。

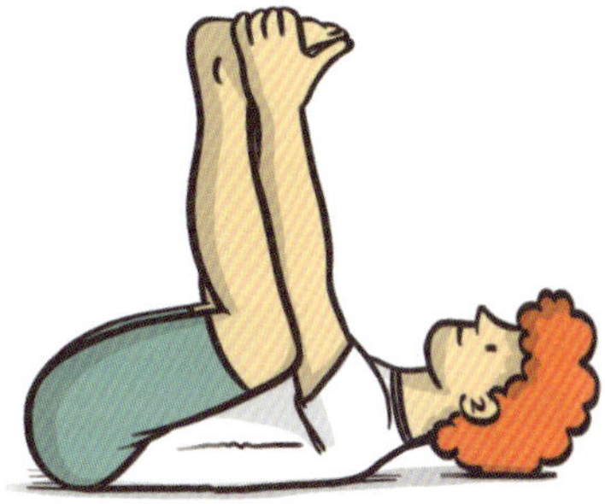

圖A2.16 試著獲得髖關節的深度屈曲。

我們知道如果在快樂嬰兒式中，膝蓋沒有與胸廓平齊或低於肋骨，那麼無論膝蓋和腳踝需要額外做什麼，髖部的同樣限制都會轉化到花環式中。如上所述，屈膝髖部屈曲時遇到困難，這將使重心進一步地向後移動，將會很難保持並停留在這個姿勢。這個姿勢必需的其他關節運動是，膝關節屈曲和踝關節背屈，缺少其中任何一個，也會使重心進一步地後移。是否有足夠的膝關節屈曲，可以透過當趴臥面朝下躺著時，將腳跟放在臀部上來評估，而是否有足夠的踝關節

背屈能力，可以透過在練習低弓箭步時（後膝關節放在地板上）或傾斜下蹲時，將膝關節放在踝關節前面來評估（圖A2.17）。

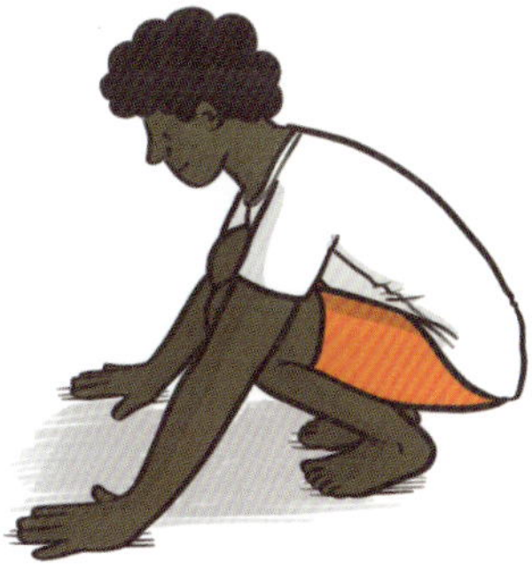

圖A2.17 我稱之為傾斜下蹲。這個想法是身體前傾，而讓重心帶著腳跟，向地板的方向移動。這是測試踝關節背屈的好方法，也可以讓你停留保持數次呼吸的位置。

類似可用來觀察的姿勢還包括，坐在腳跟上，小腿著地的姿勢或屈膝的英雄式和背屈的幻椅式（圖A2.18）。

這個姿勢涉及到髖關節、膝關節和踝關節等相鄰關節的大範圍關節活動度，因此，值得考慮的是，是否有任何多關節肌肉可能受到了足夠大的拉伸，從而限制了關節活動度。但事實上沒有，我會解釋原因。要對多關節肌肉進行拉伸，它所穿過的兩個或多個關節，必須以一種能夠拉長肌肉的方式進行定位。

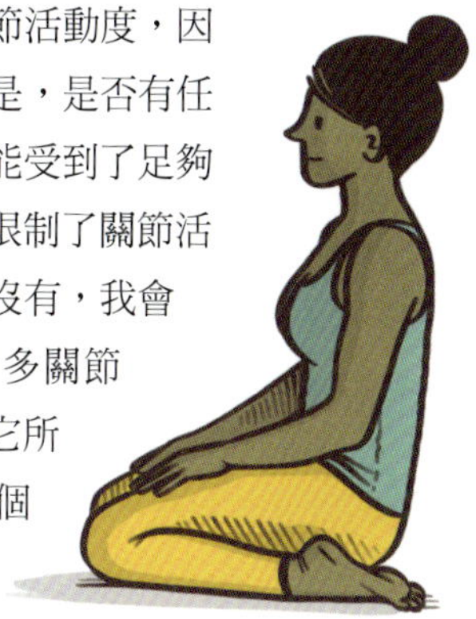

關節活動度

圖A2.18 坐在腳跟上或停留在英雄式中，既能測試，又能鍛鍊下蹲時的膝關節深度屈曲。

在花環式中，關節運動的組合不會出現這種情況。具體來說，我們感興趣的動作是髖關節屈曲、膝關節屈曲和踝關節背屈。股直肌（股四頭肌）和膕旁肌穿過膝蓋和腳踝。

然而，膝關節屈曲與髖關節屈曲的結合，意味著它們所有的伸展都會減弱，因為肌肉的一端更靠近另一端。除了要使股直肌受到明顯拉伸，髖關節就必須處於伸展狀態。而對於膕旁肌來說，膝關節必須處於伸展狀態；對於腓腸肌來說，膝關節必須處於伸展狀態而不是屈曲。

由此我們可以確定，如果存在肌肉對關節活動度的限制，那麼這種限制一定跨越各個關節的單關節肌肉。即其他三塊股四頭肌（膝關節屈曲）、臀大肌（髖關節屈曲）和比目魚肌（背屈）。

多關節肌

這也會導致並影響體位排序和家庭伸展功課。理想的姿勢是模仿相同的關節運動組合，即髖關節屈曲和膝關節屈曲或髖關節屈曲和背屈，例如：前者是嬰兒式，後者是幻椅式。還可以使用輔助道具找到可行的姿勢。腳跟懸空並沒有太大意義，因為平衡和基礎都會受到影響。如果腳跟下方有支撐物，身體會更容易放鬆。如果腳跟向下，但重心仍然向後移動，可以抓住前面的某個東西，如桿子或欄杆，或者將屁股靠在牆上（圖 A2.19）。在平衡元素已經處理好的情況下，學生就可以努力釋放限制，並逐漸減少對支撐物的依賴。

我總喜歡考慮一個姿勢是否會具有強化的作用，或者是否可以透過變化式來增加一

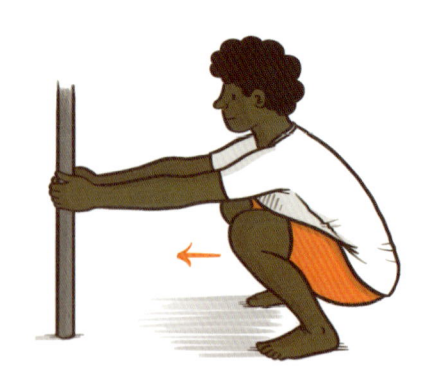

圖 A2.19 向前拉以增加背屈。

些效果。花環式就是一個理想的例子。它讓我想起了「下犬式」，只要有合適並正確的關節活動度做起來幾乎就毫不費力。如果大腿後側和小腿後側相互依靠，並且有足夠的背屈力，就會容易向前移動重心，而肌肉的參與度就會降到最低。相反，如果需要費力才能將重心保持在正確的位置上，那麼前脛肌（踝關節背屈肌）就會開始疲勞和發熱。

肌力力量

讓快樂和不快樂的蹲下者公平競爭的一種方法是，將底部位置抬高約 1 到 2 英吋（2 到 5 公分）（圖 A2.20）。現在，每個人都要啟動身體，因為腿部肌肉必須頂住重力，以支撐身體重量。股四頭肌將抵抗膝關節屈曲，膕旁肌和臀大肌將抵抗髖關節屈曲。

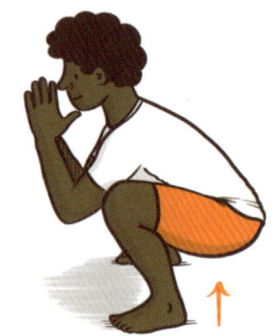

圖 A2.20 只抬起幾公分。

附錄 2：斯圖的無限複雜性之簡單模組　367

如果你還記得收縮模式，那麼它們最初會同心啟動，以執行向上抬起，然後等力收縮以保持姿勢。降低向下則會是離心收縮，但時間不會太長，因為希望你只抬起了幾公分。實際上，會傾向於舉得太高，因為這會使動作更容易，因此要注意這種作弊行為。

手倒立式

對於那些小時候做過倒立，或接受過體操訓練的學生們來說，他們可能根本不用考慮就能翻身做手倒立式。但對其他人來說，手倒立式體位可能會讓他們感到恐懼（圖 A2.21）。透過使用不可移動的物體（例如牆壁）來依靠，或學習如何安全墜落，可以消除大部分恐懼。如果一個人對具有挑戰性的情境，有不屈不撓的態度，那對於一般的倒立以及如何應對恐懼，會有相當大的影響，最合適的學習策略就大不一樣。

如果我們暫時忘記，這是倒立著用手保持平衡，那麼還有什麼比用身體形成一條直線更簡單的呢？那麼，從胸部向下，沒有任何問題，但到了肩部，很多人就會感到吃力。所需的關節活動度，是肩關節的屈曲和肩帶抬高（圖 A2.22）。由於電腦辦公的普及，很多學生在做這個動作時，會受到一定程度的限制。一個簡單的評估方法是面朝上躺在地

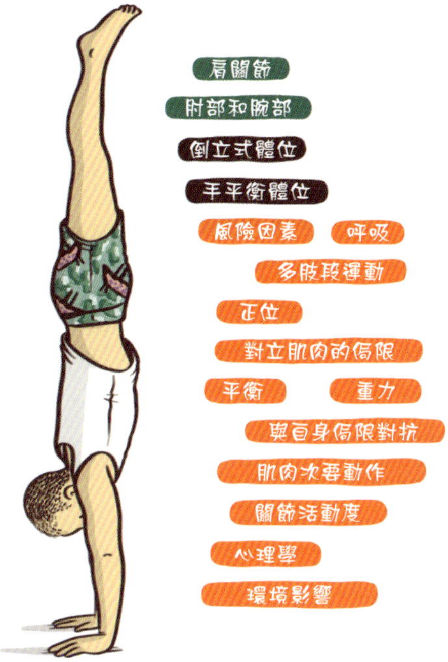

圖 A2.21　手倒立式。

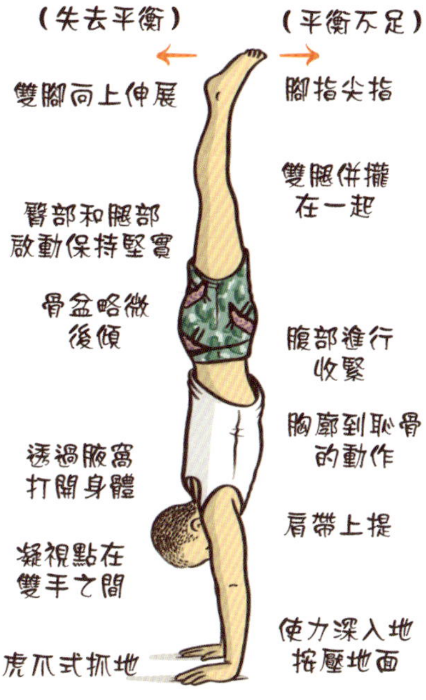

圖 A2.22　手倒立中的正位對齊提示語。

板上，重塑形狀。雙腿併攏，腳尖腳趾伸直，胸廓拉向骨盆，骨盆微微內收，伸直的雙臂伸向頭外，雙臂內側，觸及耳朵。手與手之間有一些空隙，手與地面之間留出一些空間也不足為奇。

肩關節

多肢段運動

因為手倒立式是全身性的動作，我們知道它是一個多肢段性的定位，因此，一個地方的關節活動度若不足，就必須在其他地方加以彌補並進行調整。在這種特殊情況下，將涉及脊椎的伸展，這不會帶來任何風險因素，但會限制可能的進步或變化。不僅需要考慮肩部的動作，還需要考慮手腕的伸展幅度。除非基礎可以成一定角度，否則至少需要 90 度。抬高手跟部可以減少手腕需要伸展的程度。這可以透過使用瑜伽磚來實現，如果在室外，也可以找到一個略微傾斜的地面。人們心理上的傾向是希望可以面向斜坡，因為下落的距離會較小，而且可能更容易抵禦失去平衡。然而，這將增加而不是減少手腕的伸展量。如果恐懼是一個因素，那麼若有位看照者在旁，應該可以減輕恐懼。

肘部和腕部

心理學

如果所需的正位對齊是從手腕到腳跟，保持並呈現一條直線，那麼可以透過鍛鍊手腕（圖 A2.23）、肩部或兩者的靈活性來實現。被動式伸展可用於針對肩部屈曲和手腕伸展的動作，但由於這姿勢中，肩部屈曲必須主動產生，因此很難克服任何限制。所以加入主動式伸展技巧，也是明智之舉（圖 A2.24）。

正位

當你剛開始練習手倒立式時，以及在此之後的相當長一段時間內，會很難感覺身體

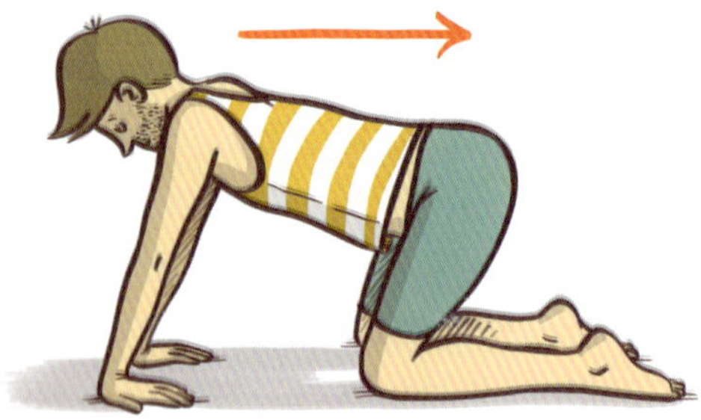

圖 A2.23 腕伸肌伸展，但如果你的手肘部，傾向於容易過度伸展，則應保持手肘部略微彎曲。

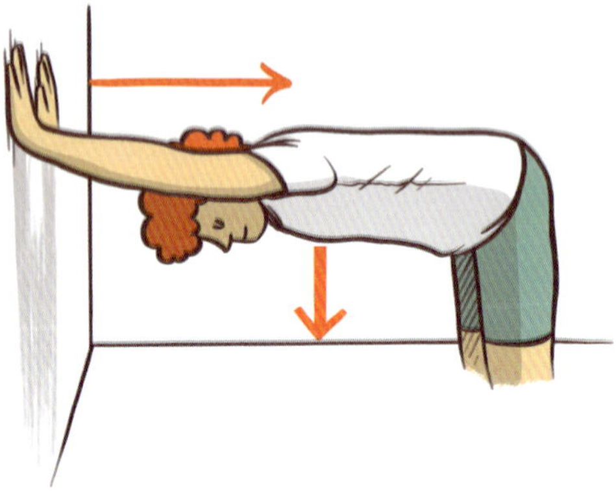

圖 A2.24 在第 17 章中所探討過這是我最喜歡的手倒立式預備練習動作之一。

何時會是伸直的，也不允許有一點曲線滲入姿勢中。利用牆壁是一種建立本體感覺回饋的好方法，這樣就可以在自由倒立時，調整這種回饋。面對牆壁比背對牆壁更好，因為它更嚴謹些，但開始時會感覺更可怕。此外，還需要一些額外的力量，腳才能離牆走得足夠近。

當處於手倒立體位時，身體的重量會對腕部伸展，產生強大的作用力，如果沒有足夠的力量，就

風險因素

手肘和腕部 會使韌帶和肌腱結構，承受過度的壓力。最初，手倒立式的時間和訓練頻率都應保持在較低，並隨著身體的適應，而逐漸增加練習的時間跟頻率，以降低手腕受損的風險。如有必要還是建議使用上文詳述提到的道具。

肌肉次要動作 當關節進入屈曲狀態時，一些橫跨肩部的肌肉，會有內旋的輔助動作。這需要透過控制該運動來實現，正如我們在第 17 章〈肩關節相關體位〉中詳述的「木砧版伸展」（屠夫塊練習）中的那樣。

背闊肌是對抗肩關節屈曲的主要肌肉之一，因為它是肩關節的伸肌。它也是一塊多關節肌肉，附著在肱骨上，經過脊椎，透過胸腰筋膜與骨盆相連。因此，要想有效地伸展它，需要將肩部屈曲和側彎結合起來。

影響肩部屈曲的其他肌肉，有胸大肌和旋轉袖肌群。以水平外展為目標的伸展，可以幫助那些胸部區域前部較緊的學生，因為這與胸大肌的主要作用相反。針對外旋進行具體改進也有助於在手倒立式中，保持整齊俐落的姿勢。

對立肌肉的侷限

肌力力量 即使肩部和腕部的關節活動度足夠，學生也需要有肌力力量，用手臂來支撐身體，並在負重時抬高肩帶。這可以透過延長保持停留在手倒立式的時間逐步增強。保持在高位平板支撐式等姿勢中並停留，進行等長靜態收縮來訓練，以及透過肩胛聳肩等運動練習，訓練前鋸肌和菱形肌也很有益處。

在筆直直體手倒立中重心較高，因此平衡成為是一項挑戰。開始時，採用分腿姿勢會有所幫助，因為這樣可以降低重心（圖 A2.25）。我們不習慣用手保持平衡，因此需要一些時間，才能讓身體開始本能地是用腳保持平衡一樣。反覆練習是身體學會運動控制的關鍵，以達到最初的平衡位置，然後保持平衡。我常常覺得每當身體不斷受到挑戰時，它能更快地適應並掌握技能。因此，一旦在靜態姿勢中，建立了一定程度的安全感，就不妨嘗試增加一些腿部動作，並嘗試新的形狀。這樣，保持靜止就會變得更加簡單。

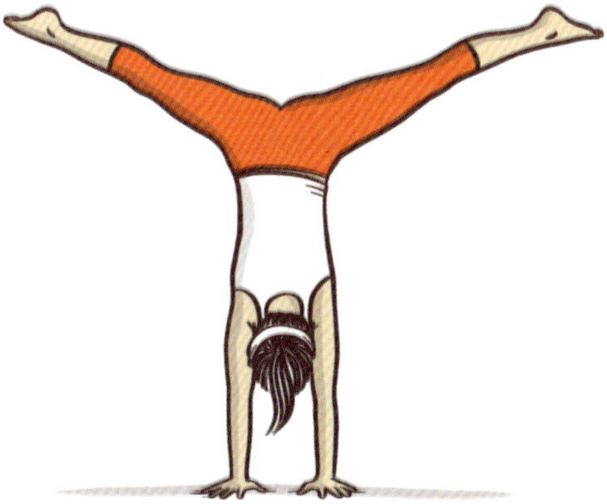

重力

平衡

圖 A2.25　分開腿降低了重心，使平衡更容易保持。

如果手臂彎曲，並且在踢起和保持體位時，都使用了大量的肌肉力量，那麼氧氣需求量就會增加，但胸廓的大幅度運動很可能會對平衡產生負面影響。如果可能呼吸最好淺一些。我更喜歡在進入手倒立式時吸氣，因為我覺得這樣

呼吸

與自身侷限對抗

會給人一種輕盈感。至少我一直以為自己是這樣做的，但仔細觀察後才發現真相。我傾向於在瑜伽環境中進行上述練習，因為我使用的是呼吸和動作同步練習。不過，當在做手倒立式訓練練習時，我會先吸一小口氣，然後在踢腿時屏氣凝神，待建立平衡後再呼氣。我還試圖在 2 秒鐘內，找到一個穩固的直立姿勢，因此憋氣時間並不長。這樣做似乎能使身體中段更加堅硬，但你們可以自己試驗一下。

如果考慮將手倒立式，放在一個更寬泛的體位序列中，則必須確保身體已經準備好滿足要求，尤其是在早期時，手倒立式的要求，可能比許多其他體式要高得多。

手平衡體位　　手腕部應透過活動練習充分暖身，並應包括複製肩部周圍核心動作的體式，如海豚式（圖 A2.26）、主動式單腿下犬式和戰士三式。許多穩定性相關體位，如側平板式、前臂平板式和高位平板支撐式，也值得納入其中

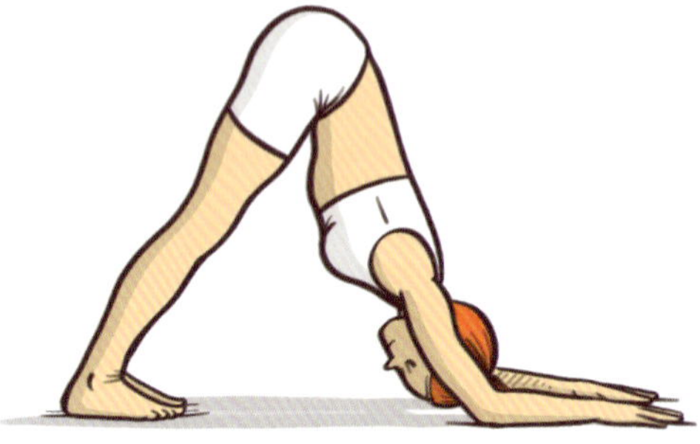

（圖 A2.27）。在不試圖保持停留在手倒立式的情況下，使用多個漂浮踢腿式，將開始增加關節的負重和負荷改善本體感覺，並灌輸在進入姿勢時，使用最小努力的感覺。

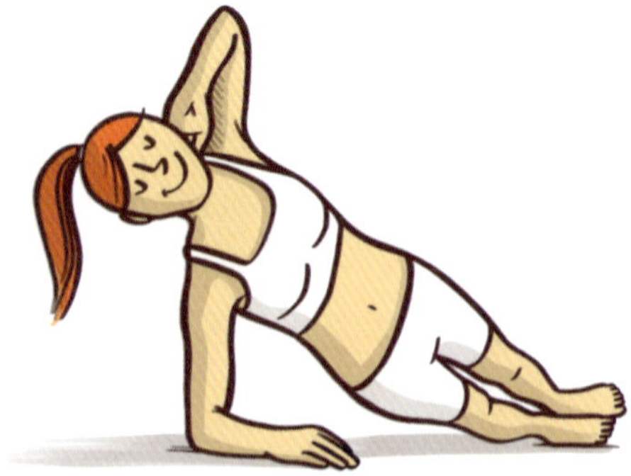

圖 A2.27　側平板支撐式和各種穩定肌群練習，有助於肩部在開始練習手倒立式時，保持健康。肩膀本來就是不穩定。

我要提出的最後兩點雖然簡單，卻給我的平衡之旅帶來了最大的不同。首先，離開你的瑜伽墊。即使是一點點海綿墊，也會破壞你的基礎。**環境影響**
如果我想與地板保持一定距離，我會使用旅行墊，而在室外，我有一塊未上漆的木頭。在沙地上或公園裡，練習手倒立式似乎很誘人，但這種不平整且可壓縮的地基，會對手腕造成額外的壓力。快樂舒適的手腕，意味著你可以更長時間、更頻繁地練習。

另一個對我個人有重大影響的方法是使用手跟上提練習 **肌力力量**
（圖 A2.29），來增強我的腕屈肌力量。該練習的技巧是將身體重心放在雙手上，然後抬起手掌的跟部（向心）來抵抗該負荷。一旦到達頂點後，慢慢降低放下，此時要抵抗

圖 A2.26　我覺得這個姿勢是個殺手鐧。它真正針對的是我肩部外旋和屈曲的限制。不過幸運的是，在手倒立式中，良好的肩帶抬升，可以完全改變這種限制。

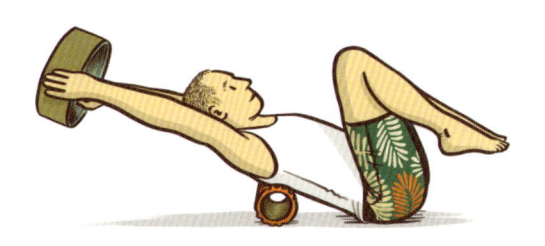

附錄 2：斯圖的無限複雜性之簡單模組　371

圖 A2.28　再次來自第 17 章中的內容，這是我常用的首選伸展方法之一，可以幫助我找到肩部正確的關節活動度。

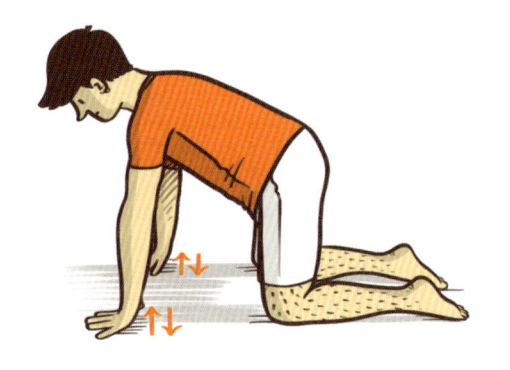

圖 A2.29　舉手練習。

（離心），並重複 10 次。做多組練習是個不錯的主意。加強腕屈肌的力量能顯著幫助你從不平衡中狀態恢復過來，因為你需要將腕部的伸展，從過多轉向較少的狀態。

即使在平衡、疲勞和恐懼的掙扎中，也要不斷尋求平靜的心態。

繼續前進

作為一項練習，你可以想一想這些〈概念要點〉中，提到的一些觀念是如何容易地連結你個人。也許現在你已經想到了一些對你的練習有積極影響的事情，以及將它們融入實踐中，會對其他因素產生怎樣的影響。

我想要讓你們做的是，挑選某個需要練習的項目。可能是力量、平衡、呼吸或模組中的任何其他元素，並選擇在這個時間，專注於該領域並對其進行重點練習。寫下你的期望是什麼，以及你設想將為此項目實行的新工作，如何影響模組中的其他領域。和你的整體練習。一個月後，回過頭看你所寫的內容，看看你的預期有多少實現，哪些領域沒有發生變化，是否有任何領域發生了你意想不到的變化。

透過自我探索，你將會學習和茁壯成長。讓這個過程繼續下去，直到我們在某個溫暖而美麗的地方相遇。

APPENDIX 3

體位法梵文名稱／英文譯名

梵文名稱為斜體字。"Asana" 意為「體位」或「姿勢」。

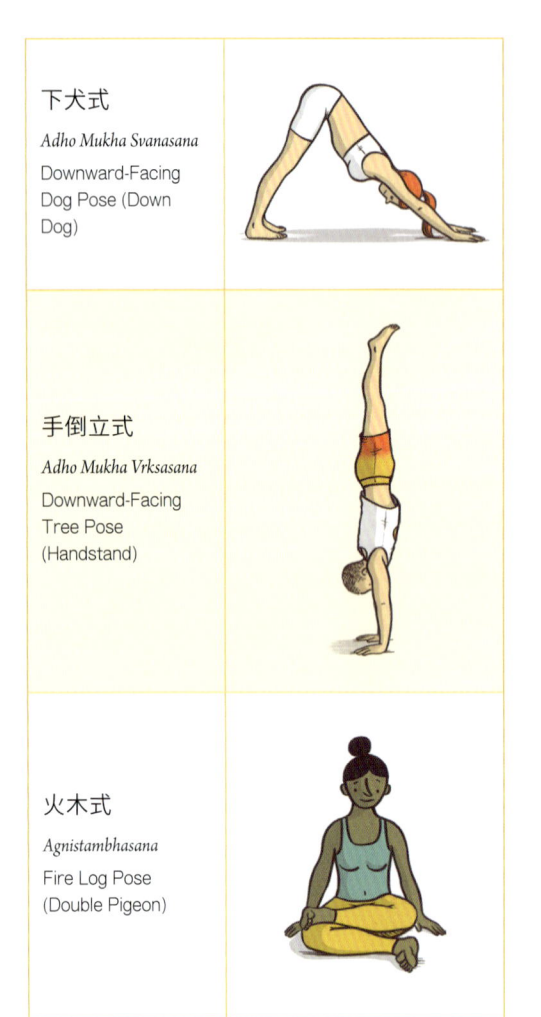

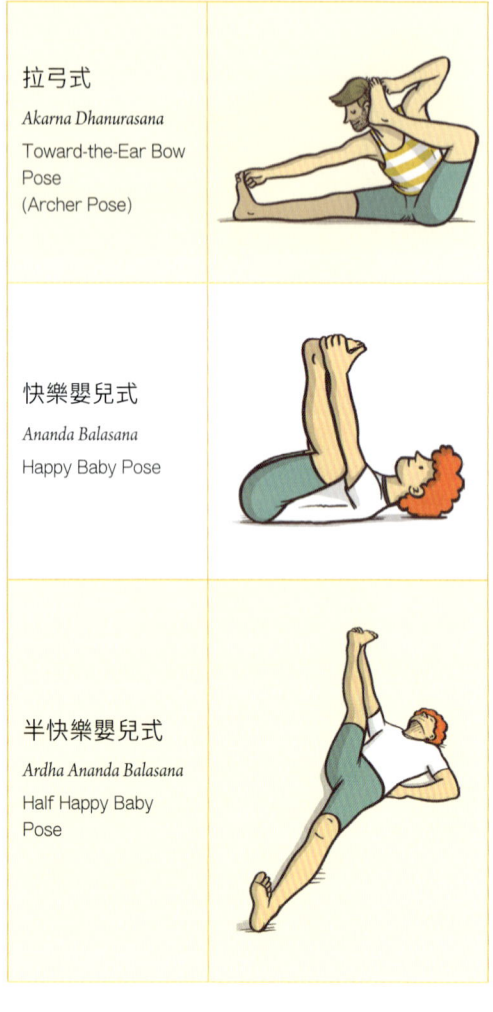

下犬式 *Adho Mukha Svanasana* Downward-Facing Dog Pose (Down Dog)	**拉弓式** *Akarna Dhanurasana* Toward-the-Ear Bow Pose (Archer Pose)
手倒立式 *Adho Mukha Vrksasana* Downward-Facing Tree Pose (Handstand)	**快樂嬰兒式** *Ananda Balasana* Happy Baby Pose
火木式 *Agnistambhasana* Fire Log Pose (Double Pigeon)	**半快樂嬰兒式** *Ardha Ananda Balasana* Half Happy Baby Pose

附錄 3：體位法梵文名稱／英文譯名

半蓮花抓腳西方延展式
Ardha Baddha Pashimottanasana
Half-Bound Lotus Standing Forward Bend Pose

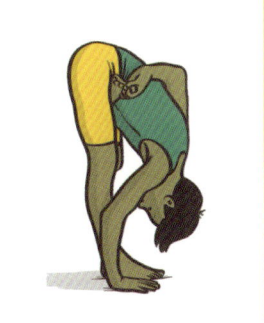

半蓮花坐踮腳式
Ardha Padma Prapadasana
Half Lotus Tip Toe Pose

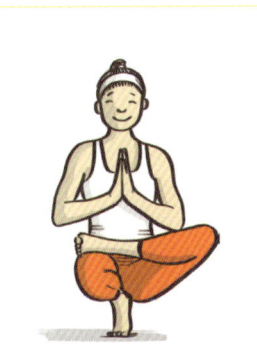

半蓮花抓腳前彎式
Ardha Baddha Padma Padmottanasana
Intense Half-Bound Lotus Pose

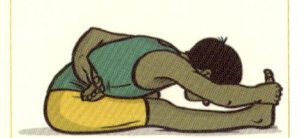

半蓮花坐式
Ardha Padmasana
Half Lotus Pose

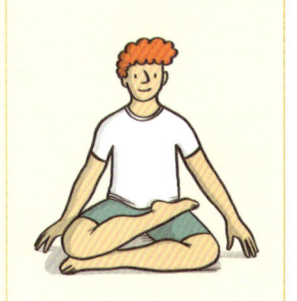

半月式
Ardha Chandrasana
Half Moon Pose

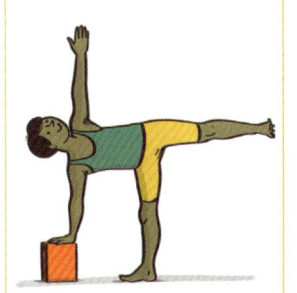

海豚式
Ardha Pincha Mayurasana
Dolphin Pose

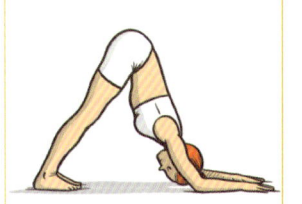

半魚王式
Ardha Matsyendrasana
Half Lord of the Fishes Pose (Seated Twist Pose)

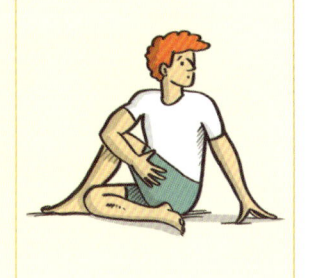

八字扭轉式（雙臂支撐側伸展式）
Astavakrasana
Eight Angle Pose

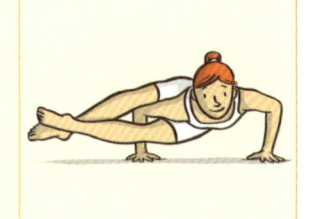

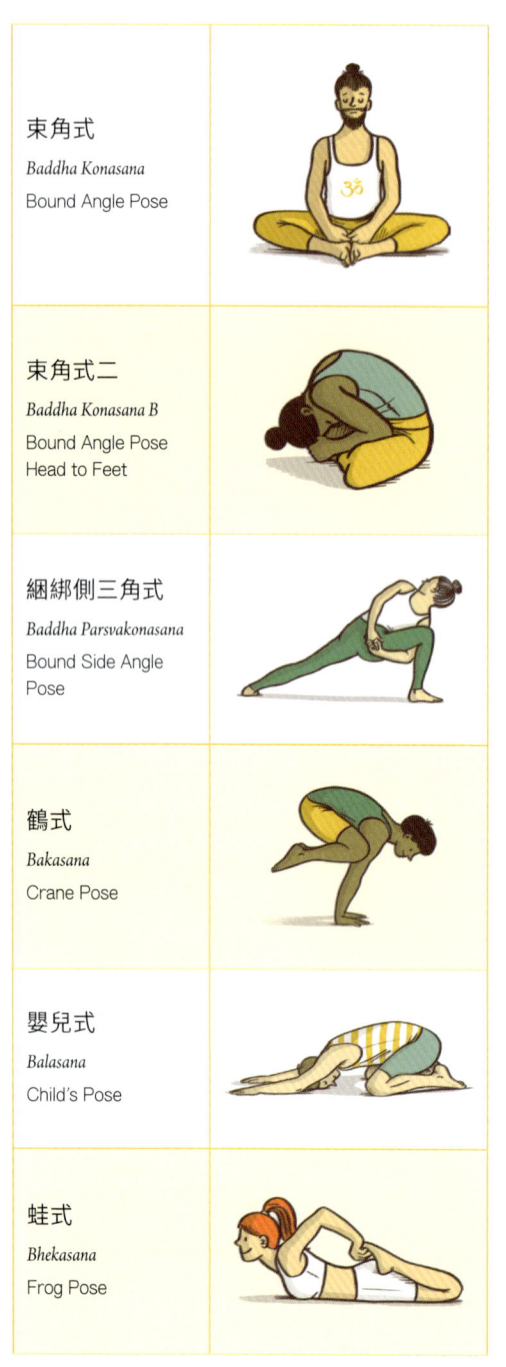

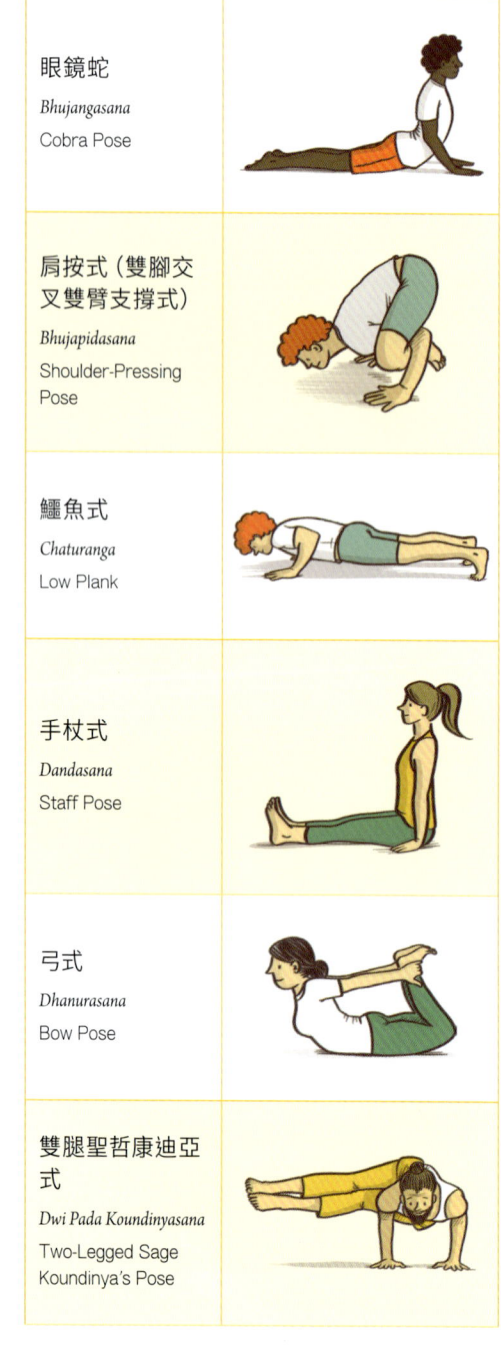

束角式 Baddha Konasana Bound Angle Pose	眼鏡蛇 Bhujangasana Cobra Pose
束角式二 Baddha Konasana B Bound Angle Pose Head to Feet	肩按式（雙腳交叉雙臂支撐式） Bhujapidasana Shoulder-Pressing Pose
綑綁側三角式 Baddha Parsvakonasana Bound Side Angle Pose	鱷魚式 Chaturanga Low Plank
鶴式 Bakasana Crane Pose	手杖式 Dandasana Staff Pose
嬰兒式 Balasana Child's Pose	弓式 Dhanurasana Bow Pose
蛙式 Bhekasana Frog Pose	雙腿聖哲康迪亞式 Dwi Pada Koundinyasana Two-Legged Sage Koundinya's Pose

附錄 3：體位法梵文名稱／英文譯名

雙腳繞頭式
Dwi Pada Sirsasana
Both Legs Behind the Head Pose

單腿鶴式
Eka Pada Bakasana
One-Legged Crane Pose

單腿聖哲康迪亞式一
Eka Pada Koundinyasana I
One-Legged Sage Koundinya's Pose

單腳繞頭式
Eka Pada Rajakapotasana
One-Legged King Pigeon Pose

單腿鴿王式
Eka Pada Sirsasana
Leg Behind the Head Pose

飛鴿式
Galavasana
Flying Pigeon Pose

鷹式
Garudasana
Eagle Pose

牛面式
Gomukhasana
Cow Face Pose

犁式
Halasana
Plow Pose

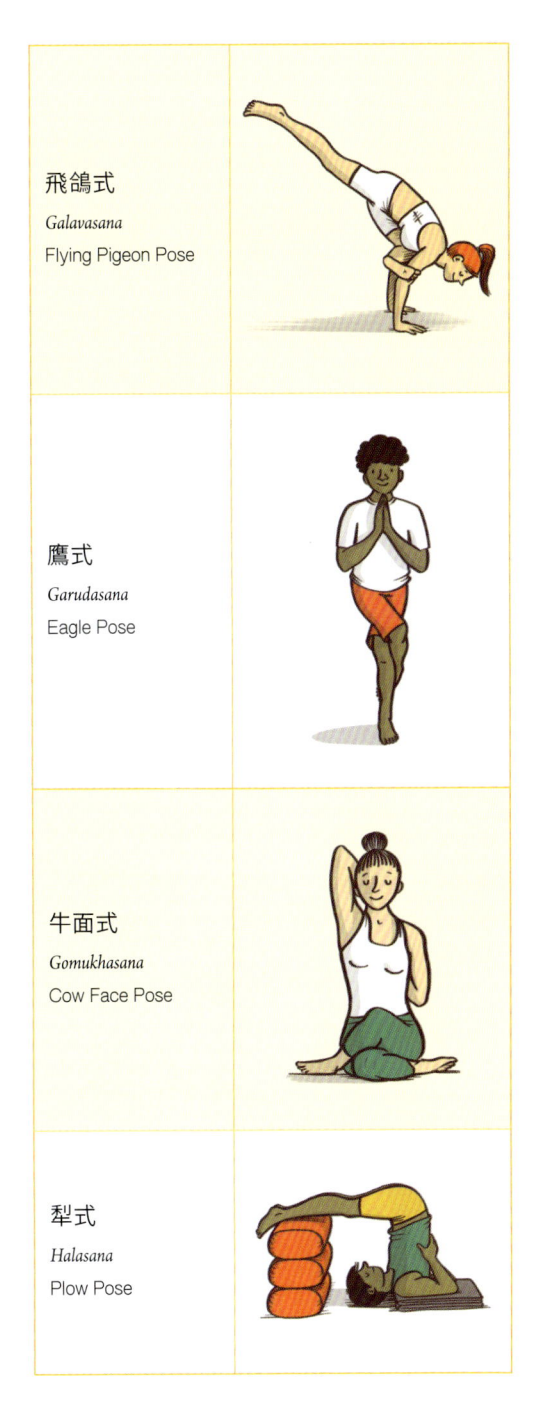

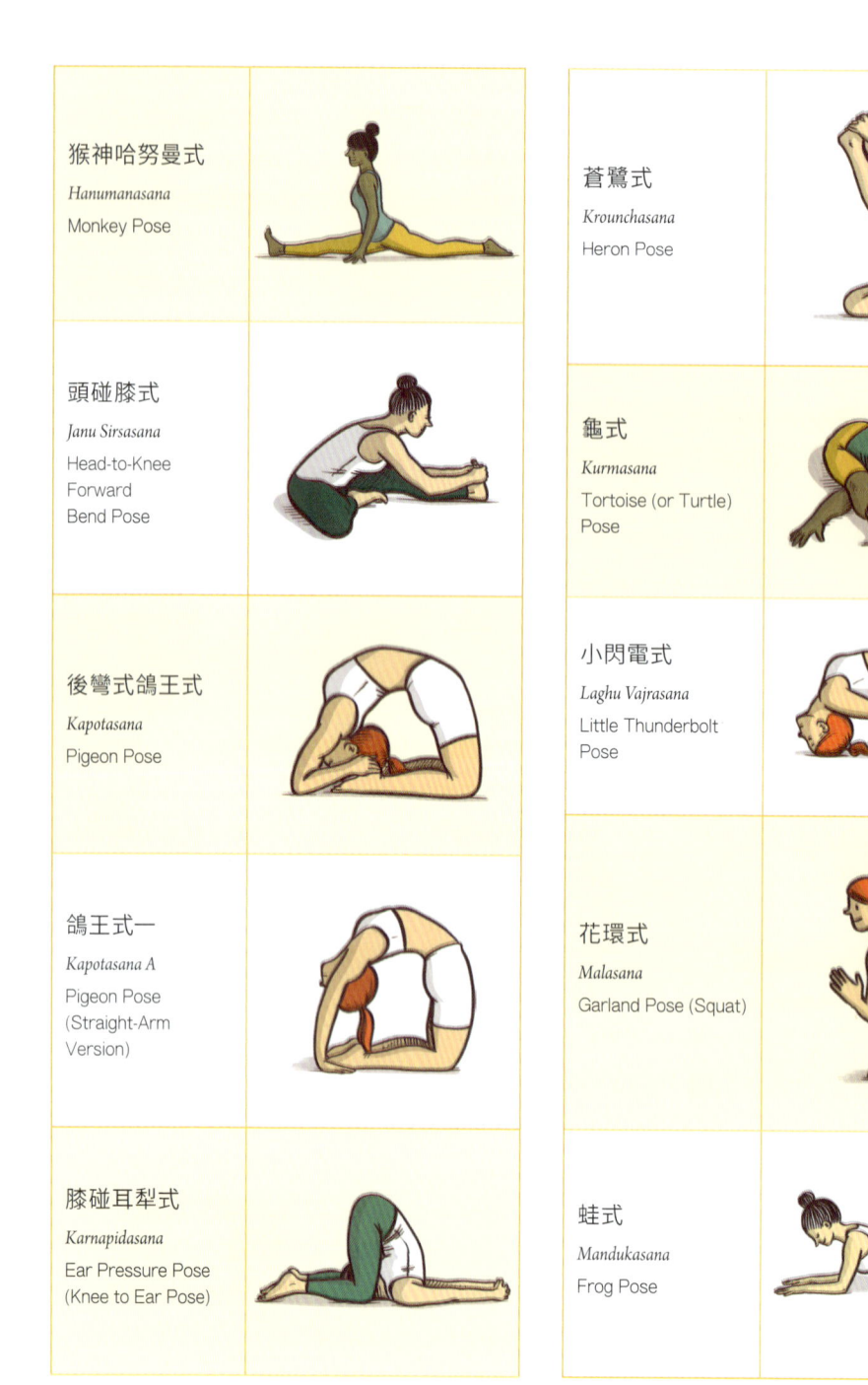

猴神哈努曼式 *Hanumanasana* Monkey Pose	**蒼鷺式** *Krounchasana* Heron Pose
頭碰膝式 *Janu Sirsasana* Head-to-Knee Forward Bend Pose	**龜式** *Kurmasana* Tortoise (or Turtle) Pose
後彎式鴿王式 *Kapotasana* Pigeon Pose	**小閃電式** *Laghu Vajrasana* Little Thunderbolt Pose
鴿王式一 *Kapotasana A* Pigeon Pose (Straight-Arm Version)	**花環式** *Malasana* Garland Pose (Squat)
膝碰耳犁式 *Karnapidasana* Ear Pressure Pose (Knee to Ear Pose)	**蛙式** *Mandukasana* Frog Pose

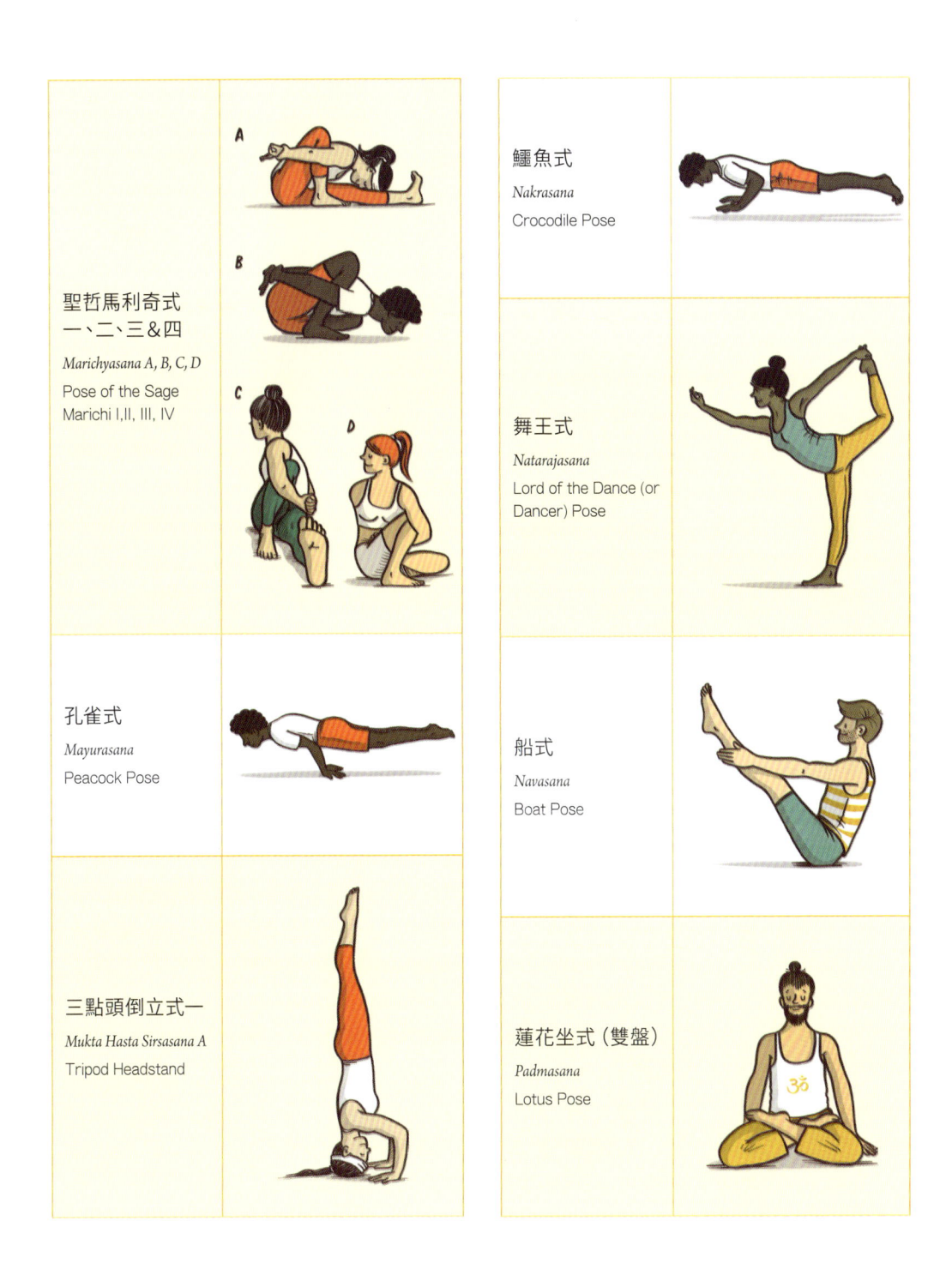

附錄 3：體位法梵文名稱／英文譯名

聖哲馬利奇式一、二、三＆四
Marichyasana A, B, C, D
Pose of the Sage Marichi I, II, III, IV

孔雀式
Mayurasana
Peacock Pose

三點頭倒立式一
Mukta Hasta Sirsasana A
Tripod Headstand

鱷魚式
Nakrasana
Crocodile Pose

舞王式
Natarajasana
Lord of the Dance (or Dancer) Pose

船式
Navasana
Boat Pose

蓮花坐式（雙盤）
Padmasana
Lotus Pose

中文名	梵文 / 英文		中文名	梵文 / 英文
扭轉半月式	Parivrtta Ardha Chandrasana / Revolved Half Moon Pose		扭轉鶴式（側烏雅式）	Parsva Bakasana / Side Crow Pose
扭轉側三角式	Parivrtta Parshvakonasana / Revolved Side Angle Pose		蚱蜢式	Parsva Bhuja Dandasana / Grasshopper Pose
站姿開腿前彎式	Parivrtta Prasarita Padottanasana / Revolved Wide-Legged Forward Bend Pose		側弓式	Parsva Dhanurasana / Side Bow Pose
			側三角式	Parsvakonasana / Side Angle Pose
扭轉三角式	Parivrtta Trikonasana / Revolved Triangle Pose		金字塔式	Parsvottanasana / Pyramid Pose

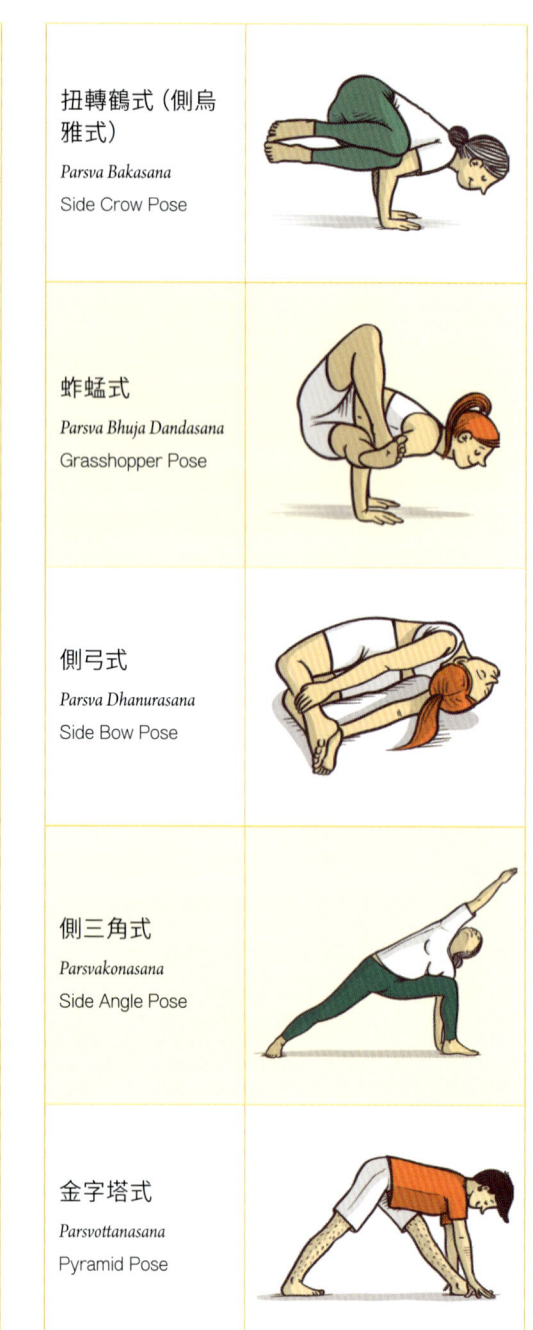

附錄 3：體位法梵文名稱／英文譯名 | 379

中文	梵文/英文		中文	梵文/英文
坐姿前彎式	*Paschimottanasana* Seated Forward Bend Pose		反向棒式	*Purvottanasana* Upward Plank Pose (Reverse Plank)
套索扭轉式	*Pashasana* Noose Pose		人面獅身式	*Salamba Bhujangasana* Sphinx Pose
孔雀起舞式	*Pincha Mayurasana* Feathered Peacock Pose (Forearm Balance)		直角式	*Samakonasana* Straight Angle (or Center Splits) Pose
			肩立式	*Sarvangasana* Shoulderstand
開腿前彎式三	*Prasarita Padottanasana C* Wide-Legged Standing Forward Bend C		橋式	*Setu Bandhasana* Bridge Pose

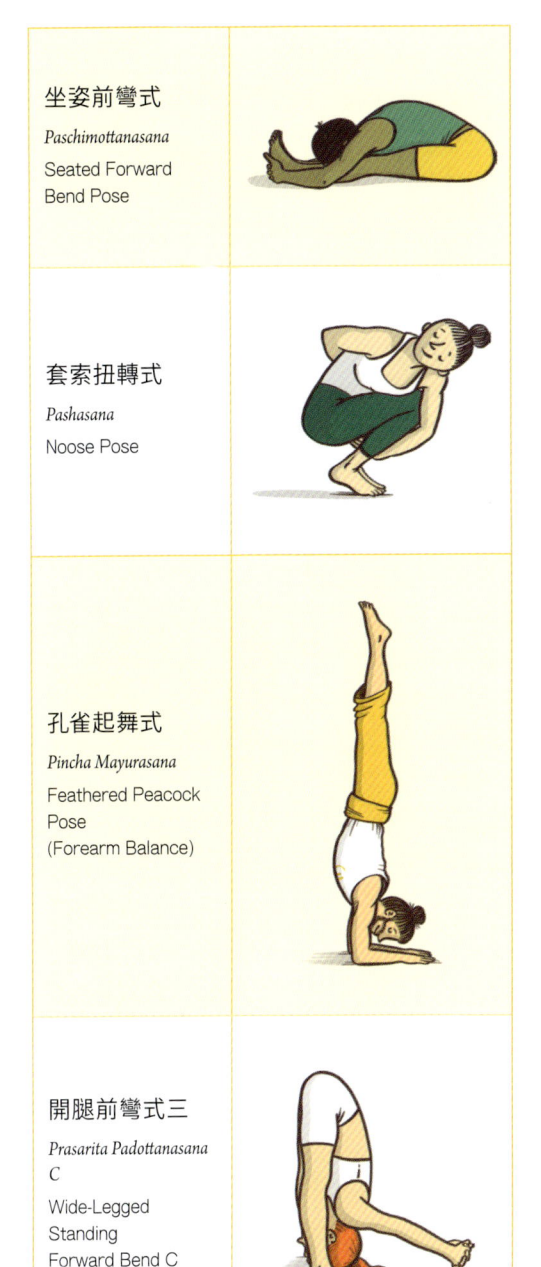

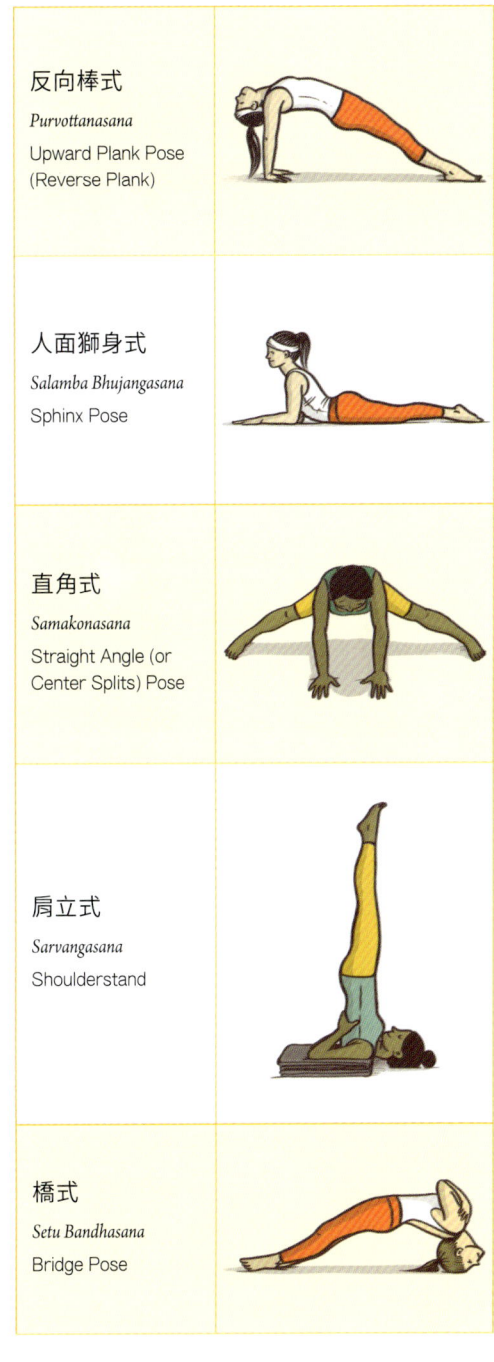

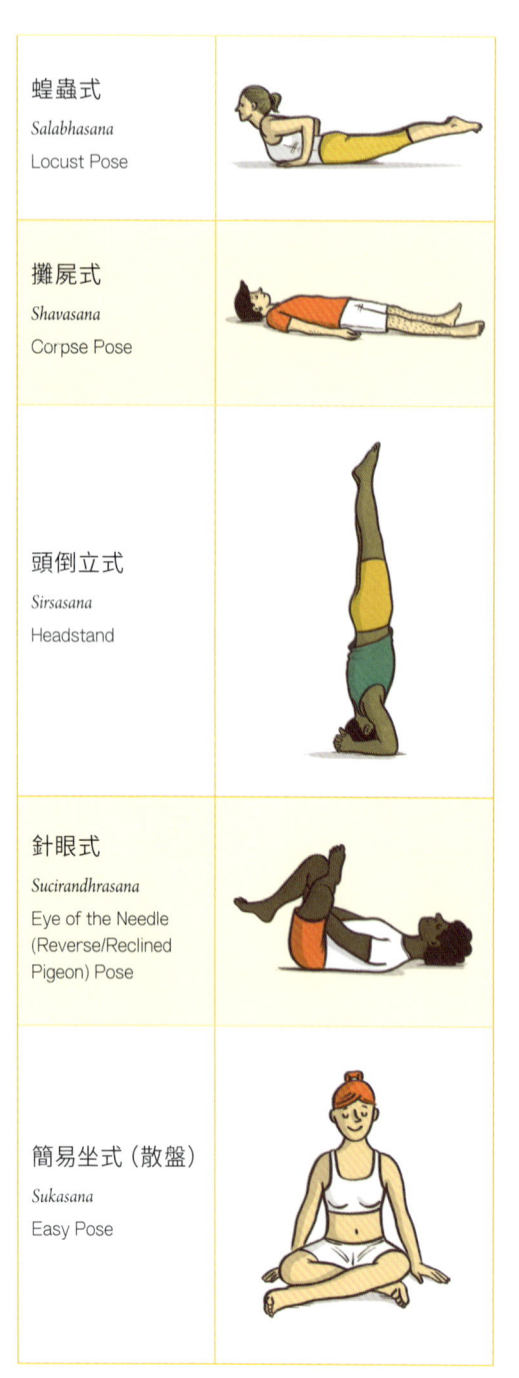

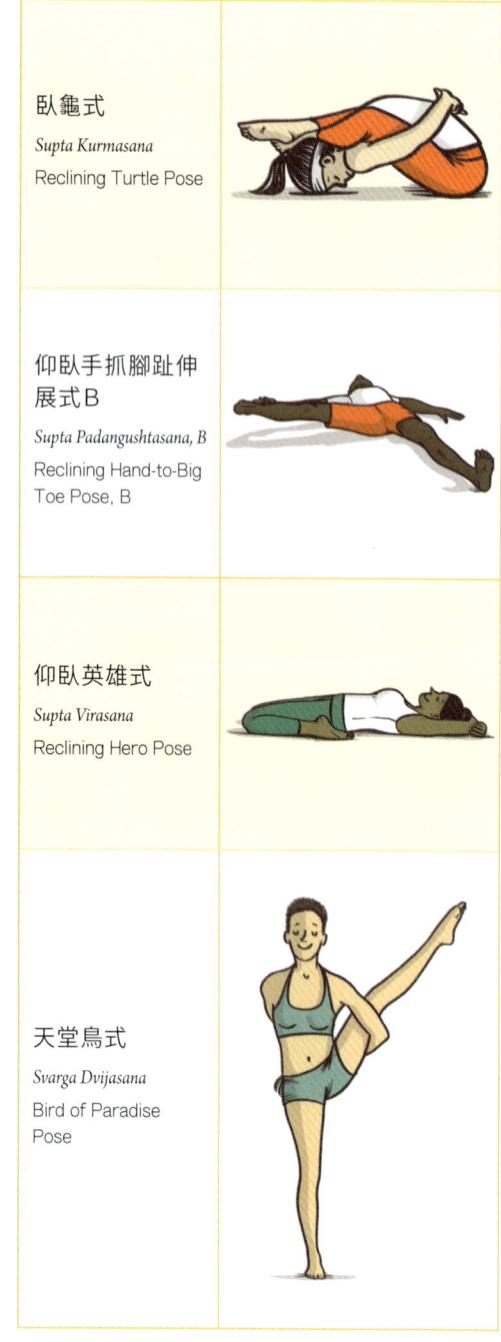

中文名	梵文 / 英文
蝗蟲式	*Salabhasana* — Locust Pose
攤屍式	*Shavasana* — Corpse Pose
頭倒立式	*Sirsasana* — Headstand
針眼式	*Sucirandhrasana* — Eye of the Needle (Reverse/Reclined Pigeon) Pose
簡易坐式（散盤）	*Sukasana* — Easy Pose
臥龜式	*Supta Kurmasana* — Reclining Turtle Pose
仰臥手抓腳趾伸展式 B	*Supta Padangushtasana, B* — Reclining Hand-to-Big Toe Pose, B
仰臥英雄式	*Supta Virasana* — Reclining Hero Pose
天堂鳥式	*Svarga Dvijasana* — Bird of Paradise Pose

附錄 3：體位法梵文名稱／英文譯名

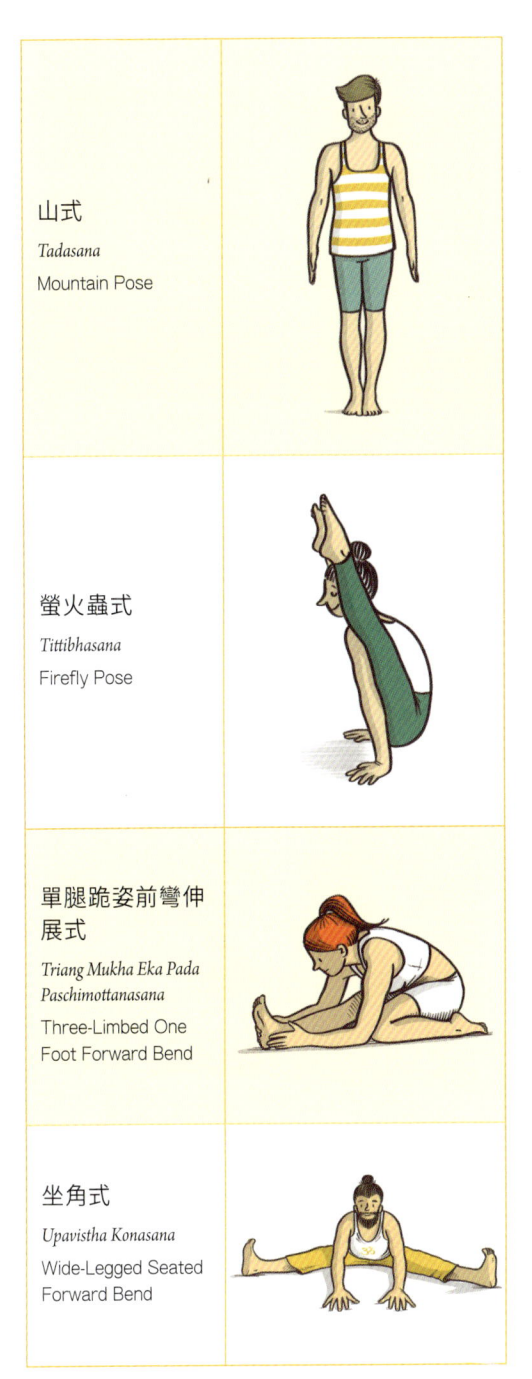

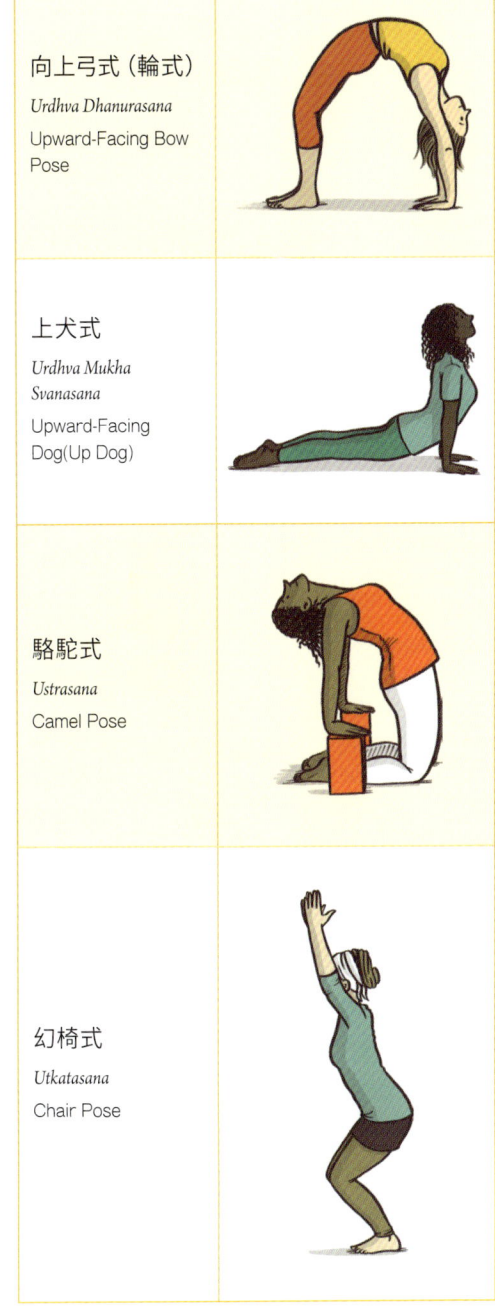

山式
Tadasana
Mountain Pose

螢火蟲式
Tittibhasana
Firefly Pose

單腿跪姿前彎伸展式
Triang Mukha Eka Pada Paschimottanasana
Three-Limbed One Foot Forward Bend

坐角式
Upavistha Konasana
Wide-Legged Seated Forward Bend

向上弓式（輪式）
Urdhva Dhanurasana
Upward-Facing Bow Pose

上犬式
Urdhva Mukha Svanasana
Upward-Facing Dog(Up Dog)

駱駝式
Ustrasana
Camel Pose

幻椅式
Utkatasana
Chair Pose

雙手支撐上提蓮花式
Utplutih
Lotus Lift-up

手抓腳趾單腿站立式三
Utthita Hasta Padangusthasana C
Extended Hand-to-Big-Toe C Pose

站姿前彎式
Uttanasana
Standing Forward Bend

三角伸展式
Utthita Trikonasana
Extended Triangle Pose

小狗式
Uttana Shishosana
Puppy Pose

側平板式
Vasishtasana
Side Plank Pose

蜥蜴式
Utthan Pristhasana
Lizard Pose

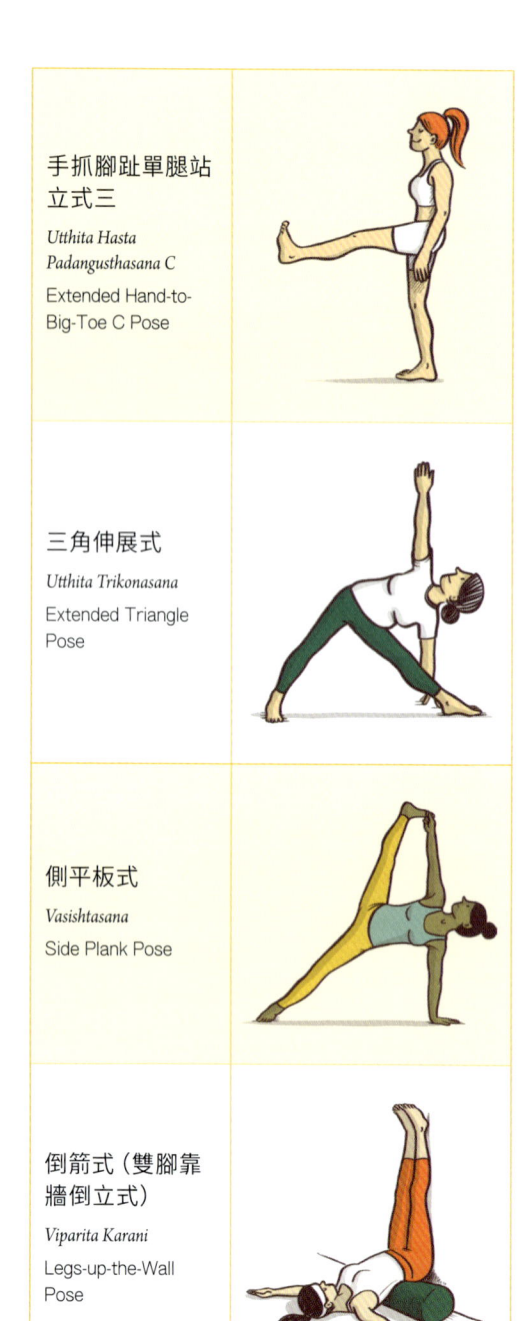

倒箭式（雙腳靠牆倒立式）
Viparita Karani
Legs-up-the-Wall Pose

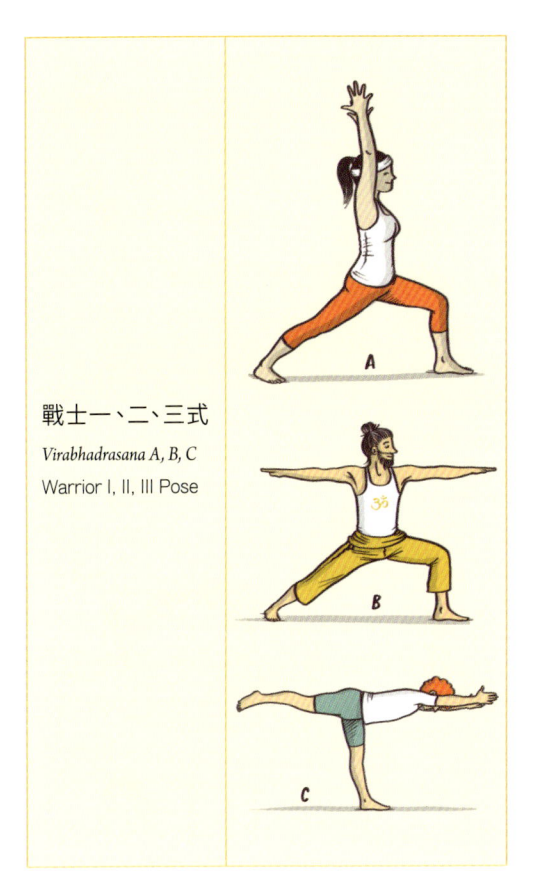

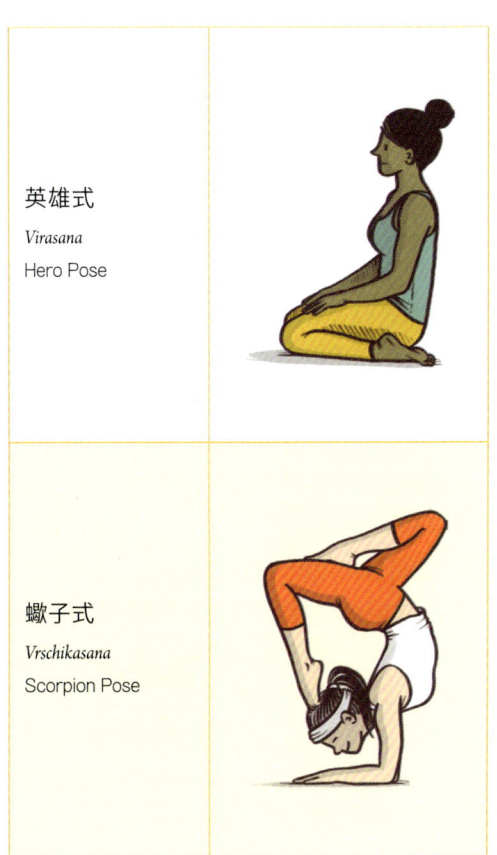

附錄 3：體位法梵文名稱／英文譯名　383

戰士一、二、三式
Virabhadrasana A, B, C
Warrior I, II, III Pose

英雄式
Virasana
Hero Pose

蠍子式
Vrschikasana
Scorpion Pose

國家圖書館出版品預行編目(CIP)資料

瑜伽體位教科書：針對體型的高矮胖瘦，有不同的指導和動作解說！／斯圖・吉爾林（Stu Girling）著；劉佳嫻譯. -- 初版. -- 臺中市：晨星出版有限公司，2024.10
面； 公分. --（健康與運動；040）
譯自：Yoga anatomy made simple : your illustrated guide to form, function, and posture groups
ISBN 978-626-320-898-8（平裝）
1.CST: 瑜伽 2.CST: 姿勢 3.CST: 人體解剖學
411.15　　　　　　　　　　　　　　113010154

健康與運動 040

瑜伽體位教科書
針對體型的高矮胖瘦，有不同的指導和動作解說！
Yoga anatomy made simple : your illustrated guide to form, function, and posture groups

作者	斯圖・吉爾林（Stu Girling）
繪圖	巴格・福西特（Bug Fawcett）
譯者	劉佳嫻
主編	莊雅琦
編輯	張雅棋
校對	張雅棋、林宛靜、劉佳嫻
網路編輯	林宛靜
美術排版	黃偵瑜
封面設計	張新御

創辦人	陳銘民
發行所	晨星出版有限公司
	407台中市西屯區工業30路1號1樓
	TEL：(04) 23595820　FAX：(04) 23550581
	health119 @morningstar.com.tw
	行政院新聞局局版台業字第2500號
法律顧問	陳思成律師
初版	西元2024年10月01日
再版	西元2025年01月06日（二刷）

讀者服務專線	TEL：(02) 23672044 / (04) 23595819#212
讀者傳真專線	FAX：(02) 23635741 / (04) 23595493
讀者專用信箱	service @morningstar.com.tw
網路書店	http://www.morningstar.com.tw
郵政劃撥	15060393（知己圖書股份有限公司）
印刷	上好印刷股份有限公司

可至線上填回函！

定價 699 元
ISBN 978-626-320-898-8

YOGA ANATOMY MADE SIMPLE: YOUR ILLUSTRATED GUIDE TO FORM, FUNCTION, AND POSTURE GROUPS BY STU GIRLING , ILLUSTRATED BY BUG FAWCETT
Copyright: © 2021, 2023 by Stu Girling
This edition arranged with NORTH ATLANTIC BOOKS and LOTUS PUBLISHING through BIG APPLE AGENCY, INC., LABUAN, MALAYSIA.
Traditional Chinese edition copyright:
2024 MORNING STAR PUBLISHING INC.
All rights reserved.

（缺頁或破損的書，請寄回更換）
版權所有，翻印必究